Springer-Lehrbuch

W0105545

Für Dein Studium und
Deinen beruflichen Werdegang
wünschen wir Dir alles Gute;
dieses Büchlein unseres Freundes,
Martin Wfft, möge dich für
die Anatomie fit machen!
Herzlich

Christin u. Alois

Das Erste – kompakt

Herausgeber
Jesko Priewe
Daniel Tümmers

Konzept
PD. Dr. Dr. Oliver Friedrich
Jesko Priewe
Daniel Tümmers

Weitere Titel dieser Reihe:

Ernst/Krantz/Witt, Chemie Physik Biologie – GK1
978-3-540-36485-6

Friedrich, Physiologie – GK1
978-3-540-36479-5

Krantz, Biochemie – GK1
978-3-540-36470-2

Schön, Medizinische Psychologie und Soziologie – GK1
978-3-540-36361-3

Priewe/Tümmers (Hrsg.),
Das Erste
Kompendium Vorklinik
978-3-540-32877-3

Martin Witt

Anatomie – GK 1

Mit 250 Abbildungen und 59 Tabellen

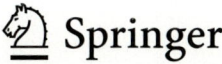 Springer

Prof. Dr. med. Martin Witt
TU Dresden
Institut für Anatomie
Fetscherstraße 74
01307 Dresden

Reihenherausgeber:
Jesko Priewe
Daniel Tümmers
medicu(r)s GbRmbH
Hauptstraße 580
53347 Alfter
info@medicurs.de

ISBN-13 978-3-540-36367-5 Springer Medizin Verlag Heidelberg
Bibliografische Information der Deutschen Nationalbibliothek
Die Deutsche Nationalbibliothek verzeichnet diese Publikation in der Deutschen Nationalbibliografie;
detaillierte bibliografische Daten sind im Internet über http://dnb.d-nb.de abrufbar.

Dieses Werk ist urheberrechtlich geschützt. Die dadurch begründeten Rechte, insbesondere die der Übersetzung, des Nachdrucks, des Vortrags, der Entnahme von Abbildungen und Tabellen, der Funksendung, der Mikroverfilmung oder der Vervielfältigung auf anderen Wegen und der Speicherung in Datenverarbeitungsanlagen, bleiben, auch bei nur auszugsweiser Verwertung, vorbehalten. Eine Vervielfältigung dieses Werkes oder von Teilen dieses Werkes ist auch im Einzelfall nur in den Grenzen der gesetzlichen Bestimmungen des Urheberrechtsgesetzes der Bundesrepublik Deutschland vom 9. September 1965 in der jeweils geltenden Fassung zulässig. Sie ist grundsätzlich vergütungspflichtig. Zuwiderhandlungen unterliegen den Strafbestimmungen des Urheberrechtsgesetzes.

Springer Medizin Verlag
springer.de
© Springer Medizin Verlag Heidelberg 2007

Produkthaftung: Für Angaben über Dosierungsanweisungen und Applikationsformen kann vom Verlag keine Gewähr übernommen werden. Derartige Angaben müssen vom jeweiligen Anwender im Einzelfall anhand anderer Literaturstellen auf ihre Richtigkeit überprüft werden.

Die Wiedergabe von Gebrauchsnamen, Warenbezeichnungen usw. in diesem Werk berechtigt auch ohne besondere Kennzeichnung nicht zu der Annahme, dass solche Namen im Sinne der Warenzeichen- und Markenschutzgesetzgebung als frei zu betrachten wären und daher von jedermann benutzt werden dürfen.

Planung: Renate Scheddin, Kathrin Nühse, Heidelberg
Projektmanagement: Sigrid Janke, Heidelberg
Lektorat: Dr. med. Susanne Meinrenken, Freiburg
Layout und Umschlaggestaltung: deblik Berlin
Satz: Fotosatz-Service Köhler GmbH, Würzburg
SPIN 11796442

Gedruckt auf säurefreiem Papier   15/2117 – 5 4 3 2 1 0

Vorwort

DIE Klippe im Medizinstudium ist und bleibt das Physikum, oder wie es nunmehr seit kurzer Zeit genannt wird, das erste Staatsexamen.

Wir widmen uns seit mittlerweile knapp fünf Jahren der professionellen Bewältigung dieser Hürde, indem wir medicu(r)s – ein Repetitorium für Medizinstudenten – gegründet und seit dieser Zeit schon zahlreiche Studenten erfolgreich durch die Vorbereitung und die anschließende Prüfung geleitet haben.

Im Jahr 2004 kam der Springer Verlag mit der Bitte auf uns zu, Fachbücher zur Prüfungsvorbereitung auf das neue erste Staatsexamen zu erarbeiten. Wir haben unsere Zusage an die Bedingung geknüpft, dass die Bücher sowohl enge klinische Bezüge enthalten müssen, als auch durch eine sinnvoll dosierte Didaktik geprägt sein sollen. Beide Aspekte haben in diesem Buch ihre Umsetzung auf besondere Weise gefunden: Zum einen stellen unsere Klinikboxen schon erste klinische Bezüge her, die durch die abschließenden klinischen Fallbeispiele am jeweiligen Kapitelende komplettiert werden. Zum anderen bieten die Mindmaps einen strukturierten Überblick über den Inhalt der jeweiligen Kapitel und die Merke-Boxen, sowie Prüfungsfallstricke geben eine Gewichtung vor, worauf Sie in der Vorbereitung besonders achten sollten.

Dieses Buch ist streng nach dem aktuellen GK1 gegliedert, um Ihnen, liebe Leser, den Weg zu ebnen, sich strukturiert vorzubereiten, ohne einen thematischen Aspekt zu übersehen oder zu vernachlässigen.

Wir möchten uns in diesem Zusammenhang bei unserem Autor Herrn Professor Dr. Witt für die gute und vertrauensvolle Zusammenarbeit bedanken.

Des Weiteren möchten wir uns beim Springer Verlag bedanken, der letztlich das Erscheinen des Buches ermöglicht hat. Hier danken wir insbesondere Frau Kathrin Nühse für die stets gute und konstruktive Zusammenarbeit und Frau Sigrid Janke für das professionelle Projektmanagement.

Zum Schluss danken wir unseren Ehefrauen Nadine und Petra für ihren Rückhalt, ihre Geduld und häufige Rücksichtnahme.

Unser großer Wunsch ist es, dass Ihnen, liebe Leser, dieses Buch bei der Bewältigung Ihrer Prüfung hilft und Sie sich im Nachhinein gerne an die »Zeit des Lernens und Leidens« zurückerinnern.

Bonn, Juli 2006
Daniel Tümmers und Jesko Priewe

Ad Lectorem Benevolentem

Hic libellus profecto universam continet anatomiam, quam minus duobus annis intellexisse impossibile est. Facilius videtur pretio ut dicunt praemiorum simul sumptorum potiri aut professorum sapientium ingenia solida quamvis adumbrata intelligentia rerum in examinationibus fascinare. Nos, et editores et auctor, inamatum Rerum Catalogum et coloribus ut spreamus pulchrioribus et forma amabili vivificantes illi utopiae multo magis appropinquavimus.

»Viliores reddite libros nostros!« – quod postulatum Tucholskii iam pridem verum factum esse auctores dolent. »Meliores reddite libros nostros!« – quod votum hoc opere tandem impletum est. Ad hoc conficiendum multum contulerunt non modo multi societatis editoriae adiutores, quorum iam supra memoriam fecimus, sed etiam dominae Mareike Sandmann et Sabine Möser alumnae universitatis, quae primum perlegendi experimentum fecerunt, et adiutrices adiutoresque instituti anatomiae Dresdensis. Iis omnia erant legenda! Per fatigationis edacis horas, e.g. in musculis bracchiorum crurumque enumerandis, Hanka uxor multum me adiuvit. Quibus omnibus gratias ago. Etiam domino Christiano Heber Flensburgensi, pristino linguae Graecae ediscendae praeceptori meo, qui mihi haec verba ex Aramaeo in Latinum sermonem vertenti adfuerit, gratias ago.
Utinam vobis hic gradus ad Parnassum felix faustusque sit!
Si non estis contenti, rescribite!

Martinus Witt, Dresdae, mense Augusto a.d. MMVI

Die Herausgeber

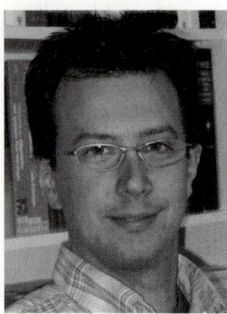

Jesko Priewe
geboren 1974 in Bonn-Bad Godesberg, verheiratet. Studium der Humanmedizin an der Ruhr-Universität-Bochum und der Rheinischen Friedrich-Wilhelms-Universität Bonn, Studium der Gesundheitsökonomie, Akademie Prof. Dr. Braunschweig, Köln. 2003 Gründung der Firma medicu(r)s GbRmbH. Geschäftsführer der medicu(r)s GbRmbH von 2003 bis heute. Seit 2006 Tätigkeit in der Klinik für Innere Medizin am Marienhospital Euskirchen. Herausgeber des Bandwerkes »Das Erste – kompakt« mit den Einzelwerken: »Chemie, Physik, Biologie«; »Biochemie«; »Medizinische Psychologie und Soziologie«; »Anatomie«; »Physiologie«. Herausgeber des Kompendiums »Das Erste – kompakt · Kompendium Vorklinik« im Springer-Verlag Heidelberg.

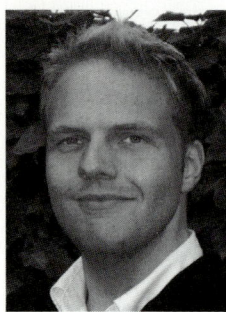

Daniel Tümmers
geboren 1976 in Hamm, verheiratet. Studium der Humanmedizin an der Universität Bochum von 1998 bis 2002. Studium der Biologie, Germanistik und Pädagogik an der Universität Essen von 2002 bis 2006. 2003 Gründung der Firma medicu(r)s GbRmbH. Geschäftsführer der medicu(r)s GbRmbH von 2003 bis heute. 2006 Staatsarbeit zum Thema: »Das Arzt-Patienten-Gespräch«. Herausgeber des Bandwerkes »Das Erste – kompakt« mit den Einzelwerken: »Chemie, Physik, Biologie«; »Biochemie«; »Medizinische Psychologie und Soziologie«; »Anatomie«; »Physiologie«. Herausgeber des Kompendiums »Das Erste – kompakt · Kompendium Vorklinik« im Springer-Verlag Heidelberg.

Der Autor

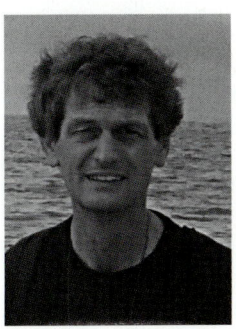

Martin Witt

geboren 1956 in Göttingen. Studium der Humanmedizin in Turin, Graz und Hamburg. 1984-1994 am Anatomischen Institut Tübingen, dort Promotion und Habilitation für Anatomie. 1994 bis 2005 am Institut für Anatomie an der Technischen Universität Dresden, seitdem im Interdisziplinären Zentrum für Riechen und Schmecken der Medizinischen Fakultät der TU Dresden.

Forschungsaufenthalte an der Bowman Gray University (Winston-Salem, NC) und Tokyo University (Faculty of Frontier Sciences). Verheiratet mit einer Historikerin; zwei Kinder, die auf keinen Fall Ärztinnen werden wollen. Hobby: Verirren in der Dresdner Heide.

Anatomie: Das neue Lehrbuch

Mind Map: grafische Übersicht der wichtigsten Kapitelinhalte, kombiniert mit einer Zusammenfassung

Leitsystem: schnelle Orientierung über alle Kapitel und den Anhang

Verweis auf Abbildungen und Tabellen: deutlich herausgestellt und leicht zu finden

Zahlreiche **Abbildungen:** veranschaulichen komplizierte und komplexe Sachverhalte – mit Extrateil »Farbige Abbildungen«

Tabelle: klare Übersicht der wichtigsten Fakten

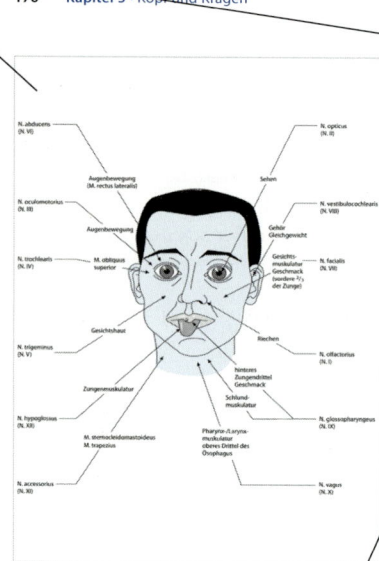

5 Kopf und Kragen

Mind Map

Der **Kopf** (Caput) ist Radarstation und Leuchtturm des Organismus. In ihm sammeln sich die Botschaften der Außenwelt, gleichzeitig informiert er die Umgebung über den Funktionszustand des eigenen Körpers. Diese informativen Aufgaben werden im Neurocranium, dem **Gehirnschädel**, koordiniert. Grundlage der Existenz sind jedoch nach wie vor Ernährung und frische Luft, und die vorgeschobenen Posten der Nahrungsaufnahme und Ventilation sowie die mit ihr assoziierten Sinne finden im **Gesichtsschädel**, dem Viscerocranium, ihren Platz.

Der **Hals** (Collum) ist das Instrument, das den Kopf trägt und im Raum dreht. Gleichzeitig ist er Transitweg für **Leitungsbahnen**, Luft und Speise, und trägt entscheidend zur Phonation bei.

Geschmacksknospen

Geschmacksknospen entwickeln sich etwa in der 8. Embryonalwoche aus lokalem Epithel an Zungenoberfläche, Gaumen, Epiglottis und Uvula. Die meisten (ca. 3000–8000) liegen auf der Zunge und sind in Papillen (s. o., ◻ Abb. 5.9) organisiert, die übrigen liegen frei in der Schleimhautoberfläche.

Mikroskopischer Aufbau: Geschmacksknospen bestehen aus 50–80 bipolaren **neuroepithelialen Zellen**, die mit Mikrovilli in den **Geschmacksporus** ragen. Man unterscheidet **Sinneszellen und Stützzellen**. In den Membranen der Mikrovilli von Sinneszellen sind Rezeptoren bzw. Ionenkanäle für chemische Stimuli integriert (◻ Tab. 5.9). Die Sinnesqualitäten »süß – sauer – bitter – salzig – umami« können von allen Sinneszellen wahrgenommen werden, sie sind **omnipotent**. Basal sind Synapsen mit afferenten Nervenfasern ausgebildet.

◻ **Abb. 5.9.** Papilla foliata (Kaninchen), Azan und immunhistochem. Reaktion für Neuronen-spezifische Enolase (NSE). Im Epithel der Papillen (Pap) liegen Geschmacksknospen (GK), deren afferente Fasern (braun) mit dem N. IX zum Hirnstamm geleitet werden. Der untere Pfeil zeigt auf ein parasympath. Ganglion des N. IX für die postganglionären Fasern für die Ebner-Drüsen (E, mit Ausführungsgang); M: quergestreifte Muskelzelle der Zungenbinnenmuskulatur

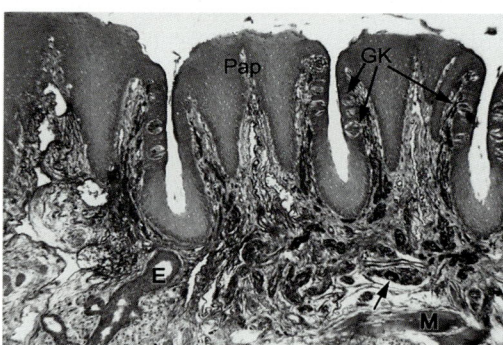

◻ **Tab. 2.2.** Veränderungen von Gewebe mit Beispielen

Begriff	Bedeutung	Beispiel
Hypertrophie	Zunahme des Zellvolumens	Schwarzeneggers Skelettmuskeln nach Trainingseinheit
Hyperplasie	Zunahme der Zellzahl	Schilddrüsenfehlfunktionen
Involution	Rückbildung eines Gewebes	Thymus ab 16. Lebensjahr
Atrophie	Abnahme des Zellvolumens	Schwarzeneggers Skelettmuskeln nach Wahl zum Gouverneur
Metaplasie	Umwandlung einer differenzierten Zellpopulation in eine andere	Bronchialepithel bei Rauchern
Regeneration	Ersatz von Gewebeverlusten	Constitutio ad integrum
Degeneration	Ersatz vollwertiger Substanz durch eine minderwertige	Leberzirrhose, Narbenbildung

Inhaltliche Struktur: klare Gliederung durch alle Kapitel

Navigation: Seitenzahl und Kapitelnummer für die schnelle Orientierung

6.3 Bauchwand

Im Unterschied zur Brustwand ist die Bauchwand nicht mit Skelettelementen ausstaffiert. Einerseits können sich damit auch abdominale Raumforderungen Platz verschaffen (Schwangerschaft, Bierbauch), andererseits helfen die Bauchmuskeln zusammen mit dem Zwerchfell, abdominalen Inhalt per vias naturales nach kaudal abzuschieben.

6.3.1 Grundzüge der Entwicklung und Nabelbildung

Herkunft der Bauchmuskulatur

Zunächst sind die Muskeln der Bauchwand als **Myotome** segmental angelegt. Da die Rippen jedoch bis auf Rudimente (Procc. costarii der Lendenwirbel) verschwunden sind, verschmelzen die Segmentgrenzen, sodass großflächige Muskelplatten entstehen. Letztes sichtbares Zeichen metamerer Urzeiten ist der Verlauf der Nerven des Plexus lumbalis.

Durch den **Leistenkanal** verlaufen folgende Strukturen:
- Bei der **Frau**: **Lig. teres uteri** mit Begleitgefäßen, inseriert in den großen Schamlippen.
- Beim **Mann**: **Funiculus spermaticus** mit
  - Ductus deferens mit Begleitgefäßen,
  - A./V. testicularis,
  - A./V. cremasterica,
  - Fascia spermatica interna,
  - Fascia spermatica externa und
  - M. cremaster.

Bei **beiden Geschlechtern**: N. ilioinguinalis, R. genitalis des N. genitofemoralis.

Schlüsselbegriffe: sind fett bzw. kursiv hervorgehoben

Aufzählungen: Lerninhalte übersichtlich präsentiert

KLINIK

Leistenhernien sind wegen der Weite des Kanals überwiegend männliche Errungenschaften. Ursachen: Bindegewebsschwächen der Faszien (erworben) oder Offenbleiben des Processus vaginalis peritonei, durch das einst der Hoden abgestiegen war (angeboren).

Erworbene Leistenhernien verlaufen entweder schräge von **l**ateral, durch den Leistenkanal selbst (**i**ndirekte) (Merkhilfe: **Li**a) oder geradewegs, von **me**dial, auf den Anulus inguinalis superf. zu, unter Umgehung der Kanalpassage (**di**rekte) (Merkhilfe: **med**).

Angeborene Leistenhernien verlaufen immer indirekt.

Beide Hernien treten in das Trigonum femorale aus.

Klinik-Box: klinisch relevantes Wissen für die Praxis

Merke

Die Bruchpforte der Schenkelhernien liegt **unter** dem Leistenband.

Die Bruchpforte der Leistenhernien liegt **über** dem Leistenband.

Merke: das Wichtigste auf den Punkt gebracht

Prüfungsfallstricke

Achtung **Nomenklatur**! Es gibt zahlreiche Inkonsistenzen im Gebrauch der Nomenklatur; z. B. wird die **Basallamina** in den nomina histologica (1989) anders definiert, hat sich aber nicht durchgesetzt. **Endothel**, das auch dem Mesoderm entstammt und eine innere Oberfläche (Blutgefäße) auskleidet, wird von vielen Anatomen (cave: mündl. Prüfung!) nicht zu den Epithelien im engeren Sinne gerechnet. Weiterhin wird die Hinterseite der Cornea (bedeckt mit einschichtigem flachen Plattenepithel) im klinischen Gebrauch fälschlicherweise mitunter als »Cornea-Endothel« bezeichnet.

Fallbeispiel

Eine 89-jährige Frau sucht ihren Hausarzt auf und schildert ihm, sie habe nun schon zum zweiten Mal in dieser Woche eine deutliche Kraftlosigkeit im rechten Arm und im rechten Bein, wodurch sie sich nur noch unsicher bewegen könne. Das erste Ereignis sei innerhalb weniger Stunden wieder verschwunden.

Bei der Untersuchung stellt der Arzt eine deutliche Kraftminderung der rechten Seite im Vergleich zur linken Seite fest. Bis auf eine medikamentös gut eingestellte arterielle Hypertonie hat die Patientin keinerlei Erkrankungen. Da der Arzt eine vorübergehende Unterversorgung des Gehirns vermutet (**TIA** = **T**ransitorische **I**schämische **A**ttacke) weist er die Patientin zur stationären Aufnahme in ein Krankenhaus ein. Hier zeigt sich die Kraftminderung bei der Aufnahme schon wieder rückläufig. Zur differenzialdiagnostischen Abklärung der Ursache wird zunächst eine farbkodierte Duplexsonographie (»Doppler«) der Halsgefäße durchgeführt, um den Blutfluss zu quantifizieren. Hier zeigt sich eine deutliche Flussminderung in der linken **A. carotis interna**. Zur genaueren Diagnostik wird eine Kontrastmittel Computertomographie (»Angio-CT«) durchgeführt, die eine 98%ige Stenose der linken A. carotis interna zeigt.

Aufgrund der Gefahr eines totalen Verschlusses des Gefäßes entschließt sich die Patientin zusammen mit den behandelnden Ärzten zu einer Intervention. Hier kommt neben einer Operation zur Einbringung einer Gefäßprothese auch eine endoluminale Gefäßaufdehnung und das Einbringen einer Gefäßstütze (Stent) in Betracht. Aufgrund des geringeren Risikos und der geringeren Belastung für die Patientin entschließt man sich gemeinsam für diese Option.

Ein in die A. femoralis eingebrachter Katheters wird über die A. iliaca, die Aorta, die linke A. carotis communis bis hin zur linken A. carotis interna geführt. Dort wird mittels eines an der Katheterspitze befindlichen Ballons die Engstelle gedehnt und dann der Stent an dieser Stelle entfaltet, sodass er die Engstelle offen hält. Ein am nächsten Tag zur Kontrolle durchgeführtes CT zeigt ein sehr gutes Ergebnis, sodass die Patientin schon nach wenigen Tagen beschwerdefrei nach Hause entlassen werden kann.

Fallbeispiel: gelerntes Wissen praktisch anwenden und umsetzen

Prüfungsfallstricke: hilft erfolgreich durch die Prüfung

Inhaltsverzeichnis

Anatomie

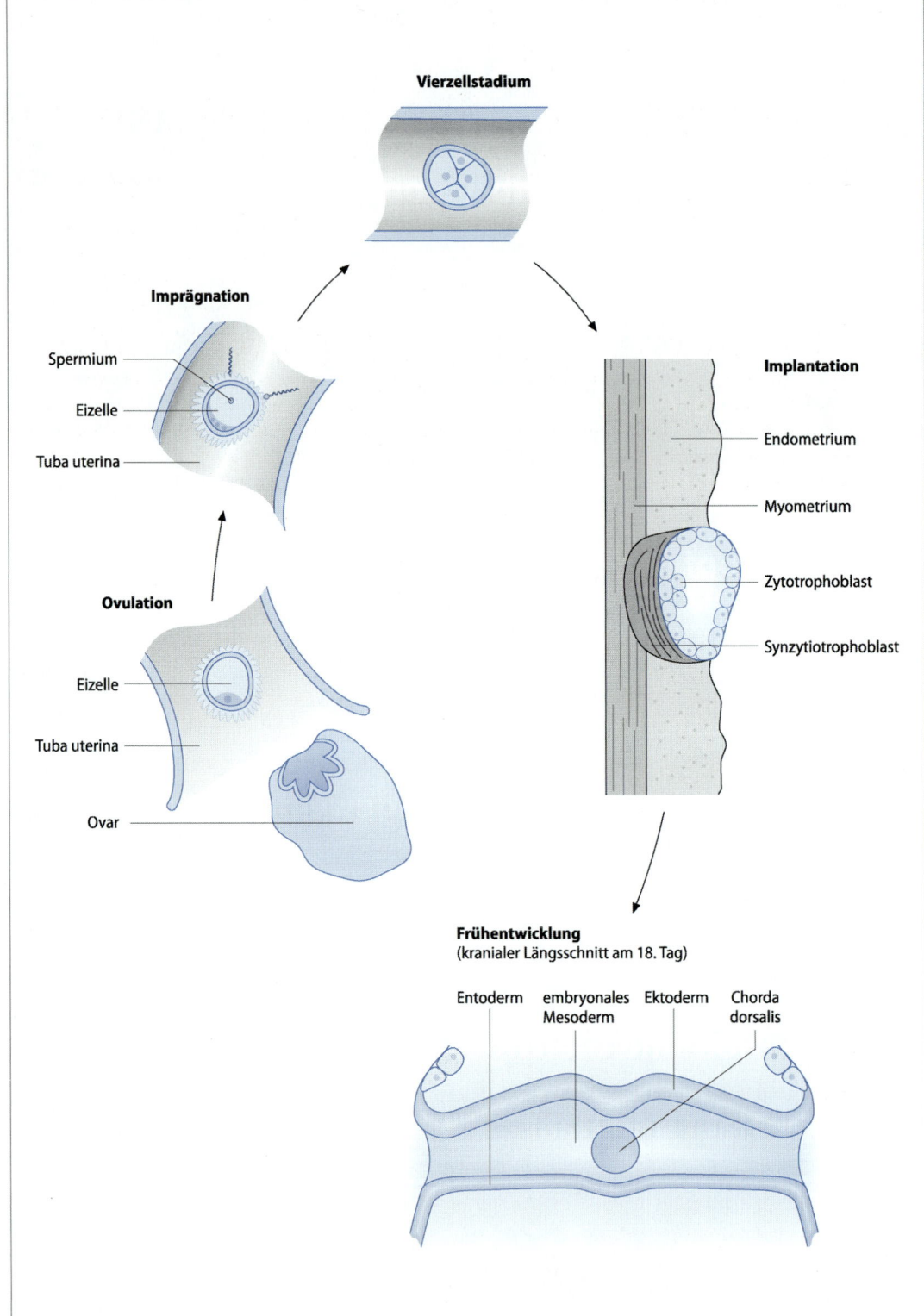

Vierzellstadium

Imprägnation

Spermium

Eizelle

Tuba uterina

Ovulation

Eizelle

Tuba uterina

Ovar

Implantation

Endometrium

Myometrium

Zytotrophoblast

Synzytiotrophoblast

Frühentwicklung
(kranialer Längsschnitt am 18. Tag)

Entoderm   embryonales   Ektoderm   Chorda
                Mesoderm   dorsalis

1 Allgemeine Embryologie

Mind Map

Ziel der Fortpflanzung ist eine möglichst weitgehende Heterogenität der neu zusammengesetzten Gene, ohne dass die Chromosomen einfach nur addiert werden. Bei der sexuellen Fortpflanzung vereinigen sich daher haploide väterliche und mütterliche Chromosomensätze zu einem neuen diploiden Chromosomensatz.

Von der Ovulation bis zur Implantation in der Uterusschleimhaut vergehen 6 lange Tage. Die befruchtete Eizelle (Zygote) teilt sich fortlaufend und erreicht nach 3–4 Tagen im 16-Zell-Stadium als Morula den Uterus. Sie benötigt noch 2 weitere Tage, um sich als freie Blastozyste in der Dunkelheit zu orientieren, ehe sie sich zum längeren Verweilen entscheidet. Falls sie dies nicht tut, geht sie als Abortivei meist unbemerkt ab. Die Dunkelziffer dieser Frühaborte soll etwa 30% betragen.

Die Plazenta ist das Verbindungsglied zwischen zwei fremden Individuen und besteht entsprechend aus mütterlichen und kindlichen Anteilen (Placenta conjuncta). Da in der reifen menschlichen Plazenta fetale Bereiche (Zotten) direkt in der mütterlichen Blutwanne baden, spricht man von einem hämochorialen Plazentatyp. An der Zotten-Blut-Grenze (Plazentaschranke) findet der Stoffaustausch statt. Die Hormonbildung übernimmt allein der kindliche Teil: Zytotrophoblast und Synzytiotrophoblast.

1

1.1 Grundlagen der Reproduktion

1.1.1 Keimzellen

Urkeimzellen (primordiale Geschlechtszellen) sind Abkömmlinge der Zygote und Vorläuferzellen der Keimzellen (Gameten). Sie wandern ab der 4. Woche aus dem Dottersack in die noch indifferente Gonadenanlage. Dort erfolgen die weitere Vermehrung im Zölomepithel sowie ihre Differenzierung in weibliche (Oogonien) oder männliche (Spermatogonien) Urkeimzellen. Vermehrung, Geschlechtsdifferenzierung und spezifisches Verhalten (Aktivitäts- und Ruhephasen) während der Embryonalperiode, Geburt, Pubertät und erneuter Zygotenbildung wird in der **Keimbahn** beschrieben. Die **Geschlechtsdetermination** erfolgt in den somatischen Zellen der Gonadenanlage. Bei fehlendem Y-Chromosom entsteht ein Ovar, bei Vorliegen eines Y-Chromosoms ein Hoden.

1.1.2 Oogenese und weiblicher Genitaltrakt

Die Entwicklung weiblicher Keimzellen (Oogenese) findet im Ovar in mehreren Stadien statt. Nach einer Vermehrungsphase bis etwa zum 5. Entwicklungsmonat (bis zu 7 Mio Zellen) vergrößern und differenzieren sich die Oogonien zu Oocyten 1. Ordnung (tetraploid: 4n) in Primär- und Sekundärfollikeln. Die Follikelepithelzellen bilden eine die Meiose inhibierende Substanz, sodass die Follikel im Diktyotän bis frühestens zur Pubertät arretiert sind.

Während der Pubertät differenzieren sich die Oocyten I. Ordnung (4n) innerhalb der 1. Reifeteilung in Oocyten II. Ordnung (2n). Dieser Vorgang ist erst kurz vor der Ovulation mit der Bildung eines Oocyten II. Ordnung (2n) sowie einem Polkörperchen (zunächst auch 2n) beendet.

Die 2. Reifeteilung (Äquationsteilung) beginnt kurz vor oder während der Ovulation, wird aber nur beim Eindringen eines Spermiums vollendet. Das haploide Ovum (n) entsteht also nur im Ernstfall. Erst durch die Fusion der Zellkerne beider **Gameten** (Schwangerschaftsbeginn!) entsteht die **Zygote**. Beide Reifeteilungen bringen ein Ovum und 3 Polkörperchen hervor.

> **Merke**
>
> Die Anzahl von Eizellen ist während des 5. Entwicklungsmonats am größten und sinkt bis zur Geburt auf etwa 1 Mio ab. Zu Beginn der Geschlechtsreife sind noch ca. **40.000** Zellen vorhanden, von denen sich »nur« etwa 450 zu einer haploiden Eizelle (Ovum) entwickeln können. Alle restlichen degenerieren in allen Stadien (Follikelatresie).

Stadien der Follikelreifung (s. a. Mikroskopische Anatomie)

Die sich differenzierenden Eizellen befinden sich in der Rinde des Ovars und werden von einer zunehmenden Anzahl von assoziierten Zellen zu Follikeln organisiert (◘ Abb. 1.1). Traditionsgemäß werden 4 Stadien unterschieden: Primordial-, Primär-, Sekundär- und Tertiärfollikel.

Primordialfollikel sind der ruhende Pool von Oozyten, umgeben von einer Schicht flacher Epithelzellen; ein Teil dieser Follikel transformiert sich in **Primärfollikel** (höheres umgebendes Epithel). Diese Vorgänge (bis zur Pubertät) sind unabhängig von Gonadotropin.

Sekundärfollikel zeichnen sich durch ein höheres, 2- bis mehrschichtiges Follikelepithel aus. Die Eizelle bildet eine glycoproteinreiche Hülle (Zona pellucida), und Bindegewebszellen legen sich dem Follikelepithel als Theca folliculi an. In der Mitte des Follikels reißt der Verband der Epithelzellen auf, und es entsteht das Antrum folliculi, in das Sekret der Follikelepithelzellen (Liquor folliculi) einströmt.

Im **Tertiärfollikel** werden diese Prozesse weitergeführt: Follikel und Eizelle vergrößern sich, das Antrum folliculi nimmt das größte Volumen ein. Um die dezentral liegende Eizelle haftet eine Anzahl von Follikelepithelzellen (Corona radiata). Beides zusammen wird als Eihügel (Cumulus oophorus) bezeichnet. Die Theca folliculi differenziert sich in die epithelähnliche **Theca interna** und bindegewebige **Theca externa**. Die Theca interna besitzt östrogenbildende Zellen. Erst in diesem Stadium führt der Einfluss von follikelstimulierendem Hormon (FSH) zur Auswahl eines dominanten Follikels, der schließlich als Graaf-Follikel Sprungreife erhält.

Ovulation. Aufgrund der Größenzunahme des Tertiärfollikels verschlechtert sich die trophische Situation des umliegenden Bindegewebes. Letztlich sorgt ein LH-Peak ca. 24 h vor der Ovulation für die Ablösung des Cumulus oophorus von umliegenden Follikelepithelzellen und für die »Explosion« des Follikels. Eizelle und Cumulus oophorus werden in die Bauchhöhle ge-

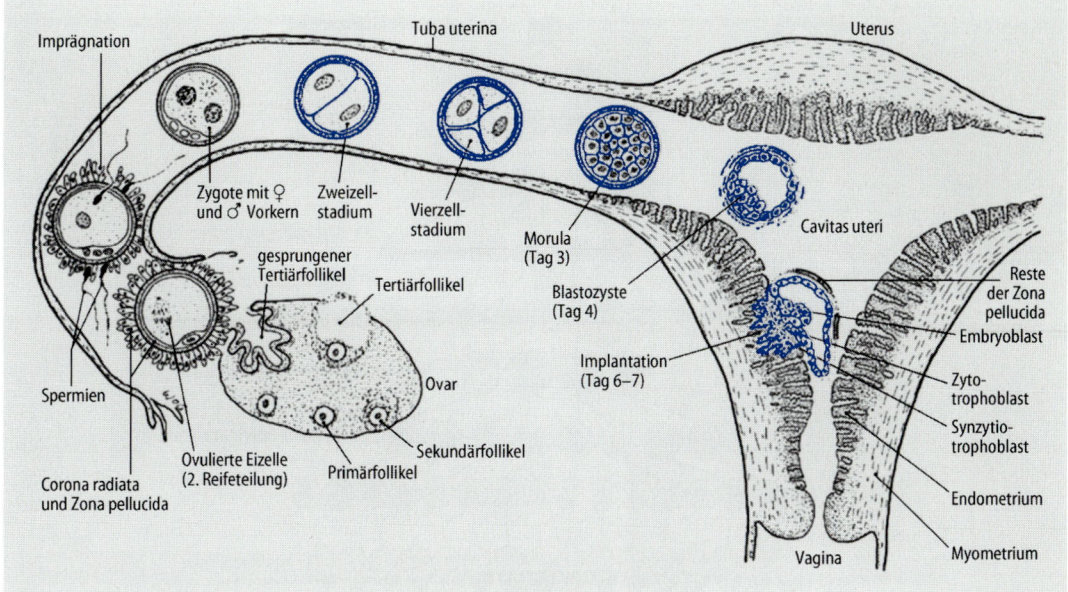

Abb. 1.1. Synopsis der Follikelreifung, Befruchtung und Implantation der Blastozyste. (nach Benninghoff 2003)

schleudert, und vom Staubsauger, dem Fimbrientrichter des Eileiters, vor einem ungewissen Schicksal im Dunkel der Bauchhöhle bewahrt. Der restliche Follikel kollabiert; ggf. sorgen erodierte Blutgefäße für ein »Corpus rubrum«.

Bildung des Gelbkörpers (Corpus luteum)

Die ehemaligen Granulosaepithelzellen wandeln sich nach der Ovulation in das Corpus luteum um. Dieses erhält seine gelbliche Farbe durch zunehmende Aktivität von steroidbildenden Zellen, den Theca-Luteinzellen (aus der Theca interna, peripher) und Granulosa-Luteinzellen. Beide Zellpopulationen produzieren Gestagene (Progesteron), in geringeren Mengen auch Östrogene. Erfolgt keine Befruchtung, bildet sich das Corpus luteum graviditatis in das Corpus albicans (Narbe) zurück; bei erfolgter Befruchtung erhält sich das Corpus luteum graviditatis so lange, bis die Funktion komplett von der Plazenta übernommen wird (ca. 4. Monat).

Ovarialzyklus, Menstruationszyklus (GK Physiologie, ▶ Kap. 11).

1.1.3 Spermatogenese und männlicher Genitaltrakt

Spermatogenese

Männliche Samenzellen differenzieren sich in den Tubuli seminiferi des Hodens. Als Spermatogenese be-

zeichnet man den Reifungsprozess von der Spermatogonie bis zum Spermium (▶ Abb. 1.2). Es gilt bei der Spermatogenese die Abfolge:
1. Vermehrung (Mitosen, auch schon pränatal),
2. Reifung (Meiose) und
3. Differenzierung (erst von der Pubertät an).

1. Vermehrung: Die Teilung einer Spermatogonie A (Stammzelle) ergibt eine residente Spermatogonie A und eine Spermatogonie B, die Vorläuferzelle für die weiteren Stadien ist und in die 1. Reifeteilung eintritt.

2. Reifung der Spermatozyten: B-Spermatogonien verdoppeln ihren DNS-Gehalt und heißen jetzt Spermatozyten I oder primäre Spermatozyten. Bei Abschluss der 1. Reifeteilung liegen Spermatozyten II oder sekundäre Spermatozyten (Präspermatiden) vor. Aus 2 sekundären Spermatozyten entstehen 4 Spermatiden.

3. Differenzierung der Spermatiden (Spermiogenese). Um die männlichen Samenzellen betriebsfähig zu machen, ist die Bildung einer Geißel (Schwanz) und des Akrosoms notwendig. Der Kern kondensiert. Von einem Spermium (Spermatozoon) spricht man, sobald die späte Spermatide aus dem Verband des Hodenepithels entlassen ist.

Die Zellen der Spermatogenesestadien sind auch nach Kernteilungen nie vollständig voneinander getrennt. Sie stehen bis zur Spermiogenese mit zytoplasmatischen Gewebebrücken miteinander in Verbindung und bilden ein Synzytium (▶ Abb. 1.2).

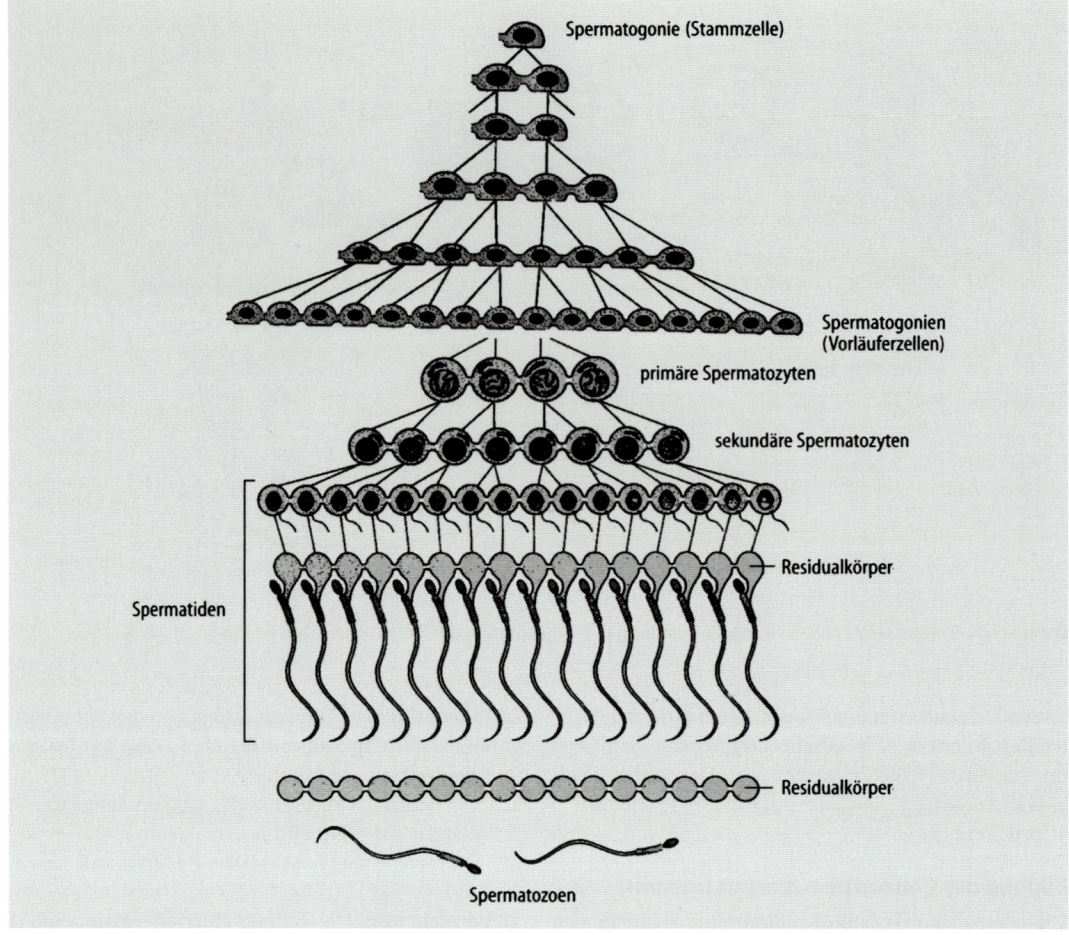

Spermatogonie (Stammzelle)

Spermatogonien (Vorläuferzellen)

primäre Spermatozyten

sekundäre Spermatozyten

Residualkörper

Spermatiden

Residualkörper

Spermatozoen

■ Abb. 1.2. Reifung der Spermatogonien. Aus einer Primären Spermatozyte werden 4 Spermatiden, die bis zur Freisetzung des Spermiums durch Interzellularbrücken synzytial in Verbindung stehen. (Schiebler 2005)

Spermium (Spermatozoon)

Spermien bestehen aus Kopf (4 μm) und Schwanz (ca. 50 μm) (■ Abb. 1.3). Der Kopf enthält Akrosom (aus dem Golgi-Apparat) und Zellkern. Das Akrosom gleicht dem Hitzeschild eines Space Shuttles und enthält Enzyme zur Penetration durch die Zona pellucida sowie Rezeptoren, von denen einige mit Riechrezeptoren identisch sind.

Der Schwanz besteht aus Hals-, Mittel-, Haupt,- und Endstück. Das Halsstück enthält die Andockstation des zilienartig konstruierten Geißelapparats an die Kopfzentrale (Mikrotubuli und Dynein; 9×2+2-Struktur: Axonema). Das Mittelstück enthält den »Düsen«apparat (Mitochondrien), die vor dem Eintauchen in die »Oosphäre« in der Regel abgeworfen werden. Deshalb enthält die Zygote lediglich die Mitochondrien der Mutter. Der längste Abschnitt, das Hauptstück, besitzt

das von einer Ringfaserscheide umgebene Axonema, dessen Ordnung sich im Endstück verliert.

Zur Zusammensetzung des Ejakulats, Funktion der männlichen Genitalorgane ► Kap. 8.8.

1.1.4 Verlauf von Schwangerschaft und Geburt

► Kap. 1.4, ► Kap. 1.6 und ► Kap. 8.14; Frühentwicklung, Embryonalperiode, Fetalperiode.

Dauer der Schwangerschaft, Berechnung des Geburtstermins

Die normale Tragzeit beträgt (gerechnet ab 1. Tag der letzten Regelblutung) 280 Tage, d. h. 40 Wochen. Der tatsächliche Beginn der Schwangerschaft (Konzeption)

◻ Abb. 1.3. Ultrastruktur der menschlichen Samenzelle (Schema). (Schiebler 2005)

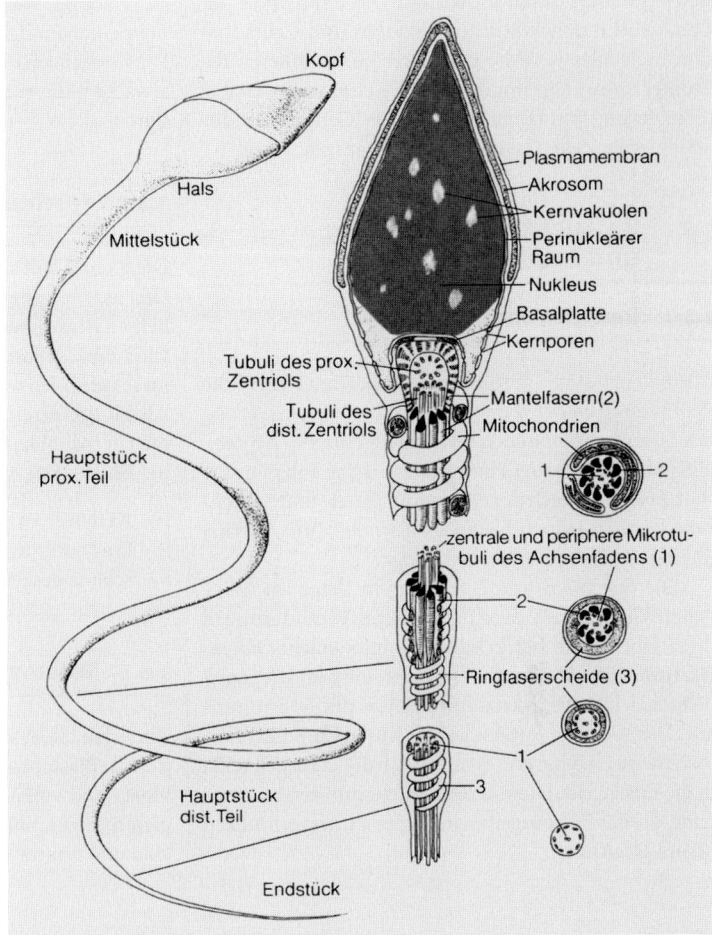

lässt sich nicht genau ermitteln. Daher wird der Ovulationstermin (auf 24 h genau) herangezogen: 280 Tage −14 Tage = 266 Tage = 38 Wochen.

Die **Naegele-Regel** gibt den **voraussichtlichen Geburtstermin** an: Tag der letzten Regel+1 Jahr−3 Kalendermonate+7 Tage±x Tage (wobei x die Anzahl der Tage angibt, die der tatsächliche Zyklus von einem 28-tägigen Zyklus abweicht.

Tatsächlich entbinden 4% aller Frauen präzise am errechneten Termin.

1.2   Grundlagen der Embryologie

1.2.1   Grundlagen der Embryonalentwicklung

Eine der Grundlagen der individuellen Entwicklung ist die Präsenz von Stammzellen, d. h. Ursprungszellen, die sich in alle Zellen differenzieren können (toti- oder omnipotente Stammzellen), bzw. solche, die ein eingeschränktes Spektrum besitzen (pluripotente Stammzellen). **Omnipotente Stammzellen** (aus der Zygote bzw. Morula) sind **fetale Stammzellen**; pluripotente findet man in allen späteren Stadien.

Adulte Stammzellen sind in zahlreichen Organen vorhanden und dienen der ständigen Erneuerung der jeweiligen Organe (z. B. Knochenmark, Riechepithel, Skelettmuskulatur, usw.). Die Fähigkeit von Zellverbänden, sich in alle möglichen Richtungen fortzuentwickeln, wird im Verlauf der Entwicklung zunehmend eingeschränkt. **Induktion** bezeichnet die Einflussnahme eines Keimbereichs auf einen anderen, um einen bestimmten Differenzierungsvorgang einzuleiten. Die Festlegung von Zellen auf ein bestimmtes Schicksal wird als **Determination** bezeichnet. Störende bzw. nicht benötigte Gene werden während dieses Prozesses supprimiert.

Genregulation durch Induktion. Die Expression der Gene wird durch Wachstumsfaktoren und Cell adhesion molecules (CAMs) gesteuert. Sie stimulieren die Proliferation, determinieren das Genom irreversibel (Aktivierung von Homeobox-[HOX-]Genen). Bei differenzierten Zellen ist der Zellzyklus ausgeschaltet.

1.3 Befruchtung, Furchung und Implantation

1.3.1 Befruchtung

Als Befruchtung (Fertilisation) bezeichnet man die Vereinigung beider Gameten sowie die Verschmelzung ihrer Kerne zur diploiden befruchteten Eizelle (Zygote). Sie findet meist in der Pars ampullaris der Tuba uterina statt, etwa 12 h nach der Ovulation. Eizelle und Samenzelle können jedoch bis zu 24 h in der Tuba uterina überleben (Samenzellen noch länger).

Die Spermien werden auf ihrem Wege im weiblichen Genitaltrakt durch chemische Veränderungen ihrer Oberfläche befruchtungsfähig gemacht (**Kapazitation**). Die Bindung des Spermiums an die Zona pellucida löst die **Akrosomreaktion** des Spermiums aus. Das Akrosom produziert Hyaluronidase und proteolytische Enzyme und dringt durch die Zona pellucida in die Eizelle ein. Diese sezerniert daraufhin Glycoproteine, die das Eindringen weiterer Spermien verhindern (**Zona-Reaktion**).

Nach der vollendeten 2. Reifeteilung der Eizelle verdoppeln männlicher und weiblicher Vorkern ihre DNA. Die Kernhüllen lösen sich auf, und die Zygote führt nach etwa 24 h die erste **Furchungsteilung** in 2 Blastomere durch.

1.3.2 Furchung

Die Zygote teilt sich auf ihrer Wanderstrecke Richtung Uterus fortlaufend. Tochterzellen dieser Teilungen heißen **Blastomeren**. Die Teilungen können asynchron verlaufen, sodass zu bestimmten Zeiten auch Blastomere gefunden werden, die 3, 7 oder 12 Zellen besitzen. Als Morula erreicht der Zellhaufen im 16-Zell-Stadium die Uterushöhle, wo er sich polarisiert und den Namen in »**Blastozyste**« ändert.

> **KLINIK**
>
> Die häufigste Ursache für **Infertilität** ist der Verschluss des Eileiters, z. B. nach Entzündungen.

1.3.3 Blastozyste

Zunächst bildet sich eine Blastozystenhöhle aus, in der sich die Blastomeren in eine innere Zellmasse (**Embryoblast**) und einen umhüllenden **Trophoblasten** segregieren. Jetzt schlüpft die Blastozyste aus der Zona pellucida und nimmt Flüssigkeit auf.

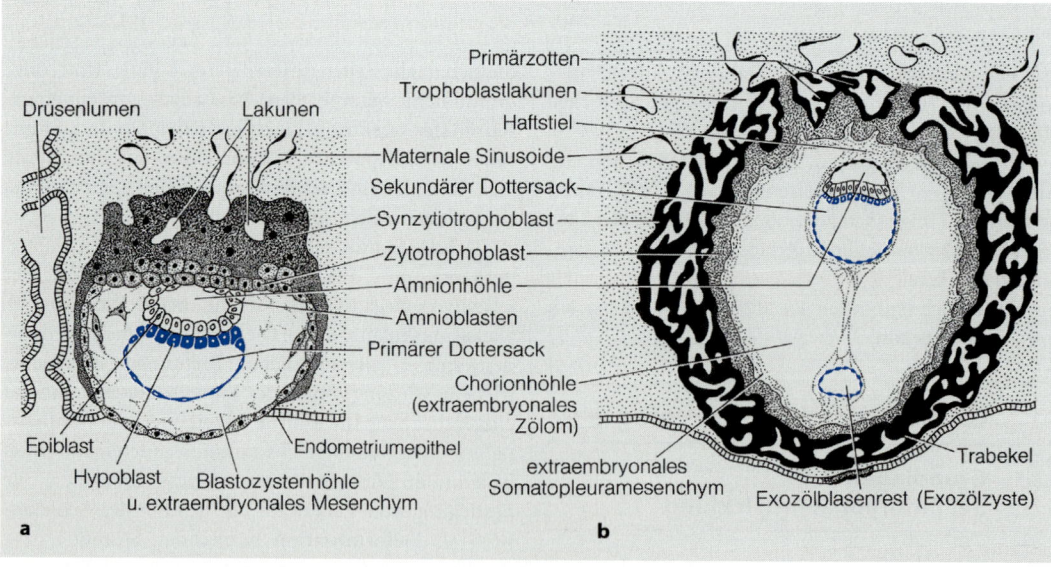

Drüsenlumen — Lakunen — Primärzotten — Trophoblastlakunen — Haftstiel — Maternale Sinusoide — Sekundärer Dottersack — Synzytiotrophoblast — Zytotrophoblast — Amnionhöhle — Amnioblasten — Primärer Dottersack — Chorionhöhle (extraembryonales Zölom) — Epiblast — Endometriumepithel — Hypoblast — Blastozystenhöhle u. extraembryonales Mesenchym — extraembryonales Somatopleuramesenchym — Trabekel — Exozölblasenrest (Exozölzyste)

a   b

■ **Abb. 1.4a, b.** Implantation des Keims an Tag 8 (**a**) und Tag 13 (**b**). (Schiebler 2005)

1.3.4 Implantation

Voraussetzung der Implantation der Blastozyste ist die Adhäsion der Trophoblastzellen an das sezernierende Endometrium. Sie beginnt zwischen dem 5. und 6. Tag post ovulationem und endet mit der Etablierung des uteroplazentaren Kreislaufs am 12. Tag. Zunächst heftet sich die freie Blastozyste an die Uterusschleimhaut an, dann vergräbt sie sich im Interstitium des Endometriums (**interstitielle Implantation**) (◘ Abb. 1.4a, b). Trophoblastzellen differenzieren in den Zytotrophoblasten und den Synzytiotrophoblasten. Währenddessen differenziert sich der Embryoblast in

- **Ektoderm** (der Blastozystenhöhle zugewandt) und
- **Entoderm** (dem Uterus zugewandt).

Aber auch die Mutter arbeitet hart: Bindegewebszellen des zunehmend ödematösen Endometriums wandeln sich in Deziduazellen um und beginnen den Eindringling zu umzingeln (**deziduale Reaktion**).

> **KLINIK**
>
> Meist siedelt sich die Blastozyste an der oberen Rückwand des Uterus an. Unter bestimmten Bedingungen kann sich die Blastozyste auch an abweichenden Orten (Extrauterin-Gravidität) implan- ▼

tieren. Am häufigsten ist die Tubenschleimhaut, aber auch das Peritoneum kommt in Frage. Die **Tubargravidität** ist ein Notfall: Aufgrund des infiltrierenden Wachstums des Synzytiotrophoblasten kann die A. ovarica arrodiert werden, was zu lebensgefährlichen Blutungen führt.

1.4 Plazentation

1.4.1 Ausbildung des uteroplazentaren Kreislaufs

Außen liegende, mehrkernige, verschmolzene Trophoblastzellen (Synzytiotrophoblast) stoßen schnell in die Tiefe vor und fressen sich infiltrativ in die Zona compacta des Endometriums hinein. Treibender Faktor für die embryonale Invasion ist u. a. die Hypoxie. Durch flächige Invasion entstehen Hohlräume in der Zona compacta (Lakunen), in die schließlich mütterliches Blut einströmt. Mit der Arrosion mütterlicher Gefäße ist die kritische hypoxische Phase überstanden; es bildet sich ein primitiver uteroplazentarer Kreislauf aus (12. Tag).

Vom Zytotrophoblasten, der durch Auskleidung mit Mesoderm zum **Chorion** wird, wachsen epitheliale Zellsäulen in das Synzytium ein. Sie gewinnen an Ober-

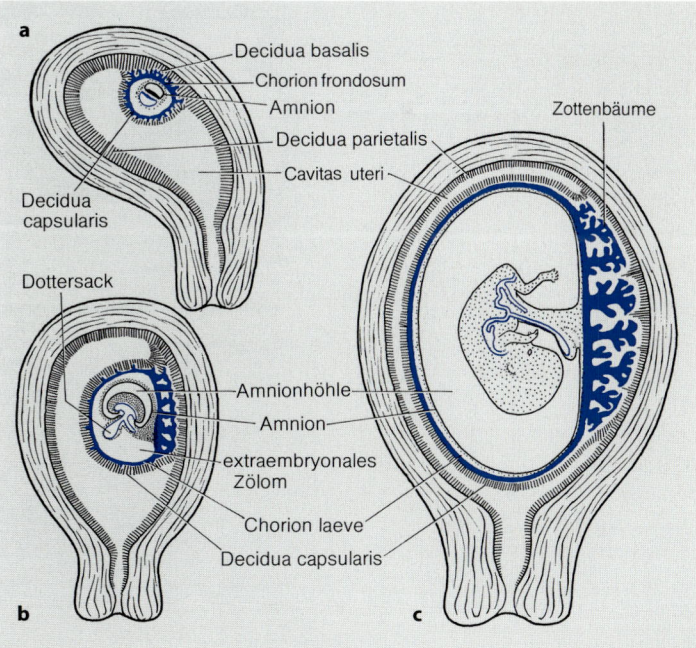

◘ **Abb. 1.5a–c.** Plazentation und Eihautbildung zu Beginn des 2. Monats (**a**), Ende des 2. Monats (**b**), Ende des 4. Schwangerschaftsmonats (**c**). (Schiebler 2005)

1

◻ **Abb. 1.6a–e.** Stadien der Plazenta-
bildung. Stadien mit Lakunen und
Trabekel im primären Chorion (**a, b**).
Primärzotten (**c**). Sekundärzotten; die
Haftzotten bestehen noch aus Zellsäulen (**d**). Tertiärzotten mit Blutgefäßen und zunehmender Verzweigung
der Zottenbäume (**e**). (Schiebler 2005)

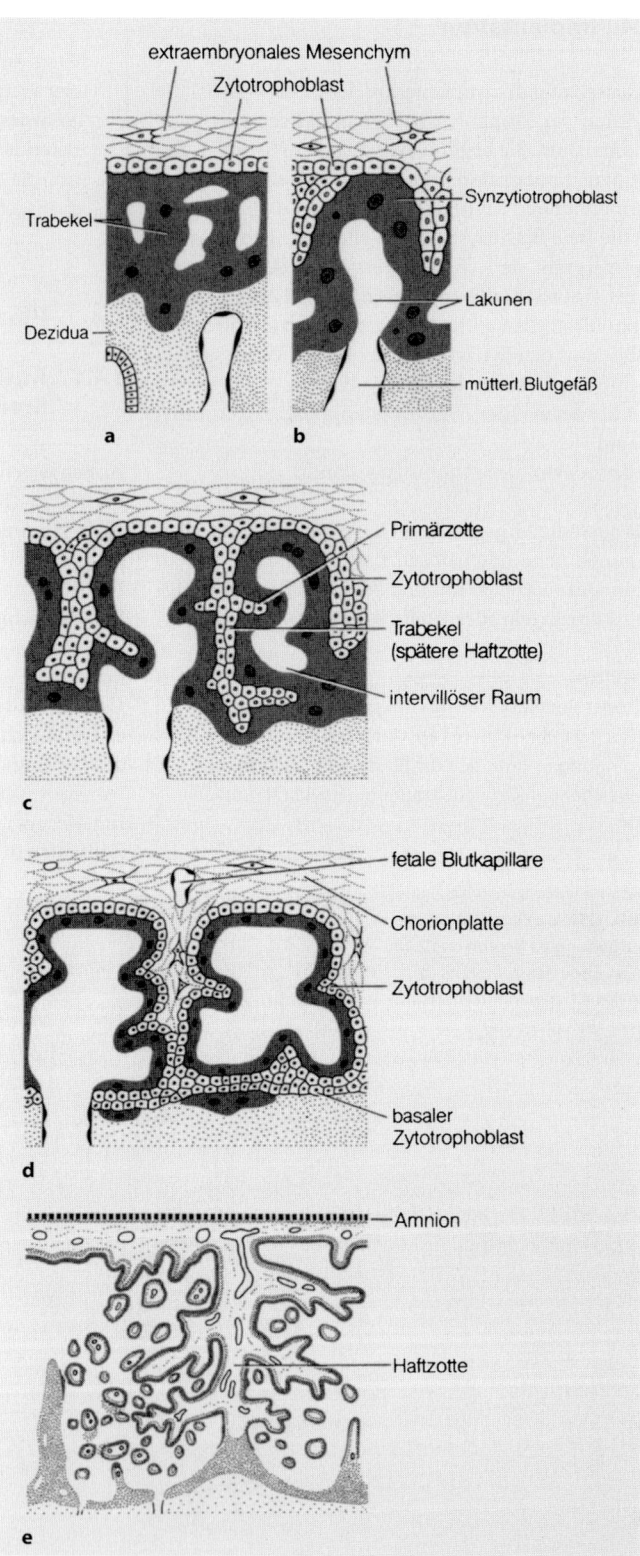

fläche und bilden die **Chorionzotten**: Primär-, Sekundär- und Tertiärzotten (□ Abb. 1.5a–c, □ Abb. 1.6a–e).

Primärzotten sind relativ plumpe Zellsäulen. Einwachsen von Mesoderm, das mit dem Chorionmesoderm kommuniziert, charakterisiert die **Sekundärzotten**. **Tertiärzotten** entstehen durch Auftauchen von Blutinseln und ersten kindlichen Gefäßen (20. Tag). Die Tertiärzotten ramifizieren sich immer weiter und gewinnen an Oberfläche (bis 14 qm); sie ragen in den mütterlichen Blutraum, den **intervillösen Raum**.

Die Zottenbildung findet zunächst an der gesamten Außenhülle des Embryos statt, aber ab dem 3. Monat beschränkt sie sich auf die **Decidua basalis**. Hier entsteht das **Chorion frondosum**; der zottenfreie Bereich wird **Chorion laeve** genannt. Die Plazenta wird letztlich von **Chorion frondosum** und **Decidua basalis** gebildet.

Einige Zottenstämme verankern die Plazenta an der mütterlichen Seite, der Decidua basalis (**Haftzotten**), und bilden eine Zytotrophoblastschale, mit deren Bildung die »tumorartige«, infiltrative Invasion des Trophoblasten abgeschlossen ist. Die Plazenta vergrößert sich dann nur noch durch verdrängendes Wachstum.

KLINIK

Ein zu tiefes Einwachsen der Zytotrophoblastschale, z. B. in das Myometrium, führt zu Problemen bei der Plazentalösung nach der Geburt (Placenta accreta); eine unvollständige Bildung der Zytotrophoblastschale kann zur mangelhaften Zottenbildung bzw. **vorzeitigen Plazentalösung** führen.

1.4.2 Form, Feinbau und Funktion der reifen Plazenta

Die **fetale Seite** der reifen Plazenta besteht aus der **Chorionplatte** mit zahlreichen Zottenverästelungen, die in den mütterlichen intervillösen Raum hineinragen (□ Abb. 1.6a, b). Die fetale Oberfläche der Chorionplatte ist von Amnionepithel ausgekleidet, das die Amnionhöhle begrenzt, in der die Frucht schwimmt. Der Fetus ist über die Nabelschnur mit der Chorionplatte verbunden.

Die **mütterliche Seite** der Plazenta ist die Decidua, die zunächst aus 3 abgrenzbaren Abschnitten besteht:

- Decidua basalis mit der anliegenden Zytotrophoblastenschale und den Haftzotten,
- Decidua capsularis, die die Implantationsstelle umgibt, und
- Decidua parietalis, die den restlichen Teil des Uterus auskleidet.

Mit fortschreitender Größenzunahme des Fetus verschmelzen Decidua capsularis und Decidua parietalis unter Verlust der zwischen ihnen liegenden Chorionhöhle (□ Abb. 1.6a–e). Ab dem 4. Entwicklungsmonat wird der Zytotrophoblast abgebaut, und viele der fetalen Kapillaren grenzen insbesondere in den nun beerenförmigen Zottenenden (Terminal- oder Endzotten) direkt an das Synzytium. Dadurch kommt es zu einer Verkürzung der fetomaternalen Transportstrecke und in Folge zu einem deutlich effizienteren Stoffaustausch zwischen Mutter und Kind. In der reifen Plazenta beträgt die gesamte Austauschfläche zwischen 10 und 15 m². Der geburtsreife Fetus (3 kg) schickt sein gesamtes Blutvolumen (ca. 350 ml) einmal pro Minute durch die Plazenta.

Die **Plazentaschranke** besteht aus:

- Kapillarendothel,
- Synzytiotrophoblast,
- gemeinsamer Basalmembran (reif) und
- ggf. Mesenchym und Zytotrophoblast (unreif).

Funktion: Die Transportleistungen des Synzytiotrophoblasten lassen sich wie folgt charakterisieren:

- **Diffusion:** Gase, fettlösliche Stoffe, viele Medikamente (Schlafmittel, Contergan!),
- **erleichterter Transport über Carrier** (z. B. für Glucose, Laktat),
- **aktiver Transport** (unter Energieumsatz) für Elektrolyte und viele Aminosäuren,
- **rezeptorvermittelte Transzytose:** z. B. IgG (das unverändert durch die Plazentaschranke durchkommt und für passive Immunisierung des Feten und Neugeborenen durch Antikörper der Mutter sorgt) und
- natürlich die bekannten **unklaren Prozesse** (z.B: Durchschleusungsmechanismen für Vitamine B_2, B_{12}, C; Adrenalin, Viren und Bakterien).

KLINIK

Von großem Nachteil ist die passive Immunisierung durch Pinocytose jedoch bei der **Rhesusinkompatibilität**. Falls die Mutter Rhesus-negativ und der Fetus Rhesus-positiv ist, können Antikörper, die die Mutter in **einer früheren Schwangerschaft** gegen das Rhesusantigen gebildet hatte, in das Blut eines Rhesus-positiven Feten geraten. Die attackieren und zerstören dessen rote Blutkörperchen.

Plazenta als endokrines Organ: Hauptproduzent von Hormonen ist der **Synzytiotrophoblast**. Er bildet humanes Plazentalactogen (hPL), humanes Choriongonadotropin (hCG), Östrogene, Progesteron, Prostaglandine, Somatostatin.

> **Merke**
>
> **Bin ich schwanger?** Der Nachweis von **hCG** ist Grundlage für den hormonellen **Schwangerschaftstest**. hCG ist im Serum bereits am 8. Tag post conceptionem nachweisbar, im Urin ist hCG nach etwa 14 Tage positiv.

> **KLINIK**
>
> Ein Schwangerschaftstest kann **falsch positiv** bei Vorliegen eines **Chorionkarzinoms** oder einer **Blasenmole** sein. Hierbei entwickelt sich ein pathologischer Trophoblast ohne Embryonalanlage.

1.4.3 Ablösung der Plazenta

Das Ende der Schwangerschaft wird der Plazenta durch zunehmenden Sauerstoffmangel, Verkalkungen etc. signalisiert. Etwa 30 min nach der Geburt entsteht unter der Basalplatte ein Blutsee, der zur Plazentalösung führt. Bei der Inspektion soll die Plazenta »vollständig« sein, d. h. die Eihäute (Amnion, Chorion) sowie Teile der Plazentazotten dürfen nicht zurückbleiben (Blutungsgefahr!). Die mütterliche Seite ist durch matt erscheinende Kotyledonen (Plazentasepten der Basalplatte) kompartimentiert, die kindliche Seite ist vom glänzenden Amnion überzogen. Die Nabelschnur (ca. 50 cm lang) inseriert meist zentral.

1.5 Frühentwicklung

Unter Frühentwicklung versteht man die Entwicklung der ersten 3 Wochen post conceptionem. Im Folgenden wird die Bildung der zweiblättrigen Keimscheibe (2. Woche) und der dreiblättrigen Keimscheibe (3. Woche) dargelegt.

1.5.1 Entwicklung der Keimscheibe

Noch kurz vor der Implantation entstehen das **Entoderm** (innere, der Blastozystenhöhle zugewandte Zellreihe; **Hypoblast**) und das **Ektoderm** (äußeres Blatt; **Epiblast**). Der Spaltraum zwischen dem Epiblasten und der inneren Schicht der Trophoblastzellen weitet sich zur **Amnionhöhle** aus (◘ Abb. 1.4 und ◘ Abb. 1.5). Deren auskleidende Zellen (Amniozyten) sezernieren das Fruchtwasser, das gegen Ende der Schwangerschaft etwa 1 l beträgt.

Zellen des Hypoblasten (Heuser-Membran) wandern nach lateral und bilden den **primären Dottersack**. Dieser spielt in der späteren menschlichen Entwicklung wohl keine bedeutende trophische Rolle und bildet sich weitgehend zurück. Zunächst aber liegt die zweiblättrige Keimscheibe platt wie eine Flunder in der Mitte zwischen der Amnionhöhle und dem primären Dottersack (◘ Abb. 1.4a).

1.5.2 Entwicklung des Dottersacks

Im Verlauf der 3. Woche werden die embryonalen Höhlen umorganisiert: Der **primäre Dottersack** wächst wesentlich langsamer als der Trophoblast, d. h. er zerreißt (Dottersackknall), schrumpelt zusammen, und wird zum **sekundären Dottersack**. Aus ihm faltet sich später das primitive Darmrohr ab. Als Verbindung zwischen Darmrohr und Dottersack kann der Dottergang übrig bleiben.

> **KLINIK**
>
> Als Relikt des Dotterganges kann das Meckel-Divertikel ca. 80 cm proximal der Ileozäkalklappe gefunden werden. Da es oft ektopisches Drüsengewebe aus Magen oder Pankreas enthält, wird es bei Appendektomien nebenbei mitentfernt.

1.5.3 Extraembryonales Mesoderm und Chorionhöhle

Der bald entstehende mesenchymale Raum zwischen Trophoblast und den beiden Höhlen wird als **extraembryonales Mesoderm** bezeichnet. Durch weiteres Wachstum des Trophoblasten reißt dieser Innenraum auf, und es bildet sich die **Chorionhöhle (extraembryonales Coelom).** Dadurch werden die mesenchymalen Zellen in 2 Blätter auseinander geschoben:
- ein viszerales Blatt, das auf Amnion und Dottersack liegt (**extraembryonales viszerales Mesoderm**), und
- ein parietales Blatt, das dem Trophoblasten anliegt (**extraembryonales parietales Mesoderm**).

Zytotrophoblast, Synzytiotrophoblast und extraembryonales parietales Mesoderm bilden das **Chorion** (◘ Abb. 1.5).

KLINIK

Chorionbiopsie und Amniozentese: Zur pränatalen Diagnostik von Anomalien kann kindliches Gewebe auf zweierlei Art beurteilt werden: **Chorionbiopsie** (9.–12. Schwangerschaftswoche) und **Amniozentese** (erst 15.–16. SSW).

pathologischen Veränderungen im Erwachsenenalter wiederholen. So nehmen epitheliale Tumoren oft die zytologischen Charakteristika von Mesenchymderivaten (z. B. Intermediärfilamente) an.

Haftstiel und Allantoisdivertikel

Durch die »Überschwemmung« mit Wassermassen in diversen Höhlen ist die Frucht nun glänzend isoliert (Tag 14). Sie ist nur noch mit einem schmalen extraembryonalen Mesodermdamm mit dem Festland verbunden, dem **Haftstiel**. Am hinteren Ende der Keimscheibe entwickelt sich aus dem Entoderm eine wurstartige Auftreibung, die **Allantois**, in den Haftstiel hinein. Sie dient bei anderen Spezies als Harnspeicher, beim Menschen bildet sich dieses Divertikel zurück. Überbleibsel ist das Lig. umbilicale medianum an der Innenseite der Bauchwand.

Chorda dorsalis, Chordafortsatz, Chordabildung

Die Entwicklung des **Achsenskeletts** wird dann durch einen mesodermalen Zellstrang manifest, dem **Chordafortsatz**, der aus der Medianebene nach kranial wächst. Dies ist die Anlage der **Chorda dorsalis**. Das Ektoderm über dem Chordafortsatz senkt sich als **Neuralrinne** ein (◘ Abb. 1.7a, b).

> **Merke**
>
> Die **Chorda dorsalis** ist die Anlage der primitiven Körperachse und stellt ein wichtiges Induktionsorgan dar.

KLINIK

Bei offen gebliebenem Allantoisdivertikel (**Urachusfistel**) kann Harn aus dem Bauchnabel austreten.

In der 4. Woche wird der Haftstiel zusammen mit dem Allantoisdivertikel und rudimentären Nabelgefäßen zur **Nabelschnur** integriert.

1.5.4 Bildung und Gliederung des intraembryonalen Mesoderms, axiale Differenzierung

Es geht weiter. Nach der Bildung des extraembryonalen Mesoderms erfolgt die Bildung des **intraembryonalen Mesoderms**, also des **3. Keimblatts**. Diesen Vorgang bezeichnet man als **Gastrulation**.

Dreiblättrige Keimscheibe, Primitivstreifen

Zunächst senkt sich der Epiblast ein und bildet den Primitivstreifen, von dessen medianer Invagination, der Primitivrinne, ektodermale Zellen auswachsen und das **Mesoderm** bilden. Schließlich trennt das Mesoderm die beiden anderen Blätter fast vollständig voneinander (Ausnahme: Rachenmembran, vorn, und Kloakenmembran, hinten).

Somiten

Somiten sind vorübergehende embryonale Organe, die sich im paraxialen Mesoderm, lateral der Chorda dorsalis und dem Neuralrohr (s. u.) bilden und die **Metamerie** des Organismus begründen (◘ Abb. 1.8c). Sie enthalten das Zellmaterial für die Wirbelsäule (**Sklerotom**), das subkutane Gewebe (**Dermatom**) sowie die Skelettmuskulatur der Leibeswand und Extremitäten (**Myotom**). Mit der Auswanderung der Zellen in ihre Zielgebiete lösen sich die Somiten alsbald auf. Außen liegt das Seitenplattenmesoderm, das die Verbindung zum extraembryonalen Mesoderm herstellt.

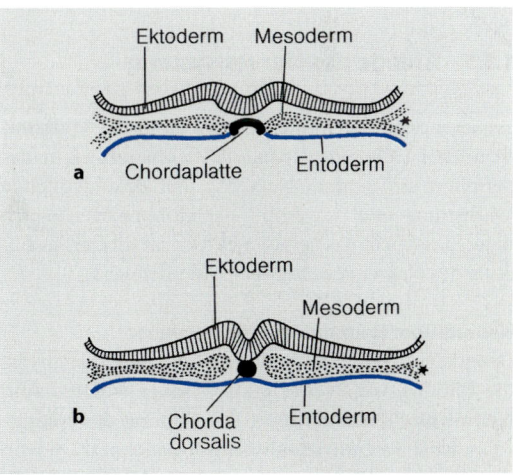

◘ **Abb. 1.7a, b.** Bildung der Chordaplatte (**a**) und der Chorda dorsalis (**b**). (Schiebler 2005)

KLINIK

Die Transformation von ektodermalen in mesodermale Zellen während dieser Phase kann sich bei
▼

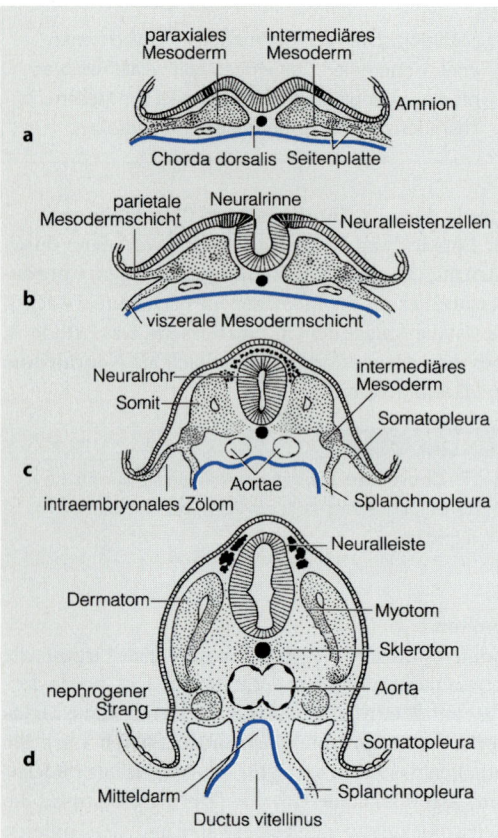

1

◼ **Abb. 1.8a–d.** Ausbildung des intraembryonalen Mesoderms, der dritten Keimscheibe am 18. (**a**), 20. (**b**), 22. (**c**) und
25. Tag (**d**). Es entstehen um diese Zeit auch das Neuralrohr
und die Neuralleiste. (Schiebler 2005)

1.5.5   Anlage des Nervensystems

Weiterer Meilenstein auf dem Wege in die Vollkom-
menheit ist die ektodermale Differenzierung in das
periphere und zentrale Nervensystem. Fokal wirkende
Wachstums- und Transkriptionsfaktoren sorgen jedoch
dafür, dass nicht das gesamte Ektoderm für die Ausbildung des Nervengewebes verschwendet wird.

Neurulation: Neuralplatte, Neuralwülste

Grundlage für die Ausbildung des Nervensystems ist
die Bildung von **Neuralplatte, Neuralwülsten** und
Neuralrohr (**Neurulation**). Die Bildung des Neuralrohrs wird als **Individualisation** bezeichnet. Die von
den Neuralwülsten umgebene Neuralrinne schließt
sich zum **Neuralrohr**, das im weiteren Verlauf wieder
von Ektoderm überlagert wird. Aus dem Neuralrohr

entwickelt sich das **zentrale Nervensystem**. Gleichzeitig wandern von den seitlichen Abschnitten der Neuralrinne Zellen aus, die in ihrer Gesamtheit als **Neuralleiste** bezeichnet werden.

Neuralleiste und Derivate

Aus der Neuralleiste entwickeln sich:

- peripheres Nervensystem,
- vegetative Ganglienzellen,
- Spinalganglienzellen,
- periphere Glia (Schwann-Zellen),
- Merkelzellen (umstritten!),
- Kopfmesenchym,
- Odontoblasten,
- Melanozyten und
- C-Zellen der Schilddrüse.

1.5.6   Abfaltung der Embryonalanlage

Unterschiedlich schnelles Wachstum sorgt dafür, dass die
flache Keimscheibe an unterschiedlichen Stellen Reliefs
ausbildet. Der embryonale Körper beginnt sich C-förmig
zu winden und zu krümmen. Die vordere Darmbucht
(Mundbucht, Stomatodeum) kennzeichnet die kraniale
Abfaltung, und die hintere Darmbucht (Afterbucht, Prok-
todeum) die kaudale. Dabei dient die Rachenmembran
(aus der Prächordalplatte) als vordere Abgrenzung zur
Amnionhöhle, und die Kloakenmembran als hintere.

Die ursprünglich breite Verbindung zum Trophoblasten wird auf den Haftstiel eingeengt, und der Embryo wölbt sich deutlich über den Dottersack hinaus.
Da die Hirnbläschen jetzt wie verrückt wachsen, über-
wölbt die Kopffalte die Herzanlage, und hinten versteckt die Schwanzfalte den Abgang der Allantois.

1.6   Organogenese und Ausbildung der äußeren Körperform

1.6.1   Stadieneinteilung, Alters- und Längenangaben, Embryonalperiode – Fetalperiode

Die pränatale Entwicklung wird in die Frühentwicklung (1.–3. Woche), Embryonalzeit (bis 8. Woche) und
anschließend in die Fetalzeit eingeteilt.

Altersbestimmung von Keimlingen

Das Alter von Keimlingen wird biologisch (post ovulationem, [Schwangerschaftswochen]), oder klinisch
(post menstruationem: Achtung: 2 Wochen abziehen)
angegeben.

Die Stadienbestimmung bis zum Ende der **Embryonalperiode** ist in sog. **Carnegie-Stadien** erfasst (1–23), in der normierte Angaben zur Anzahl der Somiten, von Länge und Alter zusammengestellt sind.

Im Unterschied hierzu beruhen Angaben der **Fetalperiode** nicht auf definierten Stadien, sondern beschränken sich auf Größenangaben, die in Normtabellen dem Schwangerschaftsalter zugeordnet werden. Üblich sind Messung der Scheitel-Steiß-Länge (SSL), der größten Länge (GL), des biparietalen Durchmessers und der Scheitel-Fersen-Länge (SFL). Diese Messungen werden im pränatalen Ultraschall erhoben.

KLINIK

Aufgabe der pränatalen Diagnostik ist die möglichst frühzeitige Erkenntnis über Abweichungen von der Norm. Hier steht als nichtinvasive, routinemäßige Methode in erster Linie die Ultraschalldiagnostik

▼

(**Sonographie**) im Vordergrund. **Chorionbiopsie** bzw. **Amniozentese** (► Kap. 1.5.3) sind invasive Eingriffe und werden nur bei Vorliegen einer Risikoschwangerschaft in Erwägung gezogen.

1.6.2 Entwicklung des Embryos und Fetus

Embryonaler/fetaler Kreislauf ► Kap. 2.10.

Heterochrones Wachstum: Die Wachstumsprozesse laufen diskontiniuerlich ab, d. h. in unterschiedlichen Organ-/Gewebeabschnitten kommen große Unterschiede der Wachstumsgeschwindigkeiten vor. Auffälligstes Beispiel für Veränderungen der Proportionen ist die relative Größe des Kopfs, der zur Geburt den größten Umfang hat.

Eine Übersicht über die Ereignisse während der Embryonal- und Fetalperiode gibt die ◘ Tabelle 1.1.

◘ Tab. 1.1. Terminplan der Entwicklung

Alter (Tage)	Somiten	Gesamtlänge	Anlage und Bildung von
20	1–4		Neuralrohr
25	17–20	2,5 mm	Herzanlage pulsiert (22. Tag)
30	34–35	4 mm	kraniokaudale Krümmung; Branchialbögen; Urniere; Herzschleife und embryonaler Kreislauf; vordere Extremitätenknospe
35	42–44	5 mm	Lungenknospe, Nachniere, Septierung der Herzen
Alter (Wochen)		**Scheitel-Steiß-Länge**	
5. Wo		5 mm	Augenbecher, Linsenbläschen; hintere Extremitätenknospe
6. Wo		10 mm 20 mm	Nabelschleife, Branchialbogenapparat umgestaltet, Handplatte; Gesichtsbildung
7. Wo		25 mm	weibliche bzw. männliche Gonade differenziert; Gaumenbildung; Zahnglocke
8. Wo		30 mm	
10. Wo		50 mm	
Alter (Monate)		**Scheitel-Fersen-Länge**	
3. Mo		7–9 cm	äußeres Genitale differenziert sich, Nabelhernie rückgebildet;
4. Mo		16 cm	Muskelreflexe auslösbar
5. Mo		25 cm	
6. Mo		30 cm	
7. Mo		35 cm	Gyrusbildung im Gehirn
8. Mo		40 cm	extrauterin lebensfähig
9. Mo		45 cm	
10. Mo		50 cm	Reifezeichen

Bis einschließlich der 8. Woche spricht man von Embryonalperiode, anschließend von Fetalperiode. Mo: Lunarmonate; die Zahl der Somiten bezieht sich auf die Somitenpaare. (Schiebler 1997)

■ **Abb. 1.9a–c.** Bildung eineiiger Zwillinge. (Schiebler 2005)

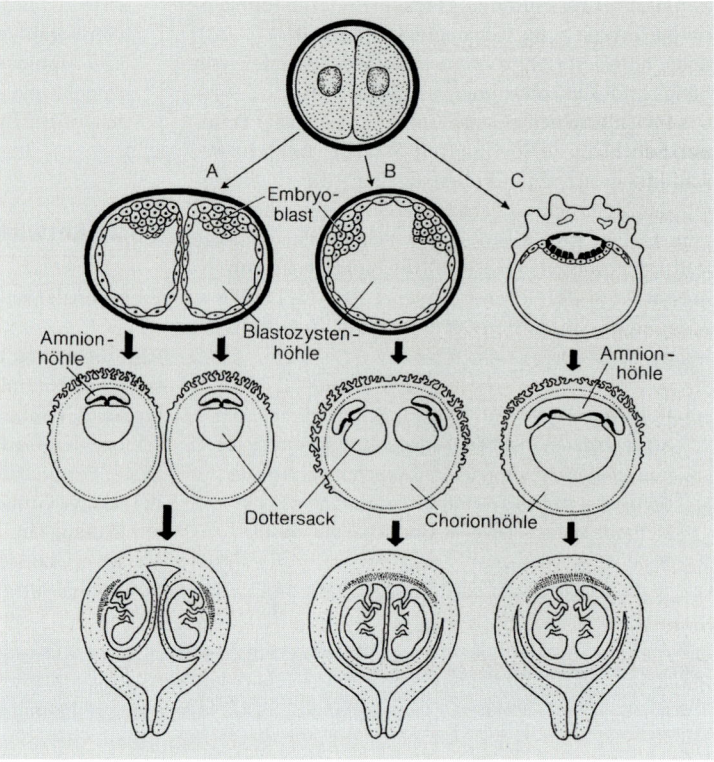

1.6.3 Reifezeichen

Reifezeichen eines Neugeborenen sind:
- Mädchen: große Schamlippen überdecken kleine; Jungs: Hoden im Hodensack tastbar,
- Körperlänge: 52–54 cm,
- Körpergewicht: 3000–3400 g,
- Lage des Nabels: in der Mitte zwischen Proc. xiphoideus und Oberrand der Symphyse,
- Schädelknochen sind hart, Knochenkern-Durchmesser in der distalen Femurepiphyse: 4–5 mm.

1.7 Mehrlingsbildung, Mehrfachbildung, Fehlbildung

1.7.1 Zwillinge, Mehrlinge

Ein Prozent aller Geburten sind Zwillinge, davon sind 30% eineiig und 70% zweieiig.

Eineiige Zwillinge entstammen aus einer einzelnen befruchteten Eizelle. Sie sind genetisch identisch.

Bei Trennung im **Morula-Stadium** entwickeln sich die Embryonen in 2 getrennten Chorion- und Amnion-

höhlen. Sie verhalten sich so wie bei zweieiigen Zwillingen (■ Abb. 1.9a).

Bei Trennung in der **Blastozyste** entwickeln sich Zwillinge mit getrennten Amnionhöhlen, aber einer gemeinsamen Chorionhöhle und Plazenta (häufigste Variante, ■ Abb. 1.9b).

Bei einer Trennung erst **nach Bildung der Amnionhöhle** teilen sich die beiden Embryonen alles: die Amnionhöhle, Chorionhöhle und Plazenta (■ Abb. 1.9c).

Zweieiige Zwillinge entwickeln sich durch gleichzeitige Befruchtung zweier verschiedener Eizellen. Genetisch verhalten sie sich wie normale Geschwister.

1.7.2 Mehrfachbildung

Bei einer unvollständigen Trennung des Embryoblasten können die Zwillinge miteinander verwachsen sein (siamesische Zwilllinge).

1.7.3 Fehlbildungen, Teratologie

Fehlbildungen sind angeborene morphologische Defekte, die im Prinzip irreversibel sind. Sie kommen entweder durch eine Störung bei der Determination des Genoms oder durch exogene, toxische Ursachen zustande.

Ursachen und Phasenspezifität von Fehlbildungen

Genetische Ursachen umfassen spontane Genmutationen, dominant oder rezessiv vererbte Leiden (oft weniger morphologisch als biochemische Veränderungen) oder Chromosomenanomalien. Auch Fehlbildungen mehrerer Organsysteme sind möglich (Fehlbildungssyndrome), z. B. das Down-Syndrom (Trisomie 21).

Exogene Schädigungen können auf Medikamente/ Drogen oder intrauterine Infektionen zurückgeführt werden (s. u.).

Allerdings sind die Reaktionen und Auswirkungen einer jeweiligen Noxe vom Entwicklungsalter abhängig. Während der **Frühentwicklung** gilt die Alles-oder-nichts-Regel, d. h. entweder stirbt die Frucht ab oder ein Defekt wird durch andere noch pluripotenten Zellen ausgeglichen. Der Organismus ist während der **Embryonalperiode** generell am anfälligsten, da dort die Organe angelegt werden, sich also in ihrer sensiblen Entwicklungsphase befinden.

KLINIK

Teratome sind Proliferationen von pluripotenten (embryonalen) Zellen, die sich zu allerlei unterschiedlichen Geweben differenzieren können, z. B. aufgrund einer Embryonalentwicklung von Keimzellen ohne Befruchtung. (z. B. Zähne im Ovar).

Intrauterine Infektionen

Bei der **Röteln-Embryopathie** liegt die sensible Phase für Augenerkrankungen in der 6. Woche, für Herzfehlbildungen zwischen der 5. und 10. Woche, für Taubheit um die 9. Woche. Weitere teratogene Wirkungen können sich entfalten sich bei Infektionen mit dem Zytomegalie-Virus, Windpocken (Varicella), Toxoplasmose (Katzen!), HIV, oder Herpes-simplex-Virus.

Medikamente/Drogen

Paradebeispiel ist die teratogene Wirkung von Thalidomid (Contergan) für die Entwicklung der Extremitäten. Alkoholabusus der Mutter kann zu geistiger Retardierung und kraniofazialen Abnormitäten des Kindes führen. Nikotinabusus führt zur intrauterinen Hypoxie mit Minderdurchblutung der Plazenta und resultierender Wachstumsretardierung. Auch radioaktive Strahlung kann, dosis- und isotopabhängig, Fehlbildungen induzieren (Hiroshima, Tschernobyl).

Fallbeispiel

Eine 25 Jahre junge Frau kommt abends in die Ambulanz und klagt über massive Schmerzen im rechten Unterbauch. Sie wird der chirurgischen Abteilung zugeteilt. Die diensthabende Assistentin tastet ein bretthartes Abdomen und erfährt von der Patientin, dass die Schmerzen plötzlich im rechten Unterbauch vor ungefähr einer Stunde begonnen haben. Die Schmerzen würden nun immer schlimmer. Auf Nachfrage gibt sie an, ihren »Blinddarm« noch zu haben. Die Patientin krümmt sich auf der Untersuchungsliege, sodass sich die Ärztin entscheidet, ihr Schmerzmittel zu verabreichen.

Aufgrund der akuten Symptomatik wird die Indikation für eine sofortige, zunächst laparoskopische (endoskopische) Operation mit dem Verdacht einer akuten Appendizitis gestellt. Noch während des

Transports in den Operationssaal geht es der Patientin deutlich schlechter, und während der Narkose-Einleitung durch den Anästhesisten kommt es zum Kreislaufschock, der allerdings durch Volumen- und Medikamentengabe rasch abgefangen werden kann.

Nach Platzierung der Instrumente zeigt sich eine deutliche Blutansammlung im Douglas-Raum (dadurch die Reizung des Peritoneums) und eine völlig unauffällige Appendix. Bei weiterer Inspektion zeigt sich eine rupturierte Tuba uterina bei Extrauteringravidität. Die sofort verständigte Oberärztin der Gynäkologie führt die Operation fort und muss die betroffene rechte Tube entfernen. Die linke Tube ist völlig unauffällig. Nach einigen Tagen Krankenhausaufenthalt zur Überwachung und Antibiotikatherapie kann die Patientin beschwerdefrei das Krankenhaus verlassen.

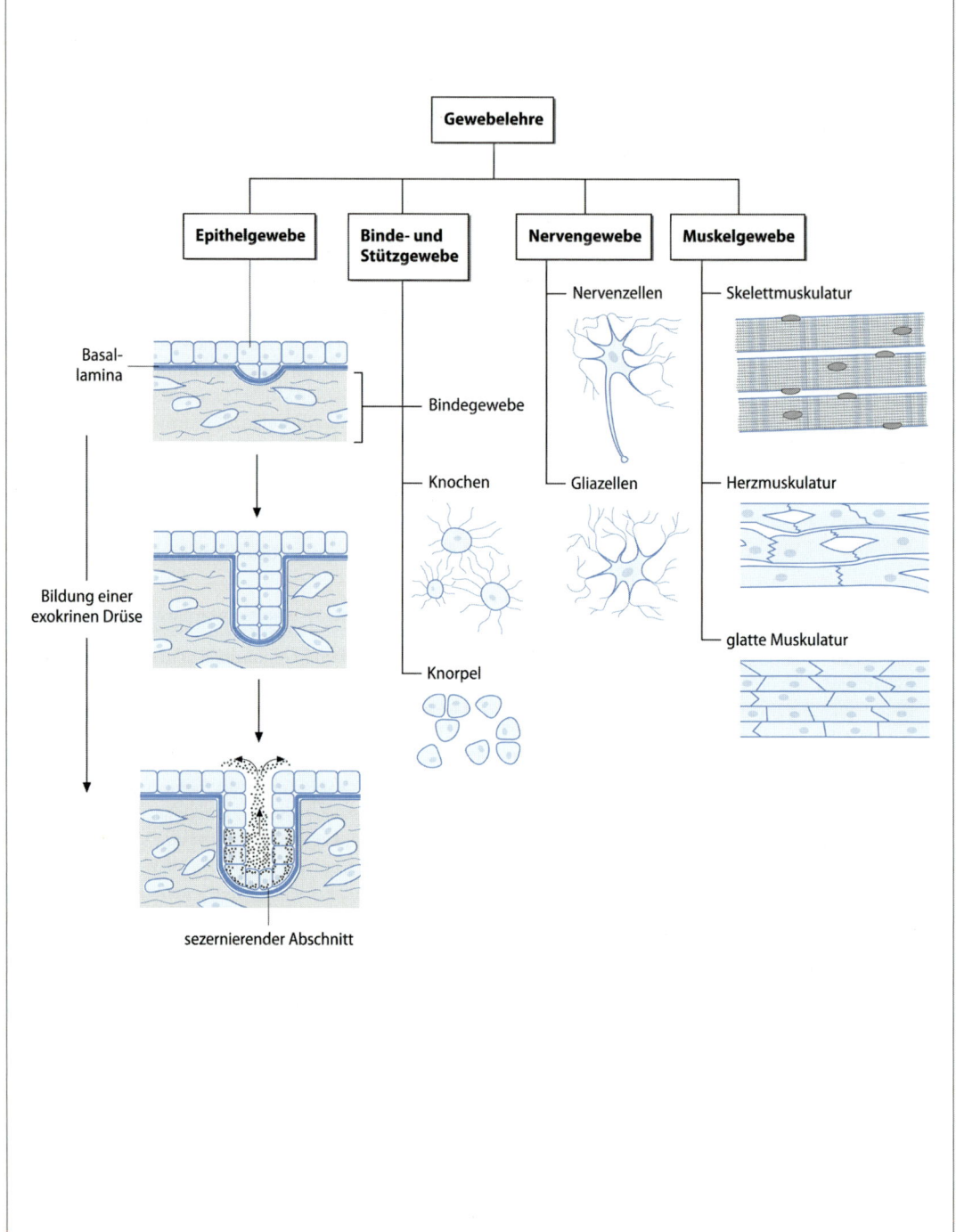

Gewebelehre

Epithelgewebe

Binde- und Stützgewebe

Nervengewebe

Muskelgewebe

Basal-lamina

Bildung einer exokrinen Drüse

sezernierender Abschnitt

Bindegewebe

Knochen

Knorpel

Nervenzellen

Gliazellen

Skelettmuskulatur

Herzmuskulatur

glatte Muskulatur

2 Allgemeine Anatomie, Gewebelehre und Histogenese

Mind Map

Eigentlich beschreibt der Begriff »Anatomie« lediglich eine Methodik, nämlich die Technik des Aufschneidens, während die meisten Anatomen hier eine Gleichsetzung mit »Morphologie« vornehmen. Wie auch immer, gemeint sind wohl die allgemeinen strukturellen Grundlagen für das Verständnis der Funktion des Körpers. Dies schließt den makroskopischen und mikroskopischen Aufbau ein.

Die **Gewebelehre** (Histologie) beschreibt Form und Funktionen der unterschiedlichen Gewebearten sowie ihre Entstehung. Zur Zeit unterscheiden wir Epithelgewebe, Binde- und Stützgewebe, Muskelgewebe und Nervengewebe.

Epithelgewebe sind Oberflächen auskleidende Zellverbände. Sie umfassen Oberflächenepithel und in der Tiefe liegendes Drüsenepithel.

Bindegewebe ist das heterogenste Gewebe. Es entsteht aus dem Mesoderm. Es verbindet, was zusammengehört (Organe und Gewebe), ist die Stütze des Körpers (Knorpel,- Knochenskelett), unterhält Polizei- und Geheimdienste (Immunsystem) sowie Speichersysteme (Fettgewebe).

Die Spezialität von Muskelgewebe liegt in der aktiven Kontraktionsfähigkeit seiner Zellen, die auf der außergewöhnlich hohen Konzentration und dem besonderen Arrangement von kontraktilen filamentären Proteinen beruht: Aktin und Myosin.

Nervengewebe sind die Spezialisten der Kommunikation. Ihre Zellen, Neurone, sind geeignet, auch weit auseinander liegende Regionen miteinander wie eine Hardware zu verbinden. Sie benötigen ein Heer von Helfern: die Gliazellen.

2

2.1   Allgemeine Anatomie

2.1.1   Gestalt

Begegnen wir einem Patienten, so fällt auf, dass sich sein Körper in Kopf (Caput), Hals (Collum), Stamm (Truncus), und Gliedmaßen (Extremitates) gliedern lässt. Bei der Inspektion können wir eine Vorderseite (Beugeseite) und eine Hinterseite (Streckseite) unterscheiden. Die Formen dieser Körperteile begrenzen die Gestalt.

2.1.2   Allgemeine Begriffe

Norm und Variabilität. Körpermaße stehen in einem bestimmten Verhältnis zur Gesamtmasse des Organismus und unterliegen einer statistischen Normalverteilung. Streuungen können erheblich sein (Variabilität innerhalb der Norm) und Strukturen können unterschiedlich angelegt sein (Varietäten). Dies kann, muss aber nicht Krankheitswert besitzen. Gewisse Strukturen können in einem Organismus normal sein, in einem anderen sind sie dafür ungewöhnlich (Geschlechtsmerkmale). Der Rüssel ist beim Elefanten Standard, beim Pantoffeltierchen eher selten.

Symmetrie. Im Prinzip sind wir achsensymmetrisch aufgebaut (nicht genau hinsehen!), was die Einführung der Begriffe »links« und »rechts« jeweils lateral der Wirbelsäule erfordert. Äußerlich sichtbare Abweichungen von der Symmetrie können Krankheitswert besitzen (fehlender Arm), aber auch Ausdruck unterschiedlicher funktioneller Beanspruchung sein. Als **Lateralisation** bezeichnet man die funktionelle Dominanz einer Hälfte.

Metamerie. Grundlage des Achsenskeletts ist die Wirbelsäule, deren Segmente das Grundprinzip der Metamerie verdeutlichen.

Achsen und Ebenen. Da die Körperteile im Raum beweglich sind, wird der Umfang dieser Beweglichkeit zur Orientierung in Ebenen und Achsen erklärt, die senkrecht aufeinander stehen (◻ Abb. 2.1). Für die **Ebenen** gilt:
- die Medianebene teilt den Körper in 2 symmetrische Hälften,
- die Sagittalebene ist die Ebene parallel zur Medianebene,
- die Frontalebene stellt die Ebene parallel zur Stirn (Frons) dar und
- die Transversalebene ist die Querschnittsebene zur Längsachse.

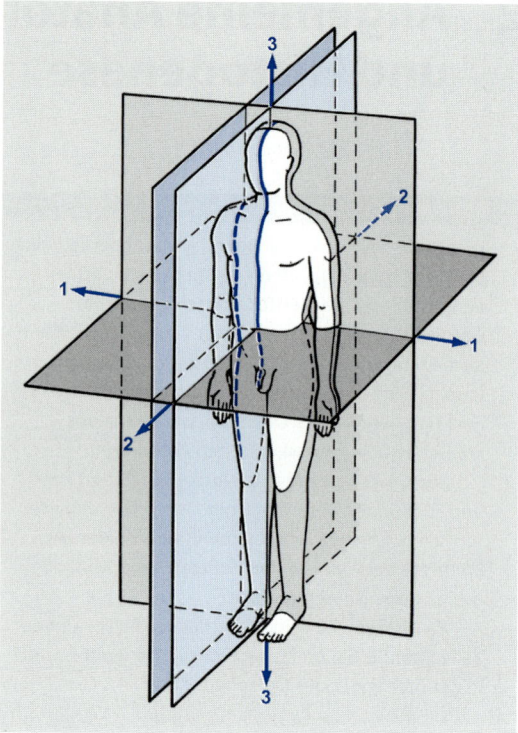

◻ **Abb. 2.1.** Schematische Darstellung des Körpers, der 3 Hauptebenen und Hauptachsen. 1 Transversalachse, 2 Sagittalachse, 3 Longitudinalachse, dunkelgraues Raster: Transversalebene (= Horizontalebene), hell: Median-Sagittalebene, hellgraues Raster: Frontalebene. (Schiebler 1997)

Die **Achsen** verlaufen wie folgt:
- die Sagittalachse auf der Transversalebene von vorne nach hinten,
- die Transversalachse von rechts nach links (oder umgekehrt) und
- die Longitudinalachse von proximal nach distal (Extremitäten) bzw. von oben nach unten (Rumpf).

Lage- und Richtungsbezeichnungen

Es gibt eine Unmenge lateinischer Wortfetzen, die Richtung und relative Lage beschreiben, die zum Teil nicht einmal eindeutig sind. ◻ Tabelle 2.1 gibt eine Auswahl.

2.1.3   Postnatale Änderung der Gestalt

Körperproportionen; Körpermaße und Geschlechtsdimorphismus

Wachstum. Die Volumenzunahme einzelner Zellen (**Hypertrophie**) wird während des Wachstums von einer Zunahme der Zellzahl begleitet (**Hyperplasie**).

◻ Tab. 2.1. Richtungsbezeichnungen

Allgemeine Richtungsbegriffe		Extremitäten	
superior	oberer	Proximalis	rumpfnah
inferior	unterer	Distalis	rumpffern
anterior	vorderer	Ulnaris	ellenseitig (kleinfingerwärts)
posterior	hinterer	Radialis	speichenseitig (daumenwärts)
dorsalis	rückenwärts (hinten)	Palmaris	handflächenwärts
ventralis	bauchwärts (vorne)	Plantaris	fußsohlenwärts
cranialis	schädelwärts	Fibularis	zur Wadenbeinseite hin
caudalis	schwanzwärts	Dorsalis	zur Hand-/Fußrücken hin
dexter	rechts	Nasalis	nasenwärts
sinister	links	Occipitalis	zum Hinterkopf hin
internus	innen	Temporalis	schläfenwärts
externus	außen		
centralis	zentral		
superficialis	oberflächlich		
profundus	tief		
lateralis	von der Medianebene weg, seitlich		
medialis	zur Medianebene hin		
medianus	in der Medianebene gelegen		
longitudinalis	längs		
transversalis	quer		

Differenzierung ist ein Prozess, der zu dauerhaften Unterschieden zwischen den Zellen eines Individuums führt (totipotent, pluripotent).

Änderung der Proportionen. Nach der Geburt verschiebt sich die Wachstumsgeschwindigkeit des Körpers zugunsten des Stamms und der Extremitäten. Beim Erwachsenen beträgt die Kopflänge etwa ein Neuntel der Gesamtlänge; beim Kind aber etwa ein Viertel. Die relative Körperoberfläche (zum Gesamtvolumen) ist beim Kind kleiner als beim Erwachsenen. Dies ist ein Grund dafür, warum Kleinkinder Stürze aus Wolkenkratzern besser überstehen als Erwachsene.

Geschlechtsdimorphismus. Dieser Begriff ist ein feines Wort für die strukturellen Unterschiede zwischen Mann und Frau. Sie basieren auf der Anlage sich unterschiedlich differenzierender **primärer Geschlechtsmerkmale** (Geschlechtsorgane). **Sekundäre Geschlechtsmerkmale** bilden sich nach Einsetzen der Geschlechtsreife heraus. Hierzu zählen: Form der weiblichen Brust, Bartwuchs, unterschiedliche Verteilung des subkutanen Fetts.

2.2 Allgemeine Gewebelehre – Begriffsdefinitionen – Methoden

> **Merke**
>
> Definition Gewebe: Verband gleichartig differenzierter Zellen mit gleicher Funktion sowie ihrer Abkömmlinge.

Histogenese: Ausbildung von Geweben, Entwicklung undifferenzierter Zellen aus einer Keimschicht zu spezifischen Zellen und Geweben.

Sämtliche Gewebe unterliegen ständigen Veränderungen, die zum Teil auf **Anpassungen** an veränderte Rahmenbedingungen zurückgeführt werden können (◻ Tab. 2.2).

Nekrose, Apoptose: GK Biologie, ▶ Kap. 1.16.

◻ Tab. 2.2. Veränderungen von Gewebe mit Beispielen

Begriff	Bedeutung	Beispiel
Hypertrophie	Zunahme des Zellvolumens	Schwarzeneggers Skelettmuskeln nach Trainingseinheit
Hyperplasie	Zunahme der Zellzahl	Schilddrüsenfehlfunktionen
Involution	Rückbildung eines Gewebes	Thymus ab 16. Lebensjahr
Atrophie	Abnahme des Zellvolumens	Schwarzeneggers Skelettmuskeln nach Wahl zum Gouverneur
Metaplasie	Umwandlung einer differenzierten Zell-population in eine andere	Bronchialepithel bei Rauchern
Regeneration	Ersatz von Gewebeverlusten	Constitutio ad integrum
Degeneration	Ersatz vollwertiger Substanz durch eine minderwertige	Leberzirrhose, Narbenbildung

2.2.1 Histologische Techniken

Fixierung, Einbettung, Färbung

Zunächst müssen die Objekte der Begierde (im folgenden Präparate genannt) haltbar und gleichmäßig konsistent gemacht werden. Gewebe werden nach Entnahme chemisch (z. B. mit formalinhaltigen Lösungen) oder physikalisch (mit Kälte) fixiert, ggf. gespült, entwässert und in ein geeignetes Schneidemedium (z. B. Paraffin; Tissue Tec) gebracht. **Fixierung** mit Formalin führt zu reversibler Vernetzung von Proteinketten und Arretierung von Stoffwechselvorgängen. Nebenwirkungen: Schrumpfung, **Entwässerung** durch Ethanol sorgt für Herauslösung lipophiler Substanzen, weshalb z. B. Fettzellen leer oder steroidproduzierende Zellen wabig aussehen (Artefakt!).

Einbettung. Letztlich muss das Objekt in ein Medium eingebettet werden, das die Konsistenzunterschiede unterschiedlicher Gewebe im Präparat ausgleicht. Frisches Brot mit einer harten Kruste lässt sich schwerer schneiden als Brot, das in Paraffin eingegossen ist.

Färbung nutzt die Eigenschaft von Gewebskomponenten aus, gewisse chemische Gruppen selektiv zu binden.

Basophilie – Eosinophilie. Zu den populärsten konventionellen Routinefärbungen gehört die Hämatoxylin-Eosin(H.E.-)-Färbung. Hämatoxylin verhält sich wie eine Base und bindet an **basophile** Substrate (z. B. Zellkern), Eosin verhält sich wie eine Säure und bindet in abgestuften Rottönen an **eosinophiles** (**azidophiles**) Material.

Bindungsaffinitäten anderer Farblösungen (z. B. **Azan, Mallory-Goldner**, etc.) sind etwas schwieriger zu erklären. Diese Trichromfärbungen werden meist nur in Histologiekursen verwendet, weil sie schön bunt, aber recht aufwändig in der Herstellung sind. Ausnahmen davon sind die **Pappenheim**-Färbung von Blutausstrichen und die **Papanicolaou**-Färbung in der gynäkologischen Zytodiagnostik.

Von einer **spezifischen Färbereaktion** reden wir erst dann, wenn wir wirklich verstehen, worauf eine Anfärbung im Einzelnen beruht, z. B. bei enzymhistochemischen oder immunhistochemischen Reaktionen oder der In-situ-Hybridisierung (s. u.).

Immunhistochemie

Bei immunhistochemischen Verfahren wird ein Antikörper gegen nachzuweisendes Antigen (meist (Glyco-)Protein) aufgebracht, das spezifisch an das Gewebsantigen bindet. Der Antigen-Antikörper-Komplex kann sodann mit enzymgekoppeltem Zweitantikörper und anschließendem Enzymnachweis sichtbar gemacht werden. Alternativ kann man einfach Fluoreszeine (z. B. FITC, TRITC) an den Zweitantikörper koppeln (Immunfluoreszenz). Da viele moderne Labors keine Fenster besitzen, erfreut sich diese Methode zunehmender Beliebtheit (Dunkelheit).

In-situ-Hybridisierung

Geht es nicht um den Proteinnachweis, sondern z. B. um den Nachweis eines **Gen-Transskripts** (mRNA, das aber nicht unbedingt in ein Protein translatiert werden muss), kommt die In-situ-Hybridisierung zum Einsatz. Komplementäre Einzelstrang-Sequenzen der RNA (probes, Sonden) werden »in situ« aufgetragen, d. h. im Gewebsschnitt. Sie binden an die gesuchte RNA-Sequenz in der Zelle (Hybridisierung). Diese Nukleotidsequenz muss natürlich markiert werden, damit man sie wiederfindet. Der Marker dient als Antigen und kann dann in der nachfolgenden immunhistochemischen Reaktion sichtbar gemacht werden.

Zellkulturen

Zellkulturen werden angelegt, um Auswirkungen bestimmter Eingriffe experimentell an isolierten Zellpopulationen zu studieren. Einer der Grundgedanken war, auf Dauer Tierversuche überflüssig zu machen bzw. erheblich einzuschränken. Der Vorteil von solchen Experimenten liegt in der Reduktion »störender« Parameter (z. B. Beeinflussung des experimentellen Ansatzes durch andere Zellen oder Kompartimente als die untersuchten), was aber zugleich ein Nachteil sein kann, denn **in vivo** verhalten sich die Zellen durch Interaktionen mit ihren lieben Nachbarn ganz anders. Neuerdings werden daher »**tissue slices**« propagiert, die diese Zell-Zell- bzw. Zell-Matrix-Interaktionen berücksichtigen. Allerdings kosten sie jedes Mal wieder ein Mäuseleben. Ein großer Fortschritt der letzten Jahre besteht darin, dass man die Reaktionen der Zellen mit geeigneten mikroskopischen Verfahren auch lebend betrachten kann (**Vital-Mikroskopie**).

2.3   Epithelgewebe

2.3.1   Prinzipieller Aufbau, Klassifikation und Funktion von Epithelien

Epithelien sind Zellverbände mit wenig Interzellularraum. Sie lassen sich grob in **Oberflächenepithel** und **Drüsenepithel** einteilen, dementsprechend weitgefasst ist ihr funktionelles Spektrum.

Im Vordergrund der Aktivitäten der Oberflächenepithelien stehen Abschottungsmaßnahmen (EU-Außengrenze; physikalische, chemische Barriere), aber auch selektive Resorption.

Epithelzellen sind polarisiert. Entsprechend unterscheiden sich die apikalen und basalen Zelloberflächen/Zellmembranen. An der Oberfläche werden beispielsweise Mikrovilli und Kinozilien unterschieden. Die basale Seite ruht immer auf einer Basallamina und kommuniziert mit dem Untergrund (Bindegewebe: Lamina propria).

Epithelgewebe leiten sich aus allen 3 Keimblättern ab. Beispielsweise entstammen die Keratinozyten der Epidermis dem Ektoderm, das Darmepithel dem Entoderm, und Pleura- bzw. Peritonealepithel dem Mesoderm (dann Mesothel genannt).

Als **charakteristische histochemische Marker** für Epithelzellen gelten Zytokeratine, eine Klasse von Intermediärfilamenten (GK Biologie, ▶ Kap. 1.13.2).

Prüfungsfallstricke

Achtung **Nomenklatur**! Es gibt zahlreiche Inkonsistenzen im Gebrauch der Nomenklatur; z. B. wird die **Basallamina** in den nomina histologica (1989) anders definiert, hat sich aber nicht durchgesetzt. **Endothel**, das auch dem Mesoderm entstammt und eine innere Oberfläche (Blutgefäße) auskleidet, wird von vielen Anatomen (cave: mündl. Prüfung!) nicht zu den Epithelien im engeren Sinne gerechnet. Weiterhin wird die Hinterseite der Cornea (bedeckt mit einschichtigem flachen Plattenepithel) im klinischen Gebrauch fälschlicherweise mitunter als »Cornea-Endothel« bezeichnet.

Die **Basalmembran** ist das lichtmikroskopische Äquivalent der elektronenmikroskopisch sichtbaren **Basallamina**. Ihre Aufgaben sind: mechanische Halterung, Diffusionsbarriere für negativ geladene Moleküle (z. B. Niere). Außer Epithelzellen besitzen noch Muskelzellen und teilweise Gliazellen eine Basalmembran. Sie gliedert sich in:

- **Lamina lucida (rara):** direkt unterhalb der Plasmamembran, mit der sie durch Laminin und Integrine verankert ist. Sie erscheint optisch leer.
- **Lamina densa**: gut sichtbar, enthält u. a. Laminin und Kollagen IV.
- **Lamina fibroreticularis**: Verbindungszone mit dem Bindegewebe. Feine Kollagenfibrillen (Typ III, retikulär). Gut ausgeprägt im oberen Atemtrakt.

> **KLINIK**
>
> Bei **malignen Entartungen** des Epithelzellverbandes (Karzinomen) durchbrechen die Epithelzellen ohne Pass und Visum die Basalmembran (invasives Wachstum).

Oberflächendifferenzierungen

Kinozilien: Aufbau aus Mikrotubuli, die innerhalb des Zellkörpers als Triplett in einem Kinetosom verankert sind: 9x3-Struktur. Außerhalb des Zellkörpers befindet sich der Zilienschaft: 9×2+2-Struktur. Die Mikrotubuli-Paare sind durch Dynein-Arme verbunden, die die **Beweglichkeit** garantieren (ATP-abhängig). Im Verband erfolgt eine **metachrome** Schlagbewegung. Kinozilien sind ca. 5 µm lang, haben einen Durchmesser von 250 nm. Vorkommen: z. B. Respirationstrakt, Tuba uterina.

Mikrovilli: Fingerförmige Ausstülpungen der Zelle bis zur 30fachen Oberflächenvergrößerung. Mikrovilli die-

2

◘ Tab. 2.3. Zellhaften

Struktur	Adhäsions/Brücken-proteine	Assoziierte Zyto-skelettproteine	Funktion
Tight junction (Zonula occludens)	Occludin, Claudin	Aktinfilamente	Abschottung des Interzellularraums von Oberflächen
Gap junction (Nexus)	Connexine		Ionentransfer von Zelle zu Zelle; Austausch niedermolekularer Substanzen
Desmosom	Cadherine: Desmoplakin, Desmoglein	Intermediärfilamente	Mechanische Kopplung
Hemisdesmosom	Integrine	Intermediärfilamente	Befestigung von Zellen an der Basalmembran
Zonula adhaerens, Fascia adhaerens	Cadherine/Catenine	Aktinfilamente	Mechanische Kopplung
Fokaler Kontakt (Punctum adhaerens)	z. B. Vinculin, Talin	Aktinfilamente	Zelladhäsion auf Oberflächen

nen meist der Resorption. Einen besonders dichten Rasen bilden sie im Darmepithel (lichtmikroskopisch als Bürstensaum erkennbar) und in den proximalen Nierentubuli. Mikrovilli enthalten Aktinfilamente, sie sind ca. 1–2 μm lang und 100 nm dick.

Stereozilien: lange (10 μm), unregelmäßig konturierte Mikrovilli. Sie kommen im Nebenhoden, Samenleiter und Innenohr vor.

Zellhaften (Junktionen)
Epithelzellen sind durch eine Reihe von Zellhaften mit benachbarten Epithelzellen bzw. der Basalmembran verbunden. Sie werden wie in ◘ Tabelle 2.3 dargestellt unterschieden.
Den Komplex von apikalen Zellhaften (Tight junctions, Zonula adhaerens und Desmosomen) kann man lichtmikroskopisch bei Tangentialschnitten als **Schlussleistennetz** erkennen.

2.3.2 Oberflächenepithel

Nach Schichtung der Zellen werden folgende Oberflächenepithelarten unterschieden, die jeweils nach ihrer Form dann weiter differenziert werden können: einschichtiges, mehrschichtiges und mehrreihiges Oberflächenepithel (◘ Abb. 2.2a–g).
Einschichtige Epithelien können flach, prismatisch oder hochprismatisch sein.

> **Merke**
>
> **Unterschied Mehrreihigkeit – Mehrschichtigkeit:** Bei einem mehrreihigen Epithel haben alle Zellen Kontakt zur Basalmembran (z. B. Trachea). Bei einem mehrschichtigen Epithel haben die apikalen Zelllagen diesen Kontakt verloren (z. B. Epidermis).

Einschichtige Epithelien
Einschichtiges Plattenepithel. Niedrige Zellen, im Lichtmikroskop oft nur durch vorgebuckelten Zellkern erkennbar. Beispiele sind Alveolarepithel (Typ 1), Endothel (s. o.), Auskleidungen seröser Häute (Pleura, Perikard, Peritoneum).

Einschichtiges isoprismatisches Epithel. Polygonale Zellform, Kern mittständig, Vorkommen in Nierentubuli und Drüsenausführungsgängen.

Einschichtiges hochprismatisches Epithel. Unterschiedliche Oberflächendifferenzierung ist möglich. Mit Kinozilien besetzt findet sich solches Epithel in der Tuba uterina; mit dicht stehenden Mikrovilli (Bürstensaum) ausgestattet als Darmepithel und in den proximalen Nierentubuli.

Mehrschichtige Epithelien
Mehrschichtiges unverhorntes Plattenepithel. Nur die unterste Lage aus prismatischen Zellen hat Kontakt mit der Basalmembran. Schichtung in Stratum basale, parabasale, intermedium, superficiale. Vorkommen als Wandauskleidung der Körperöffnungen: Mundschleimhaut,

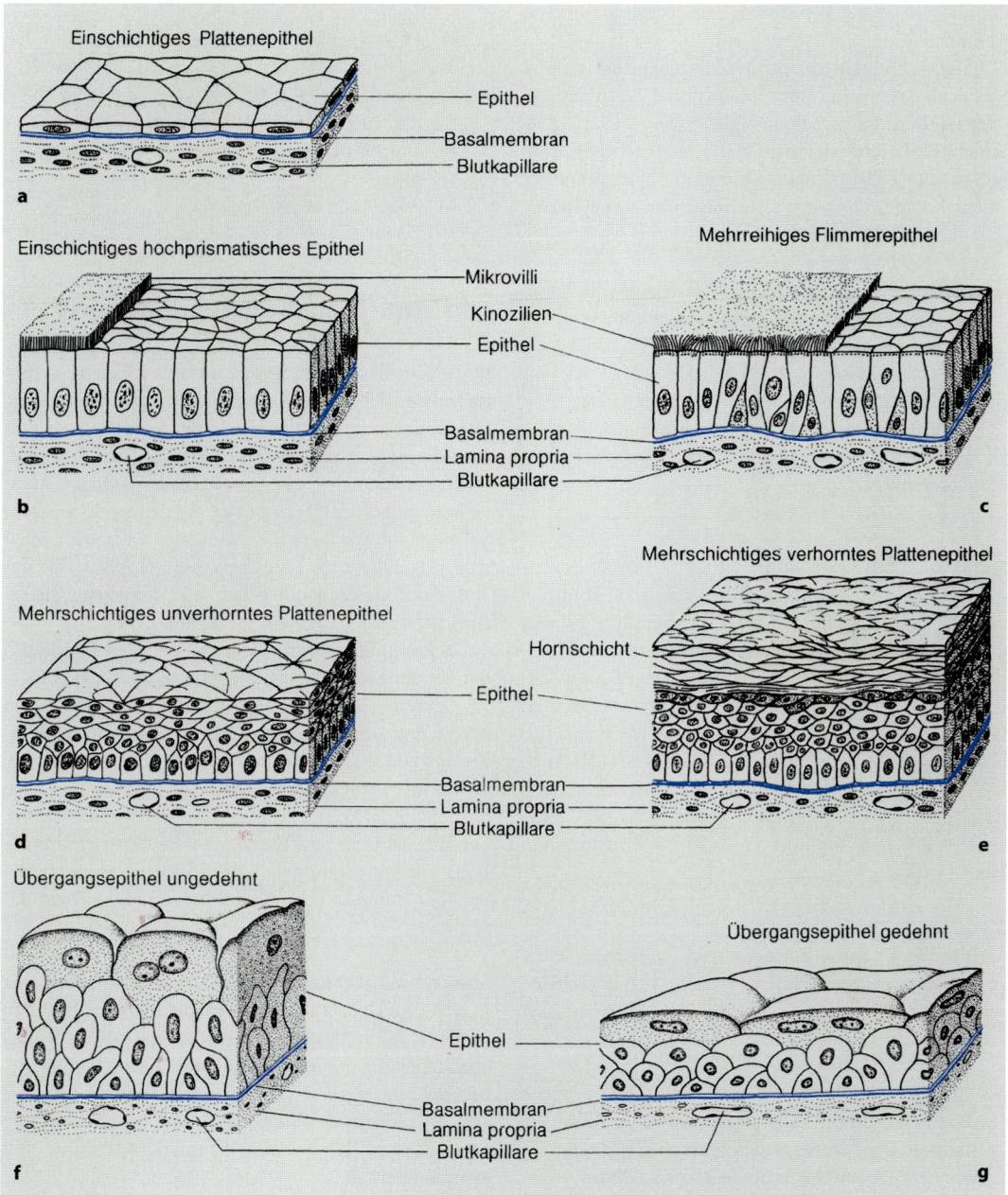

Abb. 2.2a–g. Übersicht über verschiedene Epithelarten. (Schiebler 1997)

2

Ösophagus, Anus, Vestibulum nasi, Vagina; Cornea, Conjunctiva.

Mehrschichtiges verhorntes Plattenepithel ist meist flacher als das unverhornte Plattenepithel. Besonders bei strapazierten Oberflächen: Epidermis (▶ Kap. 12.1). Schichtung in Stratum basale, spinosum (mehrere Lagen polygonaler Zellen), granulosum (2–3 Lagen gekörnter Zellen: Keratohyalingranula), lucidum und corneum (abgestorbene Keratinozyten).

KLINIK

Ein Übergang von unverhorntem in verhorntes Plattenepithel kann Frühstadium einer bösartigen Entwicklung (Präkanzerose) sein (klinisch: Leukoplakie); kann aber auch auf vermehrte physikalische Belastung zurückzuführen sein. Eine häufige Ursache für Leukoplakie kann auch oder Pilzbefall (Soor) sein.

Mehrschichiges Übergangsepithel (Urothel). Besonderheit: Oberflächliche Schicht ist größer, oft kommen polyploide Deckzellen vor, die sich besonders gut den großen Volumenveränderungen im Harntrakt (Harnblase) anpassen können. Sie besitzen im apikalen Zellkompartiment eine Verdichtung von harnresistenten Glycoproteinen (Uroplakine; früher oft missverständlich »Crusta« genannt). Die »Schichtigkeit« des Urothels ist allerdings umstritten, da beim Menschen noch nicht definitiv nachgewiesen wurde, dass die Deckzellen mit feinen Ausläufern mit der Basalmembran in Kontakt stehen.

Mehrreihige Epithelien
Mehrreihiges prismatisches Epithel. Zellkerne erscheinen in verschiedenen Höhen. Präsenz von Basalzellen und undifferenzierten Zellen. Beispiel: Respirationsepithel.

KLINIK

Epitheliale Tumore sind unterschiedlich weit differenziert. Eines der Hauptprobleme der Zellkinetik von Epithelgeweben ist deren unkontrolliertes Wachstum (Proliferation). Verdrängendes Wachstum verläuft meist gutartig, d. h. nicht invasiv und nicht metastasierend (z. B. Papillome, Adenome). Kriterien für Bösartigkeit von epithelialen Tumoren (Karzinomen) sind:
- zunehmende Dedifferenzierung der Zellen,
- zunehmende Unterschiede der Zellformen (Zellpolymorphie),
▼

- Heterogenität der Anfärbbarkeit (Heterochromasie),
- Erhöhte Kern-Plasma-Relation (je größer der Kern, desto größer die Proliferationstendenz),
- Durchbruch durch die Basalmembran (ja/nein) und
- Anzahl von Mitosefiguren.

2.3.3 Drüsenepithelien und Sekretion

Drüsen im klassischen Sinne sind Formationen von Epithelzellen, deren Lieblingsbeschäftigung die Bildung und Abgabe von Sekreten ist. Unter **Sekretion** versteht man die Ausschleusung von Molekülen aus der Zelle. Häufigste Form der Sekretion ist die **Exozytose (ekkrine bzw. merokrine Sekretion)**, die sich auf hydrophile Substrate spezialisiert (GK Biologie, ▶ Kap. 1.8). Weitere Möglichkeit sind die **apokrine Sekretion**, bei der Teile der Zelle zugrunde gehen, oder **holokrine Sekretion**, bei der sich die Zelle ganz (holo…) opfert.

Sekretion beschränkt sich also nicht auf Epithelzellen, sondern ist eine Leistung nahezu aller Zellen.

Sekrete können in Vesikeln zur Plasmamembran verfrachtet und kontinuierlich (**konstitutionelle Sekretion**) oder aber nur auf besondere Bestellung, d. h. zuerst auf Vorrat in Sekretgranula gespeichert und nach Stimulation abgegeben werden (**regulierte Sekretion**). Letztlich ist jeder Stofftransfer, sei es transmembranale Ausschleusung lipophiler Substanzen oder Ionentransfer über Pumpen oder Gap junctions, eine Form der Sekretion.

Speichermöglichkeiten. Eine Sonderleistung besteht in der Eigenschaft der Zelle, manche hochwirksamen Stoffe (z. B. Hormone) zu hamstern, sie nur bei Bedarf abzugeben. Insbesondere endokrine Zellen können neben Sekretgranula auch extrazelluläre Pools anlegen, z. B. Schilddrüsenfollikel, zum Teil Sekrete auch in Drosselvenen des Nebennierenmarks für kurze Zeit zwischenparken.

2.4 Allgemeine Anatomie der exokrinen und endokrinen Drüsen

Drüsen sind epitheliale Zellen bzw. Zellverbände meist ektodermaler Herkunft, die Sekret in den Extrazellulärraum ausschütten. Exokrine Drüsen sind Absenkungen des Oberflächenepithels ins Bindegewebe.

Abb. 2.3. Drüsenentstehung aus dem Oberflächenepithel. Exokrine Drüsen behalten ihre Ausführungsgänge. Endokrine Drüsen haben sie verloren. (Schiebler 2005)

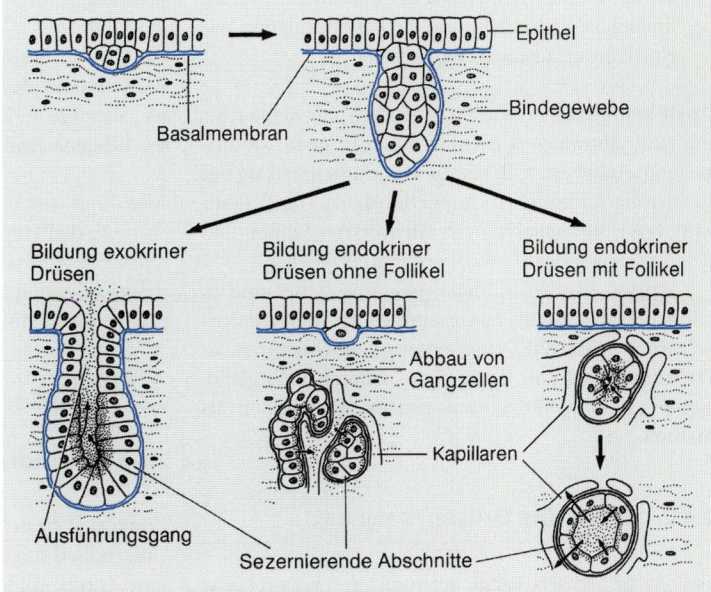

Sie geben ihr Sekret direkt über ein Ausführungsgangsystem an äußere oder innere Oberflächen ab. Endokrine Drüsen haben die direkte Kommunikation mit der Außenwelt verloren, hocken in der Tiefe des Bindegewebes und geben ihr Sekret als Hormone an das Blut ab.

2.4.1 Exokrine Drüsen

Die **Klassifizierung** exokriner Drüsen kann nach Art der Sekretausschleusung, der Gestalt der Drüsen (**D** Abb. 2.3) und nach Beschaffenheit des Sekrets vorgenommen werden.

Art der Sekretausschüttung:
- **Ekkrine (merokrine) Sekretion.** Ausschleusung durch Exozytose (die meisten exokrinen Drüsen verfahren so).
- **Apokrine Sekretion:** Teilverlust des apikalen Anteils der Zelle. Dies ist gut sichtbar bei den an Fetttropfen reichen Drüsenzellen der laktierenden Mamma. Diese Sekretion wird in manchen Lehrbüchern auch für die Duftdrüsen (Axilla) beschrieben – dort ist sie beim Menschen in den gängigen histologischen Präparaten jedoch nicht überzeugend nachweisbar (▶ Kap. 12.4).
- **Holokrine Sekretion** geht mit Totalverlust der Talgdrüsenzelle einher und ist das Paradebeispiel für den programmierten Zelltod (Apoptose).

Gestalt der Drüsenendstücke:
- **Tubulöse Drüsen** verfügen über schlauchförmige, zum Teil verzweigte Enden; das Lumen ist gut erkennbar: Beispiel: Endometrium, Schweißdrüsen.
- **Azinöse Drüsen** zeichnen sich durch beerenartige Endstücke aus. Das Lumen ist kaum erkennbar. Beispiel: Pankreas.
- **Alveoläre Drüsen**: hier ist das Lumen etwas weiter als bei azinösen Drüsen. Beipiel: Mamma. Außerdem gibt es Kombinationsformen, z. B. tubulo-alveoläre Drüsen.

Sekretzusammensetzung: Sekrete unterschiedlicher Drüsen variieren in ihrem Anteil an Wasser, Ionen, Proteinen, und Muzinen. Dies ist zum Teil morphologisch auch in konventionellen Anfärbungen sichtbar:
- **Seröse Drüsen** enthalten wenig Muzine, viel Wasser und besitzen aufgrund der niedrigen Viskosität eher azinöse Endstücke, und zentral stehende Zellkerne. Das basale Zytoplasma reagiert basophil; apikal sind Sekretgranula sichtbar. Beispiele: Pankreas, Parotis, Tränendrüse.
- **Muköse Drüsen** sind blass und wabig, Zellkerne sind an den basalen Rand gedrückt, das Lumen ist weit (alveolär bis tubulös). Beispiele: Becherzellen, Ösophagusdrüsen, Glandula sublingualis. Je visköser das Sekret ist, desto schwieriger lässt es sich ausschütten. Als **Hilfseinrichtungen** dienen seröse Drüsenzellen, die in die Endstücke eingelegt sind (sog. **Ebner-Halbmonde**) und/oder **Myoepithel-**

2

zellen, die (noch innerhalb der Basalmembran) die Endstücke umzingeln und sie bei Stimulation wie eine Zitrone ausquetschen können.

Ausführungsgänge sind nicht einfach nur Schläuche, die zum Abtransport dienen, sondern auch Modifizierungseinheiten, z. B. für die Zusammensetzung der Ionen oder Addition wirksamer Substanzen (z. B. Lysozym, IgA). Sie besitzen meist ein größeres Lumen und klarer voneinander abgrenzbare Epithelzellen.

Drüsen sind in Bindegewebe eingebettet und in Läppchen abgepackt. Die Gesamtheit der (epithelialen) sekretorisch aktiven Drüsenanteile bezeichnet man als **Drüsenparenchym**, das lockere kollagene Bindegewebe mit Blutgefäßen und Nerven dazwischen als **Stroma**.

2.4.2 Endokrine Drüsen (▶ Kap. 8.5)

Endokrine Drüsen haben während der Entwicklung den Kontakt zur Oberfläche verloren und geben ihr Sekret (Hormone) an das Blut ab (◘ Abb. 2.3). Endokrine Drüsen können auftreten als

- **Einzelzellen** (z. B. als disseminierte endokrine Zellen des Darm- oder Atemtrakts),
- **eigenständige endokrine Organe** (z. B. Adenohypophyse, Schilddrüse, Nebenniere) oder
- als **Teilhaber anderer Funktionseinheiten**, z. B. integriert in Pankreas (Langerhans-Inseln), Gehirn (neuroendokrine Sekretion von Nervenzellen), Reproduktionsorganen (Ovar: Follikelepithel; Hoden: Leydig-Zwischenzellen).

Zu den Begriffen **parakrine** und **autokrine Sekretion** GK Biologie, ▶ Kap. 1.17.1.

> **Merke**
>
> Charakteristisch für endokrine Drüsen ist das Fehlen von Ausführungsgängen. Steroidbildende Zellen besitzen glattes endoplasmatisches Retikulum, sind wabig und hell. Glycoprotein-synthetisierende Drüsenzellen haben einen gut ausgebildeten Syntheseapparat (raues endoplasmatisches Retikulum und Golgi-Apparat).

2.4.3 Hormon-Stoffklassen und ihre morphologischen Korrelate

Hormone sind Verbindungen unterschiedlichster chemischer Zusammensetzung, die in geringsten Mengen Wirkungen an Zielzellen entfalten. Die meisten Hormone sind

- **Glycoproteine** (z. B. Gonadotropine),
- **Polypeptide** (z. B. Insulin, ADH),
- **Steroide** (z. B. Geschlechtshormone) oder
- **biogene Amine** (z. B. Dopamin, Adrenalin).

Allerdings werden auch andere Botenstoffe im weiteren Sinne zu den Hormonen gerechnet, z. B. Zytokine. Voraussetzung für ihre Wirkung sind Rezeptoren an den Zellmembranen (hydrophile Hormone) bzw. im Zytoplasma (Steroidhormone) der Zielzellen.

2.5 Binde- und Stützgewebe

2.5.1 Grundlagen

Prinzipiell besteht Bindegewebe aus Zellen und im Unterschied zu anderen Geweben viel Interzellularsubstanz (extrazelluläre Matrix). Ausnahme ist das Fettgewebe.

- **Ortsständige Zellen**: Fibrozyten, Fibroblasten, Retikulumzellen vom fibroblastischen Typ, Fettzellen. Sie bilden die extrazelluläre Matrix. Ein »XYblast« ist immer aktiver als ein »XYzyt«, der in differenzierten Geweben nur für den Unterhalt zuständig ist. Im Knochen- bzw. Knorpel übernehmen dies spezialisierte Osteoblasten bzw. Chondroblasten (◘ Abb. 2.4).
- **Freie Bindegewebszellen**: Leukozyten, Makrophagen, Plasmazellen, Mastzellen (◘ Abb. 2.4).
- **Extrazelluläre Matrix (ECM)**, deren Zusammensetzung das Bindegewebe entscheidend charakterisiert (◘ Abb. 2.5). Je nach Spezialisierung muss die Matrix druckfest, zugfest, rotationsstabil, durchlässig und pflegeleicht sein. Sie besteht aus **Grundsubstanz** und **Fasern**.

Grundsubstanz

Die Grundsubstanz der extrazellulären Matrix (ECM) ist lichtmikroskopisch strukturell nicht weiter auflösbar und besteht aus hochmolekularen wasserbindenden **Proteoglycanen**: An einer zentralen Polypeptidkette sind regelmäßig Polymere von Disaccharideinheiten angebracht (**Glykosaminoglycane**; sog. Flaschenbürstenstruktur) (◘ Abb. 2.5).

Funktionen der Grundsubstanz sind Wasserspeicher (Aufrechterhaltung des Turgors), Druckresistenz, Schmiermittel, Platzhalter für auswandernde Zellen (Hyaluronan). Vermittler zwischen ECM und Zellen sind **Adhäsionsproteine** (ECM-Glycoproteine), z. B. Fibronectin, Laminin, Tenascin.

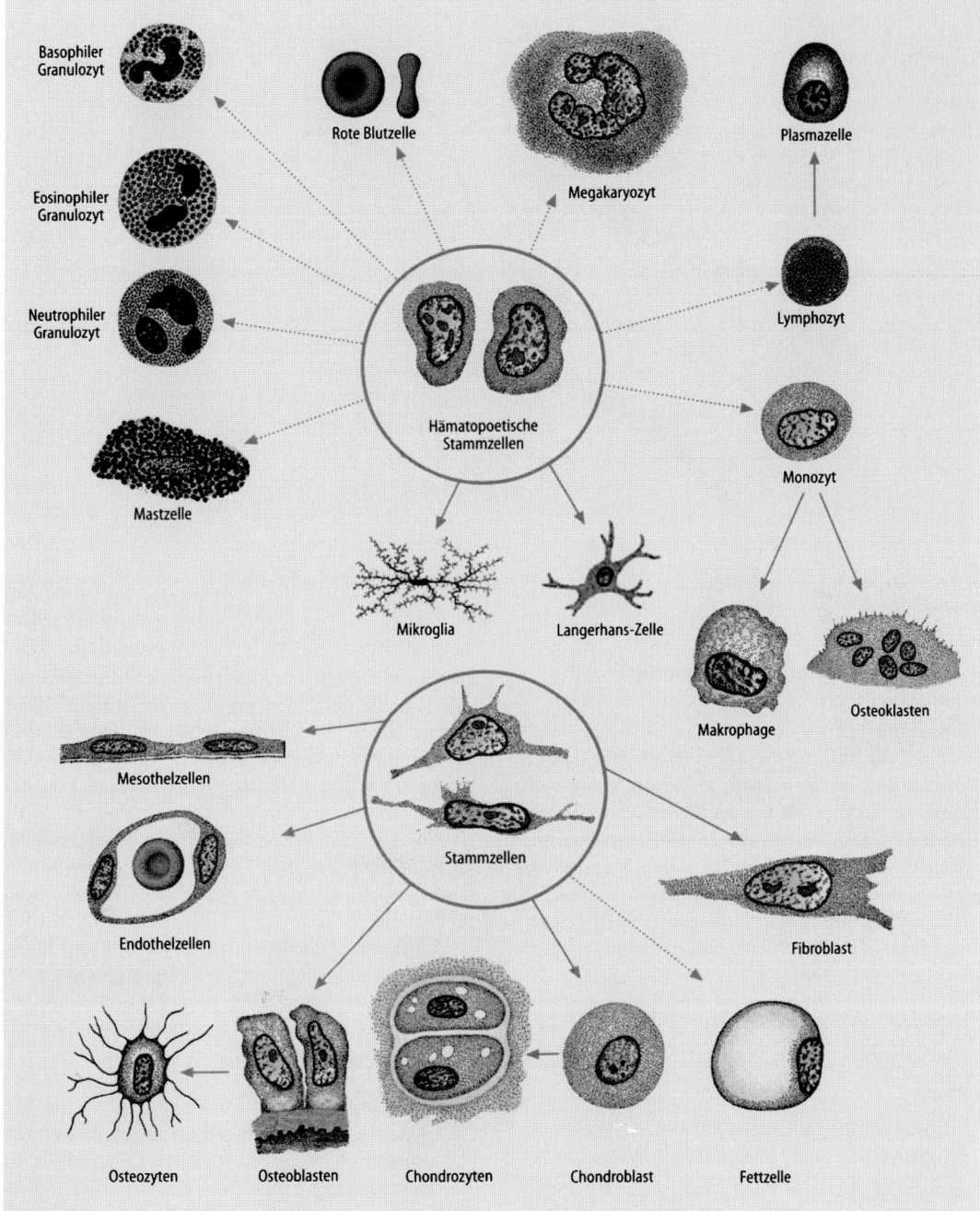

Basophiler Granulozyt

Rote Blutzelle

Plasmazelle

Eosinophiler Granulozyt

Megakaryozyt

Neutrophiler Granulozyt

Lymphozyt

Hämatopoetische Stammzellen

Monozyt

Mastzelle

Mikroglia

Langerhans-Zelle

Osteoklasten

Makrophage

Mesothelzellen

Stammzellen

Endothelzellen

Fibroblast

Osteozyten   Osteoblasten   Chondrozyten   Chondroblast   Fettzelle

◻ **Abb. 2.4.** Vereinfachte Übersicht über die Entstehung der »freien Zellen« des Bindegewebes (oben) und der ortsständigen Zellen des Bindegewebes (unten) aus den entsprechenden Stammzellen. Zu den mesenchymalen Abkömmlingen gehören auch die Endothel- und Mesothelzellen (links) und die nicht dargestellten Muskelzellen. Die Größenverhältnisse der Zellen sind nicht berücksichtigt, z. B. sind Fettzellen, Megakaryozyten und Osteoklasten relativ viel größer. (Mod. nach Junqueira 2005)

2

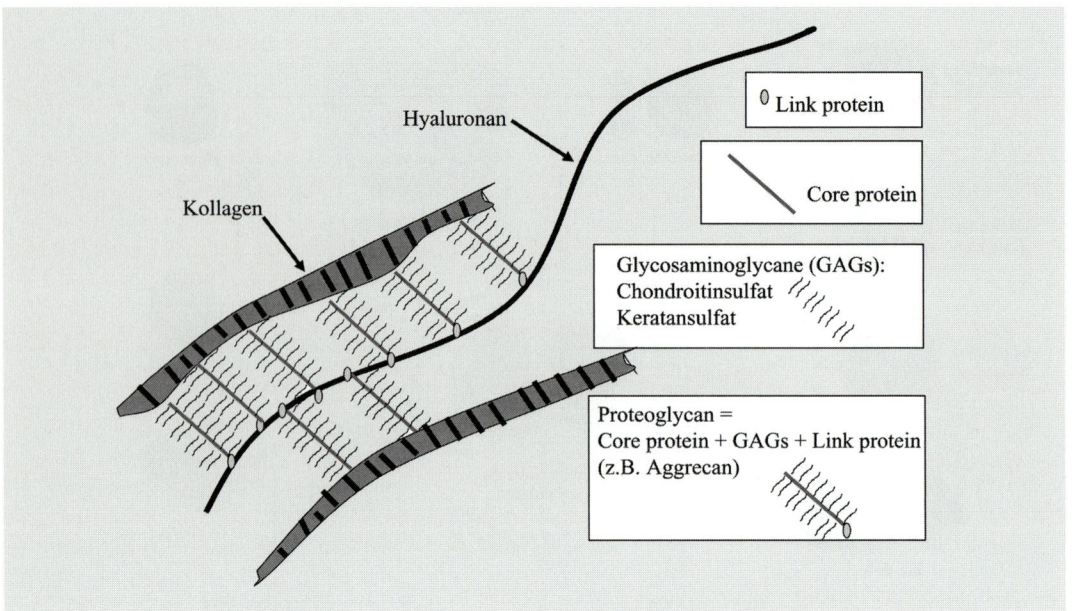

◘ **Abb. 2.5.** Schematische Übersicht über die Zusammensetzung von Proteoglycanen am Beispiel der extrazellulären Matrix des Knorpels

Fasern: Kollagenfasern, Retikulinfasern, elastische Fasern

Kollagenfasern haben einen Durchmesser von ca. 2–20 μm (◘ Abb. 2.6). Sie stellen das wichtigste ECM-Protein dar, zur Zeit sind 20 verschiedene Kollagentypen bekannt (◘ Tab. 2.5, ◘ Abb. 2.6). **Synthese (GK Biochemie, ▶ Kap. 6.11.2):** Kollagenmonomere werden von Fibroblasten als Prokollagen zu Dreifach-Helices assembliert und ausgeschleust. Extrazellulär erfolgt die Bildung von Kollagenfibrillen (elektronenmikroskopisch sichtbar) und schließlich zu Kolla-

genfasern. Die Querstreifung kommt dadurch zustande, dass die einzelnen Fibrillen jeweils um 67 nm versetzt an die Nachbarfibrille angelagert und durch kovalente Bindungen quervernetzt werden. Nur Kollagene vom Typ I, II, III, V, XI können Fibrillen bilden.

Eigenschaften der Kollagenfasern: sie sind zugfest, kaum dehnbar (5% incl. 2% Vordehnung), erscheinen etwas gewellt; unterliegen der größten Zugspannung im Gewebe.

Retikuläre Fasern (Kollagen Typ III; 1 μm Durchmesser) sind locker und netzartig angeordnet; sie werden von Retikulumzellen vom fibroblastischen Typ gebildet (bilden keine besonders stabilen Faserbündel). Selektive Färbung: Silbersalze.

> **Merke**
>
> Verwechslungsmöglichkeit **Retikulumzelle** und **Retikulozyt**! Letztere sind kernhaltige Vorläufer der Erythrozyten!

Elastische Fasern (Durchmesser ca. 2 μm) besitzen keine ausgeprägte Zugfestigkeit, dafür sind sie dehnbar. Schlüsselproteine sind Elastin und Fibrillin. Besonders wichtig sind sie als Lamellenwerk in der Arterienwand (Druckregulation) und als Fasern in vielen anderen Organen (z. B. Lunge, Haut, Lig. flavum der Wirbel-

◘ **Tab. 2.4.** Glykosaminoglykane und Proteoglycane

Proteoglycane	Vorkommen
Aggrecan	Knorpel
Perlecan	Basallamina
Syndecan	Plasmamembran-assoziiert
Glycosaminoglycane	**Vorkommen**
Hyaluronan	weit verbreitet, z. B. Glaskörper des Auges
Chondroitinsulfat	Knorpel
Keratansulfat	Knorpel
Dermatansulfat	Haut
Heparansulfat	Basallamina

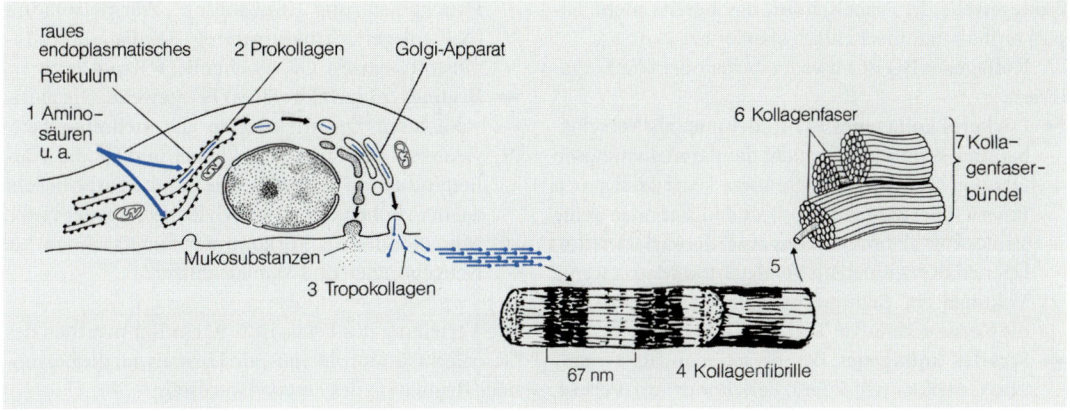

◙ **Abb. 2.6.** Kollagenfaserbildung. Fibroblasten produzieren Prokollagen, das extrazellulär in Tropokollagen umgewandelt wird. Aggregation bis zu Kollagenfasern. (Schiebler 2005)

◙ **Tab. 2.5.** Kollagentypen

Typ	Vorkommen (Beispiele)	Fibrillen-bildend	Vererbliche Defekte resultieren in z. B.
I	Knochen, Sehnen, Bänder, Dentin	ja	Osteogenesis imperfecta (»Glasknochen-krankheit«)
II	Hyaliner Knorpel, Glaskörper des Auges	ja	
III	Retikuläre Fasern	ja	Ehlers-Danlos-Syndrom (zerreißbare, überdehnbare Fasern)
IV	Lamina densa der Basalmembran	nein	
V	Bestandteil der retikulären Fasern	ja	Ehlers-Danlos-Syndrom
VI	Muskel-Sehnen-Übergang, Endomysium, Blutgefäße	nein	
VII	Dermo-epidermale Verbindung (Ankerfibrillen)	(ja)	Epidermiolysis bullosa (Ablösung der Epidermis; blasenbildend)
VIII	Netzwerke; z. B. Descemet-Membran der Cornea	nein	
IX	Hyaliner Knorpel	nein	
X	Wachstumszone des Knorpels (hypertrophe Zone)	nein	
XI	In Fibrillen vom Typ II	ja	
XII	Oberfläche von Typ-I-Fibrillen	nein	

säule). Sie dienen der Retraktion. Selektive Färbung: Resorcin-Fuchsin.

2.5.2 Bindegewebsarten

Der überwiegende Faseranteil gibt dem jeweiligen Bindegewebe (BG) den Namen: Kollagenes, retikuläres oder elastisches BG.

Mesenchymales (embryonales) BG ist für die pränatale Entwicklung charakteristisch. Mesenchymale Zellen sind undifferenziert; aus ihnen können Muskel-, Endothel- und Vorläuferzellen für Bindegewebszellen werden. Das mesenchymale BG ist locker, zellreich und faserarm. Pluripotente mesenchymale Stammzellen überleben die Geburt und können sich in Muskel-, Fett-, Bindegewebs-, Knorpel- oder Knochenzellen differenzieren. Sonderform ist das gallertige

2

Bindegewebe der Nabelschnur, das bereits mehr Fasern enthält und mechanisch stabiler ist.

Kollagenes BG ist entweder locker oder straff organisiert.

- **Lockeres kollagenes BG** findet man als Verschiebe- und Verbindungsschicht der parenchymatösen Organe, Gefäß-Nerven-Straßen; seine kollagenen Fasern (überwiegend Typ I) sind locker oder wellig strukturiert. Fibrozyten des ausdifferenzierten kollagenen BG nehmen im Vergleich zur Matrix wenig Volumen ein, lichtmikroskopisch sind meist nur die Kerne erkennbar.
- **Straffes kollagenes** BG findet man als Organ- und Gelenkkapsel, Sklera, Perichondrium, Periost, Muskelfaszien, sowie, in stur paralleler Anordnung ihrer Faserbündel, auch in **Bändern** und **Sehnen**. Fibrozyten kann man hier mit der Lupe suchen, leider ändern sie auch ihren Namen in Ten(d)ozyten (Flügelzellen). Die hohe Faserdichte sorgt für verminderte Diffusion von Nährstoffen und ist eine Ursache für die schlechte Regenerationskapazität der Sehnen bei Rupturen.

Retikuläres BG ist das Fahndungsnetz der Polizei, d. h. das Bindegewebe der Organe der Abwehr (lymphoretikuläre Organe). Es besteht aus retikulären Fasern (Kollagen Typ III) und fibroblastischen Retikulumzellen. Bewohner des Abwehrnetzes sind freie Zellen (u. a. Lymphozyten, Plasmazellen, Makrophagen), die wie die Spinne im Netz schnell durch die Maschen eilen können. Lymphoretikuläre Organe sind Tonsillen, Lymphknoten, Milz, Knochenmark. Stellenweise kann auch die Lamina propria der Schleimhäute (insbesondere der Darmschleimhaut) dazugerechnet werden, soweit sie als oberflächennahes Gewebe an erkennungsdienstlichen Aufgaben mit o. g. Strukturelementen beteiligt ist.

2.5.3 Fettgewebe

Fettgewebe besteht aus Fettzellen (**Adipozyten**) und für Bindegewebe sehr wenig extrazellulärer Matrix. Adipozyten sind von einer Basalmembran und retikulären Fasern umgeben, daher im Lichtmikroskop sehr gut abgrenzbar.

Entstehung. Fettgewebe entsteht aus mesenchymalen Präadipozyten, die als Stammzellen lebenslang neue Fettzellen bilden können. Es gibt 2 Formen:
- **Weißes (univakuoläres) Fettgewebe.** Große (100 μm Durchmesser) Zellen, deren Kerne und Organellen siegelringartig an den Rand gedrückt sind; häufigste Form. Aufgaben: Energiespeicher,

Druckpolsterung (Fußsohle), Wärmeisolation (Nierenlager), Strukturgebung. Regulation des Lipidstoffwechsels, GK Biochemie, ▶ Kap. 4.2.
- **Braunes (plurivakuoläres) Fettgewebe.** Die plurivakuolären Zellen bestehen aus mehreren Fettvakuolen, sind insgesamt kleiner und für die Wärmeproduktion zuständig (die braune Farbe beruht auf dem hohen Gehalt von Cytochromen der vielen Mitochondrien). Vorkommen hauptsächlich bei Neugeborenen und Winterschläfern.

Die Verteilung des Fettes ist u. a. ein Kennzeichen des Geschlechtsdimorphismus, ein Hinweis auf die hormonelle Regulation des Fettstoffwechsels.

> ┌─ **KLINIK** ─────────────────────────
> **Adipositas:** Krankhafte Vermehrung von Fettgewebe (Hypertrophie und Hyperplasie von Fettzellen). Ursachen können Überernährung, Stoffwechselstörungen oder persistierende Disziplinierung von Kleinkindern (und auch Erwachsenen) mit kohlenhydratreichen Genussmitteln sein.

2.5.4 Knorpelgewebe

Knorpelgewebe besteht aus **Chondroblasten/Chondrozyten** und extrazellulärer Matrix. Der hohe Gehalt von Proteoglycanen (**Aggrecan**), **Hyaluronan** und Fasern sorgt für seine Druckelastizität. **Chondroitinsulfat** als wichtiges Glycosaminoglycan verursacht maßgeblich die **Basophilie** im histologischen Präparat.

Herkunft und Entstehung. Knorpel entsteht direkt aus dem Mesenchym. Spezialisierte Fibroblasten differenzieren sich zu Chondroblasten, die Knorpelmatrix produzieren. Die noch teilungsaktiven Zellen gruppieren sich zu kleinen isogenen Gruppen (**interstitielles Wachstum**). Diese in ihrer Matrix »eingemauerten« Chondrozyten sind nicht mehr teilungsfähig. Außen umhüllt den Knorpel eine Bindegewebsschicht (**Perichondrium**), von dem Knorpelzellen nach innen abtropfen (**apositionelles Wachstum**). Knorpelzellen besitzen einen gut entwickelten Syntheseapparat (endoplasmatisches Retikulum und Golgi-Apparat). Unmittelbar um die Knorpelzellen ist die ECM besonders stark gefärbt (**Knorpelhof**).

Knorpelzellen sind in isogenen Gruppen zusammengefasst. Eine solche isogene Gruppe von Knorpelzellen plus Knorpelhof heißt auch **Chondron** bzw. »Territorium«, die ECM zwischen den Territorien »Interterritorium«. Die Kollagenfibrillen (Typ II) sind beim hyalinen Knorpel (s. u.) lichtmikroskopisch nicht sichtbar (maskiert), weil sie den gleichen Brechungsindex wie die ECM haben. Erst bei Wasserentzug (Alter, Degeneration) werden sie als »Asbestfasern« sichtbar. Dies ist ein Zeichen der Degeneration.

> **Merke**
>
> Knorpel besitzt in der Regel keine Blutgefäße. Er ist ganz auf Diffusion angewiesen (bradytroph). Bei Beschädigung erholt er sich nur langsam, wenn überhaupt. Dies soll nicht darüber hinwegtäuschen, dass Chondrozyten enorm aktive Zellen sind!

Knorpelarten

Hyaliner Knorpel ist die häufigste Form. Er ist umgeben von einer bindegewebigen Hülle (**Perichondrium**) bestehend aus Stratum fibrosum und Stratum chondrogenicum. Ausnahme: **Gelenkknorpel**, denn dort würde ein Bindegewebe nur reiben (▶ Kap. 2.7.2). Weiteres Vorkommen: z. B. Obere Atemwege, Rippenknorpel, primitives (embryonales) Skelett.

Elastischer Knorpel ist zellreicher als hyaliner Knorpel und besitzt sichtbare elastische Fasernetze. Eigenschaften: druck- und biege-elastisch. Vorkommen: z. B. Epiglottis, Nasenknorpel, Ohrmuschel.

Faserknorpel ist der stabilste Knorpel. Er verfügt über massive, sichtbare Einlagerungen kollagenen Bindegewebes (Kollagen Typ I !), nur vereinzelt Chondrozyten. Faserknorpel ist zugfest und druckelastisch. Vorkommen: Anulus fibrosus der Zwischenwirbelscheiben, Disci, Menisci, Schambeinsymphyse.

2.5.5   Knochengewebe

Knochengewebe besteht aus knochenbildenden Zellen (**Osteoblasten**) bzw. fertigen, »eingemauerten« Knochenzellen (**Osteozyten**) und mineralisierter extrazellulärer Matrix. Die Matrix enthält **Kollagenfasern** (Typ I), **Proteoglycane**, und spezifische **Glycoproteine** (z. B. Osteocalcin, Osteopontin, Osteonectin). Alle diese organischen Bestandteile des Knochens werden **Osteoid** genannt. Das Osteoid wird durch Anlagerung von Kristallen an den Kreuzungsstellen der Kollagenfibrillen mineralisiert. Dadurch bildet sich die fertige Knochensubstanz.

> **Merke**
>
> Der Knochen lebt! Er ist reichlich vaskularisiert und enorm regenerationsfreudig. Es finden auch am »fertigen« Knochen ständige Umbauvorgänge durch Zusammenspiel von Osteoblasten und Osteoklasten statt.

Zellen des Knochens sind:

- Mesenchymale Vorläuferzellen, zeitlebens vorhanden,
- Osteoblasten: Funktion: Synthese der organischen Bestandteile,
- polarisierte Zellen: Synthese an der Seite mit Matrix, feine zytoplasmatische Fortsätze,
- Osteozyten: Zellen von Knochengrundsubstanz eingeschlossen (Knochenzellhöhle), Fortsätze in Knochenkanälchen,
- Osteoblastische Osteozyten: Ca-Aufnahme,
- Osteolytische Osteozyten: Ca-Freisetzung,
- Osteoklasten: Riesenzellen (8–20 und mehr Zellkerne): Angehörige des mononucleären Phagozyten-Systems (MPS) sorgen mithilfe saurer Hydrolasen (Enzyme zur Auflösung der Knochenmatrix) für »Fraßspuren« (Howship-Lakunen, s. u.).

Osteoblasten und Osteozyten

Osteoblasten und Osteozyten sind die eigentlichen knochenbildenden Zellen. Herkunft: Mesenchym. Sie differenzieren sich unter dem Einfluss von Wachstumsfaktoren (z. B. fibroblast growth factor; **FGF**; oder von Familienmitgliedern der bone morphogenetic proteins; **BMPs**). Reife Osteoblasten liegen als konstruktive Bautrupps perlschnurartig am Rande schon fertigen Knochens und sezernieren Bestandteile der Knochenmatrix: Kollagen-Typ I-Fibrillen, Proteoglycane. Sie regulieren die Mineralisation und den Knochenumbau (s. a. **Osteoklasten**). Maß ihrer Syntheseleistung ist die **alkalische Phosphatase**. Im Zuge dieses Bildungsprozesses bilden sie lange Fortsätze aus, um in der späteren Einmauerung als **Osteozyten** nicht gänzlich isoliert zu sein. Mit diesen Fortsätzen kommunizieren sie mit anderen Osteozyten über Gap junctions und sind für den Unterhalt des Knochens zuständig.

Osteoklasten

Am anderen Ende nagen knochenabbauende Zellen an der Substanz. Diese **Osteoklasten** sind mehrkernige (8–20 Kerne) Riesenzellen, die aus von Osteoblasten aktivierten **Monozyten-Vorläufern** des Blutes fusionieren (also ein Synzytium). Sie sezernieren an der knochenzugewandten Seite osteolytische Enzyme (saure Hydrolasen), graben sich wie ein Schlägertrupp in die Substanz und erzeugen Resorptionslakunen (**Howship-Lakunen**).

2

── KLINIK ──────────

Östrogene hemmen Osteoklasten (und damit den Knochenabbau). **Östrogenmangel** wird als ein Faktor bei der Entstehung der Osteoporose im höheren Lebensalter oder nach Menopause verantwortlich gemacht.

Organisation des Knochens

> **Merke**
>
> **Zusammensetzung** des Knochengewebes:
> 25% organische Verbindungen (Kollagen-Typ I, Glycosaminoglycane, Osteocalzin, Osteonectin), 50% Mineralien (50% Phosphat, 35% Calcium – 1 kg!, Knochen enthält 99% des Gesamtkörper-Calciums, Rest: Mg, Na, F), 25% Wasser (an Apatitkristalle gebunden) und natürlich Osteoblasten, Osteozyten, Osteoklasten (s. u.).

Je nach Entwicklungsstand und Beanspruchung als tragende Hartsubstanz kann Knochen unterschiedlich organisiert sein: **Geflechtknochen** oder **Lamellenknochen** (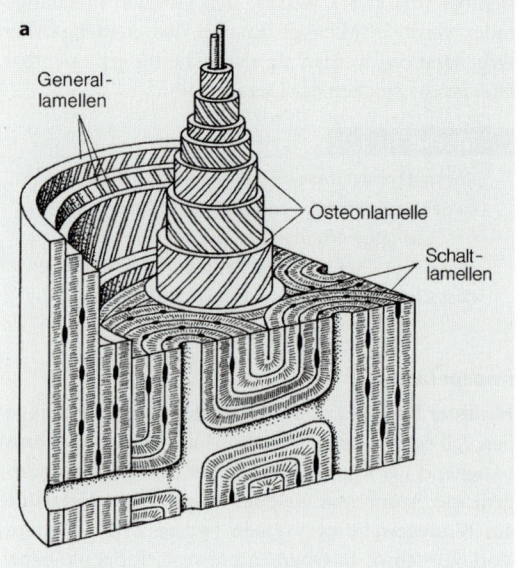 Abb. 2.7a).

Lamellenknochen entstehen aus dem Umbau aus Geflechtknochen und besitzen die höchste Stabilität. Die funktionelle Einheit ist das Osteon (Havers-System); vorhanden sind Grundlamellen, 3–7 mm dicke Speziallamellen, Schaltlamellen (angeknabberte Speziallamellen). Die Osteone werden durch Volkmann-Kanäle verbunden. Die Kollagenfasern sind in gegenläufigen Spiralen angeordnet, was eine Rotationsstabilität bewirkt. Die Osteozyten befinden sich in Knochenkanälchen. Lamellenknochen liegt vorwiegend in **Kompakta** der Röhrenknochen vor; die **Spongiosa** zeichnet sich durch angeknabberte Lamellen ohne Osteone aus.

Geflechtknochen stellt ein wenig tragfähiges Knochenmodell dar. Die Kollagenfasern sind ungerichtet, es gibt keine Lamellen und wenig Mineralien.

Das **Periost** ist die gefäß- und nervenführende (Schmerzfasern) Knochenhaut (► Kap. 2.7.1). Von hier aus wächst der Knochen in die Breite (appositionell, s. u.) und regeneriert nach Frakturen (Frakturheilung).

Knochenbildung

Herkunft und Entstehung. Knochenbildende Zellen (Osteoblasten) kommen aus dem Mesenchym über differenzierte fibroblastische Vorläuferzellen.

Desmale Ossifikation wird die direkte Knochenbildung aus bindegewebigen Vorstufen genannt. Mesen-

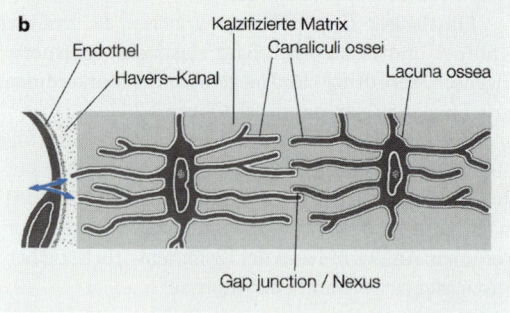

◻ **Abb. 2.7a, b.** Lamellenknochen (**a**). Zwischen den Osteonen befinden sich angefressene alte Elemente, die Schaltlamellen. Die Ausläufer der Knochenzellen stehen in Kontakt zueinander. Die Pfeile geben die Richtung des Stoffwechsels an (**b**). (Schiebler 2005)

chymzellen differenzieren sich zu Osteoblasten, diese bilden Osteoid, welches anschließend mineralisiert wird. Beispiele: Schädelkalotte (nicht Gesichtsschädel!) sowie perichondrale Knochenbildung der Röhrenknochen (s. u., ◻ Abb. 2.8a).

Chondrale Ossifikation bezeichnet die indirekte Knochenbildung über knorpelige Vorläufer. Sie stellt die Form der Knochenbildung während der Wachstumsperiode bei Röhrenknochen dar. Mesenchymzellen differenzieren sich zu Chondroblasten, diese bauen ein plumpes Knorpelmodell des zukünftigen Knochens.

Enchondrale Ossifikation ist die Transformation des Knorpels in Knochen innerhalb des Knorpels, z. B.

Abb. 2.8a, b. Stadien aus der Entwicklung eines Röhrenknochens. **a** Perichondrale Knochenbildung, **b** enchondrale Knochenbildung. (Schiebler 2005)

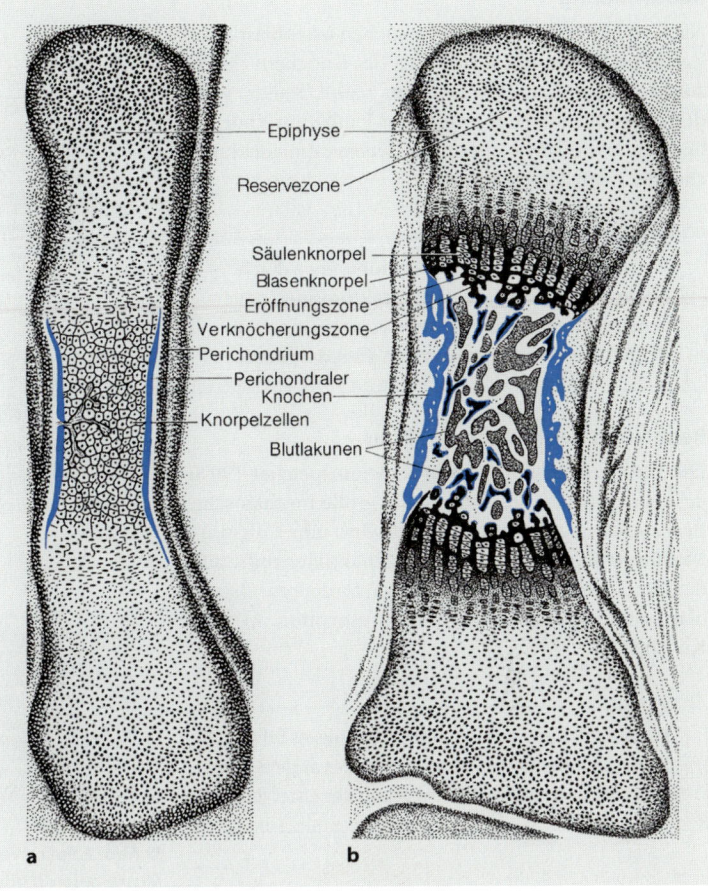

Epiphyse
Reservezone
Säulenknorpel
Blasenknorpel
Eröffnungszone
Verknöcherungszone
Perichondrium
Perichondraler Knochen
Knorpelzellen
Blutlakunen

a   b

in der **Wachstumsplatte** während des Längenwachstums der Röhrenknochen. Diese Ossifikation verläuft wie folgt:

1. Proliferation von Knorpelzellen und Anordnung in Säulen (**Säulenknorpel**),
2. Hypertrophie der Chondrozyten (**Blasenknorpel**),
3. Beginn der Mineralisation der **Knorpelmatrix**,
4. Eröffnung der Knorpellakunen (**Eröffnungszone**) durch Sekretion abbauender Enzyme und VEGF (für Neubildung der Blutgefäße). Anschließend folgt die Invasion von Osteoblasten und Abwicklung des maroden Knorpelrestgewebes durch **Chondroklasten** und deren Ersatz durch **Spongiosa**-Bälkchen.

Mit der **Perichondralen Ossifikation** (»um den Knorpel herum«) ist die Knochenbildung um die primitive Knorpelanlage an der Diaphyse der Röhrenknochen gemeint. Nach Abschluss der Entwicklung ist dies aber eine **desmale Ossifikation**, ausgehend vom Stratum osteogenicum des Periosts (Dickenwachstum und Ausformung der Substantia compacta).

Die Wachstumsplatte, sichtbar als **Epiphysenzone** im heranwachsenden Knochen, bleibt bis zum ca. 18.–22. Lebensjahr unter Einfluss des somatotropen Hormons (STH, GH) geöffnet. Verschlussfördernde Hormone sind z. B. Geschlechtshormone.

KLINIK

Beim **Riesenwuchs** bleibt die Epiphysenfuge wegen somatotroper Tumoren der Hypophyse länger als normal geöffnet; das Wachstum läuft beschleunigt ab. Bei der **Pubertas praecox** schließt sie sich vorzeitig. **Tumoren der Hypophyse**, die sich erst nach Abschluss des Längenwachstums manifestieren, resultieren nicht in Riesenwuchs, sondern in Akromegalie (unbotmäßiges Wachstum der Akren: Ohren, Unterkiefer, Finger, Nase).

2

Kallusbildung

Nach einem Knochenbruch versuchen osteoblastische Zellen im Periost die Kontinuität des Knochens durch Ausbildung einer bindegewebigen Narbe (Kallus) wiederherzustellen. Später erfolgt der Umbau in knorpeligen Kallus und die vollständige Regeneration des knöchernen Lamellensystems.

> **KLINIK**
> Bei Störungen der Durchknöcherung, etwa durch übermäßige Bewegungen der **Frakturenden** oder Durchblutungsstörungen, kann es zu einer pathologischen Gelenkbildung kommen (Pseudarthrose).

Regulation des Knochenumbaus

Die Knochensubstanz ist **der** Calciumspeicher (99% des Calciums); zu beachten ist die große mechanische Beanspruchung! **Parathormon** bewirkt eine Calcium-Mobilisierung (u. a. Osteoklastenaktivierung) aus dem Knochen. **Vitamin D3** dagegen fördert die Osteoblastenaktivierung und Calciumresorption in den Knochen.

> **KLINIK**
> **Rachitis:** Mangel des Vitamin-D-Komplexes führt zur ungenügenden Mineralisierung des angelegten Osteoids und reaktiver Vermehrung des Osteoids.

2.5.6 Zahnhartsubstanzen (▶ Kap. 5.4.4)

2.6 Muskelgewebe

Herkunft. Muskelzellen entstehen aus differenzierten Mesenchymzellen (Myoblasten) (◘ Abb. 2.9a–c). Ausnahmen: Ektodermale Mm.sphincter und dilatator pupillae sowie Mm. arrectores pilorum).

2.6.1 Skelettmuskulatur

Skelettmuskelzellen sind lang, dick, und vielkernig (◘ Tab. 2.6). Sie entstehen aus der Fusion von **Myoblasten**, sind also **Synzytien**. Aufgrund ihrer Größe (bis 150 μm dick und 50 cm lang) wird eine Skelettmuskelzelle auch als **Muskelfaser** bezeichnet.

Molekularer Aufbau der Myofibrille

Eine **Myofibrille** ist die Funktionseinheit der Skelettmuskelfaser; sie besteht aus den **Myofilamenten Aktin**

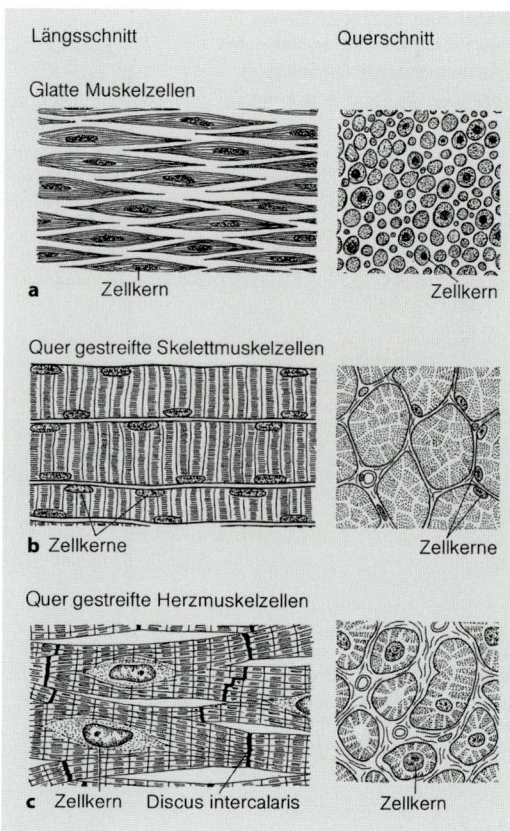

◘ Abb. 2.9a–c. Vergleich der Muskelzelltypen. **a** Glatte Muskelzellen, **b** quergestreifte Muskelzellen, **c** Herzmuskelzellen (Schiebler 2005)

und **Myosin** sowie assoziierten Proteinen (◘ Abb. 2.10a–g). Diese sind so arrangiert, dass im Längsschnitt eine **Querstreifung** aus anisotropen und isotropen Banden (**A-Bande, I-Bande**) entsteht. Die dunkle A-Bande enthält überwiegend Myosin-, aber auch die Enden der Aktinfilamente, die Mitte der A-Bande ist durch die **M-Linie** gezeichnet (hier nur Myosinfilamente). Die helle I-Bande enthält Aktinfilamente, die in der Mitte in der **Z-Linie** vernetzt sind. Die Strecke zwischen 2 Z-Linien ist das **Sarkomer** (Länge ca. 2,5 μm). Die Sarkomerketten sind an der Plasmamembran (= Sarkolemm) der Muskelfaser mit dem Intermediärfilament **Desmin** befestigt. Reihenfolge der Streifung: Z-I-A-H-M-A-I-Z.

Kontraktionsvorgang: Etwas vereinfacht kann man sich die Kontraktion der Myofibrille als ein Ineinandergleiten der benachbarten Aktin- und Myosinfilamente vorstellen. Dies ist möglich durch die rever-

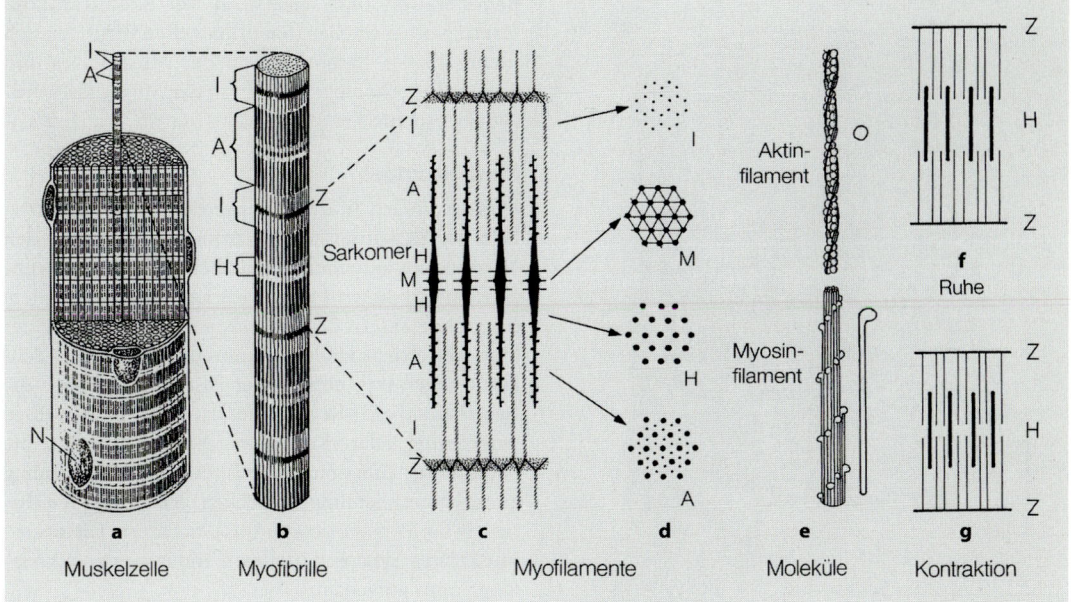

a Muskelzelle   b Myofibrille   c Myofilamente   d Moleküle   g Kontraktion

Abb. 2.10a–g. Skelettmuskulatur. **a** Quergestreifte Skelettmuskelzelle. N: Nucleus, I: helle Streifen einer Myofibrille,
A: dunkle Streifen einer Myofibrille. **b** Myofibrille mit I-, A-,
H- und Z-Streifen. **c** Sarkomere von Z- zu Z-Streifen mit ihrer
Gliederung. Dünne Aktinfilamente und dicke Myosinfilamente sind miteinander verzahnt. **d** Querschnitte durch die verschiedenen Segmente (I, M, H, A). **e** Molekularer Aufbau von
Aktin- und Myosinfilamenten. **f** Sarkomere in Ruhestellung
und **g** bei Kontraktion. (Schiebler 2005)

sible Fixierung des beweglichen, aktiven Myosinköpfchens an das passive Aktinfilament. Maximal kann
sich ein Sarkomer um ca. 50% seiner Ausgangslänge
verkürzen. Dies gelingt aber nicht auf einen Schlag,
sondern durch eine Kette von vielen Schlägen. Jede
Myosinköpfchenbewegung (hin und zurück) erzeugt
eine Verkürzung des Sarkomers um ca. 10 nm. Näheres zur »sliding filament theory« GK Physiologie,
► Kap. 13.1.1.

KLINIK

Die **Lösung des Myosinköpfchens** vom Aktinfilament ist leider **ATP-abhängig**. Kann die dafür notwendige Energie nicht bereitgestellt werden, bleibt
der Muskel starr (z. B. Totenstarre). Medical Detec-
tives können anhand des Einsetzens bzw. Lösens
der Totenstarre, die für jede Muskelgruppe unterschiedlich ist, Angaben zum vermutlichen Eintritt
des Todes machen.

Motorische Einheit – Motorische Endplatte und Elektromechanische Kopplung

Eine **motorische Einheit** besteht aus dem Motoneuron
und den von ihm innervierten Muskelfasern. Kleine

motorische Einheiten finden wir in der mimischen
Muskulatur oder in den Augenmuskeln; große motorische Einheiten in der Oberschenkel- oder Rückenmuskulatur.

Unmittelbarer Initiator der Kontraktion der Skelettmuskulatur ist ein ankommendes Aktionspotenzial.
Dies entsteht an der neuromuskulären Synapse, der **motorischen Endplatte**. Jede Muskelfaser besitzt eine motorische Endplatte. Die Endfüßchen des motorischen
Axons legen sich wie Tellerminen an das Sarkolemm an;
die Übertragung des Impulses geschieht durch Poten-
zialänderung der präsynaptischen Membran. Diese
entlässt **Acetylcholin** (ACh) in den synaptischen Spalt.
Auf der anderen Seite warten ACh-Rezeptoren auf ihr
Substrat. Die Bindung an die Rezeptoren führt zu einem
Natriumeinstrom und Kaliumausstrom aus der Muskelfaser.

Innerhalb der Muskelfaser wird Calcium aus
dem longitudinal orientierten sarkoplasmatischen Retikulum (**L-System**) freigesetzt, und es kommt zur
Kontraktion. Das tief in die Faser hineingestülpte
Transversale(T-)System gewährleistet die nahezu
simultane Kontraktion aller Sarkomere (**elektrome-
chanische Kopplung**) (**Abb. 2.11**) (GK Physiologie,
► Kap. 13).

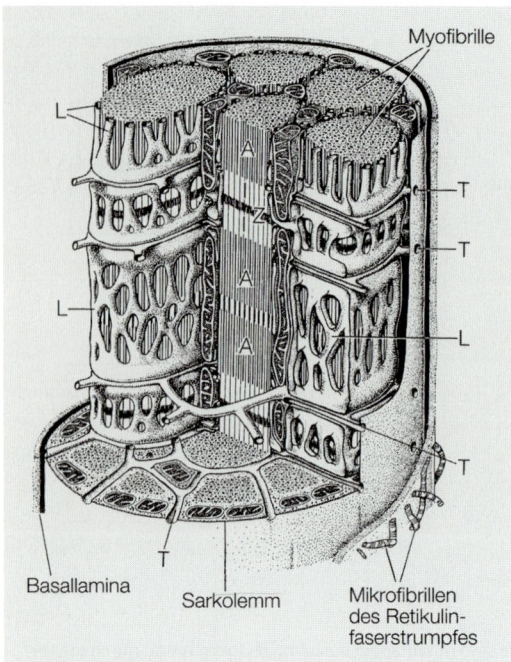

Myofibrille
L
T
T
A
L
L
A
T
Basallamina
T
Sarkolemm
Mikrofibrillen
des Retikulin-
faserstrumpfes

Abb. 2.11. Aufbau einer quergestreiften Skelettmuskelfaser. T: transversales System, L: longitudinales System (sarkoplasmatisches Retikulum). (Schiebler 2005)

Merke

Im **Skelettmuskel** wird jeder **T-Tubulus** von zwei erweiterten Zisternen des **L-Tubulus** begleitet: **Triade**.
Im **Herzmuskel** trifft nur ein Schlauch des **sarkoplasmatischen Retikulums** auf einen **T-Tubulus**: **Dyade**.

Muskelfaserarten

Es gibt 2 Arten von Muskelfasern, die in allen Muskeln in unterschiedlicher Gewichtung vorkommen. Sie können histochemisch über das Vorkommen von mitochondrialen Enzymen, z. B. Succinatdehydrogenase, differenziert werden.

1. **Rote (langsame) Muskelfasern (Typ I)** enthalten nur wenige Myofibrillen, aber viele Mitochondrien (viel Succinatdehydrogenase). Sie dienen lang anhaltenden Kontraktionen und kommen z. B. in der Rückenmuskulatur vor (und bei Enten: rotes Fleisch, lange Flüge).
2. **Weiße (schnelle) Muskelfasern (Typ II)** enthalten viele Myofibrillen und wenige Mitochondrien. Sie dienen der schnellen Kontraktion, z. B. in Augenmuskeln (und kommen bei Hühnchen vor: weißes Fleisch).

Regeneration und Wachstum der Skelettmuskelfasern. Vorläuferzellen (**Satellitenzellen**) befinden sich innerhalb der Basalmembran der Muskelfaser und können bei erhöhtem Bedarf mit der Muskelfaser synzytial verschmelzen.

Muskelspindeln

Muskelspindeln sind Dehnungsrezeptoren, die innerhalb der Skelettmuskelfaser Informationen über den Muskeltonus aufnehmen und über Afferenzen (**Gruppe Ia und II**-Fasern) an das Rückenmark weiterleiten. Intrafusale Fasern der Muskelspindeln sind von einer bindegewebigen Hülle (Perimysium) umgeben. Zellkerne liegen im Zentrum der Fasern, daher auch die Bezeichnungen »Kernsackfasern« für haufenartige Anordnung, oder »Kernkettenfasern« für aufgereihte Anordnung. Efferente Innervation (z. B. Vordehnung zur Erhöhung der Empfindlichkeit) erfolgt über A-γ-Fasern in der Polnähe der intrafusalen Fasern. Die neuromuskulären Synapsen in diesen Tonusfasern sind relativ primitiv aufgebaut.

2.6.2 Herzmuskulatur

Herzmuskelzellen (Kardiomyozyten) sind wesentlich kürzer (ca. 100 μm) als Skelettmuskelfasern (**Tab. 2.6**). Der Kern liegt im Zentrum, das Zytoplasma um die Kernpole herum sind frei von Myofibrillen (sog. »Sarkoplasmakegel«). Manche Myozyten können sich verzweigen. Einzelne Muskelzellen sind fingerförmig miteinander verbunden (sog. »**funktionelles Synzytium**«). Lichtmikroskopisch imponiert dies durch Glanzstreifen (Disci intercalares). Diese mechanischen Kontakte sind Adhärens-Kontakte (assoziiert mit Aktinfilamenten), gelegentlich Desmosomen (assoziiert mit Desmin-Filamenten).

Die Reizübertragung erfolgt über **Gap junctions** (**elektrische Kopplung**). Die unterschiedlichen Erregungsleitungsgeschwindigkeiten sind offensichtlich durch verschiedene Gap-junction-Proteine (**Connexine**) bedingt.

Vorhofmyozyten sind etwas dünner als die Kammermyozyten. Manche von ihnen sezernieren gefäßerweiternde Hormone, z. B. das **atriale natriuretische Peptid (ANP)** und beteiligen sich somit an der Blutdruckgegulation (Vasodilatation und Natriurese).

Erregungsleitungssystem (▸ Kap. 7.5.2, GK Physiologie, ▸ Kap. 3). Aktionspotenziale werden im Sinusknoten des Vorhofs generiert und gelangen über spezialisierte Muskelzellen zum Atrioventrikularknoten (AV-Knoten). Von dort gelangen die Impulse über AV-Bündel (His-Bündel) zu Kammerschenkeln und

◘ Tab. 2.6. Übersicht über Eigenschaften der unterschiedlichen Muskelzellarten

	Skelettmuskulatur	Herzmuskulatur	Glatte Muskulatur
Durchmesser	50–100 µm	10–20 µm	5–10 µm
Zellkerne	viele Kerne, 95% sind randständig	zentral, Sarkoplasmakegel	zentral
Erregung	motorische Endplatte	Erregungsleitungssystem; Gap junctions	Synapsen »en passant«
Kontraktion	schnell, ermüdbar	schnell, nicht ermüdbar	langsam, nicht ermüdbar
Querstreifung	quergestreift	quergestreift	nicht quergestreift
Intermediärfilament	Desmin	Desmin	Desmin, Vimentin (Gefäßmuskelzellen)

den terminalen Purkinje-Fasern der Kardiomyozyten des Wandmyokards und der Papillarmuskeln. Die relativ hellen Purkinje-Fasern liegen unter dem Endokard und enthalten wenig Myofibrillen und viel Glycogen.

2.6.3 Glatte Muskulatur

Glatte Muskelzellen sind spindelförmig, besitzen den kleinsten Durchmesser (5–10 µm) und einen zentralen Zellkern (◘ Tab. 2.6). »Ursprung« und »Ansatz«, d. h. Aufrechterhaltung von Zugspannungen, ist durch Ankopplung an die Extrazellulärmatrix durch Integrine gewährleistet. Glatte Muskelzellen enthalten Aktin- und Myosinfilamente, die jedoch nicht so komplex durchorganisiert sind wie bei Skelettmuskelzellen. Die Filamente sind in **Verdichtungszonen** im Zytoplasma und an der Zellmembran (**Anheftungsplaques**) verankert, insgesamt geflechtartig organisiert. Es gibt keine Sarkomere und keine Querstreifung.

Die **Innervation** erfolgt überwiegend neurogen über das autonome Nervensystem (Transmitter: Noradrenalin). Fast jede Zelle ist innerviert. Gap junctions zur elektrischen Kopplung sind im Allgemeinen selten, kommen aber bei hormonell regulierter Muskelaktivität häufiger vor (Uterus).

Sekretion von Extrazellulärmatrix

Komponenten der Extrazellulärmatrix (z. B. Tropoelastin, Fibrillin und Kollagen) können in vielen Organen von den glatten Muskelzellen anstelle von Fibroblasten synthetisiert werden. Entsprechende Übergänge von Myozyten zu Fibroblasten (**Myofibroblasten**) sind in der arteriellen Gefäßwand von Bedeutung.

2.7 Allgemeine Anatomie des Bewegungsapparats

Der passive Bewegungsapparat des Menschen besteht aus **208–214 Knochen**, sowie einer Reihe von Knochenverbindungen (Gelenke, Bänder). Diesen passiven Elementen des Halteapparats steht als aktives Element die Skelettmuskulatur gegenüber.

2.7.1 Knochen

Es werden folgende Knochentypen unterschieden:
- Lange Knochen (Ossa longa), z. B. Röhrenknochen: Humerus, Femur,
- kurze Knochen (Ossa brevia), z. B. Wirbelkörper, Handwurzelknochen,
- platte Knochen (Ossa plana), z. B. Sternum, Scapula,
- unregelmäßige Knochen (Ossa irregularia), z. B. Felsenbein,
- lufthaltige Knochen (Ossa pneumatica), z. B. Maxilla und
- Apophysen, Knochenvorsprünge, die epiphysennah aus eigenständigen Knochenkernen entstanden sind, Kontakt zum Hauptknochen bekommen und als Ansatz für Sehnen dienen, z. B. Trochanter major des Femur.

Knochenarchitektur. Das Knochengewebe ist an verschiedenen Stellen abhängig von der Belastung unterschiedlich organisiert. Beispiel Röhrenknochen (◘ Abb. 2.12):
- **Epiphysen**: Knochenenden mit Gelenkkopf bzw. Gelenkpfanne. Die lamelläre Struktur des belasteten Knochens ist hier nur ansatzweise in Form eines schwammartigen Trabekelwerkes erhalten: **Substantia spongiosa**.
- **Metaphysen** (Epiphysenfuge). Im Wachstumsalter knorpelig verbleibender Übergangsbereich zur
- **Diaphyse** (Knochenschaft). Diese besteht aus dem massivsten Anteil des Knochens, der lamellären **Substantia compacta**.

2

☐ **Abb. 2.12.** Langer demineralisierter Röhrenknochen nach einem Bad in verdünnter Kalilauge

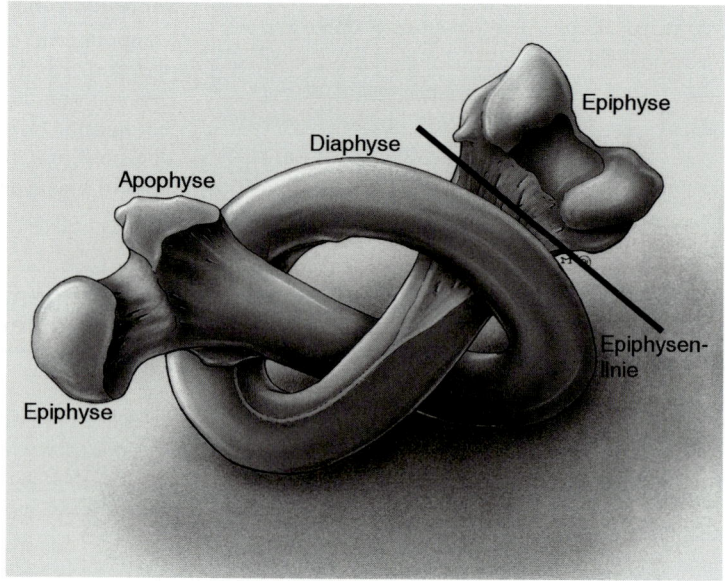

— Die **Markhöhle** befindet sich inmitten der Diaphyse und enthält beim Erwachsenen Fettgewebe (gelbes Knochenmark) und beim Fetus und Kleinkind blutbildendes Gewebe (rotes Knochenmark; ► Kap. 2.11.2).

Periost (Knochenhaut)

Das Periost umgibt den Knochen mit Ausnahme der Gelenkflächen. Es besteht aus einer äußeren bindegewebigen Schicht, Stratum fibrosum, und einer dem Knochen anliegenden Schicht mit sich differenzierenden Osteoblasten, Stratum osteogenicum (Cambiumschicht).

Blutgefäßversorgung und Nerven des Knochens

Im Periost verlaufen die Blutgefäße, die dann über Foramina nutricia ins Knocheninnere abtauchen und sich in den Havers-Kanälen der Osteone und den kommunizierenden Volkmann-Kanälen aufzweigen.

Das Knochengewebe enthält keine Schmerzfasern. Der Knochenschmerz bei Frakturen oder Entzündungen entsteht durch Beschädigung des Periosts. Gleichwohl verlaufen im Havers-Kanal Nervenfasern zur Regulierung der Gefäßweite.

2.7.2 Knochenverbindungen

Knochen können mehr oder weniger fest (über Synarthrosen) oder beweglich (über Diarthrosen) miteinander verbunden sein.

Synarthrosen:
— **Syndesmosen.** Bandhafte Knochenverbindung, z. B. Membrana interossea (Unterarm- und Unterschenkelknochen). Ein Spezialfall sind die Schädelnähte (Suturae). Bänder sind keine Syndesmosen, sondern dienen meist der Absicherung von echten Gelenken (s. u.).
— **Synchondrosen.** Knorpelhafte Knochenverbindung, z. B. Zwischenwirbelscheiben, Schambeinsymphyse, Epiphysenfugen.
— **Synostosen.** Verknöcherte, ehemalig bandhafte Verbindungen, die überhaupt keine Bewegung mehr zulassen, z. B. verknöcherte Epiphysenfugen oder Schädelsuturen.

Diarthrosen (echte Gelenke). Obligate Bestandteile eines echten Gelenks sind:
— Mindestens 2 Knochenenden (meist Kopf und Pfanne),
— Gelenkknorpel,
— Gelenkspalt,
— Gelenkschmiere (Synovia) und
— Gelenkkapsel.

Gelenkknorpel ist hyaliner Knorpel, der den Knochen an den Stellen überzieht, an denen potenzielle Reibungskräfte wirken können (☐ Abb. 2.13). Er besitzt **kein** Perichondrium.

Die **Synovia** ist eine proteinreiche, hochviskose Flüssigkeit, die den Gelenkspalt ausfüllt. Sie dient dem Aufbau von hydrostatischen, möglichst gleichförmig

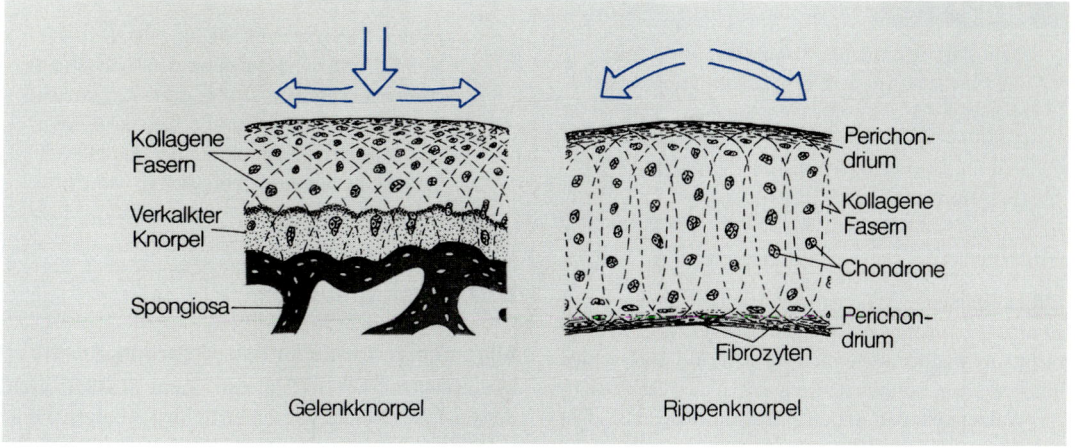

Abb. 2.13. Die Anordnung der Kollagenfasern im Gelenkknorpel ist entscheidend für die möglichst ausgeglichene Kraftüberleitung auf den Knochen (Pfeile geben Richtung der möglichen Krafteinwirkung an). Oberflächennah verlaufen die Fasern bogenförmig, in der Tiefe dann tangential. (Schiebler 1997)

Drucken, die auf den distalen Knochenabschnitt wirken, sowie als Gleit- und Nährmedium.

Die **Gelenkkapsel** umgibt den Gelenkspalt vollständig, dichtet ihn gegen die Atmosphäre ab. Sie besteht aus der äußeren **Membrana fibrosa** und der inneren **Membrana synovialis**, die die Synovia produziert. Je schlaffer die Gelenkkapsel, desto größer der Bewegungsspielraum im Gelenk.

Als **Hilfseinrichtungen** des Gelenks gelten:
- **Bänder** (Ligamenta). Die meisten Bänder bestehen aus kollagenem Bindegewebe und verstärken die Gelenkkapsel. Sie sind im Periost der beteiligten Knochen verankert. Sie hemmen Bewegungen und führen das Gelenk. Auch können Sehnen in die Gelenkkapsel einstrahlen, sodass sie diese spannen und davor bewahren, etwa selbst im Gelenkspalt eingequetscht zu werden (z. B. Schultergelenk). **Binnenbänder** ziehen durch den Gelenkspalt, z. B. Lig. capitis femoris im Hüftgelenk oder die Kreuzbänder im Kniegelenk (diese sind jedoch nicht von Synovialmembran bedeckt).
- **Disci** und **Menisci** sind faserknorpelige Zwischenscheiben, die – von hyalinem Knorpel überzogen – Inkongruenzen von Gelenkflächen auskleiden, z. B. Menisci semilunares im Kniegelenk. Auch können große Gelenkhöhlen durch Disci kompartimentiert werden, z. B. Kiefergelenk oder Radiocarpalgelenk.
- Faserknorpelige **Gelenklippen** (Labra articularia) setzen die knöcherne Gelenkpfanne bei manchen Gelenken fort und vergrößern die Kontaktfläche von Kopf und Pfanne (z. B. Schultergelenk und Hüftgelenk).

KLINIK

Da kollagene Fasern bei nachlassendem Zug zur **Schrumpfung** neigen, sollten Gelenke nach Frakturen besonders bei älteren Patienten nicht allzu lange immobilisiert werden.

Die **Gefäßversorgung** erfolgt aus einem periartikulären Gefäßnetz, das viele kleinere Gefäße durch die Kapsel in die Synovialmembran entlässt.

Gelenktypen

Wenn Knochenenden, die miteinander artikulieren, passen, spricht man von einem »kinematischen Paar«. Die geometrische Form der Gelenke bestimmt ihre Freiheitsgrade, d. h. die Möglichkeiten, sich im Raum über Achsen zu bewegen. Es werden 3 Achsen und entsprechend 3 Freiheitsgrade unterschieden:
- **Sagittalachse**, für Abduktion und Adduktion,
- **Longitudinalachse**, für Rotationsbewegungen, und
- **Transversalachse**, für Flexion und Extension.

Beim **Kugelgelenk** (Articulatio spheroidea, z. B. Schultergelenk, oder Hüftgelenk als Sonderform des Kugelgelenks) stehen alle 3 Achsen im rechten Winkel zueinander.

2

> **Merke**
>
> Nicht alle anatomischen **Kugelgelenke** besitzen auch 3 Freiheitsgrade; z. B. haben die Metacarpo-pharyngealgelenke zwar eine Kugelform, können sich aufgrund der Hemmung der Seitenbänder aber nur um 2 Achsen bewegen. Die Rotation der Finger ist physiologisch nicht möglich.

Ellipsoidgelenk (Articulatio ellipsoidea, Eigelenk, z. B. Atlanto-occipitalgelenk, Carporadialgelenk): Die senkrecht aufeinander stehenden Achsen sind unterschiedlich lang; eine Rotationsbewegung ist ausgeschlossen.

Walzengelenke (Articulatio cylindricae; z. B. Scharniergelenk, Radgelenk):

- Scharniergelenk (Ginglymus): einachsiges Gelenk mit einem Freiheitsgrad, z. B. Articulatio humeroulnaris,
- Radgelenk (Articulatio trochoidea): ebenfalls einachsig, jedoch um Longitudinalachse drehbar (Rotation; z. B. Articulatio radioulnaris proximalis).

Ebene Gelenke (Articulatio plana) haben keine Drehachse, Bewegungen sind aber in allen Richtungen beschränkt möglich (z. B. Articulatio intervertebrales).

> ─ KLINIK ─
>
> Zur Funktionsprüfung der Gelenke bedient man sich der **Neutral-Null-Methode**. Sie dokumentiert die Gelenkstellung und die Gelenkbeweglichkeit in Grad. Als Ausgangsstellung steht oder liegt der Patient, die Arme hängen herab oder sind fußwärts gerichtet, die Beine und Füße liegen parallel zueinander, beide Daumen sind nach ventral gerichtet. Für die Untersuchung gelten folgende **Regeln**:
>
> - Sagittal-Frontal-Transversal-Regel (SFT): Als Ausgang gilt die Neutral-Null-Stellung. Von hier aus werden die Bewegungen zuerst in der Sagittalebene (Vorführen und Rückführen der Extremität), dann in der Frontalebene (Heranführen der Extremität an den Körper und seitwärts Wegführen vom Körper) und schließlich in der Transversalebene (rotierende Bewegung) ausgeführt.
> - Weg-Hin-Regel: Die Bewegungen in den einzelnen Ebenen müssen dann mit 3 Zahlen dokumentiert werden. Die erste Zahl bezieht sich auf den maximalen Ausschlag der Bewegung, die vom Körper weg (aus der Ausgangsstellung) ausgeführt wird. Die zweite Zahl wird
>
> ▼

notiert, wenn bei der Bewegung die Neutral-Null-Stellung durchlaufen werden kann (also ist die zweite Zahl eine »0«).Die dritte Zahl bezieht sich auf den maximalen Ausschlag der Bewegung, die zum Körper hin aus der Neutral-Null-Stellung heraus ausgeführt werden kann.

2.7.3 Skelettmuskeln

Allgemeiner Muskelaufbau, Ursprung, Ansatz

Ein Skelettmuskel besteht aus einem **Muskelbauch**, dessen Faserbündel von einer bindegewebigen Hülle (Faszie) umgeben sind. Diese läuft in Sehnen aus, die den Muskel über **Ursprung** und **Ansatz** befestigen (meist an Knochen). Ursprung (Punctum fixum) und Ansatz (Punctum mobile) sind grundsätzlich austauschbar.

Bindegewebe der Skelettmuskulatur

Skelettmuskelfasern sind bindegewebig kompartimentiert. Innerhalb der Faszie liegt das etwas lockerere **Epimysium** dem Muskel auf. Größere Muskelgruppen können in Muskellogen kompartimentiert werden.

> ─ KLINIK ─
>
> Das lockere subfasziale Bindegewebe kann als Leitstruktur für Abszesse oder Hämatome dienen, die sich entlang dieser Strukturen ausbreiten.

In die Tiefe einstrahlende Bindegewebsblätter umgeben als **Perimysium** die Sekundärbündel von Muskelfasern. Diese sind als Primärbündel durch **Endomysium** abgeteilt.

Bau der Sehnen und Aponeurosen

Sehnen (Tendines) übertragen die Kraft des Muskels auf den Knochen. Ihre Form ist variabel, zeichnet sich aber immer durch Zugfestigkeit aus. Flächenhafte Sehnen heißen Aponeurosen. Bindegewebsfasern der Sehnen inserieren über das Periost als Sharpey-Fasern in die Corticalis des Knochens.

Hypomochlien sind knöcherne Widerlager, die den Verlauf der Sehne umlenken, um eine Änderung der Zugrichtung oder die Lage der Sehne zu der Längsachse des Muskels zu verändern (z. B. Patella).

Schleimbeutel (Bursae synoviales) enthalten Synovialflüssigkeit und vermindern Reibungen, insbesondere an Stellen, wo sich Richtungsänderungen der Sehnenführung ergeben (Gelenknähe).

Sehnenscheiden (Vaginae tendinum) umgeben Sehnen röhrenförmig über eine längere Strecke hoher Beanspruchung. Synovialflüssigkeit befindet sich in einem Spalt zwischen dem inneren und äußeren Blatt des Stratum synoviale. Umgeben wird das Gleitpolster vom Stratum fibrosum, das mit dem Periost des Knochens fest verbunden ist.

Retinacula sind bindegewebige Quervernetzungen zur effektiven Sehnenführung, z. B. Retinaculum extensorum digitorum.

Faszien

Faszien sind Mäntel aus straffem kollagenen Bindegewebe, die die Muskeln einkleiden und einreibungsfreies Gleiten gegenüber anderen benachbarten Strukturen ermöglichen, z. B. Haut oder andere Muskeln. An den Extremitäten geben sie Septen in die Tiefe ab und kompartimentieren so Muskellogen.

> **Merke**
>
> Die mimische Muskulatur besitzt keine Faszien!

Muskelformen, Fiederung

Abhängig vom Verlauf der Muskelfasern werden gefiederte und nichtgefiederte Muskeln unterschieden. Die meisten der ca. 300 Muskeln sind nichtgefiedert.

Zu den **nichtgefiederten Muskeln** gehören:

1. **Spindelförmiger Muskel** (M. fusiformis). Spezialformen sind spindelförmige Muskeln, die mehrere Ursprungsköpfe und eine Ansatzsehne besitzen (mehrköpfige Muskeln): M. biceps, triceps, quadriceps. Zweibäuchige Muskeln sind durch eine Zwischensehne getrennt: M. digastricus.
2. **Platter Muskel (M. planus).** Platte Muskeln sind flach, meist viereckig (M. quadratus), gehen in flächenhafte Sehnen, Aponeurosen, über.
3. **Ringmuskeln** (M. orbicularis) und Sphinkteren (M. sphincter) sind ringförmig um Körperöffnungen gruppiert, dienen der Mimik (z. B. M. orbicularis oculi) bzw. dem Organverschluss (M. sphincter ani externus).

Gefiederte Muskeln. Bei einfach gefiederten (M. unipennatus) oder doppelt gefiederten Muskeln (M. bipennatus) verlaufen die Fasern nicht parallel, sondern in einem bestimmten Winkel zur Ansatzsehne. Je größer dieser Winkel (Fiederungswinkel) ist, desto geringer ist die Hubkraft.

Muskelmechanik

Die **Hubkraft** ist proportional zur Anzahl der Muskelfasern. Die **Hubhöhe** dagegen hängt von der Länge der Fasern ab.

Der **physiologische Querschnitt** entspricht der Querschnittsfläche aller Fasern eines Muskels. Aus ihm lässt sich die Muskelkraft berechnen (im M. biceps brachii entspricht ca. 1 cm^2 der Kontraktionskraft von 50 N).

Der **anatomische Querschnitt** entspricht dem Muskeldurchmesser an seiner dicksten Stelle (Muskelbauch). Er nimmt auf Verlauf und Anzahl der Muskelfasern keine Rücksicht und ist daher **kein** Maß für die Muskelkraft. Lediglich in spindelförmigen Muskeln ist der physiologische Querschnitt mit dem anatomischen identisch.

Die **Muskelarbeit** ist das Produkt aus Hubhöhe und Sehnenkraft (die von Muskelkraft und Fiederungswinkel abhängt).

Der **Tonus** ist die Spannung der Muskelfasern. Er wird über Muskelspindeln reguliert.
- Bei einer **isometrischen Kontraktion** bleibt die Länge des Muskels konstant, der Tonus verändert sich.
- Bei einer **isotonischen Kontraktion** verändert sich die Länge, der Tonus bleibt gleich.

Haltemuskeln gewährleisten eine gleich bleibende Länge des Skelettabschnittes, z. B. kleine Fußmuskeln, autochthone Rückenmuskeln, Bauchmuskeln. **Bewegungsmuskeln** dienen der Fortbewegung bzw. Längenveränderung, z. B. Armbeuger.

Bei **aktiver Insuffizienz** reicht die Verkürzungsfähigkeit eines meist mehrgelenkigen Muskels nicht aus, um Bewegungen in allen Gelenken durchzuführen. Beispiel: M. deltoideus (eingelenkig) benötigt zur Abduktion des Oberarms den M. supraspinatus. Allein schafft er es nicht. Ischiocrurale Muskeln (zweigelenkig) können bei Streckung des Beins im Hüftgelenk das Kniegelenk nicht vollständig beugen.

Passive Insuffizienz: Ein Muskel kann nicht maximal kontrahieren, weil der Antagonist nicht ausreichend gedehnt werden kann. Beispiel: Beugung des Beins im Hüftgelenk wird behindert durch die mangelhafte Dehnungsfähigkeit der ischiocruralen Muskelgruppe.

Synergisten sind Muskeln, die auf ein Gelenk gleichsinnig einwirken; **Antagonisten** sind Muskeln, die demgegenüber eine gegensinnige Aktion auslösen.

2.8 Nervengewebe

Die Strukturen des Nervensystems entwickeln sich aus dem Ektoderm, sind also Derivate von Epithelgeweben.

Aus dem Neuralrohr entwickelt sich das **zentrale Nervensystem** um die späteren Ventrikel des Gehirns. Abtropfende Zellen des dorsolateralen Randes des Neuralrohrs bilden die Neuralleiste, aus dem das **periphere Nervensystem** sowie einige andere Zellen, u. a. sämtliche Strukturen des Kopfmesenchyms, hervorgehen.

Die wichtigsten zellulären Bestandteile stammen von Vorläuferzellen ab: **Neuroblasten** und **Glioblasten**, die sich teilen und in postmitotische **Nervenzellen** und **Gliazellen** differenzieren. Nervenzellen sind generell nicht mehr teilungsfähig. Ausnahmen: Zellen des olfaktorischen Systems wie Riechepithelzellen und Neurone des »rostral migratory stream« sowie hippocampale Neurone.

> **Merke**
>
> Gliazellen bleiben teilungsfähig und können entarten (Gliome, Glioblastome).

Weg- und Zielfindung der Wachstumsrichtung von Neuronen wird durch anlockende (z. B. Netrine) bzw. abstoßende (z. B. Semaphorine) Signale reguliert. Weiterhin sezernieren ektodermale oder mesenchymale Zellen der Zielgebiete eine Reihe von Nervenwachstumsfaktoren, z. B. BDNF, NGF, NT3, bFGF, deren Rezeptoren in den Wachstumskegeln der Neurone liegen.

> **Merke**
>
> Neurone brauchen zum Erreichen des Zielgebiets sowie zur Verhinderung ihrer eigenen Degeneration Wachstumsfaktoren.

2.8.1 Neurone

Es werden nach der Anzahl der Fortsätze folgende Neurone unterschieden:
1. Unipolare Neurone (selten),
2. pseudounipolare Neurone (z. B. Spinalganglien),
3. bipolare Neurone (z. B. Sinnesrezeptorzellen) und
4. multipolare Neurone (am häufigsten) (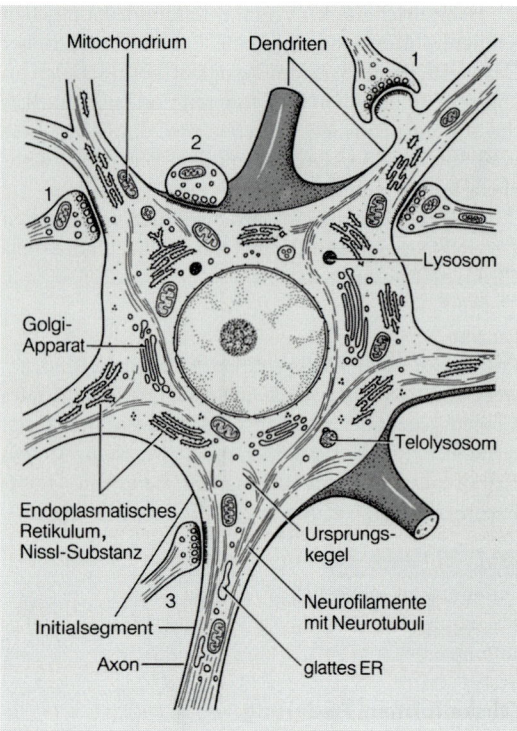 Abb. 2.14).

Mittelpunkt des Neurons ist der Zellleib, das **Perikaryon**. **Afferente** Zellausläufer, also solche, die zu ihm hinführen, heißen **Dendriten**, und der (einzige!) **efferente** Ausläufer, der also von ihm wegführt, ist das **Axon**.

Neurone besitzen einen gut ausgeprägten Syntheseapparat, den man mit bestimmten Farbstoffen als **Nissl-Substanz** (raues ER) sichtbar machen kann. rER befindet sich in Dendriten, jedoch nicht im Ursprungskegel,

◘ Abb. 2.14. Elektronenmikroskopische Darstellung des Perikaryons einer multipolaren Nervenzelle. 1: Axodendritische Synapse, 2: Axosomatische Synapse, 3: axoaxonale Synapse. (Schiebler 2005)

dem Initialsegment des Axons. Neurone bilden Strukturproteine für die Erhaltung der Zelle und **Transmitter** (Überträgerstoffe), die über Neurotubuli an die Endverzweigungen des Axons transportiert werden, um dann an den Synapsen Signale chemisch weiterzuleiten.

Synapsen

Es gibt elektrische Synapsen (im Prinzip gehören Gap junctions dazu; besonders effiziente Dichte entwickeln diese beim Zitteraal) sowie chemische Synapsen. Chemische Synapsen sind die Orte, an denen die Reizweiterleitung von einer Zelle auf die andere mithilfe einer Transmittersubstanz erfolgt.

> **Merke**
>
> Eine Synapse besteht aus einer präsynaptischen Membran, einer postsynaptischen Membran und einem synaptischen Spalt.

Je nach **Partner des Axons** werden folgende Synapsen unterschieden:

- neuro-muskuläre Synapsen (auch Motorische End-platte genannt),
- neuro-epitheliale (Nerv- Epithelzelle) und
- neuro-neuronale Synapsen.

Letztere können sich praktisch an allen Ecken und Enden des Nerven ausbilden und sind höchst plastisch:
- axosomatische Synapsen,
- axodendritische Synapsen,
- axoaxonale Synapsen, und
- dendrodendritische Synapsen.

Weiter gibt es **Synapsen en passant**, die als kleine Knötchen (Varikositäten) entlang dem Nerventerminal auftreten.

Synapsen en distant zeichnen sich durch einen viel breiteren synaptischen Spalt aus. Sie kommen oft im vegetativen Nervensystem vor (z. B. autonome Innervation der glatten Muskulatur).

Gemeinsame Merkmale: Präsynaptische Auftreibung des Axons mit **präsynaptischen Vesikeln**, die Transmitter enthalten (☐ Tab. 2.7). Diese gelangen nach Depolarisierung der Axonmembran und nachfolgendem Calciumeinstrom in die präsynaptische Endigung in den **synaptischen Spalt**. Von dort können sie an geeignete Rezeptoren der **postsynaptischen Membran** binden und so den »Schlüssel ins Schloss stecken«. Dreht er sich um, gibt es eine Depolarisation der Membran der Partnerzelle, d. h. es kommt zu einer Exzitation. Dreht er sich nicht um, gibt es eine Hyperpolarisation, d. h. eine Inhibition. Anschließend wird der Transmitter im synaptischen Spalt enzymatisch zerlegt und recycelt.

KLINIK

»Falsche« Transmitter können den Rezeptor blockieren. Von südamerikanischen Pfeilgiftjägern und zivilisierten Anästhesisten gern genutzte Substanz ist Curare, das den Rezeptor für den Transmitter Acetylcholin an der postsynaptischen Membran besetzt, ohne eine Wirkung hervorzurufen (kompetitive Hemmung).

Neurotransmitter gehören verschiedenen chemischen Klassen an und können die synaptische Wirkung bestimmen.

Degeneration und Regeneration. Nervenzellen können in der Regel nicht regenerieren, da sie postmitotisch sind (s. o.). Als sichtbares Zeichen degenerativer Vorgänge werden paraplasmatische Einschlüsse gehortet, z. B. Lipofuszin. Bestandteile des Neurotubulussystems, tau-Proteine werden bei der Alzheimer-Krankheit angehäuft.

Axonaler Transport. Es gibt einen vorwärtsgerichteten (anterograden) und einen rückwärtsgerichteten (retrograden) axonalen Transport:
- schneller anterograder Transport: Mitochondrien, Vesikel, Neurotubuli-vermittelt: 40 cm/Tag,
- langsamer anterograder Transport: gelöste Proteine: 4 mm/Tag und
- retrograder Transport: Recycling von Axonmüll: 20 cm/Tag.

2.8.2 Gliazellen

Gliazellen haben vielfältige Ernährungs- und Stützfunktionen. Es gibt etwa 10-mal mehr Gliazellen als Nervenzellen, mit denen sie eine unzertrennliche Symbiose bilden.

Merke

Gliazellen werden in Makroglia (Astrozyten, Oligodendrozyten) sowie Mikroglia (Hortega-Zellen, Mesoglia: Abwehrzellen, aus dem Mesoderm eingewandert) unterteilt.

Die häufigsten Gliazellen im ZNS sind **Astrozyten.** Sie enthalten GFAP (glial fibrillary acidic protein), beteiligen sich bei Energieversorgung von Neuronen, ionaler Balance und bilden Wachstumsfaktoren.

☐ **Tab. 2.7.** Transmitter, ihre Rezeptoren und Wirkungen		
Transmitter	**Rezeptor**	**Wirkung**
Acetylcholin	nikotinisch muscarinisch	Exzitation Exzitation, Inhibition
GABA	GABA A GABA B	schnelle Inhibition langsame Inhibition
Dopamin	D1 D2	Zunahme der Erregbarkeit Abnahme der Erregbarkeit
Serotonin	5-HT1 5-HT2	Inhibition Zunahme von Inhibition und Exzitation
Noradrenalin	α1, ß1, ß2 α2	Zunahme der Erregbarkeit Abnahme der Erregbarkeit
Glutamat	AMPA, NMDA	Exzitation

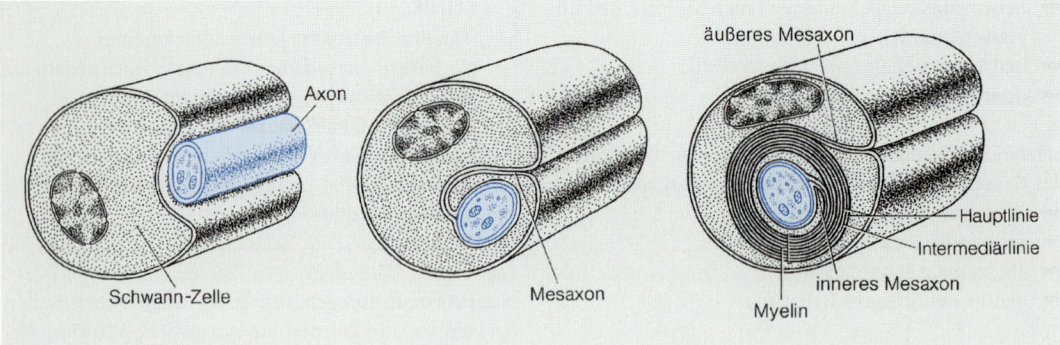

äußeres Mesaxon

Axon

Schwann-Zelle

Mesaxon

Hauptlinie

Intermediärlinie

inneres Mesaxon

Myelin

☐ **Abb. 2.15.** Entwicklung der Markscheide im peripheren Nervenssystem. (Schiebler 2005)

Merke

Die Blut-Hirn-Schranke wird im Wesentlichen durch Tight junctions des Kapillarendothels definiert, weniger durch Astrozyten!

Oligodendrozyten sind Gliazellen, die Myelinscheiden (Markscheiden) bilden. Ihr Zellkörper ist kleiner als der von Astrozyten. Sie besitzen mehrere markscheidenbildende Fortsätze, im Gegensatz zur myelinisierenden Schwann-Zelle des Peripheren Nervensystems (PNS), die nur einen markscheidenbildenden Fortsatz hat.

Schwann-Zellen sind Gliazellen des PNS. Sie können entweder Markscheiden bilden (☐ Abb. 2.15) oder verhalten sich als »nicht-markscheidenbildende« Schwann-Zelle ähnlich wie Astrozyten des ZNS. Eine Sonderform der nichtmyelinisierenden Schwann-Zelle ist die Ammenzelle (Mantelzelle, Satellitenzelle) der Spinalganglien.

Mikrogliazellen (Hortegazellen) gehören als Makrophagen dem mononucleären phagozytären System (MPS) an.

Ependymzellen sind kinozilientragende Epithelzellen, die die Ventrikelwand auskleiden. Sie sind das morphologische Substrat der Blut-Liquor-Schranke (nicht so dicht wie die Blut-Hirn-Schranke).

Glia und Degeneration

Bei Durchtrennung eines peripheren Nerven kommt es zur anterograden Degeneration (d. h. der distale Axonanteil degeneriert, mit Einwanderung von Makrophagen; Waller-Degeneration), evtl. auch zur retrograden Degeneration. Als Reaktion vermehren sich überlebende Schwann-Zellen und bilden ein Gliagerüst für die Neuaussprossung der Axone, vorausgesetzt, das Perikaryon hat die Attacke überlebt.

2.8.3 Nervenfaser

»Nervenfasern« sind lange Nervenzellfortsätze, die abhängig von ihrem Durchmesser zunächst meist myelinisiert sind und in der Peripherie kurz vor ihrem Zielgebiet die Markscheide verlieren.

Merke

Die Markscheide eines peripheren Nerven wird von Schwann-Zellen gebildet, und die des ZNS von Oligodendrozyten.

Der Einhüllungsbereich einer einzelnen Gliazelle entspricht dem **Internodium**, welches von **2 Ranvier-Schnürringen** begrenzt ist (☐ Abb. 2.16). Dort ist die Natriumkanaldichte extrem hoch, die Erregung springt von Schnürring zu Schnürring (**saltatorische Erregungsleitung**).

Die Stärke der Myelinisierung hat Einfluss auf die Leitungsgeschwindigkeit (☐ Tab. 2.8). Bis zu einer gewissen Grenze gilt: je dicker die Markscheide, desto schneller die Leitungsgeschwindigkeit (GK Physiologie, ▶ Kap. 15). Auch unmyelinisierte Nervenfasern genießen die Ummantelung durch Gliazellen, allerdings ohne Mehrfachwicklungen.

2.9   Allgemeine Anatomie des Nervensystems

Das Nervensystem arbeitet als großer Kommunikator zwischen den Körperwelten, um lang- und kurzfristige Änderungen in den Beziehungen zur Außenwelt Rechnung tragen zu können, aber auch bei internen Konflikten zu vermitteln. Es bedient sich dabei einer »Rechenzentrale« (**Gehirn, Rückenmark**), einigen

Abb. 2.16. Ranvier-Schnürring (oben rechts lichtmikroskopisch, sonst elektronenmikroskopisch). (Schiebler 2005)

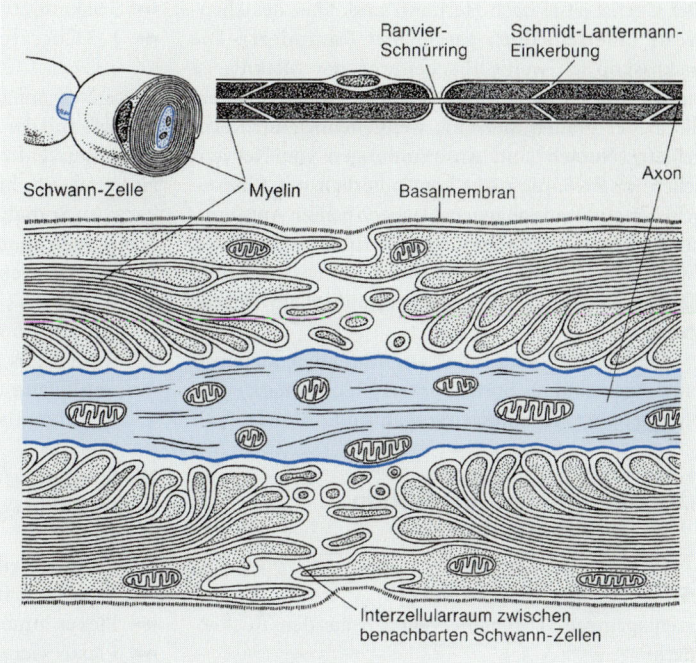

Tab. 2.8. Klassifizierung der Nervenfasern nach Durchmesser (nach Erlanger u. Gasser)

Fasertyp	Nervenfaserdurch-messer (µm)	Leitungsge-schwindigkeit (m/s)	Vorkommen
Aα	10–20	70–120	Motorische Fasern zur Skelettmuskulatur
Aβ	8	30–70	Hautafferenzen Berührung/Druck
Aγ	5	15–30	Motorische Fasern zu Muskelspindeln
Aδ	2–4	12–30	Hautafferenzen Temperatur/Schmerz
B	1–3	3–15	Viszeroefferenzen, Viszeroafferenzen
C	1	0,5–2,5	Postganglionäre Viszeroefferenzen

peripheren Relaisstationen (**periphere Ganglien**) sowie einer Reihe von Mechanismen, die Kunden (Zielgebiete) miteinander verbinden: Zu dieser Hardware gehören Kabelleitungen (Nervenfasern) und persönlicher Service (»Neurosekretion« über Hormone).

Zur Effizienzsteigerung und antibürokratischen Entflechtung erlaubt das System einen gewissen Föderalismus, z. B. lokale Autonomien wie Reflexe, deren Auswirkungen freilich sekundär der Zentrale mitgeteilt werden. Als zusätzliche Betriebssysteme sind autonome Programme installiert, auf die der normale User keine direkte Zugriffsberechtigung hat (z. B. autonomes Nervensystem).

2.9.1 Übergeordnete Gliederungen und allgemeine Begriffe

Nervengewebe organisiert sich im **zentralen Nervensystem** (ZNS: Gehirn und Rückenmark) und **peripheren Nervensystem** (PNS: restliches Nervengewebe). Weiterhin kann man darin ein **somatisches** (animalisches) gegen ein **viszerales** (vegetatives, autonomes) **Nervensystem** abgrenzen.

Afferente Neurone (meist sensible) führen Information von der Peripherie in die Zentrale, und **efferente Neurone** (motorische oder autonome) führen Information von der Zentrale in die Peripherie.

Das ZNS besteht aus Rinde (**Cortex**, sog. graue Substanz) und Mark (**Medulla**, sog. weiße Substanz).

Der Cortex ist je nach Herkunft und Alter des Hirnareals unterschiedlich geschichtet (**laminiert**). Die makroskopisch weiße Erscheinung der Medulla ist auf die Markscheiden der Bahnen zurückzuführen, die in der grauen Substanz weitgehend fehlt. Kerngebiete (**Nuclei**) sind Ansammlungen von Nervenzellen im ZNS, die nicht kontinuierlich mit Rindengebieten zusammenhängen. Dagegen heißen Ansammlungen von Nervenzellen in der Peripherie **Ganglien.** Faserverbindungen heißen im ZNS Faszikel oder Bahnen (**Fasciculi, Tractus**) und außerhalb Nerven (**Nervi**).

Die vom ZNS zu- oder wegführenden Kabelverbindungen sind als **Spinalnerven** (Rückenmark) oder **Hirnnerven** (Spinalnerven) organisiert.

2.9.2 Periphere Organisation und Projektion

Spinalnerven (Nervi spinales)

Es entspringen 31 Spinalnervenpaare aus dem Rückenmark:
- 8 Zervikalnerven,
- 12 Thorakalnerven,
- 5 Lumbalnerven,
- 5 Sakralnerven und
- 1–3 Cocczygealnerven.

Diese Nervenpaare übernehmen die Innervation des Rumpfs und der Extremitäten. Ein Spinalnerv setzt sich aus 2 Wurzeln zusammen: eine efferente **Radix anterior** und eine afferente **Radix posterior**, deren Perikarya im **Spinalganglion** liegen (◘ Abb. 2.17). Aus dem gemischten Spinalnerven entspringen folgende Äste:
1. R. meningeus: für die Rückenmarkshäute,
2. R. dorsalis (posterior): zur autochthonen Rückenmuskulatur und der Rückenhaut,
3. R. ventralis (anterior): zu Extremitäten, Rumpfmuskulatur und entsprechenden Hautarealen und
4. R. communicans: zum sympathischen Grenzstrang.

Die Spinalnerven bilden in Höhe der Extremitäten Geflechte (**Plexus**), die sich aus Ästen mehrerer Segmente speisen:
- Plexus cervicalis (C1–C5),
- Plexus brachialis (C5–Th1),
- Plexus lumbalis (Th12–L5) sowie
- Plexus sacralis (L4–S5).

Das Hautareal, das von den Nervenfasern eines Segments innerviert wird, bezeichnet man als **Dermatom**.

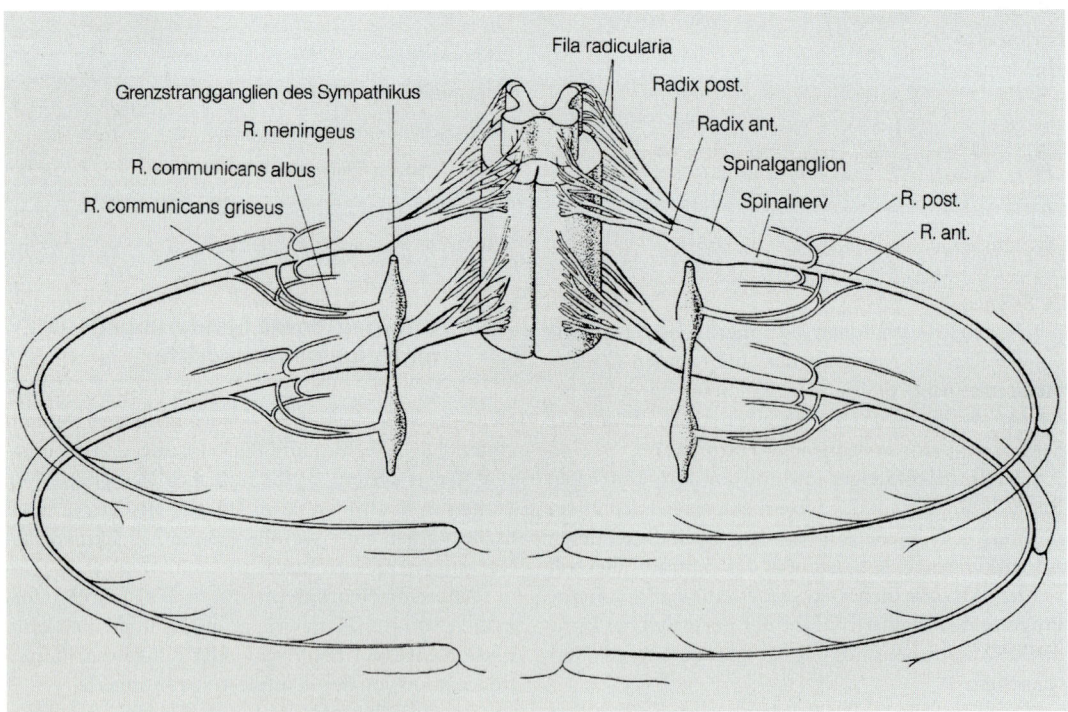

◘ **Abb. 2.17.** Organisation zweier benachbarter Spinalnervenpaare. (Schiebler 2005)

KLINIK

Bei der Gürtelrose breitet sich das in einem bestimmten Spinalganglion residierende Herpes-Zoster-Virus (Varizellen-Zoster-Virus) entlang den Hautarealen des betroffenen Segments aus, sichtbar an Rötung, Bläscheneruptionen und meist sehr starken Schmerzen.

Head-Zonen sind Hautareale, deren sensible Nerven auf dieselben Rückenmarksganglienzellen verschaltet werden wie afferente viszerosensible Fasern innerer Organe.

KLINIK

Organschmerz kann aufgrund der Organisation der Head-Zonen auf bestimmte Hautareale lokalisiert werden, z. B. Herzschmerz in den linken Arm oder Gallenblasenschmerz in die rechte Schulter.

Hirnnerven

Hirnnerven können als kraniale Spinalnerven betrachtet werden. Von den 12 Nervenpaaren sind nur 10 (Nn. III–XII) echte Hirnnerven; die ersten beiden (Tractus olfactorius, N. opticus) sind Projektionsbahnen des Gehirns (▶ Kap. 5.5). Die Kerngebiete der Hirnnerven liegen im Hirnstamm, nicht im Diencephalon und Telencephalon.

2.9.3 Neuronale Gliederung des peripheren autonomen Nervensystems

Das autonome Nervensystem dient der Regulation von inneren Organen, die dem Willen weitgehend entzogen ist. Es gliedert sich in einen **sympathischen** und **para-** **sympathischen** sowie einen **enterischen** (darmspezifischen) Anteil.

Viszeroafferente Perikaryen aller Anteile liegen in den **sensiblen Ganglien** des PNS, sie informieren über Druck, Temperatur, Schmerz und besitzen trophische Eigenschaften.

Viszeroefferente Neurone sind funktionell über unterschiedliche Transmittersubstanzen sowie Verschaltungsstrecken (prä-/postganglionär) unterscheidbar (◻ Tab. 2.9). Zellkörper der efferenten postganglionären Neurone liegen in **vegetativen Ganglien**.

Ganglien sind von Stützzellen (Mantelzellen) umgeben (Gliazellen). Sie sind entweder pseudounipolar (Spinalganglien), bipolar (sensorische Ganglien des Hirnnerven VIII) oder multipolar (z. B. sympathischer Grenzstrang) konstruiert.

Sympathische Nervenfasern folgen den Arterienwänden, parasympathische reisen auf eigenen Bahnen, im Kopfbereich mitunter sensiblen Hirnnervenästen angelagert.

Das **enterische Nervensystem** ist ein vom sympathischen und parasympathischen Nervensystem unabhängiges System, das die Darmtätigkeit reguliert. Bestandteile sind u. a. der Plexus myentericus (Auerbach) und der Plexus submucosus (Meissner) (▶ Kap. 8.2).

Somatische und viszerale Reflexe

Reflexe sind unwillkürliche Reaktionen, zunächst ohne Beteiligung höherer Zentren. Reine **monosynaptische Reflexe** sind selten. Es sind folgende Instanzen im sog. **Reflexbogen** beteiligt:

1. Erregung eines **Sensors** (z. B. Muskelspindel),
2. **afferentes Neuron** mit Perikaryon im Spinalganglion,
3. Umschaltung auf **efferentes Neuron** im Rückenmark (motorische Vorderhornzelle) und
4. Aktivierung des **Effektors**, z. B. eines Muskels.

◻ **Tab. 2.9.** Organisation des vegetativen Nervensystems

Anteil des vegetativen Nervensystems	Ursprungsganglien/Transmitter	2. Neuron/Transmitter
Parasympathisch	kranialer Anteil: Hirnnervenkerne III, VII, IX, X im Hirnstamm kaudaler Anteil: Nuclei parasympathici, S2–S4 Acetylcholin (nikotinisch)	Langes präganglionäres Neuron zu intramuralen bzw. parasympathischen Ganglien, dort Umschaltung auf postganglionäres Neuron Acetylcholin (muscarinisch)
Sympathisch	Ncl. intermediolateralis (Seitenhorn) des Brustmarks (C8–L2) Acetylcholin	Kurzes präganglionäres Neuron zum Grenzstrang, dort Umschaltung auf postganglionäre Fasern an die Organe Noradrenalin

2

Monosynaptische Reflexe spielen sich in einer Etage (Segment) ab. Sie sind **Eigenreflexe**, da Rezeptorzelle und Effektor in einem Organ liegen. Beispiel: Patellarsehnenreflex.

Polysynaptische Reflexe laufen über mehr als 2 Neurone, d. h. im Rückenmark sind Interneurone zwischengeschaltet, die die Reflexantwort auf eine andere Ebene leiten. Der Effektor liegt in einer anderen Region, z. B. Haut, Drüsen (daher **Fremdreflex** genannt). Sie sind oft mit Schmerz- oder Schutzreaktionen verbunden. Beispiel: Hand wegziehen von heißer Herdplatte, Niesreflex, Kremasterreflex.

Im Unterschied zu den o. g. **somatischen Reflexen** sind **viszerale Reflexe** immer polysynaptisch. Sie vermitteln innerhalb des autonomen Nervensystems und nutzen Leitungsbögen zwischen viszerosensiblen bzw. viszerosensorischen Afferenzen, Rückenmarksinterneuronen, und 2 hintereinander geschalteten prä- und postganglionären viszeroefferenten Neuronen. Beispiel: Speichelfluss als Geschmacksantwort nach Auslutschen einer richtig leckeren Zitrone.

2.9.4 Mikroskopische Anatomie des peripheren Nervensystems

Hüllen und Bindegewebsräume des peripheren Nerven; Blut-Nerven-Schranke

Nervenzellfortsätze bündeln sich in der Peripherie und werden mitsamt ihrer Myelinscheiden (▶ Kap. 2.8.2) von einem hierarchischen Hüllensystem, ähnlich dem der Muskulatur, umgeben (◘ Abb. 2.18).

Das **Epineurium** umgibt als Fortsetzung der (zentralen) Dura mater den gesamten Nerven. Er besteht aus

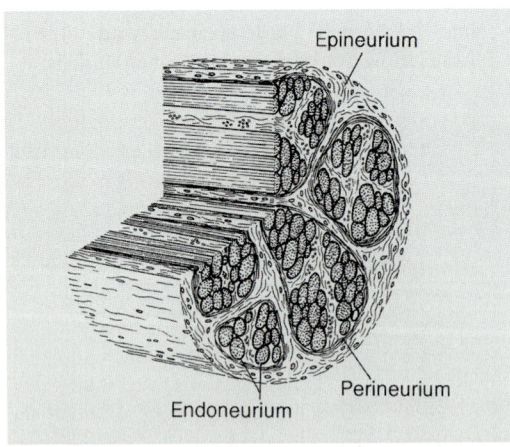

◘ **Abb. 2.18.** Organisation eines peripheren Nerven. (Schiebler 2005)

mehreren Faszikeln, die wiederum von **Perineurium** (= Perineuralscheide, Fortsetzung des Neurothels der Arachnoidea) eingehüllt werden. Dieses riegelt den Endoneuralraum durch Tight junctions hermetisch ab, ähnlich der Blut-Hirn-Schranke (▶ Kap. 2.8.2). Bindegewebsfasern im Endoneuralraum werden als **Endoneurium** bezeichnet. Hier verlaufen Kapillaren, und es wachen auch einzelne Makrophagen.

2.10 Allgemeine Anatomie des Kreislaufsystems

Leistungsträger und Versorgungsempfänger sind in einem vielzelligen Organismus auf effiziente Verkehrsinfrastruktur angewiesen. Den Stofftransport übernehmen zwei in sich geschlossene Blut führende **Röhrensysteme**, die über eine gemeinsame Pumpe, das Herz, miteinander verbunden sind. Die Tatsache, dass einerseits ausreichend hoher Druck aufgebracht werden muss, um den peripheren Widerstand zu überwinden und noch den letzten Winkel zu erreichen, und andererseits niedrige Fließeigenschaften des Blutes notwendig sind, um den peripheren Stoff-/Gasaustausch zu gewährleisten, macht die Konstruktion dieser Röhren nicht trivial. Diese müssen folglich für die Erfordernisse eines Hochdruck- und eines Niederdruckbereichs morphologisch gerüstet sein.

2.10.1 Gliederung des Kreislaufsystems

Im **großen Kreislauf** kursiert das Blut von der linken Herzkammer über Aorta, Arterien, Arteriolen zu den Kapillaren, und zurück geht's über Venolen, Venen und V. cava in den rechten Vorhof (◘ Abb. 2.19).

Eine Besonderheit des Körperkreislaufs sind **Pfortadersysteme**. Darunter versteht man zwei hintereinander geschaltete venöse Kapillarsysteme (sog. venöse Wundernetze). Ein Beispiel hierfür ist der venöse Bluttransport unpaarer Bauchorgane, die das nährstoffreiche Blut nicht direkt an die Hohlvenen abgeben, sondern einen Umweg über die V. portae über die Leber gehen, wo sich die Wege noch einmal kapillarähnlich verzweigen. Ein ähnliches Prinzip gibt es in der Hypophyse, allerdings aus anderen Gründen (s. dort).

Der **kleine Kreislauf** (Lungenkreislauf) beschreibt den Weg des Bluts von der rechten Kammer über den Truncus pulmonalis, Lungenarterien, Lungenkapillaren, und zurück entlang den Lungenvenen in den linken Vorhof (◘ Abb. 2.19).

Beide Kreisläufe sind hintereinander geschaltet, sodass oxygeniertes Blut aus der Lunge im Körper-

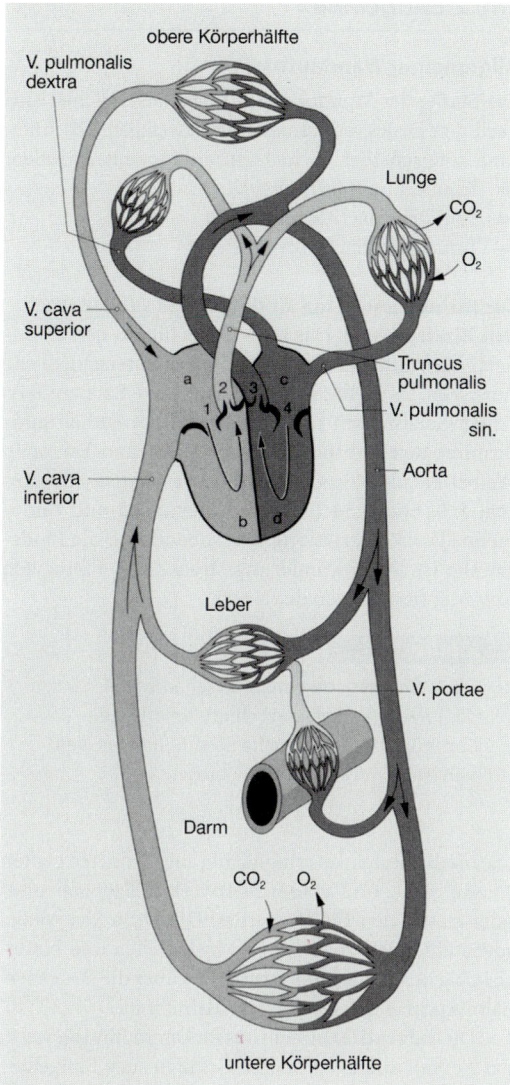

Abb. 2.19. Vereinfachtes Schema des Kreislaufs; a: rechter Vorhof, b: rechte Kammer, c: linker Vorhof, d: linke Kammer, 1: rechte Atrioventrikularklappe (Tricuspidalis), 2: Pulmonalklappe, 3: Aortenklappe, 4: linke Atrioventrikularklappe (Mitralis). (Schiebler 2005)

kreislauf verteilt wird, und entsprechend desoxygeniertes Blut aus dem Köperkreislauf in der Lunge aufgetankt werden kann.

Hinsichtlich der Druckverhältnisse in den Kreislaufabschnitten wird eine Unterteilung in **Hochdruck- und Niederdrucksystem** vorgenommen:

■ Zum **Hochdrucksystem** gehören linke Herzkammer sowie die Arterien des großen Kreislaufs (durchschnittlicher Blutdruck: 90–100 mmHg).

■ Zum **Niederdrucksystem** gehören alle anderen Abschnitte einschließlich des gesamten Lungenkreislaufs (durchschnittlicher Blutdruck: 5–25 mmHg).

Fetaler Kreislauf

Da der Fetus seinen Gasaustausch über die Mutter erledigt, ist in der pränatalen Periode der kleine Kreislauf bis auf die notwendige Eigenversorgung funktionell abgeklemmt. Dies geschieht durch zusätzliche Kurzschlussverbindungen (Shunts), die sich nach der Geburt in der Regel schließen (obliterieren):

1. **Ductus arteriosus** (Botalli; eigentlich: Harvey!) zwischen linker A. pulmonalis und Aorta.
2. **Foramen ovale** zwischen den beiden Vorhöfen des Herzens.
3. **Ductus venosus** (Arantii; eigentlich: Galeni!) zwischen V. umbilicalis und V. cava inf. (unter weitgehender Umgehung der Pfortader wegen des anfangs hohen Perfusionswiderstandes der Leber).

Das aus der Plazenta kommende Blut nimmt also folgenden Weg: V. umbilicalis (Mischblut), Ductus venosus/V. portae, V. cava inf., rechter Vorhof, Foramen ovale, linker Vorhof, linke Kammer, Körperkreislauf, Aa. umbilicales (desoxygeniert) zur Plazenta (■ Abb. 2.20).

Das Blut, das aus der oberen Körperhälfte über die V. cava sup. in den rechten Vorhof kommt, wird überwiegend über den Truncus pulmonalis und den Ductus arteriosus in die Aorta geleitet.

Umstellung des Kreislaufs nach der Geburt

Der entscheidende Faktor zur Änderung der hämodynamischen Eigenschaften sind veränderte Gassättigungen während und unmittelbar nach der Geburt:

1. Unterbindung der Nabelschnur: Anstieg des aortalen Druckes durch Abklemmung der Aa. umbilicales und Einstellung der Blutzufuhr aus der Plazenta durch Abklemmung der V. umbilicalis.
2. Erhöhung des CO_2-Partialdrucks und Erniedrigung des O_2-Partialdrucks: Der Atemreflex setzt ein, die Lunge dehnt sich aus und der Widerstand im Lungenkreislauf wird dramatisch gesenkt. Dadurch wird der Weg durch den Ductus arteriosus unattraktiv. Der gleichzeitig erhöhte Blutdruck im linken Vorhof führt zum funktionellen Verschluss des Foramen ovale.

Kollateralkreislauf

Unter Kollateralkreislauf versteht man die Möglichkeit des Blutes, bei Passagehindernissen einen Umweg zu nehmen, der auch ins Zielgebiet führt (vergleichbar einer Umleitung bei Stau auf der Autobahn). Wege für Kollateralkreisläufe sind meist präformiert, können

2

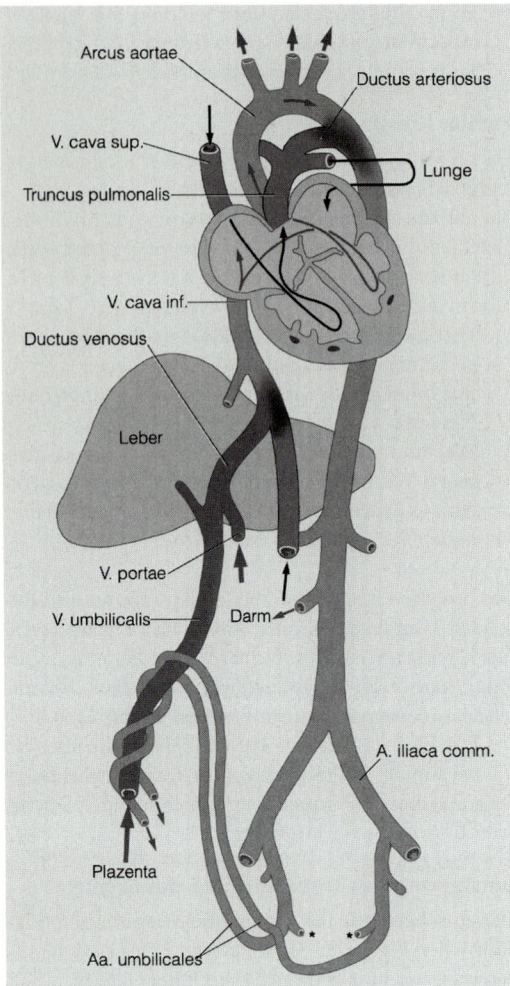

Arcus aortae

Ductus arteriosus

V. cava sup.

Lunge

Truncus pulmonalis

V. cava inf.

Ductus venosus

Leber

V. portae

V. umbilicalis

Darm

A. iliaca comm.

Plazenta

Aa. umbilicales

☐ **Abb. 2.20.** Fetaler Kreislauf. Die Intensität der Graustufe entspricht dem Sauerstoffgehalt des Bluts und kennzeichnet nicht die Arterien oder Venen; an * zweigt die A. vesicalis sup. ab. (Schiebler 2005)

aber bei Bedarf schnell ausgebaut werden (z. B. Aorta, Schulter, Oberschenkel).

┌─ **KLINIK** ──────────────────
Benachteiligt sind Organe, die im Krisenfall (In-farkt!) nicht durch eine solche Baumaßnahme abgesichert sind. Die Koronararterien des Herz-muskels sind funktionelle Endarterien, d. h. es gibt keine nennenswerten Kollateralen, sodass diese bei Stenosen künstlich gelegt werden müssen (Bypass).

2.10.2 Blutgefäße

Allgemeiner Wandaufbau

Die Stärke der Wandung von Blutgefäßen richtet sich nach den Druckverhältnissen im jeweiligen Abschnitt. Man unterscheidet 3 Schichten, von innen nach außen:

- Tunica intima (»Intima«),
- Tunica media (»Media«) und
- Tunica externa (»Adventitia«).

Die **Intima** besteht aus **Endothel** und **subendothelialem Bindegewebe**. Das Endothel erfüllt in den einzelnen Abschnitten der Blutbahn höchst unterschiedliche Aufgaben. Es ist die wichtigste selektive Barriere zwischen Gefäßlumen und Hinterland. Es enthält antithrombogene Substanzen (von Willebrand-Faktor in Weibel-Palade-Körperchen) und vasoaktive Substanzen, z. B. Stickoxid (NO, Vasodilatation) und Endothelin (Vasokonstriktion). Das subendotheliale Bindegewebe ist Durchwanderungsstrecke von Fibrozyten bzw. Myofibroblasten der Media.

> **Merke**
>
> Die Intima trägt den metabolischen Erfordernissen des jeweiligen Gefässabschnitts am meisten Rechnung. Ihre dauerhafte Schädigung hat weitreichende Folgen (Arteriosklerose).

Die **Media** besteht aus ringförmig angeordneten glatten Muskelzellen und einem Netzwerk kollagenen und/oder elastischen Bindegewebes. Die Dicke der Media sowie die Relation zwischen Muskelzellen und bindegewebigen Anteilen gibt Aufschluss über die Druckverhältnisse im vorliegenden Gefäßabschnitt.

Die **Adventitia** besteht aus lockerem Bindegewebe, das Nerven und bei größeren Gefäßen auch Blutgefäße enthält (Vasa vasorum).

Arterien

> **Merke**
>
> Arterien sind Gefäße, die Blut vom Herzen wegführen, egal, ob es oxygeniert ist oder nicht.

Es werden folgende Typen von Arterien unterschieden:

Arterien vom elastischen Typ

Dies sind die sog. »herznahen« Arterien (Aorta, A. carotis, A. subclavia), in denen sich Blutdruckunterschiede zwischen Systole und Diastole besonders auswirken würden, falls sich das Gefäß allein auf seine

Muskulatur verlassen müsste. Die elastischen Lamellen der Media sorgen durch die passive Abschnürung während der Diastole dafür, dass der Blutdruck nicht ungebührlich absinkt (Windkesselfunktion). Besonders gut sichtbar ist die **Tunica elastica interna** (Grenze Intima-Media) und die **Tunica elastica externa** (Grenze Media-Adventitia).

Arterien vom muskulären Typ

Diese Gefäße haben einen relativ niedrigen Anteil elastischer Lamellen in der Media. Sie besitzen überwiegend k-(kontraktile) Myozyten. Zu ihnen gehören die sog. »herzfernen« Arterien (z. B. A. radialis, A. renalis etc.). Die Zuordnung zur Herznähe ist funktionell gemeint, denn die Koronararterien sind auch vom muskulären Typ. Für sie wäre es unsinnig, sich während der Diastole zu kontrahieren, da dies die Herzaktion ist, während der der Muskel selbst am effektivsten mit Blut versorgt wird.

Sperrarterien

Dies sind Arterien, deren Innenpolster selbst zu einer Lumenverlegung führen kann (Beispiel: Fingerhaut, Genitalorgane).

Arteriolen

Arteriolen sind dem Kapillarbett vorgeschaltete kleine Arterien mit hohem peripheren Widerstand. Sie regulieren das Blutvolumen, das tatsächlich in die Kapillaren hineinströmen darf.

Arteriovenöse Anastomosen

Arteriovenöse (AV-) Anastomosen sind Kurzschlüsse zwischen Arteriolen und Venolen unter Umgehung des Kapillargebiets. Sie sind in den Akren (knäuelförmige, Glomus-AV-Anastomosen: Finger, Kaninchenohren, Nasenschleimhaut, Lippen) ausgeprägt. Ihre Öffnung führt zu erhöhter Wärmeabgabe.

Innervation

Blutgefäße werden autonom innerviert. **Sympathische viszeroefferente** Fasern begleiten die Arterien geflechtartig. Sie sind in der präkapillären Strecke besonders dicht und können Noradrenalin-(bzw. NPY-)assoziierte Vasokonstriktion der Arteriolen induzieren (z. B. Schutz vor Wärmeverlust). **Sensible Viszeroafferenzen** (CGRP, SP) sorgen für die Weiterleitung von Schmerz und Temperatur.

KLINIK

Die Zentralisation des Kreislaufs bei Schockzuständen (z. B. Physikum) beruht auf einer Hochregulation des Sympathikotonus mit Vasokonstriktion der o. g. Arteriolen und arteriovenöser Anastomosen (Blässe, kalter Schweiß). Sinn der Sache ist es, Blutvolumen vor dem Versacken ins Kapillargebiet zu bewahren und somit den Blutdruck für zentral wichtige Organe ausreichend hoch zu halten.

Kapillaren

Die Kapillarwand besteht lediglich aus Endothel, einer Basallamina, und gelegentlich Perizyten. Der Stoffaustausch ist durch den geringen Perfusionsdruck sowie die kurze Diffusionsstrecke leicht. Der Kapillardurchmesser schwankt extrem: 4–20 μm. Es gibt 3 Kapillartypen, die sich nach dem Aufbau des Endothels unterscheiden (Abb. 2.21a–c):

1. **Geschlossenes Endothel** und geschlossene Basalmembran. Abdichtung der Endothelzellen durch tight junctions. Vorkommen: Muskel, Gehirn (außer neuroendokrine Organe: Hypophyse, Eminentia mediana), Lunge.

2. **Gefenstertes Endothel** mit oder ohne sog. Diaphragma (sehr durchlässige »Fensterscheiben« aus glycoproteinartiger Zusammensetzung). Das Endothel hat »Löcher«, es handelt sich nicht um erweiterte Interzellularspalten! Die Basallamina ist

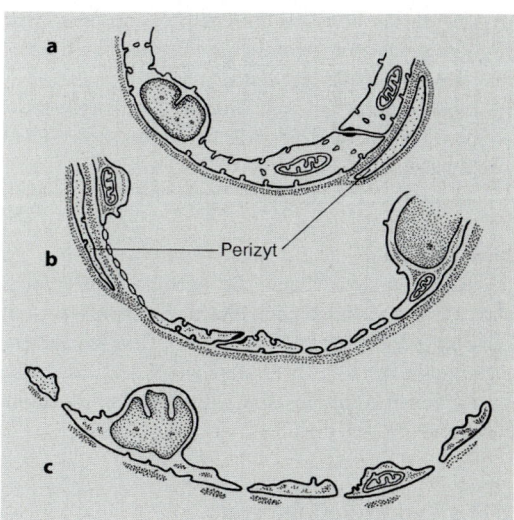

 Abb. 2.21a–c. Endothelverhältnisse der Kapillarwand. **a** geschlossenes Endothel, **b** Fenestrierung mit Diaphragmata (links) und ohne Diaphragmata (rechts), **c** sinusoidaler Typ (»alles ist offen, es zieht«). (Schiebler 2005)

durchgängig. Vorkommen: Endokrine Organe, Glomeruluskapillaren der Niere, Dünndarm.

3. **Sinusoidale Kapillaren.** Hier haben die Endothelzellen einen nennenswerten Abstand zueinander, sind weitmaschig offen. Die Basallamina ist unterbrochen. Vorkommen: Milz, Leber, Knochenmark.

Venen

> **Merke**
>
> Venolen und Venen sind Gefäße, die Blut zum Herzen hinleiten.

Venen gehören zum Niederdrucksystem, sind aber im Prinzip gleich aufgebaut wie Arterien. Ihre Media ist weitaus unruhiger, enthält mehr Bindegewebe. Das Verhältnis von Wandstärke zu Lumenweite ist geringer als bei Arterien. Einige Venen haben so gut wie keine Muskulatur, nämlich tendenziell dort, wo die Schwerkraft die Arbeit abnimmt: Kopf (außer Schwellkörper der Nase) inklusive Gehirn, wo es aus denselben Gründen auch keine Klappen gibt.

Folgende Mechanismen verhindern den Rückfluss des venösen Blutes in die distalen, herzabgewandten Körperpartien:

1. **Venenklappen.** Mit Endothel ausgekleidete Intima-Ausstülpungen, die sich schließen, wenn das Blut zurückfließen möchte.
2. **Arteriovenöse Kopplung:** Die Pulswelle unmittelbar benachbarter Arterien sorgt für die Fortbewegung der Blutsäule in Venen. Voraussetzung für den gerichteten Strom sind natürlich funktionierende Venenklappen.
3. **Muskelpumpe:** Muskeln drücken Gefäße an benachbarte, Widerstand bietende Strukturen, z. B. andere Muskeln oder Knochen.
4. **Vis a tergo:** ausreichender arterieller Blutdruck.

Drosselvenen

Drosselvenen sind Venen, die mithilfe eines Wulsts glatter Wandmuskulatur den Blutrückfluss drosseln, um bestimmte Substrate zurückzuhalten, Beispiel: Nebennierenmark. Auch an Orten stark wechselnder Blutfülle haben Venen mitunter eine außergewöhnlich starke Media.

2.10.3 Lymphgefäßsystem

Lymphzirkulation

Im Unterschied zur Blutzirkulation ist die Lymphzirkulation nicht geschlossen. Lymphe ist im Kapillargebiet

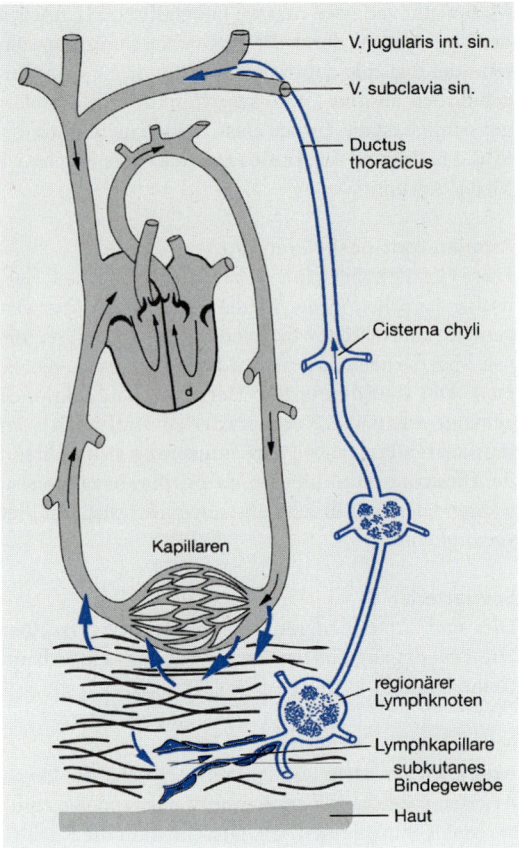

□ **Abb. 2.22.** Schematischer Überblick über die Lymphdrainage. Die blauen Pfeile kennzeichnen die Lymphfiltration aus den subkutanen Kapillaren des Blutgefäßsystems (schwarz); die Lymphgefäße sind blau dargestellt. (Schiebler 2005)

des Blutkreislaufs abgepresste extravasale Gewebsflüssigkeit, die durch eine Art Reusensystem drainiert wird und über regionale Lymphbahnen in die großen Körpervenen zurückgeleitet wird (□ Abb. 2.22). Der tägliche Lymphtransport beträgt etwa 2 l.

Lymphstämme (Trunci lymphatici) vereinigen sich in Lymphgängen (Ductus lymphatici), die in den linken (Körperstamm, Beine, linker Arm) bzw. rechten (oberer rechter Körperquadrant) Venenwinkel einmünden. In regelmäßigen Abständen sind Kontrollstationen in die Lymphwege eingebaut: Lymphknoten (▶ Kap. 2.11). Der gerichtete Abfluss wird durch Kontraktion glatter Muskelzellen in Zusammenarbeit mit Klappen in den Lymphgefäßen gewährleistet.

Lymphstämme:

- Truncus jugularis (beidseitig),
- Truncus subclavius (beidseitig),

- Truncus lumbalis (beidseitig),
- Truncus bronchomediastinalis (beidseitig) und
- Truncus intestinalis (unpaar).

In der Nähe des Hiatus aorticus befindet sich im Abdomen die **Cisterna chyli,** eine Erweiterung der Lymphstämme aus den Lumbalstämmen und dem Intestinalstamm (◘ Abb. 2.22). Diese geht in den größten Lymphweg, **Ductus thoracicus** (Milchbrustgang) über, der in den linken Venenwinkel mündet.

KLINIK

Verlegungen oder Unterbrechungen der Lymphwege (z. B. chirurgische Eingriffe, Tumoren, Wurmerkrankungen) führen zu einem Lymphödem im Interstitium des entsprechenden Entsorgungsgebiets.

2.11 Blut und Knochenmark

Blut ist ein flüssiges Organ, das aus gelösten Bestandteilen, Zellen und Wasser besteht (GK Physiologie, ▶ Kap. 2). Seine Zellen werden größtenteils im Knochenmark gebildet. Das Gesamtvolumen beträgt etwa 60 ml/kg Körpergewicht. Seine Aufgaben umfassen:
1. **Transport** von Nährstoffen, Stoffwechselprodukten, Hormonen, Gasen,
2. **Abwehr**; Mobilisierung von immunkompetenten Zellen, Antikörpern,
3. **Maßnahmen zum Eigenschutz,** Blutgerinnung sowie
4 **Wärmeregulation**.

Merke

Einige Begriffe:
- Überstand nach Zentrifugation: **Plasma,**
- Plasma ohne Fibrinogen: **Serum,**
- Verhältnis von Sediment zu Gesamtvolumen: **Hämatokrit** (ca. 44%).

2.11.1 Blutzellen

Die Blutzellen entstehen aus pluripotenten hämatopoetischen Stammzellen im Knochenmark. Aus dieser Population entwickeln sich determinierte Vorläuferzellen (Progenitorzellen). Die weitere Differenzierung wird durch Wachstumsfaktoren (Erythropoietin, Interleukin-3, Stammzellfaktor, Thrombopoietin) gesteuert.

Im peripheren Blut kursieren Erythrozyten, Leukozyten und Thrombozyten. Vorläuferzellen sind unter normalen Bedingungen nicht im Blutausstrich zu finden.

Erythrozyten (rote Blutkörperchen)

Erythrozyten sind bikonkav, kernlos und spezialisiert auf Sauerstofftransport. Ihre von der Kugel abweichende Form wird durch ein Spektrinfilamentnetz aufrechterhalten. Erythrozyten besitzen transmembrane Glycoproteine, die die Blutgruppeneigenschaften determinieren. Erythrozyten werden ständig in der Milz überprüft und nach dem Erreichen der Altersgrenze »gemausert«, d. h. der Zirkulation entzogen. Ihre Einzelteile (Hämoglobin, Eisen) werden in Milz oder Leber recycelt. Bei erhöhter Proliferation, z. B. nach Blutverlust, erscheinen kernhaltige Vorstufen im peripheren Blut: Retikulozyten (bitte nicht verwechseln mit »Retikulumzellen«!).

Leukozyten (weiße Blutkörperchen)

Zu den Leukozyten gehören Granulozyten, Lymphozyten und Monozyten. Sie stehen allesamt im Dienst der Abwehr (Spionage, Archiv, Liquidation) und können die Blutgefäßwand aktiv durchwandern.

Granulozyten

Es werden nach der Anfärbbarkeit ihrer Granula 3 Populationen unterschieden: neutrophile, eosinophile und basophile Granulozyten:
1. **Neutrophile Granulozyten** besitzen wenig anfärbbare Granula, die bakteriozide Substanzen und Enzyme enthalten. Der Kern unreifer Neutrophiler ist gelappt: **stabkernig;** der Kern der reifen, ausgewachsenen Zellen ist polymorph, er besteht aus 3–4 Segmenten, die über kleine Brücken in Verbindung stehen: **segmentkernig**. Neutrophile Granulozyten sind schnelle Polizisten. Als Mikrophagen fressen sie Bakterien auf und gehen dann noch am Tatort zugrunde. Sie sind der Eiter bei bakteriellen Entzündungen.
2. **Eosinophile Granulozyten** besitzen einen segmentierten Kern. Relativ große Granula färben sich rot. Sie enthalten zytotoxische Enzyme (major basic protein) und sind toxisch für Parasiten (Würmer!). Sie bremsen allergische und entzündliche Prozesse. Bei allergischen Erkrankungen und Wurminfektionen ist ihre Anzahl erhöht.
3 **Basophile Granulozyten** besitzen ebenfalls einen gelappten Kern und Granula, die vasoaktive Substanzen (Histamin) und sulfatierte Proteoglycane (Heparin, Chondroitinsulfat) enthalten. Sie sind den Gewebsmastzellen sehr ähnlich. Bei Exozytose ihrer Inhaltsstoffe entstehen Juckreiz und Quaddel (Insektenstiche).

2

Monozyten

Monozyten sind die größten weißen Blutzellen; sie haben einen blassblauen nierenförmigen Kern und kleine rötliche Granula. Wenn sie die Blutbahn verlassen, werden sie zu Gewebsmakrophagen (Histiozyten) und sind dort als Vertreter des Monozytären (= mononucleären) Phagozytotischen Systems (MPS) an der unspezifischen Abwehr beteiligt. Gemeinsame Merkmale trotz organabhängiger Spezialisierung ist, dass sie von Monozyten abstammen und so gut wie alles fressen.

> **Merke**
>
> Einige Phänotypen der Makrophagen des **MPS** sind:
> — Kupffer-Sternzellen: Lebersinusoide
> — Alveolarmakrophagen: Lunge
> — Langerhanszellen: Epidermis
> — Hortega-Glia: ZNS
> — Uferzellen: Lymphknoten
> — Mesangiumzellen: Niere
> — Osteoklasten: Knochen.

Lymphozyten

Lymphozyten besitzen einen fast kugelrunden dunklen Zellkern, der beinahe das gesamte Zellvolumen einnimmt. Man unterscheidet kleine (8 μm) und große (12 μm) große Lymphozyten.

Im gewöhnlichen nach Pappenheim gefärbten Blutausstrich lassen sich die 3 funktionellen Typen: **B-Lymphozyten** (15% der zirkulierenden Lymphozyten), **T-Lymphozyten** (75%) und **NK-Zellen** (natural killer cells, 10%) nicht voneinander unterscheiden (▶ Kap. 2.12).

Thrombozyten

Thrombozyten sind keine kompletten Zellen, sondern Fragmente der Megakaryozyten. Sie enthalten Lysosomen, verschiedene Speichergranula und Mitochondrien und spielen bei der primären Blutstillung eine zentrale Rolle (Thrombozytenaggregation bei Verletzung eines Blutgefäßes) (GK Physiologie, ▶ Kap. 2).

Im **Differenzialblutbild** werden die o. g. Subpopulationen in Prozent aller weißen Blutkörperchen angegeben:

— Neutrophile Granulozyten: 50–60%,
  — davon Stabkernige 5% (jugendliche Formen)
— Eosinophile Granulozyten: 2–3%,
— Basophile Granulozyten: 1%,
— Monozyten: 6% und
— Lymphozyten: 20–30%.

2.11.2 Rotes Knochenmark

Das **rote Knochenmark** (rot für Erythrozyten) ist der Raum des Knochens, in dem die Blutbildung stattfindet. Beim Erwachsenen umfasst dieses im wesentlichen Sternum, Wirbelkörper, Rippen, Beckenkamm, Schädelknochen. Das **gelbe Knochenmark** (gelb für Fett) ist beim Erwachsenen nicht mehr blutbildend aktiv. Gemeinsam ist beiden das retikuläre Bindegewebe, deren **Retikulumzellen** im gelben Knochenmark durch Fetttröpfchen imponieren und als Platzhalter fungieren. Es gibt ein raffiniert ausgebautes **sinusoidales System**, das im roten Mark als maschenreiches Netzwerk die frisch gebildeten Blutzellen aufnimmt und in die allgemeine Zirkulation leitet.

Blutbildung. Man unterscheidet **3 pränatale Phasen** der Blutbildung:
1. Mesoblastische (megaloblastische) Phase (bis 3. Monat).
2. Hepatische Phase (ab 6. Woche bis Geburt).
3. Medulläre Phase (ab 5. Monat im Knochenmark).

Postnatal findet Blutbildung ausschließlich im roten Knochenmark statt.

> **Merke**
>
> Aus Stammzellen entwickeln sich Vorläuferzellen für die Erythropoiese, Granulopoiese, Thrombopoiese. Diese bilden »colony forming units« (CFU).

Im Einzelnen entstehen folgende Zellreihen (◻ Tab. 2.10):
1. Myeloische Vorläufer (CFU-GEMM: Granulozyt, Erythrozyt, Monozyt, Megakaryozyt) und lymphatische Vorläufer für B- und T-Lymphozyten.
2. Aus CFU-GEMM differenzieren sich Zelllinien für Erythrozyten (CFU-E), Megakaryozyten (CFU-Mega), Granulozyten (CFU-G, CFU-Eo, CFU-Baso). In der Lymphozytenreihe differenzieren sich B- und T-Lymphozyten aus entsprechenden Vorläuferzellen.

2.12 Allgemeine Anatomie des Immunsystems

Das **Immunsystem** ist kein einheitliches Gewebe oder Organ, sondern ein aus vielen funktionellen und morphologischen Bausteinen bestehender Apparat, der als »Werkschutz« des Körpers gedacht ist. Gegenstand seiner Kontrolle sind Zuwanderer, d. h. körperfremde

Tab. 2.10. Blutbildung: Pluripotente Stammzellen und ihre Endprodukte

CFU-GEMM						B-Stammzelle	T-Stammzelle
CFU-E	CFU-Mega	CFU-G	CFU-M	CFU-Eo	CFU-Baso		
Proerythroblast	Megakaryozyt	Myeloblast	Monoblast	Eosinophiler Myelozyt	Basophiler Myelozyt	Prä-B-Zelle	Prothymozyt
Reticulozyt		Neutrophiler Granulozyt		Eosinophiler Granulozyt	Basophiler Granulozyt	B-Lymphoblast	T-Lymphoblast
Erythrozyt Anzahl: 4–6 Mio/µl Ø: 7,4 µm Lebensdauer: 120 d	Thrombozyt Anzahl: 300.000/µl Ø: 2 µm Lebensdauer: 10 d	Anzahl: 3000/µl Ø: 10–12 µm Lebensdauer: <1 d $T_{1/2}$: 6–7 h	Monozyt Anzahl: 300/µl Ø: 12–20 µm Lebensdauer: 1–3 d $T_{1/2}$: 15–20 h	Anzahl: 150/µl Ø: 12 µm Lebensdauer: 10–14 d $T_{1/2}$: 8 h	Anzahl: <50/µl Ø: 10 µm Lebensdauer: 1–2 Jahre $T_{1/2}$: 5–6 h	B-Lymphozyt	T-Lymphozyt
						Anzahl: 1000–4000/µl Ø: 8–10 µm Lebensdauer: wenige Tage bis lebenslang	
http://pol.med. tu-dresden.de/ hemosurf/BM/ Watch/IndexD.htm			Makrophage		Mastzelle	Plasmazelle	

(▸ farbige Abb. S. 332)

2

Partikel oder Organismen, die sich Zutritt ins Körperinnere verschafft haben. Eine der groben Unterteilungen besteht in der Differenzierung in »unspezifische Abwehr« und »spezifische Abwehr«.

2.12.1 Allgemeine Aspekte
(GK Biochemie, ▶ Kap. 10)

Die **unspezifische Abwehr** ist angeboren und dumm. Sie lernt nicht hinzu. Zu ihr gehören:
1. Neutrophile Granulozyten (Mikrophagen, ▶ Kap. 2.11) und
2. Makrophagen (▶ Kap. 2.11).

Die **spezifische Abwehr** ist erworben und intelligent. Sie lernt hinzu, lässt sich bisweilen aber auch austricksen. Zu ihr gehören Lymphozyten, in enger Kooperation mit informellen Mitarbeitern, den Makrophagen. Lymphozyten haben folgende Aufgaben:
- **Humorale Abwehr**, organisiert von B-Lymphozyten.
- **Zellvermittelte Abwehr**, organisiert von T-Lymphozyten.

B-Lymphozyten differenzieren sich in Plasmazellen, die spezifische Antikörper (Immunglobuline) gegen Antigene bilden können. T-Lymphozyten unterteilen sich in T-Helferzellen (Zytokinproduktion, Marker: CD4, GK Biochemie, ▶ Kap. 10.1.8) und zytotoxische Lymphozyten (Abtöten von erkannten und markierten Zellen, Marker: CD8).
Lymphozyten sind zwar mobil, sie halten sich aber bevorzugt in sog. lymphatischen Organen auf: Thymus, Milz, Lymphknoten, Mukosa-assoziiertes lymphatisches Gewebe (MALT).
Abgesehen von den freien Zellen gibt es »Polizeistationen«, d. h. Organe, in denen sich lymphatisches Gewebe bevorzugt exprimiert. Hier unterscheidet man zwischen Primären und Sekundären lymphatischen Organen:
- **Primäre lymphatische Organe**: Knochenmark, Thymus, fetale Leber.
- **Sekundäre lymphatische Organe**. Lymphknoten, Milz, Mukosa-assoziiertes lymphatisches Gewebe.

2.12.2 Thymus

Der Thymus liegt im oberen Mediastinum vor dem Herzbeutel. Er ist das prägende Organ für **T-Lymphozyten** und besitzt ein epitheliales Grundgewebe, also kein retikuläres wie die anderen lymphatischen Organe (s. u.). In den Thymus wandern während der Fetalzeit Vorläuferzellen (Thymozyten) aus dem Knochenmark ein und reifen unter Beteiligung von Epithelzellen des Thymus zu T-Lymphozyten.

Aufbau und Funktion: Gliederung in Mark und Rinde, diese ist von Bindegewebssepten in Pseudoläppchen unterteilt. Die Thymozyten liegen in der dichten Rinde, Thymusepithelzellen mit **Hassall-Körperchen** bevorzugt im lockeren Mark. Rindengefäße sind von Epithelzellausläufern umscheidet (geschlossenes Kapillarendothel): Dies ist das morphologische Korrelat der sog. **Blut-Thymus-Schranke**. Grund: Die zur Schule gehenden T-Lymphozytenanwärter sollen nicht durch Pausenlärm und rauchende Lehrer (d. h. Fremdantigene) gestört werden. Im Mark gibt es diese Barriere nicht, denn ausgereifte Lymphozyten müssen ja irgendwie in die Zirkulation gelangen.
Nach der Pubertät degeneriert der Thymus allmählich (Involution).

2.12.3 Milz

▶ Kap. 8.4

2.12.4 Lymphknoten

In den Lymphknoten werden Bestandteile der Extrazellulärflüssigkeit kontrolliert, die über die Lymphbahnen Zutritt zur Blutzirkulation erlangen wollen. Dies betrifft täglich etwa 2 l.
Lymphknoten sind bohnenförmige, von einer bindegewebigen Kapsel umgebene **lymphoretikuläre Organe**. Von der Kapsel ziehen bindegewebige Septen, **Trabekel**, ins Landesinnere. Lymphe tritt über Vasa afferentia in die Kapsel ein, verteilt sich über den subkapsulären **Randsinus** gleichmäßig über die konvexe Oberfläche. Sie passiert sodann 3 Regionen:
1. **Cortex** mit Follikeln, die überwiegend von B-Lymphozyten bevölkert sind (B-Zone),
2. den **Paracortex**, der der T-Zone entspricht. Hier rezirkulieren Lymphozyten über die high endothelial venules (HEV).
3. **Mark** (Medulla, Markstränge: B-Lymphozyten), Retikulumzellen, Makrophagen (Uferzellen).

Anschließend gelangt die Lymphe in den Bereich des Hilus und wird über Vasa efferentia abgeleitet.

2.12.5 Mukosa-assoziiertes lymphatisches Gewebe (MALT)

Überall dort, wo äußere oder innere Oberflächen potentielle Eintrittspforten für Erreger darstellen, gibt es lokale Sicherheitszonen, die histologisch als Lamina propria unterhalb des Epithels imponieren. Im Oropharynx sind diese Organe als Tonsillen verdichtet, im Endbereich des Dünndarms als Peyer-Plaques. Gemeinsam ist allen Zonen dieser Schleimhaut-assoziierten lymphatischen Organe retikuläres Bindegewebe, in dem sich Abwehrzellen schnell fortbewegen und an den Einsatzort gelangen können.

Tonsillen
Tonsillen (Mandeln) sind von Epithel überzogene lymphatische Organe. Unpaar sind die **Rachenmandel** (Tonsilla pharyngea: Respirationsepithel) und die **Zungenmandel** (Tonsilla lingualis), paarig sind die **Gaumenmandeln** (Tonsillae palatinae: Plattenepithel). Epitheleinsenkungen, **Krypten**, sind von retikulärem Bindegewebe umgeben, in denen sich Follikel formieren. Follikel repräsentieren B-Zonen, und **interfollikuläre Areale** entsprechen den T-Zonen. In der Tiefe der Krypten tritt der Epithelzellverband zugunsten retikulären Bindegewebes zurück. Hier kommen Langerhans-Zellen und M-Zellen vor (s. u.).

Das lymphatische Gewebe der Lamina propria des Darms wird als **Darm-(gut-)assoziiertes lymphatisches Gewebe** (GALT) bezeichnet. Es gibt zahlreiche solitäre und aggregierte lymphatische Follikel, die kuppelartig von Epithel überzogen sind (Domareale). Letztere sind im Ileum als **Peyer-Plaques** und im Appendix zur Perfektion getrieben. Zwischen den kaum resorptiven Enterozyten ihrer Oberflächen lauern **M-Zellen**, die als Schleuser fungieren und Antigene den darunter liegenden Lymphozyten, Makrophagen, oder dendritischen Zellen anbieten.

Fallbeispiel

Eine 21 Jahre junge, bisher gesunde Frau sucht ihren Hausarzt auf, da sie seit einigen Tagen ein leichtes Zittern in der rechten Hand verspürt, das bei zielgerichteter Bewegung stärker wird (Intentionstremor). Da die Frau keine weiteren Beschwerden hat und derzeit erheblichem privaten und beruflichem Stress ausgesetzt ist, bespricht der Arzt eine weitere Beobachtung der Symptome mit der Patientin. Die Beschwerden bessern sich nach einigen Tagen und geraten in Vergessenheit. Einige Monate später bemerkt die Patientin plötzlich einen schwarzen Fleck im zentralen Gesichtsfeld rechts (Zentralskotom) und heftige, bewegungsabhängige Schmerzen im rechten Auge. Der erneut konsultierte Hausarzt untersucht die Patientin mittels eines Augenspiegels, sieht aber keinen pathologischen Befund. Zur weiteren Abklärung überweist er die Patientin zu einem Ophthalmologen, der ebenfalls keinen pathologischen Befund sieht (»die Patientin sieht nichts und der Arzt auch nicht«). Den ebenfalls veranlassten Termin bei einem Neurologen nimmt die Patientin nicht mehr wahr, da die Beschwerden schnell rückläufig sind.

Als die Beschwerden allerdings nach 2 Wochen zusammen mit dem oben beschriebenen Intentionstremor erneut auftreten, weist der Hausarzt die Patientin in eine neurologische Klinik ein. Hier wird aufgrund des klinischen Bildes und der Anamnese die Verdachtsdiagnose »akuter Schub einer Multiplen Sklerose« gestellt. Bei der Multiplen Sklerose kommt es zu einer fokalen Zerstörung der Markscheiden mit entsprechenden Störungen der Reizweiterleitung. In der durchgeführten Liquorpunktion zeigen sich typisch transformierte Lymphozyten und IgG-Banden in der Elektrophorese des Liqours. In der Bildgebung mittels MRT zeigen sich einige dezente Entmarkungsherde. Unter der durchgeführten Therapie mit Corticosteroiden kommt es rasch zur Besserung (da die Rate der Spontanremission hoch ist, ist oft nicht ganz klar, ob das Cortison hilft oder die Spontanremission). Die Patientin wird in eine ambulante hausärztliche/neurologische Behandlung entlassen und informiert sich umfassend über ihre Erkrankung.

Die Ätiologie ist bis heute nicht klar, aber es werden autoimmune Faktoren vermutet. Die mittlere Krankheitsdauer beträgt >25 Jahre und in 30% der Fälle kommt es trotz langem Verlauf nicht zu wesentlichen Behinderungen. Sehr wichtig für den Gesamtverlauf ist sicher die aktive Mitarbeit des Patienten bei der Therapie (z. B. Physiotherapie), aber in 5–10% der Fälle verläuft die Erkrankung rasch progredient und endet nach Monaten bis Jahren tödlich.

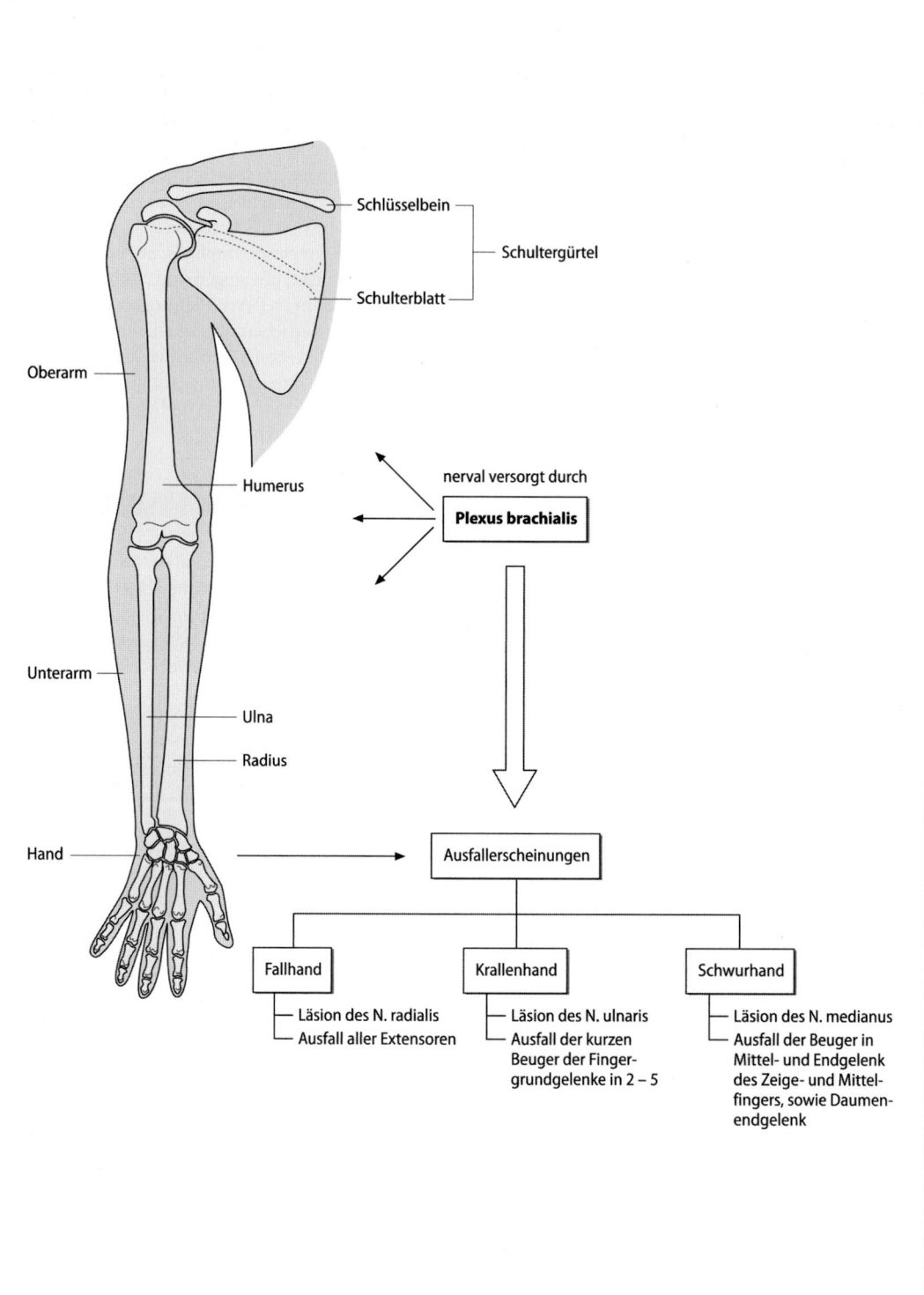

Schlüsselbein

Schultergürtel

Schulterblatt

Oberarm

Humerus

nerval versorgt durch

Plexus brachialis

Unterarm

Ulna

Radius

Ausfallerscheinungen

Hand

Fallhand

— Läsion des N. radialis
— Ausfall aller Extensoren

Krallenhand

— Läsion des N. ulnaris
— Ausfall der kurzen
  Beuger der Finger-
  grundgelenke in 2 – 5

Schwurhand

— Läsion des N. medianus
— Ausfall der Beuger in
  Mittel- und Endgelenk
  des Zeige- und Mittel-
  fingers, sowie Daumen-
  endgelenk

3 Obere Extremität

Mind Map

Unter der oberen Extremität verstehen wir den **Schultergürtel**, bestehend aus **Schlüsselbein** (Clavicula) und **Schulterblatt** (Scapula), an dem die **Arme** aufgehängt sind. Letztere wiederum bestehen aus **Ober-** **arm** (Brachium), **Unterarm** (Antebrachium), und **Hand** (Manus). Da die Hand vornehmlich als filigranes Greifwerkzeug fungiert, muss auch die ihr vorgeschaltete Gliedmaßenkette äußerst beweglich konstruiert sein.

3.1　Grundkenntnisse der Entwicklung

Die paddelförmigen Extremitätenknospen entstehen aus der **Randleiste**, einer ektodermalen Verdickung der ventrolateralen Leibeswand. Ab der 5. Woche gelangen die Rami anteriores der Spinalnerven der Segmente C5–Th1 in die Armknospen und formen den Plexus brachialis. Ab der 6. Woche entwickeln sich Muskulatur und die Knorpelmanschette der späteren Extremitätenknochen. Im Mesenchym entwickeln sich von proximal nach distal zentrale Knorpelkerne, aus der später durch apoptotisch bedingte Einschnürungen die 5 Segmente der Fingerstrahlen entstehen. Als erstes Skelettelement verknöchert die Scapula, als letzte die Handwurzelknochen. Dieser Prozess ist erst mit dem 12. Lebensjahr abgeschlossen. Ossifikationskerne der Epiphysen und der Handwurzelknochen können als Kriterium der Skelettreifung radiologisch herangezogen werden.

3.2　Knochen

Schultergürtel: Schlüsselbein, Scapula

Das Schlüsselbein (Clavicula) ist S-förmig gebogen und verbindet das Brustbein (Manubrium sterni) mit dem Schulterblatt (Extremitas acromialis scapulae).

Das **Schulterblatt** ist ein dreieckiger Knochen, der auf einer bindegewebigen Platte der dorsalen Thoraxwand verschieblich anliegt. Er ist begrenzt von der **Margo lateralis** (seitlicher Rand), **Margo medialis** (mittlerer Rand) und **Margo superior** (oberer Rand). Die 3 Ecken des Dreiecks sind **Angulus medialis, Angulus inferior** und **Angulus lateralis**.

Die **Spina scapulae** (Schulterblattgräte) grenzt die **Fossa supraspinata** von der **Fossa infraspinata** ab. Sie läuft nach lateral in das **Acromion** (Schulterhöhe) aus. Dort befindet sich das Gelenk für das Schlüsselbein (Facies articularis acromii). Der **Proc. coracoideus** (Rabenschnabelfortsatz) liegt ventromedial vor dem Acromion und überdacht Plexus brachialis und A. subclavia. Seine Prominenz basiert auf seiner Eigenschaft als Muskelbefestigung.

Medial vom Acromion liegt die **Incisura scapulae**, eine von einem Band überbrückte Einkerbung der Margo sup., durch die der N. suprascapularis verläuft. A./V. suprascapularis laufen über das Band hinweg.

Die **Cavitas glenoidalis** ist die Gelenkpfanne für das Schultergelenk (Art. humeri). Über ihr liegt das **Tuberculum supraglenoidale** (Ursprung für Caput longum des M. biceps brachii), und unter ihr das Tuberculum infraglenoidale (Ansatz für Caput longum des M. triceps brachii).

┌─ **KLINIK** ──────────────────
Schulterschmerz. Bei der Hälfte älterer Menschen findet man degenerative Veränderungen der schlecht durchbluteten Sehnenansätze des M. supraspinatus, die zu Schulterschmerzen führen können (»painful arc syndrome«). Ursache sind u. a. Verkalkungen der Sehne.

Oberarmknochen (Humerus)

Der Humerus ist ein langer Röhrenknochen. Das proximale Ende (proximale Epiphyse) bildet mit dem Schulterblatt das Schultergelenk, das distale Ende mit den Unterarmknochen das Ellenbogengelenk. Das **Caput humeri** wird durch das **Collum anatomicum** von der Diaphyse, dem Knochenschaft, abgegrenzt. **Lateral** befinden sich 2 Höcker für Muskelansätze, das **Tuberculum majus** und das **Tuberculum minus**, die durch den **Sulcus intertubercularis** getrennt sind.

┌─ **KLINIK** ──────────────────
Klinisch ist das distal der Tubercula quer ziehende **Collum chirurgicum** von Bedeutung, da dort proximale Humerusfrakturen auftreten können. Schaftfrakturen können den N. radialis in Mitleidenschaft ziehen, da dieser direkt auf dem Knochen im Sulcus n. radialis verläuft.

Der Knochenschaft (Corpus humeri) besitzt zwei Randleisten (Margo lateralis und Margo medialis) sowie eine Furche für den N. radialis (**Sulcus nervi radialis**). Die lateral gelegene **Tuberositas deltoidea** ist die Ansatzstelle für den M. deltoideus.

Die distale Epiphyse imponiert durch 2 seitliche Höcker, den größeren **Epicondylus medialis** (Ursprung für die kräftigeren Beuger) und den kleineren **Epicondylus lateralis** (Ursprung für die schwächeren Strecker). Der Humerus endet als **Condylus humeri**, der auf der Dorsalseite die **Fossa olecrani** für das Olecranon der Ulna beherbergt. Die Vorderseite enthält die **Fossa coronoidea** für den Processus coronoideus ulnae und die **Fossa radialis** für das Caput radii. Darunter liegen als Gelenkrollen für Radius und Ulna das laterale **Capitulum humeri** und die mediale **Trochlea humeri**.

Unterarmknochen: Elle (Ulna) und Speiche (Radius)

Das proximale Ende der **Ulna** ist massiv. Es bildet das **Olecranon** nach hinten, 2 Inzisuren für die Trochlea und das Caput radii, sowie den **Proc. coronoideus** nach vorn. Nach distal verjüngt sich die Ulna und mündet distal in den Ulnakopf (**Caput ulnae**) sowie den Processus styloideus ulnae zur Befestigung des Discus articularis im proximalen Handgelenk.

Der **Radius** endet proximal mit dem **Caput radii**. Dagegen ist das distale Ende mit der Gelenkpfanne für die Handwurzelknochen (Kahnbein und Mondbein) massiver. Es läuft mit dem **Proc. styloideus radii** aus. Die **Incisura ulnaris** nimmt die **Circumferentia articularis ulnae** für das distale Radioulnargelenk auf.

Beide Unterarmknochen sind in der anatomischen Grundstellung **sup**iniert, d. h. die Daumen zeigen nach außen (»**Sup**pe fassen«). In der physiologischen Normal-Null-Stellung sind sie **pro**niert, d. h. die Daumen zeigen nach innen (»**Pro**t« schneiden). Die Speiche dreht sich um die Elle.

Handknochen (Ossa manus)

Das Handskelett besteht aus den Handwurzelknochen (**Ossa carpi**), Mittelhandknochen (**Ossa metacarpi**), und den Fingerknochen (**Ossa digitorum**). Obwohl die Knochen der Hand nebeneinander angeordnet sind, kann die Hand greifen, weil der Daumen opponiert werden kann.

- Die **Handwurzelknochen** liegen in 2 Reihen hintereinander. Die proximale Reihe besteht aus dem Kahnbein (**Os scaphoideum**), Mondbein (**Os lunatum**), Dreieckbein (**Os triquetrum**) und Erbsenbein (**Os pisiforme**). Letzteres ist ein Sesambein, das in die Sehne des M. flexor carpi ulnaris eingelassen ist. Die insgesamt leicht S-förmig gebogene Kontur artikuliert mit Ulna und Radius im proximalen Handwurzelgelenk (**Art. radiocarpalis und Art. mediocarpalis**). Die distale Knochenreihe besteht aus dem Trapezbein (**Os trapezium**), Trapezoidbein (**Os trapezoideum**), Kopfbein (**Os capitatum**) sowie dem Hakenbein (**Os hamatum**) (◙ Tab. 3.1). Diese ist mit der proximalen Reihe durch die **Artt. carpometaparpales** verbunden.

◙ **Tab. 3.1. Merkspruch** der **Handwurzelknochen** von radial nach ulnar und von proximal nach distal:

	Proximale Reihe
Ein **Kahn**, der fährt im **Monden**schein im **Dreieck** um das **Erbsenbein**.	**Kahn**bein (Os scaphoideum)
	Mondbein (Os lunatum)
	Dreieckbein (Os triquetrum)
	Erbsenbein (Os pisiforme) → Sesambein
	Distale Reihe
Vieleckig groß, vieleckig klein, der **Kopf** der muss am **Haken** sein.	**Großes Vieleck**bein (Os trapezium)
	Kleines Vieleckbein (Os trapezoideum)
	Kopfbein (Os capitum)
	Hakenbein (Os hamatum)

- Die **Mittelhandknochen** (**Ossa metacarpi I–V**) sind lange Röhrenknochen, die eine **Basis**, ein **Corpus**, und ein **Caput ossis metacarpi** besitzen.
- Die **Fingerknochen** bestehen aus jeweils **3 Phalangen**, dem Grundglied, Mittelglied und Endglied (Ausnahme: Daumen [Pollex] mit einem Grund- und Endglied).

3.3 Gelenke

3.3.1 Gelenke des Schultergürtels

Am Schlüsselbein werden laterales und mediales Schlüsselbeingelenk unterschieden:
- **Laterales Schlüsselbeingelenk** (Schultereckgelenk): **Art. acromioclavicularis**. Es artikuliert das Schlüsselbein mit der Facies articularis acromialis. Im Gelenkspalt liegt ein **Discus articularis**.
  - Gelenktyp und Bewegungsmöglichkeiten: Kugelgelenk, eingeschränkt durch das **Lig. acromioclaviculare** und das kräftige **Lig. coracoclaviculare**. Dieses ist in ein mediales **Lig. conoideum** und ein laterales **Lig. trapezoideum** unterteilt.
- **Mediales Schlüsselbeingelenk: Art. sternoclavicularis**. Dieses verbindet das **Manubrium sterni** mit dem medialen Ende der Clavicula. Ein **Discus articularis** teilt das Gelenk in 2 Kammern, wodurch funktionell ein Kugelgelenk entsteht. Abgesichert und gehemmt wird dieses Gelenk durch **Ligg. sternoclaviculare anterior/posterior, Lig. interclaviculare** und **Lig. costo-I-claviculare**.
  - Es sind folgende **Bewegungen** möglich: Heben/Senken des Schultergürtels, Rückführen und Vorwärtsführen sowie eine ganz geringe Rotation. Die Clavicula beschreibt durch eine Kombination dieser Bewegungen einen Kegelmantel, deren Spitze im Sternoclaviculargelenk liegt. Der Durchmesser der Basis im Schultergelenk beträgt 15 cm (wichtig als Kompensation bei Versteifung des Schultergelenks!).

3.3.2 Schultergelenk (Art. humeri)

Im Schultergelenk artikulieren das **Caput humeri** mit der **Cavitas glenoidalis scapulae**. Den großen Bewegungsumfang erreicht das Gelenk durch lockere Bänder und eine fast nicht vorhandene Knochenführung. Der Kopf ist 4-mal größer als die Pfanne, was diese nur zum Teil durch eine ringförmige Faserknorpellippe (**Labrum glenoidale**) ausgleichen kann.

Gelenktyp: Kugelgelenk mit Muskelführung. **Bewegungsmöglichkeiten sind:**
- Abduktion/Adduktion um die Sagittalachse,
- Retroversion/Anteversion um die Transversalachse und
- Rotation um die Longitudinalachse.

Die weite **Gelenkkapsel** wird vorn und oben durch Gelenkbänder verstärkt: **Lig. glenohumerale superius/medium/inferius** und **Lig. coracohumerale**. Bei Abduktion des Arms entsteht ein oberer Reservespalt (**Recessus**); bei Herunterhängen des Arms entsteht ein solcher Recessus am unteren Umfang durch Einfaltung der Kapsel.

Durch die Gelenkhöhle verläuft die Sehne des langen Bicepskopfs. Sie ist unter dem Gelenkdach mit Synovialmembran überzogen. Außerhalb des Gelenkraums läuft sie im **Sulcus intertubercularis** in einer Sehnenscheide (**Vagina tendinis intertubercularis**).

Schleimbeutel (Bursae)

Die **Bursa subtendinea musculi subscapularis** kommuniziert mit der Gelenkhöhle und mit der **Bursa musculi coracobrachialis**, die zwischen M. subscapularis und Spitze des Proc. coracoideus (»**Bursa subcoracoidea, »subacromiales Nebengelenk«**«) liegt.

3.3.3 Ellenbogengelenk

Das Ellenbogengelenk ist ein zusammengesetztes Gelenk (Drehscharniergelenk). Es besteht aus 3 Teilgelenken, der Art. humeroradialis, sowie Art. humeroulnaris, Art. radioulnaris proximalis.
1. **Art. humeroradialis:**
   - **Gelenkflächen:** Capitulum humeri, Caput radii.
   - **Gelenkart:** Kugelgelenk mit 2 Freiheitsgraden (Trochoginglymus).
   - **Bewegungsmöglichkeiten:** Rotation, Flexion/Extension. Die Seitwärtsbewegung wird durch das Lig. anulare radii und die Membrana interossea verhindert.
2. **Art. humeroulnaris:**
   - **Gelenkflächen:** Trochlea humeri, Incisura trochlearis ulnae.
   - **Gelenkart:** Scharniergelenk.
   - **Bewegungsmöglichkeiten:** Flexion/Extension.
3. **Art. radioulnaris proximalis:**
   - **Gelenkflächen:** Circumferentia articularis des Caput radii, Incisura radialis ulnae.
   - **Gelenkart:** einachsiges Rad- oder Zapfengelenk (Art. trochoidea).

- **Bewegungsmöglichkeiten:** Rotation des Radius, ermöglicht die Pronation/Supination um die Ulna.

Gelenkkapsel

Alle Teilgelenke werden von einer gemeinsamen Gelenkkapsel umschlossen. Der Condylus humeri ist eingeschlossen, die Epikondylen bleiben draußen. Da die Kapsel teilweise recht schlaff ist, sorgen Kapselansätze des M. triceps brachii und M. brachialis dafür, dass sie bei Beuge- und Streckbewegungen nicht im Gelenkspalt eingeklemmt wird. Entsprechendes leistet der M. anconeus bei Pronation/Supination.

Bänder

Der Bandapparat des Ellenbogengelenks besteht aus kräftigen Seitenbändern (Ligg. collateralia), dem Lig. anulare radii sowie dem Cooper-Band:
- **Lig. collaterale laterale (= radiale) und mediale (= ulnare)** sichern das Gelenk vor Ab- und Adduktionsbewegungen. Sie führen zudem die Beuge- und Streckbewegungen.
- Das **Lig. anulare radii** entspringt durch Fixierung am Lig. collaterale lat. vom Epicondylus lat. humeri und setzt überknorpelt beidseits an der Incisura trochlearis ulnae an. Dadurch umschlingt es den Radiuskopf, der somit nicht zur Seite abdriften kann.
- Das **Cooper-Band** ist eine Verstärkung des medialen Kollateralbandes, das vom Olecranon zum Proc. coronoideus der Ulna zieht.

3.3.4 Verbindungen der Unterarmknochen

Ulna und Radius sind durch 2 Gelenke und die Membrana interossea miteinander verbunden.
- Art. radioulnaris proximalis: s. o.
- Die **Membrana interossea antebrachii** ist eine Syndesmose, die an den Margines interossei der Unterarmknochen fixiert ist. Eine proximale Lücke gewährleistet bei Umwendbewegungen (Supination/Pronation) das Eintauchen der **Tuberositas radii** mit der langen Bizepssehne. Distal zieht ein Verstärkungsband nach schräg oben zur Ulna (**Chorda obliqua**). Darunter befinden sich Lücken für Leitungsbahnen. Die Führung der kollagenen Fasern sorgen für eine teilweise **Kraftübertragung** vom Radius auf die Ulna bei Stößen auf die Hand.
- Die **Art. radioulnaris distalis** bildet sich zwischen **Incisura ulnaris radii** (Gelenkpfanne) und der **Circumferentia raticularis capitis ulnae** aus. Der Gelenkspalt ist rechtwinklig abgeknickt und be-

rührt ebenfalls den **Discus articularis ulnocarpalis** des proximalen Handgelenks.

- **Gelenkart**: einachsiges Radgelenk (Art. trochoidea).
- **Bewegungsmöglichkeit**: Zirkumduktion (»Türflügelbewegung«) des Radius um die Ulna. Dies ist nur möglich bei entsprechender Umwendbewegung im proximalen Radioulnargelenk.

3.3.5 Handgelenke

Es werden ein proximales und ein distales Handwurzelgelenk unterschieden, die den quer verlaufenden Bewegungsachsen entsprechen. Echte Gelenke gibt es zudem zwischen allen benachbarten Handwurzelknochen (Artt. intercarpalia). Distal davon liegen die Gelenke zwischen Handwurzel und Mittelhandknochen (Karpometakarpalgelenke).

- Art. radiocarpalis (Proximales Handwurzelgelenk):
  - Es artikulieren Radius und **Discus articularis carpalis** mit den Knochen der proximalen Handwurzelreihe (**Os scaphoideum, Os lunatum,** und **Os triquetrum**).
  - **Gelenktyp**: zweiachsiges Ellipsoidgelenk.
  - **Bewegungsmöglichkeiten**: Palmarflexion/Extension (radioulnare Achse), Radialabduktion/Adduktion (dorsopalmare Achse).
- Art. mediocarpalis (Distales Handwurzelgelenk):
  - Es artikulieren die Knochen beider Handwurzelreihen in einem S-förmigen Verlauf miteinander.
  - **Gelenktyp**: verzahntes Scharniergelenk.
  - **Bewegungsmöglichkeiten**: geringe Flexions-/Extensionsbewegungen, Wackelbewegungen über die kommunizierenden **Interkarpalgelenke** (**Amphiarthrosen**).
- **Artt**. carpometacarpales (**Karpometakarpalgelenke**):
  - Karpometakarpalgelenke sind relativ unbewegliche Gelenke zwischen den Knochen der distalen Handwurzelreihe und den Mittelhandknochen. Da sie mit straffen Bändern fixiert sind, nennt man sie **Amphiarthrosen**.
  - Ausnahme ist das Sattelgelenk des Daumens: Artikulierende Flächen: Os trapezium und os metacarpale I.
  - **Bewegungsmöglichkeiten** des Daumens: Adduktion/Abduktion, Extension/Flexion. Die kombinierte Bewegung aus Adduktion, Flexion und geringer Rotation ergibt die **Oppositionsbewegung** des Daumens auf den kleinen Finger zu. Die Rückführung heißt **Reposition**.

Bänder

Die Handgelenke werden erheblich durch Bänder stabilisiert.

Verbindung der **Unterarmknochen mit der Handwurzel**:

- Ligg. collateralia carpi radiale und ulnare,
- Ligg. radiocarpale dorsale und palmare und
- Lig. ulnocarpale palmare.

Verbindungen der **Handwurzelknochen und Basis der Metacarpalknochen**:

- Lig. carpi arcuatum,
- dorsale und palmare Flächenbänder sowie
- Binnenbänder. Ligg. intercarpalia interossea und Ligg. metacarpalia interossea.

3.3.6 Fingergelenke

Die sehr beweglichen Fingergelenke gliedern sich in Grund-, Mittel-, und Endgelenk.

Für das **Grundgelenk** gilt:

- **Artikulierende Flächen**: Caput ossis metacarpi und Basis der Phalanx proximalis (Grundglied).
- **Gelenkart**: anatomisch: Kugelgelenk; physiologisch: Kugelgelenk mit 2 Freiheitsgraden.
- **Gelenkkapsel**: relativ schlaff, verstärkt durch Kollateralbänder.
- **Bänder**: Ligg. collateralia, die dorsal des Drehmittelpunkts entspringen. Dadurch straffen sie sich bei Beugung der Finger.
- **Bewegungsmöglichkeiten**: Palmarflexion/-extension (radioulnare Achse), Abduktion/Adduktion (dorsopalmare Achse), bezogen auf die Achse der Mittelphalangen. Bei vollständiger Beugung ist eine Abduktion kaum mehr möglich, weil sich die Seitenbänder zunehmend straffen (Sicherheit des Handgriffs). Das Grundgelenk des Daumens ist jedoch kaum beweglich (Scharniergelenk).

Für das **Mittel- und Endgelenk** gilt:

- **Artikulierende Flächen**: Caput der proximalen mit Basis der distalen Phalanx.
- **Gelenkart**: Scharniergelenk, ein Freiheitsgrad.
- **Gelenkkapsel**: straff, dorsal verstärkt durch die Dorsalaponeurose der Fingerstrecker.
- **Bänder**: Kollateralbänder verhindern Spreizbewegungen bei Beugung und bei Streckung.
- **Bewegungsmöglichkeiten**: Flexion, Extension.

3

□ Tab. 3.2. Schultergürtelmuskeln

Muskel	Ursprung	Ansatz	Innervation	Funktion	Besonderheiten
Kraniale Gruppe: ▶ Kap. 5.3.5 (Halsmuskeln)					
Kostale Gruppe					
M. serratus ant.	Margo medialis scapulae	1.–9. Rippe	N. thoracicus longus	dreht den Angulus inf. scapulae nach lateral	Hält die Scapula am Rumpf. Bei Lähmung des Nerven hebt sie sich ab (Engelflügel!)
M. pectoralis minor	Proc. coracoideus	3.–5. Rippe	Nn. pectorales (C5–Th1)	zieht die Scapula herunter	
M. subclavius	1. Rippe	Unterfläche der Clavicula	N. subclavius (C5– C6)	hält die V. subclavia offen durch Spannnung der Fascia clavipectoralis; sichert die Art. sternoclavicularis	
Vertebrale Gruppe					
M. levator scapulae	Querfortsätze von C1–C4	Angulus sup. scapulae, Margo med.	N. dorsalis scapulae (Plexus brach: C3–C5); Rami musculares (Plexus cervicalis: C3–C4)	Anheben und Drehen der Scapula	
Mm. rhomboidei	M. rhomb. maj.: Dornfortsätze C6–C7	Margo med. Scapulae	N. dorsalis scapulae (C4–C5)	Zurückziehen und Drehen der Scapula	
	M. rhomb. min.: Dornfortsätze Th1–Th4				
M. trapezius: Pars descendens:	Protuberantia occipitalis ext.	lat. Drittel der Clavicula	N. accessorius, Plex. cervicalis (C2–C4)	zieht den Schultergürtel hoch	Beidseits der Dornfortsätze (C7–Th3) breitet sich der rautenförmige Sehnenspiegel aus. Diese Stelle hatte Siegfried unvorsichtigerweise nicht mit Blut bedeckt.
Pars transversa	Lig. nuche, Dornfortsätze C7–Th12, Lig. supraspinale	Acromion		zieht den Schultergürtel nach hinten	
Pars ascendens		Spina scapulae		zieht den Schultergürtel herunter	

3.4   Muskeln

Oft werden die Schultergürtelmuskeln und die Schultergelenkmuskeln durcheinander gebracht. Muskeln des Schultergürtels setzen entweder an Scapula oder Clavicula an, aber sie haben keinen direkten Einfluss auf die Bewegung des Oberarms.

3.4.1   Schultergürtelmuskeln

Muskeln, die auf den Schultergürtel wirken, können nach ihren Ursprüngen folgenderweise eingeteilt werden (◘ Tab. 3.2).

— **Kraniale Gruppe**: M. trapezius, M. sternocleidomastoideus (▸ Kap. 5.3.5).
— **Kostale Gruppe**: M. serratus anterior, M. pectoralis minor, M. subclavius.
— **Vertebrale Gruppe**: M. levator scapulae, Mm. rhomboidei, M. trapezius.

3.4.2   Schultergelenkmuskulatur

Die Muskeln des Schultergelenks bewegen den Oberarm gegenüber dem Schulterblatt. Man unterscheidet eine dorsale von der ventralen Gruppe (◘ Tab. 3.3).

◘ **Tab. 3.3.** Schultergelenkmuskeln

Muskel	Ursprung	Ansatz	Innervation	Funktion	Besonderheiten
Dorsale Gruppe					
M. supraspinatus	Fossa supraspinata scapulae	Tuberculum majus humeri	N. supraspinatus (C4–C6)	Abduktion, Außenrotation des Humerus	Anfälligster Schultermuskel. Ansatzsehne verkalkt leicht im Gelenkdach.
M. infraspinatus	Fossa infraspinata scapulae	Tuberculum majus humeri	N. supraspinatus (C4–C6)	Außenrotation	
M. teres minor	Margo lat. scapulae	Tuberculum majus humeri	N. axillaris (C5–C6)	Außenrotation, Adduktion,	
M. teres major	Angulus inf. scapulae	Crista tuberculi minoris humeri	N. thoracodorsalis (C6–C8) Nn. subscapulares (C5–C6)	Innenrotation, Adduktion, Retroversion	
M. subscapularis	Fossa subscapularis scapulae	Tuberculum minus	N. subscapularis (C5–C6)	Innenrotation	
M. latissimus dorsi	Pars scapularis: Angulus inf. Pars vertebralis: Fascia thoracolumbalis Pars iliaca: Crista iliaca Pars costalis: 10.–12. Rippe	Crista tuberculi minoris	N. thoracodorsalis (C6–C8)	Innenrotation, Retroversion, Adduktion	
M. deltoideus	Pars spinalis: spina scapulae	Tuberositas deltoidea humeri	N. axillaris (C5–C6)	Retroversion, Außenrotation	Er abduziert nur mit Hilfe des M. supraspinatis bis zur Horizontale. Darüber hinaus besorgt die Elevation des Arms der M. serratus ant. (nicht öffentlich demonstrieren!)
	Pars acromialis: Acromion			Abduktion	
	Pars clavicularis: Clavicula			Anteversion, Innenrotation, Alle 3 Abschnitte: Adduktion	

3

◨ **Tab. 3.3** (Fortsetzung)

Muskel	Ursprung	Ansatz	Innervation	Funktion	Besonderheiten
Ventrale Gruppe					
M. coracobrachialis	Proc. coracoideus scapulae	mittleres vorderes Drittel des Humerus, Verlängerung der Crista tuberculi minoris	N. musculocutaneus (C6–C7)	Anteversion, Adduktion, Haltemuskel für den Arm	Er wird durchbohrt vom N. musculocutaneus
M. pectoralis major	Pars clavicularis: Clavicula Pars sternocostalis: Vorderfläche des Sternum Pars abdominalis: Vorderes Blatt der Rektusscheide	Crista tuberculi majoris humeri	Nn. pectorales (C5–Th1)	Adduktion, Anteversion, Führen des Arms zur Gegenseite (Speer werfen), Heben der Rippen (Pct. fixum: Humerus)	

◨ **Tab. 3.4.** Oberarmmuskeln

Muskel	Ursprung	Ansatz	Innervation	Funktion	Besonderheiten
Beuger (ventral)					
M. biceps brachii	Caput longum: Tuberculum supraglenoidale humeri Caput breve: Proc. coracoideus	Tuberositas radii, mit einer Aponeurose an der Fascia antebrachii	N. musculocutaneus (C5–C7)	Beugung des Unterarms, Supination (in Beugung), Anteversion, Innenrotation, Adduktion (nur Caput breve)	Bei gebeugtem Ellenbogengelenk ist der Bizeps der kräftigste **Supinator**
M. brachialis	Distales Drittel des Humerus, Vorderfläche	Tuberositas ulnae	N. musculocutaneus (C5–C7)	Beugung des Unterarms	
M. brachioradialis	Laterale Kante des unteren Humerusdrittels	Proc. styloideus radii	N. radialis (C5–C6) (von dorsal nach ventral ausgewandert)	Beugung des Unterarms, Pronation bei supiniertem Unterarm, und Supination bei proniertem Unterarm, bis zur Neutral-0-Stellung	Dieser Muskel ist von der Streckerseite nach vorn gewandert, wird also ausnahmsweise als Beuger vom N. radialis innerviert.
Strecker (dorsal)					
M. triceps brachii	Caput longum: Tuberculum infraglenoidale scapulae Caput mediale und caput laterale: Hinterfläche des Humerus	Olecranon der Ulna	N. radialis (C6–C8)	Streckung des Unterarms; Adduktion und Retroversion des Oberarms (nur Caput longum)	
M. anconeus	Epicondylus lat. humeri, Lig. collaterale lat.	Prox. dorsale Fläche der Ulna	N. radialis (C7–C8)	Streckung im Ellenbogengelenk; Straffung der Gelenkkapsel	

▪ Tab. 3.5. Unterarmbeuger

Muskel	Ursprung	Ansatz	Innervation	Funktion	Besonderheiten
Oberflächliche Beuger					
M. flexor carpi radialis	Epicondylus med.	Basis des Mittel-handknochens II	N. medianus (C6–C8)	Palmarflexion, Radialabduktion; Beugung u. Pronation im Ellenbogengelenk	**Epicondylitis medialis**. Bei Dauerstrapazen können sich die Usprungssehnen entzünden: **»Golfarm«**
M. flexor carpi ulnaris	Caput ulnare: Olecranon Caput humerale: Epicondylus med.	Erbsenbein, Basis des Mittelhand-knochens V	N. ulnaris (C7–Th1)	Palmarflexion, Ulnarabduktion; Beugung im Ellenbogengelenk	
M. palmaris longus	Epicondylus med., Fascia antebrachii	Palmaraponeu-rose	N. medianus (C7–Th1)	Palmarflexion	Nur bei 10% vorhanden, wird als Sehnentransplantat verwendet.
M. pronator teres	Caput ulnare: prox. Ulnaende Caput humerale: Epicondylus med.	Mittl. Drittel des Radius	N. medianus (C6–C7)	Pronation, Beugung im Ellenbogengelenk	
M. flexor digitorum superficialis	Caput radiale: Vorderfläche des Radius Caput humero-ulnare: Epicondylus med. humeri, Proc. coronoideus ulnae	Mittelglied der 2.–5. Finger	N. medianus (C7–Th1)	Beugung der Finger, Handgelenk, Ellenbogen	Ansatzsehne wird vom M. flexor digitorum profundus durchbrochen (M. perforatus)
Tiefe Beuger					
M. flexor digitorum profundus	Palmarfläche der Ulna (proximal), Membrana interossea	Basis der End-phalangen des 2.–5. Fingers	N. medianus, N. ulnaris (C6–Th1)	Fingergelenke: Beugung Handgelenk: Pronation, Ulnarabduktion	Ansatzsehne durchbricht den M. flexor dig. superficialis (M. perforans); dient als Urprung für Mm. lumbricales
M. pronator quadratus	Palmarfläche der Ulna (distal)	Palmarfläche des Radius (distal)	N. medianus (N. interosseus, C6–Th1)	Pronation	
M. flexor pollicis longus	Palmarfläche des Radius, Membrana interossea	Basis der End-phalanx des Daumens	N. medianus (C6–C8)	Beugung im Handgelenk und des Daumens	

3

◼ **Tab. 3.6.** Unterarmstrecker

Oberflächliche Streckergruppe	Ursprung	Ansatz	Innervation	Funktion	Besonderheiten
M. extensor carpi radialis brevis	Epicondylus lat., Lig. collaterale lat.	Basis des Mittelhandknochens III	N. radialis (C6–C7)	Palmarextension (= Dorsalflexion) im Handgelenk	Sog. »Faustschlusshelfer«
M. extensor carpi radialis longus	Epicondylus lat., Margo lat. humeri	Basis des Mittelhandknochens II	N. radialis (C6–C7)	Palmarextension, Beugung im Ellenbogengelenk	
M. extensor carpi ulnaris	Epicondylus lat.	Basis des Mittelhandknochens V	N. radialis (C6–C7)	Ulnarabduktion, Palmarextension	**Epicondylitis lateralis**. Bei Überbeanspruchung der Strecker können sich die Ursprungssehnen am Epicondylus lat. entzünden: »**Tennisarm**«
M. extensor digitorum	Epicondylus lat.	Dorsalaponeurosen der 2.-5. Finger	N. radialis (R. prof., C7–C8)	Streckung der Finger und des Handgelenks	
M. extensor digiti minimi	Epicondylus lat.	Dorsalaponeurose des 5. Fingers	N. radialis (R. prof., C7–C8)	Streckung des 5. Fingers, Ulnarabduktion, Palmarextension im Handgelenk	
Tiefe Streckergruppe					
M. supinator	Epicondylus lat., Crista M. supinatoris ulnae	Radius (distal der Tuberositas radii)	N. radialis (R. prof., C5–C7)	Supination	Durchtritt des N. radialis (R. profundus) im Supinatortunnel
M. abductor pollicis longus	Membrana interossea	Basis des Mittelhandknochens I	N. radialis (R. prof., C6–C8)	Handgelenk: Palmarflexion, Radialabduktion, Karpometakarpalgelenk. Abduktion, Streckung	Die Sehnen dieser Muskeln bilden die Begrenzung der **Tabatière** (Fovea radialis) und unterstützen die nasale Einnahme stigmatisierter Genussmittel
M. extensor pollicis brevis	Radius, Membrana interossea	Basis der Grundphalanx	N. radialis (R. prof., C6–C8)	Streckung u. Abduktion des Daumens	
M. extensor pollicis longus	Hinterfläche der Ulna, Membrana interossea	Endphalanx des Daumens	N. radialis (R. prof., C7–C8)	Dorsalflexion, Adduktion, Streckung	

Rotatorenmanschette

Die »Rotatorenmanschette« ist ein klinischer Begriff. Es handelt sich um 4 Muskeln, deren Sehnen **erstens** in der Kapsel des Schultergelenks verlaufen, somit das Gelenk sichern, **und** die **zweitens** den Oberarm rotieren. Demzufolge kommen nur folgende Muskeln infrage:

- M. teres minor,
- M. supraspinatus,
- M. infraspinatus,
- M. subscapularis.

Merke	
Muskeln, die nur eines dieser Kriterien erfüllen (z. B. M. biceps brachii), gehören nicht zur Rotatorenmanschette.	

3.4.3 Oberarmmuskulatur

Die Muskeln am Oberarm lassen sich in eine **ventrale Muskelgruppe** und eine **dorsale Muskelgruppe** einteilen (□ Tab. 3.4). Sie wirken zum größten Teil auf das Ellenbogengelenk, sind daher gleichzeitig **Beuger** und **Strecker** des Unterarms. Zwei Oberarmmuskeln (Caput longum des M. biceps brachii und Caput longum des M. triceps) sind zweigelenkig, d. h. sie wirken auch auf das Schultergelenk.

3.4.4 Unterarmmuskulatur

Die Hand ist nur deshalb ein optimales Werkzeug, weil ihre Muskelbäuche überwiegend in den Unterarm ausgelagert sind. Ihre Sehnen überspringen zum Teil mehrere Gelenke. Fast alle langen Muskeln entspringen an den Epikondylen des Humerus und wirken somit auch auf das Ellenbogengelenk.

Wie am Oberarm gibt es auch am Unterarm eine **vordere Gruppe (Beuger)** (□ Tab. 3.5) und eine **hintere Gruppe (Strecker)** (□ Tab. 3.6). Unterteilt werden diese nochmals in oberflächliche und tiefe Gruppen.

Weiterhin sind am Unterarm Umwendbewegungen der Speiche um die Elle möglich. Aus diesem Grunde können die **Pronatoren** und **Supinatoren** nur am Radius ansetzen.

Merke	
Die meisten langen Strecker am Unterarm entspringen am Epicondylus lateralis, die Beuger am Epicondylus medialis.	

□ Tab. 3.7. Sehnenfächer der Extensoren

1. Fach	M. extensor pollicis brevis
	M. abductor pollicis longus
2. Fach	M. extensor carpi radialis longus
	M. extensor carpi radialis brevis
3. Fach	M. extensor pollicis longus
4. Fach	M. extensor digitorum
	M. extensor indicis
5. Fach	M. extensor digiti minimi
6. Fach	M. extensor carpi ulnaris

Retinacula

Die Sehnen der langen Muskeln werden durch quer verlaufende bindegewebige Halterungen (Retinacula) dicht am Handgelenk geführt. Dorsal erstreckt sich das Retinaculum extensorum und palmar das Retinaculum flexorum. Das Retinaculum extensorum kompartimentiert den unter ihm liegenden Raum in Sehnenfächer (□ Tab. 3.7).

Karpaltunnel (Canalis carpi)

Das Retinaculum flexorum teilt nur einen großen Raum ab, den Karpaltunnel. Durch ihn ziehen die Beugesehnen und der N. medianus. Ausnahme: M. flexor carpi ulnaris mit N. ulnaris, und, falls vorhanden, M. palmaris longus.

Karpale und digitale Sehnenscheiden

Sehnenscheiden dienen der möglichst reibungslosen Arbeit der langen Handmuskeln. Sie sind an der Palmarseite wichtiger als an der Dorsalseite. Im Karpaltunnel ist es besonders eng und dunkel, daher besitzen die **Sehnen der Fingerbeuger** dort eine gemeinsame Sehnenscheide; meist sind die Sehnen des M. flexor pollicis longus und des M. flexor carpi radialis extra abgeteilt. Die langen Fingerbeuger 2–4 haben distal individuelle, isolierte Scheiden, während die des kleinen Fingers mit der gemeinsamen Karpalsehnenscheide kommuniziert.

Demgegenüber besitzt auf der **Streckseite** jedes Fach eine Sehnenscheide unabhängig von der Zahl der hindurch ziehenden Sehnen.

> **┌ KLINIK ──────────────**
>
> **Karpaltunnelsyndrom**: Bei diesem Syndrom kommt es zur Kompression des N. medianus unter dem Retinaculum flexorum mit anfänglichen Parästhesien und Dauerschmerz sowie Thenaratrophie im Endstadium.
>
> ▼

3

V-Phlegmone: Entzündungen können sich über die Sehnenscheiden des Daumens bis zum Handgelenk ausbreiten und von dort die Hypothenarseite erreichen.

3.4.5 Handmuskeln

Die kurzen Handmuskeln (Handbinnenmuskeln) dienen der Feinmotorik. Im Prinzip gehören alle zu den Beugern, mit Ausnahme der Mm. lumbricales, die zu-

nächst in den Grundgelenken beugen, dann würmchenhaft die Seite wechseln und die Endgelenke der Finger strecken (s. u.). Die raubtierhafte Natur der menschlichen Hand zeigt sich in der besonders kräftigen Ausstattung mit Flexoren (Faustschluss zum Austeilen von Schlägen) sowie der Oppositionsmöglichkeit des Daumens (Besitzergreifen und Festhalten von Subventionen und Privilegien). Es werden folgende Gruppen unterschieden:

- Muskeln des Daumenballens (◘ Tab. 3.8),
- Muskeln des Kleinfingerballens (◘ Tab. 3.9) und
- Hohlhandmuskeln (◘ Tab. 3.10).

◘ **Tab. 3.8.** Muskeln des Daumenballens (Thenarmuskeln)

Muskel	Ursprung	Ansatz	Innervation	Funktion	Besonderheiten
M. abductor pollicis brevis	Os scaphoideum, Retinaculum flexorum	Radiales Sesambein	N. medianus (C6–C7)	Abduktion, Reposition im Karpometakarpalgelenk; Beugung im Grundgelenk	Die Daumenballenmuskeln atrophieren bei Schädigung des N. medianus
M. flexor pollicis brevis: Caput superficiale	Ossa capitatum, trapezoideum, trapezium	Basis der Grundphalanx	N. ulnaris (R. prof., C7–Th1)	Karpometakarpalgelenk: Opposition, Adduktion, Grundgelenk: Beugung	
Caput profundum	Retinaculum flexorum		N. medianus (C7–Th1)		
M. opponens pollicis	Retinaculum flexorum, Os trapezium	Corpus ossis metacarpi I	N. medianus (C6–C7)	Opposition, Rotation, Adduktion, Beugung	
M. adductor pollicis: Caput obliquum	Ossa metacarpi II, III, capitatum	Basis der Grundphalanx (ulnares Sesambein)	N. ulnaris (R. prof., C8–Th1)	Karpometakarpalgelenk: Adduktion, Opposition; Grundgelenk: Beugung	
Caput transversum	Os metacarpi III (palmar)				

◘ **Tab. 3.9.** Muskeln des Kleinfingerballens

Muskel	Ursprung	Ansatz	Innervation	Funktion	Besonderheiten
M. opponens digiti minimi	Retinaculum flexorum	Os metacarpi V	N. ulnaris (R. prof., C8–Th1)	Beugung, Opposition	Die Muskeln des Hypothenar atrophieren bei Lähmung des N. ulnaris
M. flexor digiti minimi brevis	Retinaculum flexorum	Basis Grundphalanx V	N. ulnaris (R. prof., C8–Th1)	Beugung	
M. abductor digiti minimi	Retinaculum flexorum, Os pisiforme	Basis Grundphalanx V	N. ulnaris (R. prof., C8–Th1)	Grundgelenk: Abduktion, Beugung; Mittel- u. Endgelenk: Streckung	
M. palmaris brevis	Palmaraponeurose, Retinaculum flexorum	Haut des Hypothenar	N. ulnaris (R. superf., C8–Th1)	Spannung der Palmaraponeurose	Schutz der Leitungsbahnen im Canalis ulnaris

◻ Tab. 3.10. Muskeln der Hohlhand

Muskel	Ursprung	Ansatz	Innervation	Funktion	Besonderheiten
Mm. lumbricales	Sehnen der tiefen Fingerbeuger (M. flexor digitorum prof.)	Dorsalaponeurosen des 2.–5. Fingers	I+II: N. medianus (C8–Th1) III+IV: N. ulnaris (R. prof., C8–Th1)	Beugung im Grundgelenk, Streckung in Mittel- und Endgelenk	Kusshandmuskeln, sie ähneln den Würmern, daher der Name
Mm. interossei palmares	Ulnarfläche des Os metacarpale II, Radialflächen d. Ossa metacarpalia IV+V	Dorsalaponeurosen d. 2.,4.,5. Finger	N. ulnaris (R. prof., C8–Th1)	Grundgelenk: Beugung, Mittel-Endgelenk: Streckung, Adduktion des Zeigefingers, Ringfingers, Kleinfingers zum Mittelfinger	
Mm. interossei dorsales	Ulnar- u. Radialflächen benachbarter Ossa metacarpalia	Dorsalaponeurosen d. 2.–4. Finger	N. ulnaris (R. prof., C8–Th1)	Grundgelenk: Beugung, Mittel-Endgelenk: Streckung, Abduktion des Zeigefingers u. Ringfingers vom Mittelfinger (Spreizung)	

KLINIK

Bei einer **Medianuslähmung** kommt es zur Atrophie des Daumenballens, bei einer **Ulnarislähmung** zu einer Atrophie des Hypothenar.

Hohlhandmuskeln

Die Muskeln der Hohlhand füllen den Raum zwischen den Mittelhandknochen (Mm. interossei palmares und dorsales) und den Mittelraum der Palma manus (Mm. lumbricales).

Palmaraponeurose

Die **Palmaraponeurose** ist eine Sehnenplatte der Hohlhand, ein **obligates** Relikt des nur in ca. 10% erhaltenen M. palmaris longus. Sie erstreckt sich vom Retinaculum flexorum in die Tiefe bis zu den Fingergrundgelenken. Sie verspannt sich zwischen den Ursprungsmuskeln des Thenar und Hypothenar. Längsgerichtete Faszikel werden distal von Querverstrebungen durchflochten (Lig. metacarpale transversum).

KLINIK

Wenn gespannt, ist die Palmaraponeurose bretthart und lässt kaum etwas durch. Ödeme bilden sich daher eher auf dem Handrücken aus.

3.5   Nerven der oberen Extremität

Schultergürtel und Arm werden von Ästen des **Plexus brachialis** innerviert. Ventrale Äste der Spinalnerven treten aus den Foramina intervertebralia aus und bilden ein Dickicht von kurzen Leitungsbahnen, die den Gleisen eines Verschiebebahnhofs ähneln. Dabei werden zunächst 3 Hauptstämme, **Trunci**, gebildet, die sich anschließend wiederum in Bündel, **Fasciculi**, umgruppieren. Erreicht wird damit eine gewisse »Durchmischung« der Nervenversorgung von Zielgebieten, sodass sich z. B. ein Muskel niemals allein auf das Derivat eines einzigen Segments verlassen muss.

3.5.1   Plexus brachialis

Rami ventrales der Segmente C5–Th1 gruppieren sich zu einem dicken Bündel und ziehen gemeinsam mit der A. subclavia durch die hintere Scalenuslücke (zwischen den Mm. scalenus anterior und medius). Im weiteren Verlauf lässt sich der Plexus brachialis in 2 größere Portionen einteilen, nämlich die **Pars supraclavicularis** (Anteile oberhalb der Clavicula) und die **Pars infraclavicularis**.

◘ Tab. 3.11. Nerven der **Pars supraclavicularis** des Plexus brachialis

Nerv	Verlauf	Innervationsgebiet	Besonderheiten/Ausfälle
N. dorsalis scapulae C3–C5	Durch M. scalenus med. zum Angulus sup. der Scapula. Margo med. bis zu Mm. rhomboidei	M. scalenus med., M. levator scapulae, Mm. Rhomboidei	
N. thoracicus longus C5–C7	Durch M. scalenus med, mit A. thoracica lat. auf dem M. serratus ant.	M. serratus ant.	Druckschädigung kann zum Ausfall des M. serratus ant. führen: Scapula alata (Engelflügelzeichen)
N. suprascapularis C5–C6	Mit A. suprascapularis in die Incisura scapulae (unter dem Band!) zur Fossa supra- und infraspinata	Mm. supra- und infraspinatus	
N. subclavius C4–C6		M. subclavius	

Merke

Äste der **Pars supraclavicularis** gehen direkt aus den Trunci oberhalb der Clavicula hervor. Äste der **Pars infraclavicularis** gehen aus den Fasciculi unterhalb der Clavicula hervor.

Pars supraclavicularis

Die Rami ventrales der Pars supraclavicularis bilden in der seitlichen Halsregion 3 Trunci aus und ziehen zum Hals, Schultergürtelmuskeln, Thoraxwand und zum Teil zum Zwerchfell (◘ Tab. 3.11):
- **Truncus superior**: Segmente C5–C6,
- **Truncus medius**: Segment C7 und
- **Truncus inferior**: Segmente C8–Th1.

Pars infraclavicularis

Anschließend verzetteln sich die Stämme erneut in Äste, die als Nerven der Pars infraclavicularis neue Koalitionen in den Faszikeln eingehen (◘ Tab. 3.12, ◘ Tab. 3.13):

Fasciculus medialis
Dieser Faszikel setzt sich aus folgenden Nerven zusammen:
- Radix medialis des N. medianus (s. u.),
- N. pectoralis medialis,
- N. ulnaris,
- N. cutaneus brachii medialis,
- N. cutaneus antebrachii medialis.

Der **N. pectoralis medialis** zieht (wie der N. pectoralis lateralis) hinter der Clavicula nach caudal, durch die

◘ Tab. 3.12. Nerven der **Pars infraclavicularis** des Plexus brachialis

Nerv	Innervationsgebiet	Besonderheiten/Ausfälle
Nn. subscapulares	C6–C8: M. teres major C5–C7: M. subscapularis	
N. thoracodorsalis (C6–C8)	M. latissimus dorsi, M. teres major	Dieser Nerv verläuft ungeschützt in der Axilla, kann von Operateuren der Mamma beschädigt werden.
N. pectoralis lateralis (C5–C7)	M. pectoralis major, M. pectoralis minor	
N. pectoralis medialis (C8–Th1)		
N. musculocutaneus (C5–C7)	Motorisch: Beuger am Oberarm: M. coracobrachialis, M. biceps brachii, M. brachialis Sensibel: Haut am radialen Unterarm	

◘ Tab. 3.12 (Fortsetzung)

Nerv	Innervationsgebiet	Besonderheiten/Ausfälle
N. medianus (C6–Th1)	**Motorisch:** Beuger an Unterarm (Ausnahmen: M. flexor carpi ulnaris, Caput ulnare des M. flexor digitorum prof.). M. pronator teres (N. interosseus) M. pronator quadratus (N. interosseus) Daumenballen (Ausnahme: M. adductor pollicis, Caput prof. des M. flexor pollicis brevis). Mm. lumbricales I,II **Sensibel:** Palma manus (R. palmaris), Haut der radialen 3 Finger und der Hälfte des 4. Fingers	Kompressionsgefahr im Karpaltunnel: **Karpaltunnelsyndrom** (Armschmerzen um 5 Uhr morgens) Kompression auch möglich im Bereich des M. pronator teres. Bei **Totalausfall: Schwurhand** (z. B. durch suprakondyläre Humerusfraktur) Achtung: keine Innervationsgebiete am Oberarm!
N. ulnaris (C6–Th1)	**Unterarm**: M. flexor carpi ulnaris **Endäste der Hand:** Muskeln des Hypothenar, Mm. Interossei, Mm. Lumbricales III, IV, M. adductor pollicis und Caput prof. des M. flexor pollicis brevis, M. palmaris brevis R. superficialis: Fingerhaut der ulnaren 1,5 Finger	Verletzungsgefahr im Sulcus Nervi ulnaris. Bei **Totalausfall: Krallenhand** wegen Ausfall der Mm. interossei. Häufiger ist die Ulnarisschwäche mit mangelhafter Adduktion der Hypothenar- und Interossei-Muskeln (Blatt Papier zwischen den ulnaren Fingern kann nicht gehalten werden).
N. cutaneus brachii medialis (C8–Th1)	Haut der Innenseite des Oberarms	Anastomosen mit den 2. und 3. Interkostalnerven: Nn. interocostobrachiales, die sich bei Tumoren der Mamma schmerzhaft melden können.
N. cutaneus antebrachii medialis (C8–Th1)	Haut der medialen (ulnaren) Unterarmseite	
N. radialis (C5–C7)	**Motorisch**: alle Strecker am Arm M. brachioradialis (Beuger!) M. supinator Sensibel: Streckseite des Arms, R. superficialis: radiale Hälfte des Handrückens (radiale 2,5 Finger)	**Radialislähmung.** Bei **Totalausfall Schwurhand** durch Ausfall der Fingerstrecker. Häufigste Ursache: Humerusschaftfraktur im Bereich des Sulcus nervi radialis. Distale Lähmungen (nach Verzeigung vor dem Supinatortunnel) sind entweder sensibel oder motorisch: **R. profundus**: Dissoziierte Radialislähmung: Motorische Symptome (Supinatortunnelsyndrom) **R. superficialis**: Druckschäden am Radius. Rein sensible Ausfälle
N. axillaris (C5–C7)	**Motorisch**: M. deltoideus, M. teres minor	Lähmung des Deltamuskels bei Läsion des N. axillaris: Fraktur des Collum chirurgicum oder Schultergelenkluxation

3

Fascia clavipectoralis in den M. pectoralis minor und major.

Der **N. ulnaris** ist der **Hauptstamm des Fasciculus medialis am Arm.** Er zieht im Sulcus bicipitalis medialis zur Streckseite des Humerus und passiert im Sulcus n. ulnaris des Epicondylus medialis das Ellenbogengelenk. Leitmuskel zur Hand ist der M. flexor carpi ulnaris. Der N. ulnaris zieht ulnar über das Retinaculum flexorum und erreicht mit der A. ulnaris im Ulnartunnel neben dem Os pisiforme die Hand.

- **Endäste der Hand**: R. profundus: Zieht in die Tiefe bogenförmig unter die Beugersehnen in Richtung Daumen.
- Der gemischte R. superficialis zieht über die Basis des Hypothenar.
- Die restlichen sensiblen Verzweigungen des R. superficialis. ziehen zu den Hautarealen der ulnaren 1,5 Finger (N. digitalis palmaris communis mit 2 Nn. digitales palmares proprii).

Fasciculus lateralis

Dieser Faszikel umfasst folgende Nerven:
- N. pectoralis lateralis,
- N. musculocutaneus,
- Radix lateralis des N. medianus.

Der **N. pectoralis lateralis** zieht (wie der N. pectoralis medialis) hinter der Clavicula nach caudal, durch die Fascia clavipectoralis in M. pectoralis minor und major.

Der **N. musculocutaneus** durchbohrt den M. coracobrachialis (Leitmuskel); zieht in der Beugerloge zwischen M. brachialis und M. biceps brachii. Der sensible Hautast (N. cutaneus antebrachii lat.) kommt in der Ellenbeuge nach vorn radial.

N. medianus: Anteile aus Fasciculus medialis und lateralis umgabeln in der Achselhöhle die A. brachialis (Medianusgabel). Der N. medianus verläuft im Sulcus bicipitalis med. mit A. brachialis u. N. ulnaris. Unterhalb der Ellenbeuge durchbohrt er den M. pronator teres und zieht zwischen den Sehnen der Mm. flexor digitorum superf. und prof. durch das Retinaculum flexorum in die Hand. Er besitzt folgende **Äste**:
- N. interosseus anterior zieht distal des M. pronator teres an die Dorsalseite des Unterarms.
- Nn. digitales palmares communes I–III: Weiteraufzweigung unter der Palmaraponeurose in Nn. digitales proprii für Hohlhand- und Thenarmuskeln.

Fasciculus posterior

Hier werden folgende Nerven zusammengefasst:
- Nn. suprascapulares,
- N. thoracodorsalis,

- N. radialis,
- N. axillaris.

Die **Nn. suprascapulares** kommen aus C6–C8 sowie C5–C7 (2 Äste, die nach dorsal laufen).

Der **N. thoracodorsalis** zieht mit der A. thoracodorsalis an die Innenfläche des M. latissimus dorsi.

Der **N. radialis** kommt aus dem Fasciculus posterior, windet sich von hinten im **Sulcus nervi radialis** um den Humerus (Tricepskanal) und erscheint zwischen dem M. brachialis und M. brachioradialis vorn in der Ellenbeuge. Dort teilt er sich in **2 Äste**, den **R. superficialis** (total sensibel, unter dem M. brachioradialis) und den **R. profundus** (überwiegend motorisch).

- Der **R. profundus** verschwindet im **Supinatortunnel** und gelangt dadurch wieder auf die Streckseite zurück. Nach zahlreichen Abzweigungen erreicht der Hauptstamm als N. interosseus das proximale Handgelenk.
- Der **R. superficialis** zieht mit der A. radialis unter dem Rand des M. brachioradialis auf die Dorsalseite der Hand. Endäste erreichen die 2,5 radialen Finger (den 2. und 3. Finger nur bis zum Mittelglied).

Der **N. axillaris** kommt aus dem Fasciculus posterior. Er zieht mit der A. circumflexa humeri posterior durch die laterale Achsellücke, am Collum chirurgicum vorbei, direkt auf dem Knochen liegend zum M. deltoideus.

Die Tunnel und die Armnerven

Die Weichteile des Unterarms und der Hand verhalten sich wie ein Gebirge, durch die die Leitungsbahnen irgendwie durchmüssen. Es gibt für jeden der 3 großen Nerven einen Tunnel, in denen schreckliche Dinge passieren können: Kompression mit nachfolgenden Ausfällen bzw. Schmerzen.
- N. medianus: Karpaltunnel,
- N. ulnaris. Ulnartunnel,
- N. radialis: Supinatortunnel.

□ **Tab. 3.13. Merkspruch:** Plexus brachialis, Pars infraclavicularis:	
Marylin	N. **m**usculocutaneus
Monroe	N. **m**edianus
und	N. **u**lnaris
King	N. **c**utaneus brachii medialis
Kong	N. **c**utaneus antebrachii medialis
retten die	dialis
Anatomie	N. **r**adialis
	N. **a**xillaris

Merke

Systematik bei Totalausfall der 3 motorischen Arm-
nerven:
N. medianus: Schwurhand.
N. radialis: Fallhand.
N. ulnaris: Krallenhand.

Maximalgebiete – Autonomgebiete der Armnerven
Aufgrund der Durchflechtungsstrategie der Armnerven-
wurzeln gibt es große Überlappungen der sensiblen
Versorgungsgebiete der Hautnerven. Das vollständige
Ausbreitungsgebiet eines Hautnerven heißt **Maximal-
gebiet**, in das jedoch auch andere Nerven mit hinein-
schnüffeln. Die tatsächliche, ausschließlich von einem
und sonst keinem Nerven versorgte Zone ist das **Auto-
nomgebiet**.

Plexuslähmungen
Der Plexus brachialis zieht, bevor er sich so raffiniert
aufzweigt, durch einen sehr engen Hohlweg zwischen
Clavicula und erster Rippe (den Erb-Punkt).

┌─ **KLINIK** ─────────────────
Einerseits kann man den Plexus am Erb-Punkt
effektiv lahm legen (**Plexusanästhesie**), andererseits können ihn dort schwere Rucksäcke komprimieren (**neurovaskuläres Kompressionssyndrom**).
▼

Obere Plexuslähmung (Erb-Lähmung): Aus-
fall der Segmente C5–C6, Deltamuskellähmung,
Supination).
Untere Plexuslähmung (Klumpke-Lähmung,
seltener): Ausfall der Segmente C8–Th1, Ausfall
der Handmuskeln, evtl. Horner-Syndrom durch
Beteiligung des sympathischen Grenzstrangs;
Rr. communicantes.

3.6 Arterien

Die Arterien des Arms kommen aus der **A. subclavia**,
die sich im Bereich der Achselhöhle in die kurze
A. axillaris umbenennt. Ihre Fortsetzung ist die **A. brachialis** des Oberarms. Distal des Ellenbogengelenks
teilt sie sich in die **A. radialis** und **A. ulnaris** auf. Die
Hand vereint beide in 2 arteriellen Bögen, den **Arcus
palmaris superficialis** und **profundus**.

3.6.1 A. sub clavia (▶ Kap. 5.8.1)

3.6.2 A. axillaris

Die A. axillaris beginnt lateral der 1. Rippe und endet
unterhalb des M. pectoralis major an der vorderen Ach-

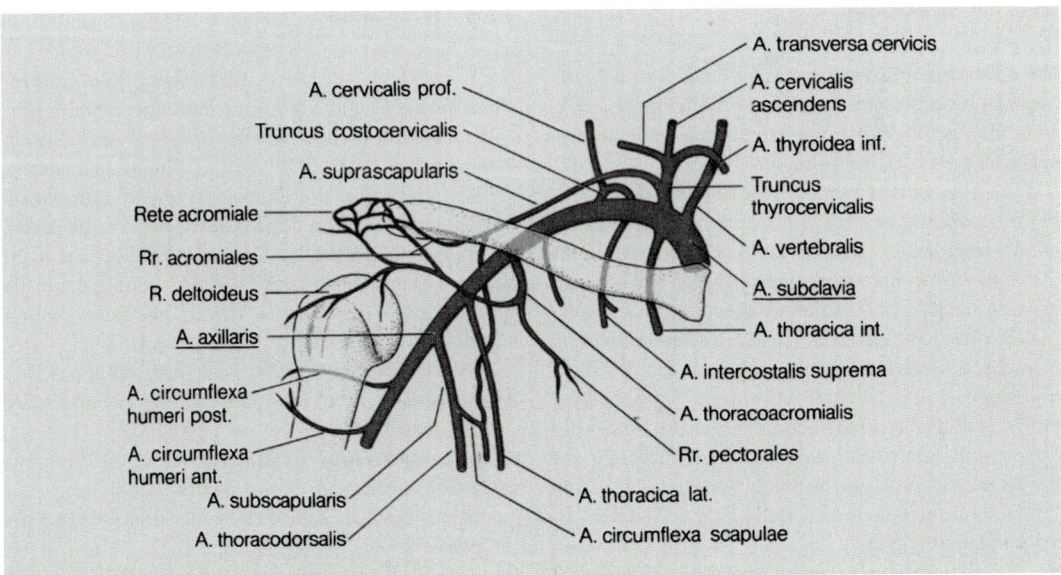

◻ Abb. 3.1. Arterien der Schultergegend; nicht bezeichnet ist die hinter der Clavicula entspringende A. thoracica sup.
(Schiebler 2005)

3

selfalte. Sie ist zunächst begleitet vom Plexus brachialis, später gesellt sich die V. axillaris hinzu und distal umgreift sie der mediale und laterale Faszikel des Plexus brachialis (Medianusgabel). Ihr Blut versorgt die Schulter einschließlich des Gelenks sowie die vordere und seitliche Brustwand (□ Abb. 3.1).

Die A. axillaris gibt folgende **Äste** ab:

- **A. thoracoacromialis** führt durch die Fascia clavipectoralis in die Mohrenheim-Grube. Äste versorgen den Deltamuskel, M. subclavius und Mm. pectorales.
- **A. thoracia lateralis** zieht zur medialen Wand der Achselhöhle mit Abgängen für die Brustdrüse (Rr. mammarii laterales).
- **A. subscapularis** verläuft zur Scapula mit **A. circumflexa scapulae**, die durch die mediale Achsellücke zur Fossa infraspinata verschwindet. Der andere Endast, die **A. thoracodorsalis**, zieht zum M. latissimus dorsi.
- **Aa. circumflexae humeri** gelangen zum Humerus, wie der Name sagt. **A. circumflexa humeri anterior** zieht zur langen Bizepssehne, zur Schultergelenkskapsel und zum Deltamuskel. Die größere **A. circumflexa humeri posterior** zieht hinten herum zusammen mit dem N. axillaris in die laterale Achsellücke, und dann ebenfalls zum Deltamuskel. Leider können diese Arterien bei einer Fraktur des Collum chirurgicum verletzt werden.

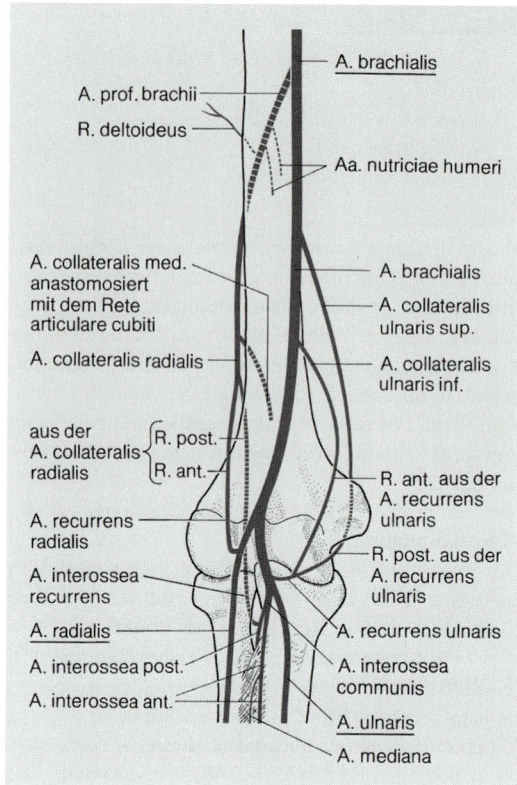

□ **Abb. 3.2.** Arterien der Ellenbogengegend. (Schiebler 2005)

3.6.3 A. brachialis

Die A. brachialis verläuft im Sulcus bicipitalis medialis, begleitet von gleichnamigen Venen und vom N. medianus. Hier ist sie tastbar und kann gegen den Humerus abgedrückt werden, wenn es sein muss.

Die A. brachialis gibt folgende **Äste** ab (□ Abb. 3.2):

- **A. profunda brachii** kommt vom Unterrand des M. teres major, tritt zusammen mit dem N. radialis n die Extensorenloge, den er im bekannten Sulcus nervi radialis begleitet und entsprechende Risiken teilt (s. o.). Kollateralarterien führen distal zum Rete articulare cubiti in die Ellenbeuge.
- **A. collateralis ulnaris superior** zieht hinter das Septum intermusculare brachii mediale auf die Streckseite. Sie begleitet den N. ulnaris zur hinteren Ellenbogenregion und beteiligt sich am Rete articulare cubiti.
- **A. collateralis ulnaris inferior** entspringt etwas oberhalb des Epicondylus medialis humeri und zieht ebenfalls zum Rete articulare cubiti.

3.6.4 A. radialis

Die A. radialis ist die radiale Fortsetzung der A. brachialis distal der Ellenbeuge. Sie verläuft über dem M. pronator teres mit dem R. superficialis des N. radialis am Unterrand des M. brachioradialis entlang, taucht an der Handwurzel unter die Fascia antebrachii auf, wo sie zwischen den Sehnen der M. flexor carpi radialis und M. brachioradialis tastbar ist. Falls der Puls hier nicht tastbar ist, kann man in der Tabatiére nachfühlen, in die sie sich unter den Sehnen des M. abductor pollicis longus und M. extensor pollicis brevis windet.

Die A. radialis besitzt folgende **Äste** (□ Abb. 3.3):

- **A. radialis recurrens** läuft zum Rete articulare cubiti zurück.
- **A. palmaris superficialis:** gedacht für die Daumenballenmuskulatur. Sie ist der radiale Beitrag zum Arcus palmaris superficialis, der überwiegend aus der A. ulnaris gespeist wird.
- **A. carpalis dorsalis:** vorgesehen für die Mm. interossei und die Versorgung der Finger (Aa. digitales dorsales).

- **A. princeps pollicis:** ist der Hauptast für den Daumen.
- **Arcus palmaris profundus:** Sicherheitskurzschluss mit dem R. palmaris prof. der A. ulnaris; er liegt direkt auf den Mittelhandknochen.

3.6.5 A. ulnaris

Die A. ulnaris verläuft unter dem M. pronator teres an der Ulnarseite des Unterarms. Entlang des M. flexor carpi ulnaris zieht sie mit dem N. ulnaris über das Retinaculum flexorum in den Canalis ulnaris (Ulnartunnel). Sie bildet an der Hohlhand den Arcus ulnaris superficialis.

Die **Äste** der A. ulnaris sind (◘ Abb. 3.3):

- **A. recurrens ulnaris:** Rückwärts zum Rete articulare cubiti.
- **A. interossea communis** mit Aufteilung unter dem M. pronator teres in **A. interossea anterior:** Zusammen mit N. interosseus (aus N. medianus) auf der Membrana interossea zum M. pronator quadratus. Die **A. interossea posterior** gelangt durch ein Loch in der Membrana interossea zur Streckseite und zieht zum Handgelenk.
- **R. palmaris palmaris profundus:** verläuft vom Os pisiforme in die Tiefe und beteiligt sich mit dem R. palmaris profundus der A. radialis am **Arcus palmaris profundus**.
- **Arcus palmaris superficialis:** direkte Fortsetzung der A. ulnaris, bildet den oberflächlichen Hohlhandbogen mit dem R. palmaris superficialis der A. radialis unmittelbar unter der Palmaraponeurose. Von ihm gehen Äste zur palmaren Versorgung der Finger ab: Aa. digitales palmares propriae.

Kollateralkreisläufe im Bereich der oberen Extremität

Umgehungskreisläufe spiegeln das Sicherheitsbedürfnis der Greifwerkzeuge wider. Die **Schulter** ist durch das Rete scapulare und Rete acromiale gesichert. Im Ellenbogenbereich stehen 4 Kollateralarterien von proximal und 3 rekurrente von distal zur Verfügung. Die **Hand** ist besonders gut durch Kollateralen und Anastomosen versorgt. Im Kapillarbereich gibt es in den Fingerspitzen zahlreiche arteriovenöse Anastomosen, die der Temperaturregelung dienen.

> **KLINIK**
>
> Zwischen der **A. profunda brachii** und den Aa. circumflexae humeri gibt es keine Anastomosen oder Kollateralen. Daher darf man die A. brachialis dort nicht unterbinden.

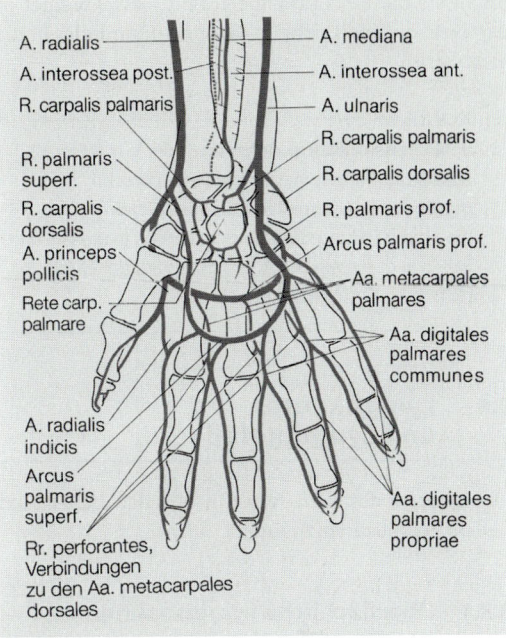

◘ **Abb. 3.3.** Arterien der Hand, von palmar. (Schiebler 2005)

3.7 Venen

Die Venen gliedern sich in tiefe (subfasciale) und oberflächliche (epifasciale) Gefäße.

3.7.1 Tiefe Venen

Tiefe Venen begleiten die Arterien und sind namensgleich. Zwei Vv. brachiales vereinigen sich zur V. axillaris, die sich in die V. subclavia fortsetzt.

3.7.2 Oberflächliche Venen

V. basilica – ulnare Seite. Die V. basilica drainiert das Blut der ulnaren Unterarm- und Handseite und leitet es zur Ellenbeuge. Weiter proximal tritt sie durch die Fascia brachialis in die Tiefe zu den Vv. brachiales.

V. cephalica – radiale Seite. Die V. cephalica nimmt das Blut der radialen Unterarm- und Handseite auf, anastomosiert in der Ellenbeuge über die V. mediana cubiti mit der V. basilica. Im Sulcus bicipitalis medialis zieht sie nach proximal zwischen M. deltoideus und M. pectoralis major. Im trigonum clavipectorale durch-

3

bricht sie die Fascia clavipectoralis, verschwindet in der Tiefe der Mohrenheim-Grube und mündet in die V. axillaris.

— KLINIK —

Vorsicht beim **Blut abnehmen** in der V. mediana cubiti! Unter ihr liegt, von der Fascia brachii getrennt, die A. brachialis. Als Varietät kommt eine hohe Teilung der A. brachialis vor. In diesen Fällen liegt ein Ast der A. brachialis auf der Fascie (A. brachialis superficialis).

3.8   Lymphknoten und Lymphgefäße

Die Lymphe des Arms wird in oberflächlichen und tiefen Lymphbahnen drainiert.

3.8.1   Oberflächliche Lymphbahnen

Diese Gefäße begleiten zumeist die oberflächlichen Venen. Ihre Lymphe fließt dann im Sulcus bicipitalis medialis zur Achselhöhle, wo sie in den oberflächlichen Lymphknoten gecheckt wird.

3.8.2   Tiefe Lymphbahnen

Wie der Name suggeriert, verlaufen diese Gefäße subfascial und enden dann ebenfalls in den oberflächlichen axillären Lymphknoten.

3.8.3   Lymphknoten der Achselhöhle

Die **oberflächlichen axillären Lymphknoten** liegen direkt unter der Fascie der Axilla. Sie gliedern sich in 3 Gruppen:
1. **Nodi lymphatici axillares laterales** begleiten die V. axillaris und ziehen die Armlymphe auf sich.
2. **Nodi lymphatici axillares pectorales** erhalten die Lymphe der Brustwand und der Mamma (Mammakarzinom).
3. **Nodi lymphatici axillares subscapulares** kontrollieren die Lymphe der Schulterregion.

Die **tiefen axillären Lymphknoten** sind die nächste Station und liegen um die A. axillaris und den Plexus brachialis. Von hier aus gelangt die Lymphe dann über den **Truncus subclavius** in den **Ductus lymphaticus**

dexter (rechts) und in den **Ductus thoracicus** (links). Beide münden dann in ihre entsprechenden Venenwinkel (► Kap. 2.10.3).

3.9   Angewandte und topografische Anatomie

3.9.1   Oberflächenanatomie

Inspektion: was ist sichtbar?
Palpation: was ist tastbar?

Schulter. Auf ersten Blick fällt bei einem gut trainierten Menschen die **Schulterwölbung** auf, die im Wesentlichen durch das vom M. deltoideus überdeckte **Tuberculum majus** aufgeworfen wird. Nach vorn sichtbar ist die **Clavicula**, nach hinten die medialen und oberen Ränder des **Schulterblatts**. Bei Hebung des Arms sieht man die **vordere und hintere Achselfalte**, die erste markiert durch den Rand des M. pectoralis major, die hintere durch den kräftigen M. teres major, und seinen schwächelnden Bruder, den M. latissimus dorsi. Im Winkel zwischen Deltamuskel und M. pectoralis major und dem Schlüsselbein ist die **Fossa infraclavicularis** (Mohrenheim-Grube).

Am **Oberarm** fallen in anatomischer Grundstellung, d. h. bei Supination der Unterarmknochen, die Epikondylen auf. Medial ist die Einziehung über dem Sulcus bicipitalis medialis zu sehen, der Puls der A. brachialis ist dort in der Tiefe tastbar. Die Ansatzsehne des Bizeps ist in der Ellenbeuge gut tastbar. An der Streckseite sieht und tastet man das Olecranon der Ulna, auch die daran befestigte Ansatzsehne des Trizeps. Mutige können auch den N. ulnaris im Sulcus nervi ulnaris durch einen geschickten Schlag des medialen Epicondylus auf eine Tischkante zum Schwingen bringen (Musikantenknochen).

Unterarm und Hand. Am Unterarm sind tastbar: Die gesamte Rückseite der Ulna mit Caput und Processus styloideus ulnae, aber vom Radius nur der Proc. styloideus. An der Handwurzel tastet man in der Tiefe der Tabatière (◘ Tab. 3.6) das Os scaphoideum. Bei Frakturen des Kahnbeins, die mitunter nicht gleich im Röntgenbild zu erkennen sind, tut ein gezielter Druck an dieser Stelle weh.

3.9.2   Regio supraclavicularis

Die seitliche Halsregion wird lateral oberhalb der Clavicula durch die Regio supraclavicularis eingenommen. Merkenswert sind hier die Skalenuslücken:

- Die **vordere Skalenuslücke** ist der Raum zwischen M. scalenus anterior und dem M. sternocleidomastoideus, durch den die V. subclavia zieht.
- Die **hintere Skalenuslücke** ist der Raum zwischen den Mm. scalenus anterior und medius, durch den Plexus brachialis und A. subclavia ziehen.

Der Plexus brachialis tritt dann zwischen Clavicula und der 1. Rippe in die Achselhöhle ein.

Mitunter (1%) inseriert am Querfortsatz des 7. Halswirbels eine zusätzliche Rippe, eine sog. **Halsrippe**. Diese kann dann Plexus brachialis und A. subclavia komprimieren.

KLINIK

Die **V. subclavia** eignet sich wegen ihres weiten Kalibers und der Oberflächennähe besonders zum Legen **zentraler Venenkatheter**. Die Vene kollabiert nicht, da ihre Adventitia am Periost und an der Fascia clavipectoralis fixiert ist. Man gewinnt Raum für die Punktion, indem man den Kopf (des Patienten natürlich) zur Gegenseite dreht und den Arm nach unten ziehen lässt. Die Vene wird an der Grenze des medialen und mittleren Drittels unter der Clavicula punktiert. Kenner kennen das Risiko: Die V. subclavia läuft auf der Pleurakuppel, sodass man einen Pneumothorax setzen kann, wenn die Nadel zu sehr nach caudal geführt wird. Daher ist **nach Anlage**(versuch) immer eine Kontrolle durch eine Röntgenaufnahme des Thorax nötig.

3.9.3 Regio infraclavicularis, deltoidea und scapularis

Die **Regio infraclavicularis** ist die schmale längs verlaufende Region zwischen Clavicula und M. pectoralis major. Nach lateral endet sie im **Trigonum clavipectorale**, deren Absenkung – die Fossa infraclavicularis (Mohrenheim-Grube) – durch die Fascia clavipectoralis abgedeckt wird. In der Tiefe verläuft der Gefäß-Nerven-Strang.

Die **Regio deltoidea** ist die Region des Deltamuskels. Dieser bedeckt das Schultergelenk, dazwischen ist ein Verschieberaum (Spatium subdeltoideum) mit 2 Schleimbeuteln (Bursa subdeltoidea und subacromialis). Diese funktionieren als »Nebengelenke« des Schultergelenks und ermöglichen ein komfortables Gleiten des Humeruskopfs gegen das **Schulterdach** (gebildet von Acromion, Proc. coracoideus und das Lig. coracoacromiale).

3.9.4 Fossa axillaris (Spatium axillare)

Die Achselhöhle wird durch **Achselfalten** begrenzt: Vorn durch den M. pectoralis major, nach hinten durch den M. teres major, M. latissimus dorsi. Die Spitze dieses pyramidenförmigen Transitraums für Leitungsbahnen ist das Schultergelenk, die Basis die Haut der Achselgrube. Medial grenzt der M. serratus anterior und lateral der Humerus und der M. coracobrachialis.

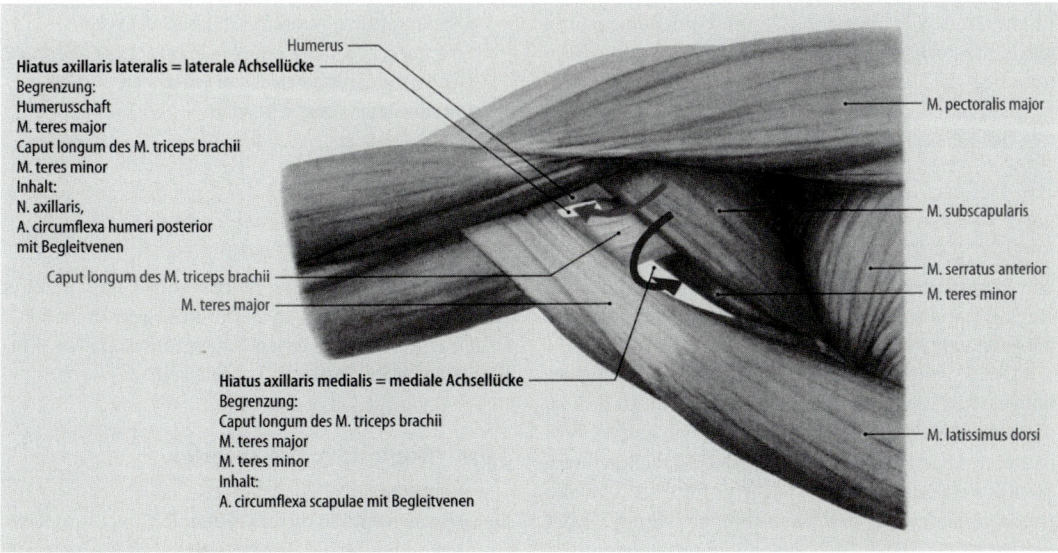

Hiatus axillaris lateralis = laterale Achsellücke
Begrenzung:
Humerusschaft
M. teres major
Caput longum des M. triceps brachii
M. teres minor
Inhalt:
N. axillaris,
A. circumflexa humeri posterior
mit Begleitvenen

Humerus

Caput longum des M. triceps brachii
M. teres major

Hiatus axillaris medialis = mediale Achsellücke
Begrenzung:
Caput longum des M. triceps brachii
M. teres major
M. teres minor
Inhalt:
A. circumflexa scapulae mit Begleitvenen

M. pectoralis major

M. subscapularis

M. serratus anterior
M. teres minor

M. latissimus dorsi

🔲 **Abb. 3.4.** Mediale und laterale Achsellücke rechts. (Tillmann 2005)

3

Fascia axillaris

Die Fascia axillaris spannt sich zwischen der Fascia pectoralis nach vorn, der Fascia brachialis zur Seite und der Rückenfaszie nach hinten aus. Sie ist derb, aber durchlöchert wie ein Sieb für Lymphgefäße und kleine Blutgefäße. Bei Adduktion des Arms lassen sich am besten die unter ihr liegenden Lymphknoten palpieren.

3.9.5   Schulter

Achsellücken

Die viereckige **laterale Achsellücke** wird begrenzt durch das Caput longum des M. triceps brachii, die Sehnen der Mm. teres minor und teres major, sowie den Humerus (Collum chirurgicum) (◘ Abb. 3.4). Hier treten der N. axillaris und die Vasa circumflexa posterioria humeri durch.

Die dreieckige **mediale Achsellücke** wird begrenzt durch den M. teres minor, teres major und den langen Bizepskopf (◘ Abb. 3.4). Hier treten die Vasa circumflexa scapulae hindurch.

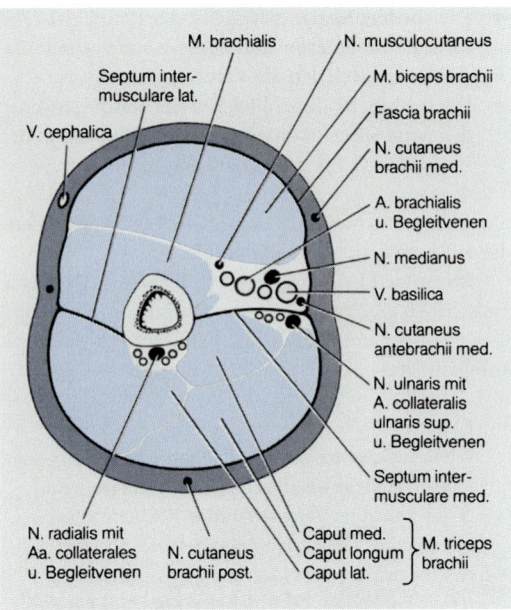

◘ **Abb. 3.5.** Querschnitt durch den rechten Oberarm. Ansicht, wie in der Computertomographie, von distal. (Schiebler 2005)

3.9.6   Oberarm

Die Beugeseite des Oberarms (Regio brachialis anterior) wird von der Streckseite (Regio brachialis posterior) durch ein Septum intermusculare getrennt, welches seinerseits durch den Humerus in ein Septum intermusculare laterale und mediale geteilt wird (◘ Abb. 3.5).

Vor dem Septum intermusculare mediale liegt einer der beiden Haupttransitstraßen für Gefäße und Nerven. Er enthält den N. medianus, N. musculocutaneus und die A. brachialis samt Begleitvenen. Dorsal dieses Septums liegt die Straße für den N. ulnaris und die A. collateralis ulnaris. Dorsal vom Humerus liegt der Passierweg für den N. radialis und A. profunda brachii.

3.9.7   Fossa cubitalis

Die Regio cubitalis gliedert sich in eine vordere und eine hintere Region. Vorn geht die Fascia brachialis in die Fascia antebrachii über.

Die Y-förmige **Regio cubitalis anterior (Ellenbeuge)** wird von 3 Muskeln begrenzt: M. biceps brachii nach oben, M. brachioradialis nach radial, und M. pronator teres nach ulnar. Bedeckt wird diese Region durch die Aponeurosis bicipitalis (Lacertus fibrosus). Auf der Faszie verlaufen die Venen zum Blut abnehmen. Unter der Faszie vereinigen sich die beiden proximalen Bindegewebsstraßen des Sulcus bicipitalis medialis und

lateralis. Von lateral kommen die A. radialis und die A. collateralis radialis, von medial die A. brachialis und der N. medianus.

> **KLINIK**
> Bei Beugung des Unterarms bilden die Verbindungslinien zwischen den Epikondylen und dem Olecranon ein gleichschenkliges Dreieck. Bei Streckung liegen die 3 Punkte in einer Linie. Diese Geometrie verändert sich bei **Frakturen** und **Dislokationen** in diesem Bereich.

3.9.8   Unterarm

Die Fascia antebrachii untergliedert den Unteram durch Septa intermuscularia in 3 Muskellogen, in denen 5 Straßen für Leitungsbahnen entlangführen (◘ Tab. 3.14). Für jede von ihnen gibt es Leitmuskeln.

3.9.9   Regio carpalis anterior

Diese Region enthält die unter dem Retinaculum flexorum liegenden Strukturen, nämlich den Karpaltunnel mit den Sehnen des M. flexor digitorum superf., M. fle-

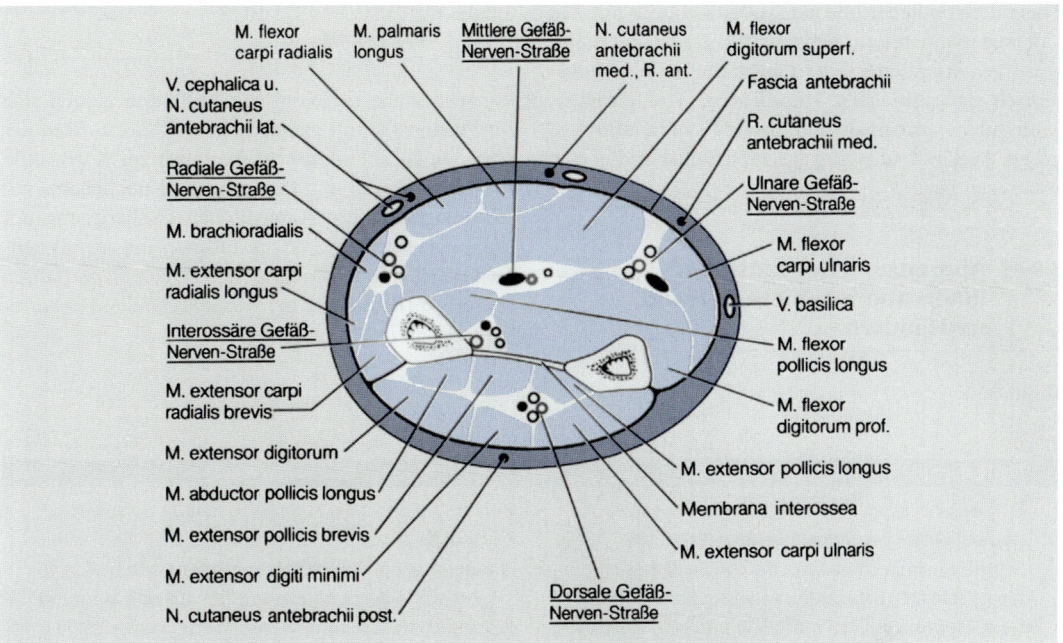

Abb. 3.6. Querschnitt durch den rechten Unterarm, mittleres Drittel. Die Flexorenloge nimmt mehr Raum ein als die Extensorenloge. Vier der 5 Gefäßnervenstraßen verteilen sich in der Flexorenloge. (Schiebler 2005)

Tab. 3.14. Gefäß-Nerven-Straßen des Unterarms

Straßenname	Leitmuskel	Leitungsbahnen
Radiale Unterarmstraße	M. brachioradialis	N. radialis (R. superf.) A. radialis Vv. radiales
Ulnare Unterarmstraße	M. flexor carpi ulnaris	N. ulnaris A. ulnaris
Mittlere Unterarmstraße	zwischen den beiden Köpfen des M. pronator teres; am Eingang zum Canalis carpi zwischen Sehnen des M. flexor carpi radialis und M. flexor digitorum superf.	N. medianus mit Begleitgefäßen
Interossäre Unterarmstraße	in der Tiefe entlang der Membrana interossea	N. interosseus antebrachii ant., A. interossea antebrachii ant.
Dorsale Unterarmstraße	zwischen oberflächlicher und tiefer Schicht der Streckergruppe; distal auf der Membrana interossea	N. radialis (R. prof.), N. interosseus antebrachii post. mit Gefäßen

xor digitorum prof., M. flexor pollicis longus sowie dem N. medianus. Der M. flexor carpi ulnaris zieht mit N. und A. ulnaris über das Retinaculum in den Ulnartunnel (Guyon-Loge).

3.9.10 Regio carpalis posterior

Über die Dorsalseite der Handwurzel spannt sich das Retinaculum extensorum mit seinen Sehnenfächern, durch die die Strecker der Hand ziehen (▶ Kap. 3.4). Daumenwärts wird die Tabatière durch die Sehnen der Mm. abductor pollicis longus und brevis (radial) und M. extensor pollicis longus begrenzt.

3.9.11 Palma manus

Über die Hohlhandseite erstreckt sich die **Palmaraponeurose** (▶ Kap. 3.4). Unter ihr liegen die Logen für

Thenar, Hypothenar und die Mittelhand, die mit den Unterarmräumen kommuniziert. Wahrsager und Handchirurgen orientieren sich in ihren Metiers an den genetisch determinierten **Handlinien**: Thenarfurche, Mittelfurche, proximale und distale Hohlhandfurchen geben Auskunft über Erfolgsaussichten bei diversen Staatsexamina.

3.9.12 Abgrenzung der sensiblen Innervationsgebiete an Hand und Fingern

◘ Tab. 3.12.

3.9.13 Anatomische Korrelate bildgebender Verfahren

Konventionelle radiologische Verfahren eignen sich zur Diagnostik von pathologischen Deformitäten der Knochen (z. B. Frakturen), aber auch zur Korrelation von biologischem und tatsächlichen Knochenalter auf Grundlage der unterschiedlichen Ossifizierung der Handwurzelknochen (Wachstumsstörungen). Zunehmend spielen auch Sonographie und Dopplerverfahren eine Rolle (Pathologie der Sehnenscheiden bzw. arterielle Durchflussstörungen).

Fallbeispiel

Eine 32-jährige Erzieherin sucht ihren Hausarzt auf und berichtet über immer wieder auftretende Schmerzen im rechten Arm, die von Parästhesien bis hin zu stärksten Schmerzen variieren. Das Problem bestehe schon seit ca. einem Jahr und eine Verletzung hätte sie nicht erlitten. Wohl aber falle ihr auf, dass die Beschwerden im Urlaub nicht vorhanden seien, dafür bei körperlicher Belastung aber um so mehr. Da die Beschwerden zwischenzeitlich immer wieder verschwinden, sei sie erst jetzt zum Arzt gegangen.

Die Untersuchung zeigt einen schmerzhaften rechten Arm und im Vergleich zur Gegenseite kalte, »weiße« Finger. Es zeigen sich keinerlei Bewegungseinschränkungen der Schulter oder Stellungen des Schultergelenks, die schmerzhaft sind.

Der Arzt äußert den Verdacht eines **Thoracic Outlet Syndroms** (TOS), bei dem die den Arm versorgenden Gefäße und Nerven nach Verlassen der oberen Thoraxapertur an einer Engstelle komprimiert

werden. Als Engstelle kommen der Spalt zwischen 1. Rippe und Clavicula (Costoclavicularspalt), die Skalenuslücken und Coracopectoralraum in Betracht.

Aufgrund der Schmerzsymptomatik und aufgrund des zeitlichen Zusammenhangs mit der körperlichen Belastung vermutet der Hausarzt, dass es sich um eine Engstelle in der hinteren Skalenuslücke handelt. Als Provokationsmanöver lässt er die sitzende Patientin den Kopf nach hinten und zur erkrankten Seite beugen und gleichzeitig tief einatmen (Adson-Test). Der Schmerz nimmt hier deutlich zu. Der Arzt schlägt der Patientin zunächst Schonung und eine Physiotherapie vor. Bei fehlender Besserung lässt sich die Diagnose durch die Messung der Nervenleitgeschwindigkeit beweisen und als Ultima ratio die Skalenuslücke operativ erweitern.

Laut verschiedener Aufzeichnungen hat wahrscheinlich schon Michelangelo an TOS gelitten, denn er hatte bei seinen Arbeiten an der Decke der Sixtinischen Kapelle stärkste Schmerzen im Arm.

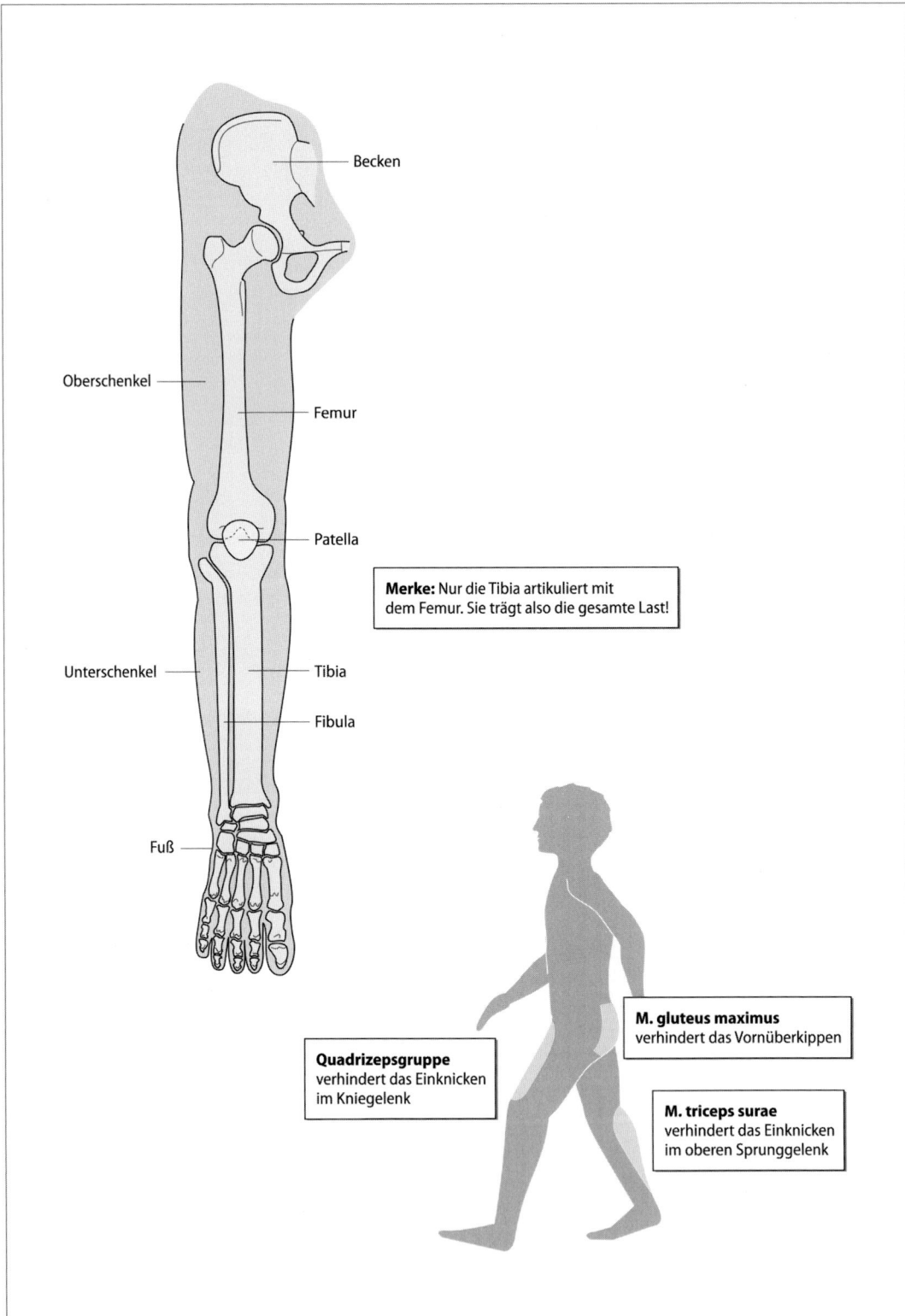

Becken

Oberschenkel

Femur

Patella

Merke: Nur die Tibia artikuliert mit dem Femur. Sie trägt also die gesamte Last!

Unterschenkel

Tibia

Fibula

Fuß

Quadrizepsgruppe
verhindert das Einknicken
im Kniegelenk

M. gluteus maximus
verhindert das Vornüberkippen

M. triceps surae
verhindert das Einknicken
im oberen Sprunggelenk

4   Untere Extremität

Mind Map

Im Unterschied zum Schultergürtel dient der **Beckengürtel** mit den beiden **Beinen** weniger der Ausführung komplexer Feinmotorik als vielmehr der Aufnahme der Körpermasse und der Fortbewegung. Die notwendige Stabilität spiegelt sich in soliden, teils massiv konstruierten Skelettelementen und in kräftigen Muskeln wider. Gleichzeitig zollt aber auch die Beweglichkeit der erforderlichen Standhaftigkeit Tribut. Die Gelenke sind mit kräftigen Bandapparaten abgesichert, zum Teil behindern auch Weichteile die Bewegungsmöglichkeiten.

4.1 Grundkenntnisse der Entwicklung

Die Entwicklung der Beinknospen liegt zeitlich etwa 1–2 Tage hinter der der Armknospen zurück, folgt aber den gleichen Prinzipien (► Kap. 3.1).

4.2 Knochen

4.2.1 Beckengürtel

Der Beckengürtel besteht aus dem **Kreuzbein** (Os sacrum) und den beiden **Hüftbeinen** (Ossa coxae). Dorsal sind die 3 Knochen durch die Iliosakralgelenke und ventral mit der faserknorpeligen Schambeinsymphyse verbunden.

Os sacrum (► Kap. 6.1)

Os coxae

Das Hüftbein besteht aus 3 Knochen, die sich Y-förmig im **Acetabulum**, der Hüftgelenkpfanne, vereinigen.

Os ilium (Darmbein)

Das Darmbein besteht aus dem Corpus ossis ilii und der Ala ossis ilii, die durch die **Linea arcuata** getrennt werden. Nach dorsal setzt sich die Linie ins Promontorium und nach vorn in die Oberkante der Symphyse fort und bildet somit die Grenze zwischen großem und kleinem Becken oder die **Beckeneingangsebene**. Von außen sichtbar ist die Facies glutea für die Urspünge der 3 Glutealmuskeln; nach innen gerichtet ist die Facies sacropelvina mit der Facies auricularis, der Gelenkfläche mit dem Os sacrum. Prägnante **Vorsprünge** sind:

- **Crista iliaca** (Darmbeinkamm) für den Ansatz der schrägen Bauchmuskeln,
- **Spina iliaca anterior superior** (vorderer oberer Darmbeinstachel) als Ursprung für den M. tensor fasciae latae, M. sartorius, und das Leistenband,
- **Spina iliaca anterior inferior** (vorderer unterer Darmbeinstachel) als Ursprung für den M. rectus femoris und das Lig. iliofemorale,
- **Spina iliaca posterior superior** (hinterer oberer Darmbeinstachel) und
- **Spina iliaca posterior inferior** (hinterer unterer Darmbeinstachel).

Os ischii (Sitzbein)

Das Sitzbein ist das Bein, auf dem man sitzt. Es besteht aus dem Corpus ossis ischii und dem Ramus ossis ischii. Prägnante **Knochenvorsprünge** sind:

- **Tuber ischiadicum** (Sitzbeinhöcker): nach hinten gerichtete Verdickung, bekannt als Ursprung für die Streckmuskeln des Oberschenkels (Ischiocrurale Muskulatur).
- Die **Incisura ischiadica major** ist eine Bucht zwischen Spina iliaca posterior inferior und der Spina ischiadica, die durch das Lig. sacrospinale und das Lig. sacrotuberale zum Foramen ischiadicum majus verschlossen wird.
- Die **Incisura ischiadica minor** ist die Knochenausbuchtung zwischen dem Tuber ischiadicum und der Spina ischiadica. Die Ligg. sacrospinale und sacrotuberale verschließen diese Inzisur zu einem Loch, dem Foramen ischiadicum minus.

Os pubis (Schambein)

Das Schambein besteht aus dem **Ramus ossis pubis** und dem **Corpus ossis pubis**. Der obere Teil des Schambeinasts besitzt eine scharfe Kante neben der Symphyse, **Pecten ossis pubis**, und das **Tuberculum pubicum**, an dem das Leistenband inseriert. Der untere Schambeinast verbindet sich mit dem Ramus ossis ischii und bildet den unteren Bogen des **Foramen obturatum**. Beide Schambeine werden durch den **Discus interpubicus** miteinander verbunden (Schambeinsymphyse).

4.2.2 Knochen des Oberschenkels

Femur

Der Oberschenkelknochen ist ein langer Röhrenknochen mit massiven Knochenenden. Er besteht aus dem Caput femoris, Collum femoris, Corpus femoris und der distalen Epiphyse.

Der **Oberschenkelkopf** (Caput femoris) bildet mit dem Acetabulum die knöcherne Basis des Hüftgelenks, verbunden sind Kopf und Pfanne durch das Lig. capitis femoris.

Der **Oberschenkelhals** (Collum femoris) verbindet den Schaft mit dem Kopf. Da die proximale Epiphysenfuge zwischen Kopf und Hals liegt, ist der Hals eigentlich ein Teil des Schafts. Er ist in einem bestimmten Winkel (dem **Collodiaphysenwinkel**, ca. 127°) zum Knochenschaft (Diaphyse), angebracht. Wird dieser Winkel steiler als 135°, spricht man von einer **Coxa valga**, ist er kleiner als 120°, liegt eine **Coxa vara** vor (◼ Abb. 4.1a–c).

KLINIK

Bei einem zu steilen Winkel nimmt die Biegebeanspruchung auf den Oberschenkelhals und damit die Gefahr einer Fraktur, besonders im Alter, zu.

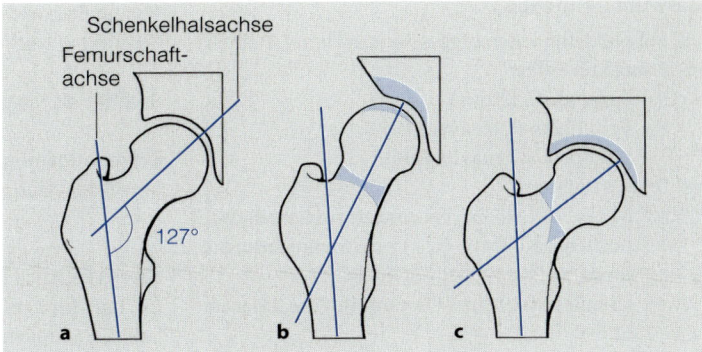

■ Abb. 4.1a–c. Collodiaphysen-winkel. **a** normal, **b** Coxa valga, **c** Coxa vara. (Schiebler 2005)

Der **Oberschenkelschaft** (Corpus femoris) ist in der Sagittalebene leicht gebogen. Proximale Knochenvorsprünge sind:
- **Trochanter major** (Ansatzstelle für die Mm. glutealis medius und minimus, M. piriformis).
- **Trochanter minor** (Innenseite; Ansatz für den M. iliopsoas). Die Crista intertrochanterica verbindet beide Trochanteren auf der Dorsalseite, und die Linea intertrochanterica entsprechend auf der Ventralseite.
- Die **Linea aspera** ist eine gedoppelte Knochenleiste für die flächenhaften Ansätze des M. vastus lateralis (Labium laterale) und M. vastus medialis (Labium mediale).

Distal verbreitert sich das Femur zu den Gelenkknorren: **Condylus medialis und lateralis,** vor denen sich die **Facies patellaris** als Gelenkfläche für die Kniescheibe befindet. Nach hinten verschmälern sich die Kondylen derart, dass eine Grube zwischen ihnen frei bleibt, die **Fossa intercondylaris.** Die Gelenkflächen der Kondylen sind bikonvex, weisen aber vorn und hinten verschiedene Krümmungsradien auf. Bei gestrecktem Unterschenkel artikulieren Tibia und Femur stabil, haben bei Beugung jedoch eine geringere Kontaktoberfläche, was die Rotation erleichtert.

Patella (Kniescheibe)

Die dreieckige Patella ist das größte Sesambein des Körpers und in die Sehne des M. quadriceps femoris eingelegt. Die Spitze der rauen Vorderfläche ist der Ansatz für das Lig. patellae. Die Rückseite ist überknorpelt und dient als Gelenkfläche (Facies articularis patellae) für das Kniegelenk.

4.2.3 Knochen des Unterschenkels

Der Unterschenkel besitzt 2 Knochen, die **Tibia** und die **Fibula.**

Tibia (Schienbein)

Das Schienbein ist der kräftigere der beiden Unterschenkelknochen und der einzige, der im Kniegelenk artikuliert und somit die Körpermassen aufnimmt. Entsprechend breit sind die proximalen Kondylen des Tibiakopfs (**Caput tibiae**). Der dreikantige Tibiaschaft (**Corpus tibiae**) besitzt einen gut tastbaren Schienbeinkamm (**Margo anterior**), an deren oberen Teil die **Tuberositas tibiae** als Ansatz für das Lig. patellae auffällt. Am **Margo interosseus** setzt die Membrana interossea zur Fibula an. Der **Margo medialis** ist, wie die **Facies anterior**, vorne tastbar.

An der distalen Epiphyse läuft die Tibia in den **Malleolus medialis** (Innenknöchel) aus. Dieser bildet mit dem Malleolus lateralis der Fibula die sog. Malleolengabel.

Fibula (Wadenbein)

Die schlanke Fibula liegt lateral der dicken Tibia. Ihre tragende Bedeutung ist minimal, und das sieht man ihr auch an. Proximal liegt das Fibulaköpfchen (**Caput fibulae**), das mit der Tibia gelenkig verbunden ist, sich aber dort nicht bewegen kann (Amphiarthrose). Der Schaft (**Corpus fibulae**) endet distal im **Malleolus lateralis** (Außenknöchel), der äußeren Forke der Malleolengabel. Medial befindet sich die Gelenkfläche für das obere Sprunggelenk.

4.2.4 Fußknochen

Das Fußskelett besteht aus den Fußwurzelknochen (**Ossa tarsi**), Mittelfußknochen (**Ossa metatarsi**), und den Zehen (**Ossa digitorum**).

4

Fußwurzelknochen

Die Fußwurzelknochen organisieren sich in 2 Reihen
- **Proximale Reihe:**
  - Sprungbein (**Talus**),
  - Fersenbein (**Calcaneus**) und
  - Kahnbein (**Os naviculare**).
- **Distale Reihe:**
  - Mediales Keilbein (**Os cuneiforme mediale**),
  - mittleres Keilbein (**Os cuneiforme intermedium**),
  - laterales Keilbein (**Os cuneiforme laterale**) und
  - Würfelbein (**Os cuboideum**).

Talus. Der Talus liegt über den anderen Fußwurzelknochen. Er besteht aus dem Corpus tali mit der Gelenkfläche für Tibia und Fibula im oberen Sprunggelenk, dem Collum tali und dem nach vorne weisenden Caput tali mit der Gelenkfläche für das Kahnbein im unteren Sprunggelenk.

Calcaneus. Der Calcaneus ist der bizarrste und größte aller Fußwurzelknochen. Er leitet einen Großteil der Körperlast auf das Tuber calcanei. Das Sustentaculum tali liegt medial unter dem Talus. Er bildet voneinander getrennte Gelenkflächen für den Talus und für das Os cuboideum.

Os naviculare, Ossa cuneiformia. Das Os naviculare liegt zwischen dem Talus und den 3 Ossa cuneiformia, die das Fußquergewölbe bilden. Lateral grenzt das Os cuboideum an, das Gelenkflächen für das Kahnbein und das laterale Keilbein besitzt.

Mittelfußknochen (Ossa metatarsi)

Die Knochen des Metatarsus sind ähnlich wie die Finger der Hand konstruiert. Sie besitzen eine proximale Basis, ein Corpus, und ein distales Caput.

Zehen (Digiti pedis)

Die Zehen sind kurz und dreigliedrig mit Grund-, Mittel-, und Endglied.

4.3 Gelenke

4.3.1 Hüftgelenk (Art. coxae)

Artikulierende Flächen sind Acetabulum des Hüftbeins und Femurkopf. Das Acetabulum enthält eine halbmondförmige umknorpelte Fläche (Facies lunata). Am Rande ist eine knorpelige Gelenklippe (Labrum acetabulare) angebracht, die den Femurkopf in der Pfanne absichert. Das Gelenk ist ein Nussgelenk, d. h. der Femurkopf steckt bis über den Äquator in der Pfanne.

Gelenktyp: Kugelgelenk

Bewegungsmöglichkeiten: 3 Freiheitsgrade, Abduktion/Adduktion, Anteversion/Retroversion und Rotation.

Gelenkkapsel: Die Kapsel setzt vorn an der Linea intertrochanterica, hinten erst an der Mitte des Schenkelhalses an, um ein Einklemmen zu vermeiden.

Bandapparat: Obwohl der Kopf allein durch den Luftdruck in der Pfanne gehalten wird, sind die 3 Bänder besonders kräftig und sicher. Das stärkste, das **Lig. iliofemorale (Bertini)**, verläuft ventral von der Spina iliaca anterior inferior bis zur Linea intertrochanterica. Es hemmt die Retroversion und das Zurückkippen des Beckens. Nach medial zieht das **Lig. pubofemorale**. Die dorsale Seite sichert das **Lig. ischiofemorale** mit dem Ansatz am Trochanter major. Das **Lig. capitis femoris** verläuft von der Fovea capitis femoris ins Acetabulum und führt Blutgefäße zur Versorgung des Femurkopfs.

> **KLINIK**
>
> Die angeborene **Hüftluxation** beruht auf einer Dysplasie des Pfannendachs, sodass der Kopf bei Zug der Glutealmuskeln nach oben herausrutscht. Sie ist bei Mädchen häufiger als bei Jungen.

4.3.2 Kniegelenk (Art. genus)

Das Kniegelenk ist ein großes zusammengesetztes Gelenk. Beteiligt sind Femur, Tibia und Patella. Die Pfanne der Tibia ist so flach, dass halbmondförmige Gelenkscheiben (Menisci) versuchen, diese Inkongruenzen zur Wölbung des Kopfs auszugleichen. Dadurch kann die **Art. femorotibialis** funktionell in 2 Teilgelenke unterteilt werden: **Art. meniscofemoralis** und **Art. meniscotibialis**. Das dritte Teilgelenk, die **Art. femoropatellaris** hat für die Gelenkführung keine Bedeutung.

> **Merke**
>
> Die Fibula ist nicht am Kniegelenk beteiligt!

Artikulierende Flächen des Kniegelenks sind:
- **Art. femorotibialis:** Condylus medialis und lateralis femoris sowie Condylus medialis und lateralis tibiae.

- **Art. femoropatellaris:** Facies articularis patellae und Facies patellaris femoris. Die Fossa intercondylaris des Femur und die Eminentia intercondylaris der Tibia sind knorpelfrei.

Gelenktypen:
- **Art. meniscofemoralis:** Dreh-Scharniergelenk (Trochoginglymus),
- **Art. meniscotibialis:** Schiebegelenk (Art. plana),
- **Art. femoropatellaris:** Schiebegelenk.

Menisken: Menisken sind intraartikuläre Faserknorpel, die von hyalinem Knorpel überzogen sind. Der Meniscus medialis gleicht einem offenen »C«. Er ist mit der Gelenkkapsel und dem medialen Kollateralband (Lig. collaterale tibiale) verwachsen. Der Meniscus lateralis ist stärker gewölbt, fast kreisförmig. Im Querschnitt sind beide Menisken keilförmig.

KLINIK

Läsionen des inneren Meniscus sind häufiger als die des lateralen, da der innere Meniscus mit dem medialen Seitenband verwachsen ist.

Bewegungsmöglichkeiten: Art. meniscofemoralis: Beugung/Streckung um die Querachse. In Beugung ist eine Schlussrotation der Tibia von ca. 5–10° möglich.

Gelenkkapsel: Die größte Gelenkkapsel des Körpers umfasst die Kondylen von Femur und Tibia, lässt von dorsal aber die Eminentia intercondylaris tibiae frei. In diesem eingestülpten Bereich liegen somit außerhalb der Gelenkkapsel die eingewanderten Ansatzstellen der Kreuzbänder. Die Gelenkhöhle besitzt folgende **Recessus** (Kommunikation mit Schleimbeuteln):
- **Rec. suprapatellaris** (bis 2 cm oberhalb des oberen Randes der Patella): Kommunikation mit der Bursa suprapatellaris unter dem M. quadriceps femoris.
- **Rec. subpopliteus:** Zwischen Condylus lat. tibiae und Sehne des M. popliteus. Kommunikation mit Bursa subpolitea.

Merke

Die Kreuzbänder sind von dorsal in das Kniegelenk hereingewachsen. Sie haben **keinen** direkten Kontakt zur Gelenkhöhle. Sie werden als intraartikuläre, aber extrakapsuläre Bänder bezeichnet.

Bei Beugung ist eine Außenrotation der Tibia eher möglich als eine Innenrotation, da sich die Kreuzbänder voneinander abwickeln.

Bandapparat. Es werden intraartikuläre von extraartikulären Bändern unterschieden:
- **Intraartikuläre Bänder:**
  - **Vorderes Kreuzband** (Lig. cruciatum anterius): Das vordere Kreuzband zieht zwischen der Innenseite des Condylus lateralis femoris und der Area intercondylaris anterior der Tibia, d. h. von hinten oben lateral nach vorne unten medial.
  - **Hinteres Kreuzband** (Lig. cruciatum posterius): Das hintere Kreuzband zieht zwischen der Innenseite des Condylus medialis femoris und der Area intercondylaris posterior der Tibia, d. h. von vorne oben medial nach hinten unten lateral.
- **Extraartikuläre Bänder:**
  - **Laterales Seitenband** (Lig. collaterale fibulare/laterale) zieht vom Epicondylus lat. femoris zum Caput fibulae; es beteiligt sich nicht an der Gelenkkapsel.
  - **Mediales Seitenband** (Lig. collaterale tibiale/mediale) zieht vom Epicondylus medialis femoris zum Condylus medialis tibiae. Es verankert die Gelenkkapsel und den inneren Meniscus.

KLINIK

Kann die Tibia bei Beugung vom Untersucher nach vorn gegenüber dem Femur herausgezogen werden, ist das vordere Kreuzband lädiert (**vorderes Schubladenphänomen**). Kann die Tibia aber nach hinten verschoben werden, ist das hintere Kreuzband verletzt (**hinteres Schubladenphänomen**) (Hallo Skiläufer!)

Die Seitenbänder sind bei Beugung entspannt und bei Streckung gespannt.

Das **Lig. patellae** ist die Ansatzsehne des M. quadriceps femoris zwischen Patella und Tuberositas tibiae.

4.3.3 Verbindung der Unterschenkelknochen

Tibia und Fibula sind durch folgende Strukturen miteinander verbunden:

Articulatio tibiofibularis: echtes Gelenk mit sehr eingeschränkter Beweglichkeit (Amphiarthrose).

Syndesmosis tibiofibularis: straffe kollagenfasrige Syndesmose im distalen Drittel des Unterschenkels. Es gewährleistet den Zusammenhalt der Malleolengabel und ist zusätzlich durch die Ligg. tibiofibulare anterius und posterius gesichert. Es inseriert in die Kapsel des oberen Sprunggelenks.

Membrana interossea: Syndesmose zur Befestigung der beiden Unterschenkelknochen. Sie dient weniger der Kraftübertragung, sondern trennt vielmehr die Extensoren- und Flexorenlogen des Unterschenkels.

4.3.4 Sprunggelenke

Oberes Sprunggelenk (Art. talocruralis)

Artikulierende Flächen: Trochlea tali, die gabelartig von den Facies articulares malleoli der Fibula und Tibia eingefasst wird.

Gelenktyp: Scharniergelenk.

Bewegungsmöglichkeiten: Dorsalflexion, Plantarflexion (insgesamt etwa 80°) ganz einfach um eine Querachse.

Gelenkkapsel: Die Kapsel ist ziemlich schlaff und bezieht die Knöchel nicht mit ein.

Bandapparat: Die Kollateralbänder sichern das Gelenk und ziehen fächerförmig von Tibia oder Fibula zum Calcaneus und Os naviculare. Das **mediale Seitenband**

(Lig. collaterale mediale/deltoideum) gliedert sich in folgende 4 Abschnitte:
- Pars tibiotalaris posterior,
- Pars tibiotalaris,
- Pars tibionavicularis und
- Pars tibiocalcanea.

Der **laterale Seitenbandzug** (**Lig. collaterale laterale**) besteht aus 3 selbstständigen Bändern:
- Lig. talofibulare anterius,
- Lig. talofibulare posterius und
- Lig. calcaneofibulare.

Unteres Sprunggelenk (Art. subtalaris und Art. talocalcaneonavicularis)

Die lateinischen Namen dieses Gelenks suggerieren eine komplizierte Achsenführung, verraten aber auch die artikulierenden Knochen. Das untere Sprunggelenk besteht aus 2 getrennten Kammern. Die vordere ist die **Art. talocalcaneonavicularis** und die hintere **die Art. subtalaris** (◘ Abb. 4.2).

Artikulierende Flächen des unteren Sprunggelenks sind:
- **Art. subtalaris:** Facies articularis talaris posterior des Calcaneus mit der Facies articularis calcanea posterior des Talus.
- **Art. talocalcaneonavicularis:** Facies articularis media, Facies articularis anterior und Facies articularis navicularis des Talus mit der Facies articularis

◘ **Abb. 4.2.** Unteres Sprunggelenk, artikulierende Gelenkflächen. (Schiebler 1997)

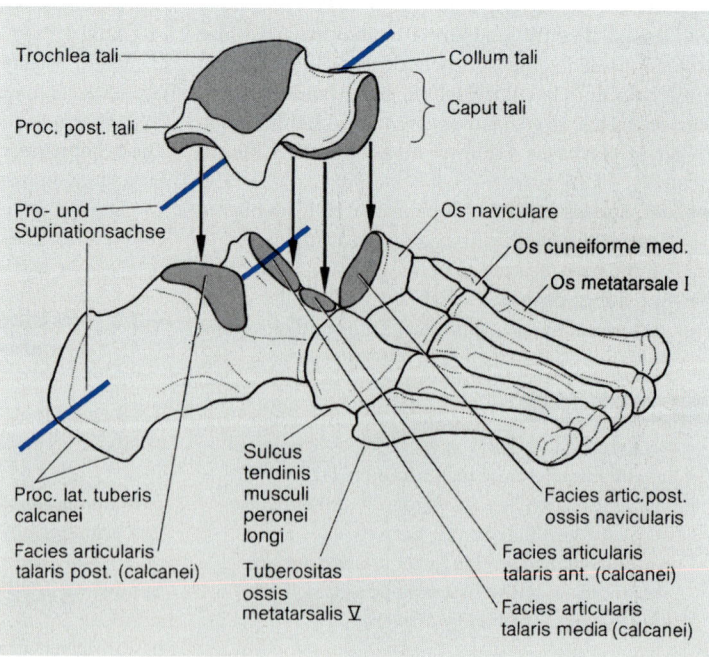

Trochlea tali

Proc. post. tali

Pro- und Supinationsachse

Proc. lat. tuberis calcanei

Facies articularis talaris post. (calcanei)

Sulcus tendinis musculi peronei longi

Tuberositas ossis metatarsalis $\underline{V}$

Collum tali

Caput tali

Os naviculare

Os cuneiforme med.

Os metatarsale I

Facies artic. post. ossis navicularis

Facies articularis talaris ant. (calcanei)

Facies articularis talaris media (calcanei)

talaris media und der Facies articularis talaris anterior des Calcaneus, der Facies articularis talaris des Os naviculare und dem überknorpelten Lig. calcaneonaviculare plantare (Pfannenband).

Gelenktyp: Beide Teilgelenke zusammengenommen bilden ein Kugelgelenk mit eingeschränkter Beweglichkeit. Die Achse verläuft von hinten unten außen nach vorn oben innen. Für sich allein ist die Art. subtalaris ein Scharniergelenk.

Bewegungsmöglichkeiten: Pronation (Hebung des äußeren Fußrandes) und Supination (Hebung des inneren Fußrandes). Eigentlich sind dies Kombinationsbewegungen aus Adduktion und Plantarflexion bzw. Adduktion und Dorsalflexion.

Gelenkkapsel: Die Kapseln sind vollständig getrennt, aber funktionell handelt es sich um ein Gelenk, da der Talus in beiden Teilgelenken mitbeteiligt ist.

Bandapparat: Das Pfannenband (Lig. calcaneonaviculare plantare) unterstützt das Sustentaculum tali und zieht zum Os naviculare. Das Lig. talocalcaneum interosseum verbindet Talus und Calcaneus zwischen den beiden Teilgelenken.

4.3.5 Weitere Gelenke der Fußwurzel und des Mittelfußes

Fersenbein-Würfelbein-Gelenk (Art. calcaneocuboidea)

Dieses Gelenk ist eine Amphiarthrose. Obwohl es ein eigenständiges Gelenk ist, bildet der Spalt die Fortsetzung der Art. talonavicularis des unteren Sprunggelenks nach lateral. Diese Linie heißt **Chopart-Gelenklinie**.

Gelenke zwischen Fußwurzel und Mittelfuß: Artt. tarsometatarsales

Ein jedes Teilgelenk zwischen den Ossa cuneiformia und den Mittelfußknochen hat seine eigene Kapsel. Die etwas Zickzack laufende Linie heißt auch **Lisfranc-Gelenklinie** (Amputationsstelle des Vorfußes). Verspannt ist alles durch kräftige Bänder.

4.3.6 Zehengelenke

Die Mittel und Endglieder der Zehen sind durch Scharniergelenke verbunden, die Grundglieder sind bewegungseingeschränkte Kugelgelenke. Im Unter-

schied zur Hand sind aber hier kaum noch Abduktions- und Adduktionsbewegungen möglich. Kollateralbänder verstärken die Kapseln.

> **KLINIK**
>
> Die große Zehe kann im Grundgelenk stark zur Kleinzehenseite adduziert sein (Hallux valgus).

4.3.7 Statik des Fußes

Der federnde Gang wird dadurch gewährleistet, dass die Fußsohle nicht plan auf der Unterfläche aufliegt, sondern durch Reserveräume nach unten »Luft« bekommt. Am wichtigsten sind hier die Stellungen der Fußwurzelknochen, die sich im Längs- und Quergewölbe organisieren.

Längsgewölbe: Am meisten Platz nach unten und somit das größte Federpotenzial hat der Fuß an der medialen Kante, da der mediale Fußstrahl vom Sustentaculum calcanei getragen wird. Der laterale Fußstrahl liegt kontinuierlich auf.

Das **Quergewölbe** entsteht durch die fast romanische Verkantung der Keilbeine.

Die Gewölbe werden durch **passive** und aktive **Komponenten** stabilisiert. Zu den passiven zählen folgende Bänder (Abb. 4.3):

- Lig. calcaneonaviculare plantare (Pfannenband),
- Lig. plantare longum und
- Plantaraponeurose.

Die kurzen Flexoren der Fußsohle halten die Fußgewölbe **aktiv:**

- M. abductor hallucis, M. flexor hallucis brevis, M. adductor hallucis
- M. abductor digiti minimi, M. flexor digiti minimi brevis und
- M. flexor digitorum brevis.

Wichtig sind die Sehnen der langen Unterschenkelmuskeln, die die Gewölbe halten. Folgende bilden **muskuläre Steigbügel:**

- M. tibialis anterior und M. peroneus longus (Längsgewölbe) und
- M. tibialis posterior und M. peroneus longus (Quergewölbe).

Abb. 4.3. Ansicht des Fußes von medial. Verspannungsmechanismen des Längsbogens. Sehnen sind blau, Bänder schwarz. (Schiebler 2005)

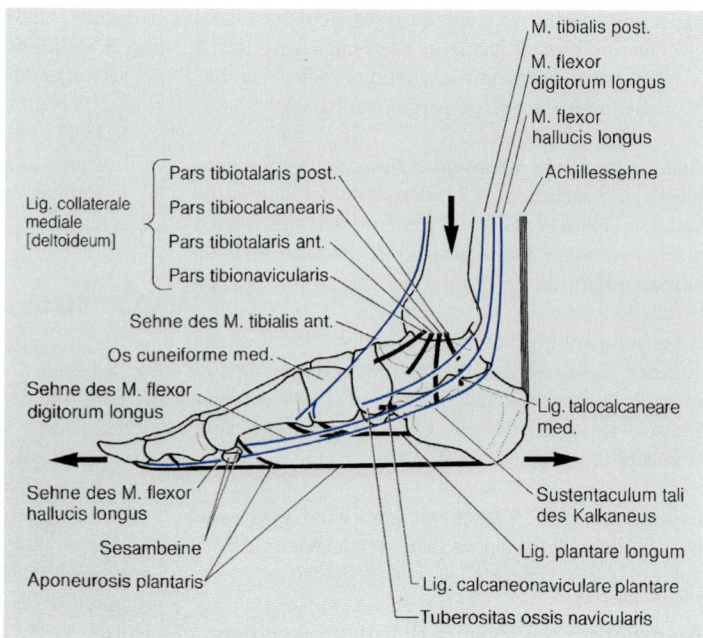

— KLINIK —

Klinik: Bei Ermüdung der Muskulatur leiten sich die Erschütterungen des Gehens direkt auf das Skelett fort; als Folge können bei lang andauernden Märschen (religiöse Prozessionen, Militärmärsche, Dienstwege) **Ermüdungsfrakturen**, meist im Os metatarsale II, auftreten.

Verlust des Längsgewölbes: Da der mediale Fußrand hoch steht, kann er auch tief sinken. Dies ist der Fall, wenn sich bei Insuffizienz des M. flexor hallucis longus der Calcaneus nach medial abwinkelt (proniert) und der Talus dann nach innen absinkt. Das Ergebnis ist ein **Platt-Senk-Fuß**.

Verlust des Quergewölbes: Der **Spreiz-Senk-Fuß** entsteht bei Insuffizienz des Quergewölbes. Dadurch kommt es zu erhöhter Druckbelastung der 2.–4. Metatarsalknochen sowie der Grundgelenke.

4.4   Muskeln

In den folgenden Abschnitten werden Lage, Form, Verlauf (Ursprung, Ansatz), Verlauf der Sehnen, Innervation und Blutversorgung und Funktion der Muskeln der unteren Extremität dargestellt. Außerdem geht es um Lähmungen von Muskelgruppen.

4.4.1   Muskeln der Hüfte

Hüftmuskeln verbinden das Hüftbein mit dem Oberschenkel, wirken also auf das Hüftgelenk, das einzige frei bewegliche Gelenk des Beckengürtels. Auch hier gilt die Weisheit, dass Ursprung und Ansatz im Prinzip austauschbar sind. Wählt man das Becken als Punctum fixum, bewegen diese Muskeln den Oberschenkel; wählt man den Oberschenkel als Punctum fixum, wirken diese Muskeln auf das Becken. Im Weiteren werden die Muskeln nach funktionellen Gesichtspunkten unterschieden (Tab. 4.1):

1. vordere Gruppe (Beuger des Oberschenkels),
2. hintere Gruppe (Strecker und Außenrotatoren des Oberschenkels),
3. laterale Gruppe (Abduktoren des Oberschenkels) und
4. mediale Gruppe (Adduktoren des Oberschenkels).

Die Einteilung »innere versus äußere Hüftmuskeln« macht funktionell weniger Sinn.

Vordere Hüftmuskeln. Die vorderen Hüftmuskeln umfassen den M. ilipsoas, bestehend aus dem M. iliacus und M. psoas major. Er ist der wichtigste Beuger der Hüfte und ein kräftiger Außenrotator des Femur.

Hintere Hüftmuskeln. Die kleinen Außenrotatoren (M. piriformis, Mm. obturatorius internus und exter-

◼ Tab. 4.1. Muskeln der Hüfte: Vordere, hintere, seitliche Gruppe

Muskel	Ursprung	Ansatz	Innervation	Funktion
Vordere Hüftmuskeln:				
M. iliopsoas				
M. iliacus	Fossa iliaca	Trochanter minor	Rr. musculares des Plexus lumbalis (L1–L3)	Anteversion des Oberschenkels Außenrotation, Entspannung der Hüftgelenkbänder Schonhaltung bei Entzündungen
M. psoas major	Wirbelkörper Th12–14, Procc. costarii L1–L5	Trochanter minor	Rr. musculares des Plexus lumbalis (L1–L3)	
Hintere Hüftmuskeln				
M. piriformis	Facies pelvica des Os sacrum	Ventralseite des Trochanter major	Rr. musculares des Plexus sacralis (S1–S2)	Außenrotation, Abduktion, Retroversion
M. obturatorius int.	Innenseite der Membrana obturatoria	Fossa trochanterica	Rr. musculares des Plexus sacralis, N. gluteus inf. (L4–S2)	Außenrotation, Adduktion, Retroversion
Mm. gemelli	M. gemellus sup.: Spina ischiadica M. gemellus inf.: Tuber ischiadicum			
M. obturatorius ext.	Außenfläche der Membrana obturatoria	Fossa trochanterica	N. obturatorius (L3–L4)	Außenrotation, Adduktion
M. quadratus femoris	Tuber ischiadicum	Crista intertrochanterica	N. ischiadicus (L1–L3)	Außenrotation, Adduktion
M. gluteus max.	Linea glutealis posterior, Os sacrum, Lig. sacrotuberale	Tuberositas glutealis femoris, Tractus iliotibialis	N. gluteus inf. (L5–S2)	Streckung des Oberschenkels, Beckenfixierung auf dem Standbein; Außenrotation, Abduktion
Laterale Hüftmuskeln				
M. gluteus medius und minimus	M. gluteus medius: Darmbeinschaufel (zwischen Linea glutealis ant. und post.) M. gluteus minimus: Darmbeinschaufel (zwischen Linea glutealis ant. und inf.)	Trochanter major	N. gluteus sup. (L4–S1)	Abduktion des Spielbeins, Geradehalten des Beckens über dem Standbein, Innenrotation (vorderer Teil), Außenrotation (hinterer Teil)
M. tensor fasciae latae	Spina iliaca ant. sup.	Tractus iliotibialis	N. gluteus sup. (L4–S1)	Anteversion, Abduktion, Innenrotation

4

nus, Mm. gemelli, und M. quadratus femoris) werden von dem kräftigsten Strecker im Hüftgelenk bedeckt, dem M. gluteus maximus. Dieser wird auch als »Treppensteigermuskel« bezeichnet.

Laterale Hüftmuskeln. Zu den seitlichen Hüftmuskeln zählen die unter dem M. gluteus max. liegenden Mm. glutei medius und minimus sowie der M. tensor fasciae latae. Die beiden kleineren Glutealmuskeln sorgen dafür, dass das Becken nicht auf die Spielbeinseite kippt, wenn man wie ein Storch auf einem Bein steht.

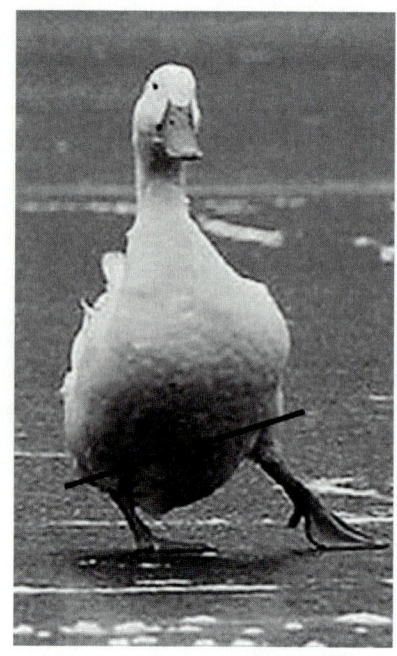

> ### Merke
> Die Mm. gluteus medius und minimus werden vom N. gluteus superior innerviert

> **KLINIK**
> Bei einer beidseitigen Lähmung der Mm. gluteus medius und minimus kann das Becken beim Gehen nicht waagrecht gehalten werden: Es entsteht ein »Watschelgang« (Trendelenburg-Zeichen) (◙ Abb. 4.4).

◙ **Abb. 4.4.** Dieser Patient leidet offensichtlich unter einer Insuffizienz des linken M. gluteus medius (möglicherweise auch des rechten). Die Linie zeigt die ungefähre Beckenachse.

Mediale Hüftmuskeln. Die medialen Hüftmuskeln verlaufen vom Os pubis und Os ischii zur Innenseite des Femurs (◙ Tab. 4.2). Folglich adduzieren sie das Spielbein, sind aber auch bei der Stabilisierung des Standbeins aktiv.

> ### Merke
> Die Adduktoren werden überwiegend vom N. obturatorius innerviert.

◙ **Tab. 4.2.** Muskeln der Hüfte: Mediale Gruppe (Adduktoren)

Muskel	Ursprung	Ansatz	Innervation	Funktion
M. adductor magnus	Ramus inf. ossis pubis	Linea aspera (Labium med.), Epicondylus med.	N. obturatorius (R. post., L3–L4), N. ischiadicus (L4–L5)	Adduktion, Innenrotation, Stabilisierung des Beckens über dem Standbein
M. adductor brevis	Ramus inf. ossis pubis	Linea aspera (Labium med.)	N. obturatorius (R. ant., L2–L4)	
M. adductor longus	Ramus sup. ossis pubis, Schambeinsymphyse	Linea aspera (Labium med.), Aponeurose des M. vastus med.	N. obturatorius (L2–L4)	
M. pectineus	Pecten ossis pubis	Linea aspera, Linea pectinea	N. femoralis, N. obturatorius (R. ant., L2–L3)	Anteversion, Adduktion, Außenrotation
M. gracilis	Ramus inf. ossis pubis	Tuberositas tibiae, Pes anserinus	N. obturatorius (R. ant., L2–L4)	Bei gestrecktem Knie: Adduktion und Beugung im Hüftgelenk; bei gebeugtem Knie: Beugung und Innenrotation

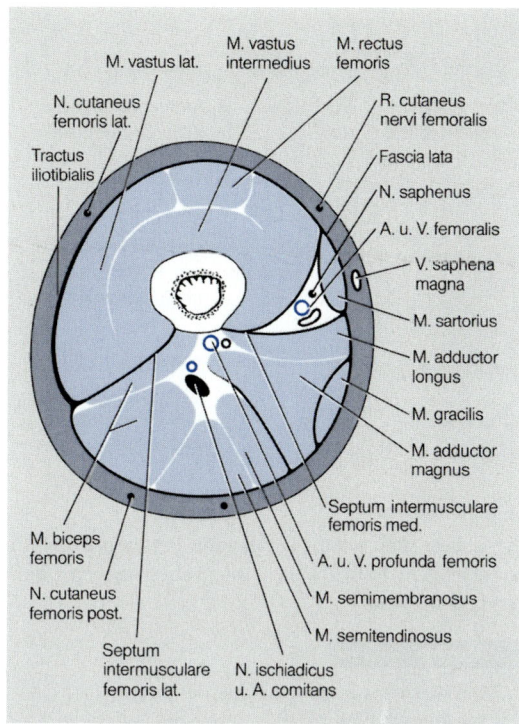

Abb. 4.5. Querschnitt durch den rechten Oberschenkel, Ansicht von distal. Abzugrenzen sind die Logen für die Extensoren (oben), die Flexoren (unten) und die Adduktoren (rechts unten). (Schiebler 2005)

4.4.2 Oberschenkelmuskeln

Die Muskeln des Oberschenkels werden in 3 Gruppen eingeteilt (☐ Abb. 4.5):

- **ventrale Muskelgruppe** (Strecker im Kniegelenk, Beuger in der Hüfte),
- **dorsale Muskelgruppe** (Beuger im Kniegelenk, Strecker in der Hüfte) und
- **Adduktoren** (► Kap. 4.4.1).

> **Merke**
>
> Es gibt nur einen Muskel, der im Hüftgelenk und im Kniegelenk beugt: M. sartorius; es gibt keinen, der in beiden Gelenken streckt.

Einige Muskeln der dorsalen und ventralen Gruppen sind **zweigelenkig**, d. h. sie üben gegensätzliche Aktionen im Hüftgelenk und im Kniegelenk aus.

Die ventral gelegenen **Extensoren** des Kniegelenks inserieren allesamt über die Patella als Hypomochlion und das Lig. patellae am Tibiakopf (☐ Tab. 4.3). Der größte Strecker ist der M. quadriceps femoris, dessen M. rectus femoris auch im Hüftgelenk beugt.

Die dorsale Gruppe, gemeinhin als **Flexoren** des Oberschenkels bezeichnet, besteht aus der Ischiocruralen Muskulatur, die die Hüfte streckt und das Knie beugt (☐ Tab. 4.4).

Im dritten Kompartiment, der Adduktorenloge, verlaufen die **Adduktoren** (► Kap. 4.4.1). Fast alle Muskeln besitzen noch individuelle rotatorische Komponenten, je nach Verlauf zur Rotationsachse des Oberschenkels.

☐ Tab. 4.3. Extensoren des Oberschenkels (Ventrale Gruppe)

Muskel	Ursprung	Ansatz	Innervation	Funktion
M. sartorius	Spina iliaca ant. sup.	Tuberositas tibiae, fascia cruris: Pes anserinus	N. femoralis (L2–L3)	Hüftgelenk: Beugung, Abduktion, Außenrotation Kniegelenk: Beugung, Innenrotation
M. quadriceps femoris	M. rectus femoris: Spina iliaca ant. inf.	Tuberositas tibiae (über das Lig. patellae), Condylus med. und lat. (über die Retinacula patellae)	N. femoralis (L2–L3)	Streckung im Knie, Beugen in der Hüfte
	M. vastus medialis: Linea aspera femoris (Labium mediale)			Streckung im Knie, Innenrotation im Kniegelenk
	M. vastus lateralis: Linea aspera femoris (Labium laterale)			Streckung im Knie, Außenrotation im Kniegelenk
	M. vastus intermedius: Vordere u. seitliche Fläche des Femurs			Streckung im Knie

◘ Tab. 4.4. Flexoren des Oberschenkels (Dorsale Gruppe)

Muskel		Ursprung	Ansatz	Innervation	Funktion
M. popliteus		Epicondylus lat.	Proximale Tibiahinterseite	N. tibialis (L4–S1)	Innenrotation der Tibia, Beugung im Kniegelenk
Ischiocrurale Muskeln	M. biceps femoris	Caput breve: Linea aspera (Labium lat.) Caput longum: Tuber ischiadicum	Caput fibulae (Condylus lat. tibiae)	Caput breve: N. fibularis (L5–S1) Caput longum: N. tibialis (S1–S2)	Streckung im Hüftgelenk, Beugung und Außenrotation im Kniegelenk
	M. semimembranosus	Tuber ischiadicum	Pes anserinus	N. tibialis (L4–S1)	Streckung im Hüftgelenk, Beugung und Innenrotation im Kniegelenk
	M. semitendinosus	Tuber ischiadicum	Tuberositas tubiae		

4.4.3 Unterschenkelmuskeln

Die Muskeln des Unterschenkels lassen sich ebenfalls in 3 Gruppen gliedern, die beide Sprunggelenke überspringen (◘ Abb. 4.6). Es gibt am Unterschenkel keine Muskeln, die den Mm. flexores/extensores carpi des Unterarms entsprechen.

An der Vorderseite liegen die **Extensoren**, auf der Rückseite die **Flexoren**, und lateral die **fibulare Muskelgruppe (Peroneusgruppe)**. Die Extensoren beugen den Fußrücken (Dorsalflexion) und strecken die Fußsohle (Plantarextension) bzw. die Zehen (◘ Tab. 4.5). Die in 2 Logen liegenden Flexoren strecken den Fußrücken und beugen die Fußsohle bzw. die Zehen (◘ Tab. 4.6). Die beiden Peroneusmuskeln strecken den Fußrücken, wirken aber noch pronierend (◘ Tab. 4.5).

Merke

Die Muskeln, die **vor** der Achse des **oberen Sprunggelenks** ansetzen, **heben die Fußspitze** (Dorsalflexion), und diejenigen, die **hinter** dieser Achse ansetzen, **senken** sie.

Die Muskeln, die **medial** der Achse des **unteren Sprunggelenks** ansetzen, **supinieren** den Fuß und alle diejenigen, die **lateral** dieser Achse ansetzen, **pronieren** ihn.

◘ Abb. 4.6. Querschnitt durch den rechten Unterschenkel, Ansicht von distal. (Schiebler 2005)

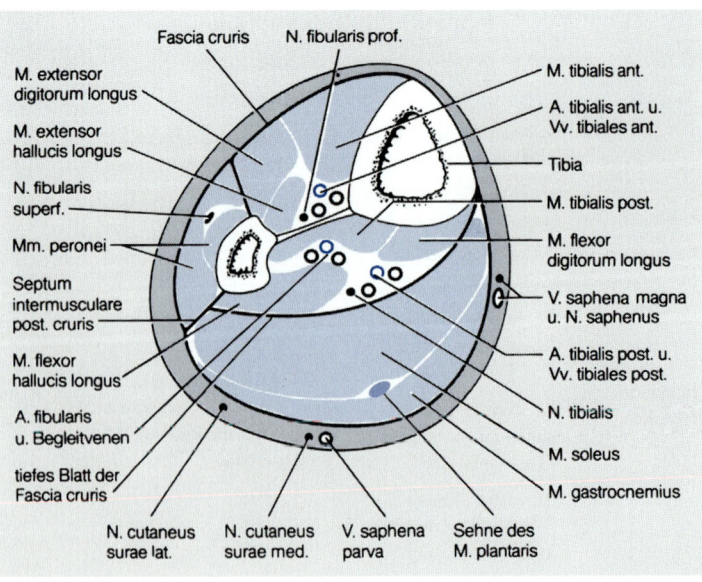

Fascia cruris N. fibularis prof.

M. extensor digitorum longus

M. extensor hallucis longus

N. fibularis superf.

Mm. peronei

Septum intermusculare post. cruris

M. flexor hallucis longus

A. fibularis u. Begleitvenen

tiefes Blatt der Fascia cruris

M. tibialis ant.

A. tibialis ant. u. Vv. tibiales ant.

Tibia

M. tibialis post.

M. flexor digitorum longus

V. saphena magna u. N. saphenus

A. tibialis post. u. Vv. tibiales post.

N. tibialis

M. soleus

M. gastrocnemius

N. cutaneus surae lat.   N. cutaneus surae med.   V. saphena parva   Sehne des M. plantaris

▣ Tab. 4.5. Extensoren des Unterschenkels und Peroneusgruppe

Muskel	Ursprung	Ansatz	Innervation	Funktion	Besonderheiten
Extensoren (Vordere Gruppe)					
M. tibialis ant.	Condylus lat. tibiae, Membrana interossea, Fascia cruris	Os cuneiforme med.	N. peroneus (fibularis) prof. (L4)	Oberes Sprunggelenk: Dorsalflexion Unteres Sprunggelenk: Supination	
M. extensor digitorum longus	Caput fibulae, Condylus lat. tibiae, Membrana interossea	Dorsalapo-neurosen der 2.–5. Zehe	N. peroneus (fibularis) prof. (L4–S1)	Oberes Sprunggelenk: Dorsalflexion, Grund-gelenk: Streckung der Zehen Unteres Sprunggelenk: Pronation	
M. extensor hallucis longus	Membrana interossea	Endphalanx der Großzehe	N. peroneus (fibularis) prof. (L4–L5)	Oberes Sprunggelenk: Dorsalflexion, Grund-gelenk: Streckung der Großzehe	
Peroneusgruppe (laterale Gruppe)					
M. peroneus (fibularis) brevis	Distale 2/3 der Fibula	Os metatarsi V	N. peroneus (fibularis) superf. (L5–S1)	Oberes Sprunggelenk: Plantarflexion Unteres Sprunggelenk: Pronation	Bei Peroneusläh-mung kommt es zum »Steppergang«
M. peroneus (fibularis) longus	Caput fibulae, Condylus lat. Tibiae	Os metatarsi I, Plantarfläche des Os cuneiforme med.	N. peroneus (fibularis) superf. (L5–S1)	Oberes Sprunggelenk: Plantarflexion Unteres Sprunggelenk: Pronation	Verspannung des Quergewölbes durch Steigbügel mit: M. tibialis post. und M. tibialis ant.

▣ Tab. 4.6. Flexoren des Unterschenkels

Muskel	Ursprung	Ansatz	Inner-vation	Funktion	Besonderheiten
Tiefe Flexorengruppe					
M. tibialis post.	Membrana interossea, Tibia, Fibula	Os naviculare, Ossa cunei-formia, Os metatarsi I	N. tibialis (L4–S1)	Oberes Sprunggelenk: Plantarflexion Unteres Sprung-gelenk: Supination	
M. flexor digitorum longus	Tibia, Fascia cruris prof.	Endphalangen der 2.–5. Zehe (»perforans«)	N. tibialis (S1–S2)	Oberes Sprunggelenk: Plantarflexion Unteres Sprung-gelenk: Supination	Dieser Muskel stört irgendwie: Er muss die Sehne des M. tibi-alis post. im Unter-schenkel (**Chiasma crurale**) und die des M. flexor hallucis longus auf der Fuß-sohle (**Chiasma plantare**) kreuzen
M. flexor hallucis longus	Fibula, Membrana interossea	Endphalanx der Großzehe	N. tibialis (S1–S2)	Oberes Sprunggelenk: Plantarflexion, Grundgelenk: Beu-gung der Großzehe, Unteres Sprung-gelenk: Supination	

4

◻ Tab. 4.6 (Fortsetzung)						
Muskel		**Ursprung**	**Ansatz**	**Inner-vation**	**Funktion**	**Besonderheiten**
Oberflächliche Flexorengruppe						
M. triceps surae	M. soleus	Fibula, Tibia, Arcus tendineus m. solei	Tuber calcanei (über Achilles-sehne)	N. tibialis (L5–S1)	Oberes Sprunggelenk: Plantarflexion Unteres Sprung-gelenk: Supination	Plötzliche Dehnung kann eine vorge-schädigte Achilles-sehne auf eine Zerreißprobe stellen (die sie oft verliert)
	Mm. gastro-cnemii	Caput mediale: Condylus med. femoris Caput laterale: Condylus lat. femoris		N. tibialis (L5–S2)	Oberes Sprunggelenk: Plantarflexion Unteres Sprung-gelenk: Supination Kniegelenk: Beugung	
M. plantaris (inkonstant)		Condylus lat. femoris			Schutz der A./V. pop-litea vor Abknickung	

Alle Muskeln werden vor der Fußwurzel unter straffen Querverstrebungen der Fascia cruris geführt, und zwar eine jede Gruppe unter ein ganz privates **Retinaculum**:
- Die Beugersehnen kriechen unter das Retinaculum musculorum flexorum,
- die Strecksehnen unter die hintereinander geschalteten Retinacula musculorum extensorum superius und inferius.
- Die Peroneusgruppe wird unter dem Retinaculum musculorum fibularium superius und inferius geführt.

4.4.4 Fußmuskeln

Die kurzen Fußmuskeln lassen sich in eine **dorsale** und **plantare Gruppe** einteilen. Letztere gliedern sich in Muskelgruppen für die Großzehe, Kleinzehe und das Mittelfach (◻ Tab. 4.7).

Die beiden kurzen Zehstrecker (M. extensor digitorum brevis und dem M. extensor hallucis brevis) werden von der Fascia dorsalis pedis eingehüllt. Die Flexoren sind weit kräftiger als die Strecker, und dazu geeignet, das Längs- und Quergewölbe zu sichern. Sie sind typische isometrische Muskeln. Durch Training kann man es auch zu erstaunlicher Fußfertigkeit bringen (Fußmalerei).

4.5 Nerven

Die Nerven der unteren Extremität entstammen den ventralen Ästen des **Plexus lumbosacralis**. Dieser gliedert sich wie folgt auf:

1. Plexus lumbalis (Th12–L4),
2. Plexus sacralis (L4–S4) und
3. Plexus coccygeus (S4–Co3).

4.5.1 Plexus lumbosacralis

Nerven des Plexus lumbalis versorgen vornehmlich die ventrale Oberschenkelvorderseite (Strecker) und die Adduktoren. Nerven des Plexus sacralis erreicht die Strecker der Hüfte, die Oberschenkelrückseite sowie den gesamten Unterschenkel und Fuß.

Plexus lumbalis

Zum **Plexus lumbalis** gehören folgende Nerven (◻ Tab. 4.8):
- N. **i**liohypogastricus,
- N. **i**lioinguinalis,
- N. **g**enitofemoralis,
- N. **c**utaneus femoris lateralis,
- N. **f**emoralis und
- N. **o**bturatorius (▶ Kap. 8.14.6).

Der **N. iliohypogastricus** verläuft durch den M. psoas major hinter der Niere zur Crista iliaca. Er zieht zwischen dem M. transversus abdominis und M. obliquus internus abdominis nach vorn und hat (neben motorischen Ästen) folgende Äste:
- R. cutaneus lat. und
- R. cutaneus anterior (Endast).

Der **N. ilioinguinalis** verläuft parallel zum N. iliohypogastricus, tritt in den Leistenkanal ein zum Scrotum bzw. großen Schamlippen und gibt folgende sen-

□ Tab. 4.7. Kleine Fußmuskeln

Muskel		Ursprung	Ansatz	Innervation	Funktion
Extensorengruppe (Dorsale Gruppe)	Zweiköpfig:	Calcaneus	Dorsalaponeurose der 2.–5. Zehe	N. peroneus (fibularis) prof. (L4–S1)	Strecken der Zehen im Grundgelenk (Dorsalflexion)
	M. extensor hallucis brevis	Calcaneus	Grundglied der Großzehe	N. peroneus (fibularis) prof. (L4–S1)	Strecken der Großzehe im Grundgelenk (Dorsalflexion)
Flexorengruppe (Plantare Gruppe)	**Muskeln der Großzehe**				
	M. abductor hallucis	Tuber calcanei	Grundphalanx	N. plantaris med. (S1–S2)	Grundgelenk: Plantarflexion, Abduktion Halten des Längsgewölbes
	M. flexor hallucis brevis	Os cuneiforme med.	Grundphalanx, med. und lat. Sesambein	N. plantaris med. (L5–S1), N. plantaris lat. (S1–S2)	Grundgelenk: Plantarflexion Halten des Längsgewölbes
	M. adductor hallucis	Caput obliquum: Ossa metatarsi 2–4, Lig. plantare longum	Caput transversum: Ligg. plantaria d. 3.–5. Zehe	N. plantaris lat. (S1–S2)	Grundgelenk: Plantarflexion, Adduktion Halten des Längsgewölbes (caput obliquum) und Quergewölbes (caput transversum)
	Muskeln der Kleinzehe				
	M. abductor digiti minimi	Tuber calcanei	Grundphalanx der 5. Zehe	N. plantaris lat. (S1–S2)	Grundgelenk: Plantarflexion Halten des Längsgewölbes
	M. flexor digiti minimi brevis	Lig. plantare longum	Grundphalanx der 5. Zehe	N. plantaris lat. (S1–S2)	
	M. opponens digiti minimi	Os metatarsi V, Lig. plantare longum	Grundphalanx der 5. Zehe (lateral)	N. plantaris lat. (S1–S2)	(Adduktion)
	Muskeln des Mittelfachs				
	M. quadratus plantae	Zweiköpfig: Unterfläche des Calcaneus	Sehne des M. flexor digitorum longus	N. plantaris lat. (S1–S2)	Unterstützung für den M. flexor digitorum longus
	Mm. lumbricales	Sehnen des M. flexor digitorum longus	Grundphalanx 2–5	N. plantaris lat. (S1–S2)	Adduktion zur Großzehe
	M. flexor digitorum brevis	Plantaraponeurose, Tuber calcanei	Mittelphalanx (»perforatus«)	N. plantaris med. (L5–S1)	Grundgelenk: Plantarflexion, Halten des Längsgewölbes
	Mm. interossei plantares II–IV	Plantarfläche der Ossa metatarsi 3–5, Lig. plantare longum	Medialseite d. Grundphalanx desselben Strahls	N. plantaris lat. (S1–S2)	Grundgelenk: Plantarflexion 2–5, Adduktion an den 2. Strahl
	Mm. interossei dorsales I–IV	Zugewandte Flächen der ossa metatarsi 1–5	Grundphalanx der 2.–4. Zehe	N. plantaris lat. S1–S2)	Grundgelenk: Plantarflexion 2–5, Abduktion vom 2. Strahl an die Großzehe

4

◻ Tab. 4.8. Plexus lumbalis

Nerv	Innervationsgebiet	Besonderheiten/Ausfälle
N. iliohypogastricus	Rr. musculares: Muskulatur der seitlichen und vorderen Bauchwand	Merkspruch: **In In**dien **g**ibt's **k**ein **f**risches **O**bst
	R. cutaneus lat.: Haut der seitlichen Hüftregion, R. cutaneus ant. : Haut der Regio pubica	
N. ilioinguinalis	Motorisch: Bauchmuskeln Sensibel: Scrotalhaut (Mann) Haut der Labia majora (Frau)	
N. genitofemoralis	R. genitalis: M. cremaster (Mann), Haut der Labia majora (Frau) R. femoralis: Haut um den Hiatus saphenus	Vermittelt den Kremasterreflex!
N. cutaneus femoris lat.	Haut des lateralen Oberschenkels	
N. femoralis	Motorisch: M. pectineus, M. sartorius, M. quadriceps femoris Sensibel: Rr. cutanei anteriores: Haut der Vorder- und Medialseite N. saphenus: Haut der Medialseite von Oberschenkel und Fuß	Durch oberflächliche Lage unmittelbar unter dem Leistenband leicht zu schädigen. Bei Ausfall: Erlöschen des Patellarsehnenreflexes.
N. obturatorius	N. obturatorius: M. obturatorius int./ext. R. anterior: Adduktoren: Mm. adductor brevis und longus, M. gracilis, M. pectineus. Sensibel: kleiner Bezirk an der Medialseite des Oberschenkels; R. posterior: M. adductor magnus und M. adductor minimus. Sensibel: Hüftgelenk, Kniegelenk	Gefahr bei Beckenringbrüchen, da der N. obturatorius knochennah verläuft

sible Äste ab: Rr. scrotales anterior bzw. labiales anterior.

Der **N. genitofemoralis** verläuft auf dem M. psoas major und teilt sich in 2 Äste:
- R. genitalis: Durch den Leistenkanal ins Scrotum (Mann) und zu den großen Schamlippen (Frau).
- R. femoralis zieht durch die Lacuna vasorum ins Trigonum femorale, dann weiter durch den Hiatus saphenus zur Haut der Oberschenkelvorderseite.

Der **N. cutaneus femoris lateralis** zieht schräg über den M. iliacus in die Lacuna vasorum ins Trigonum femorale. Durchtritt durch die Fascia lata nach lateral.

Der **N. femoralis** zieht zwischen M. iliacus und M. psoas major durch die Lacuna musculorum ins Trigonum femorale. Dort teilt er sich in folgende Äste:
- Rr. musculares,
- Rr. cutanei anteriores und
- N. saphenus: Dieser zieht mit der A. femoralis durch den Adduktorenkanal und tritt aus der Membrana vastoadductoria mit der V. saphena magna zur medialen Seite des Unterschenkels.

Der **N. obturatorius** zieht medial des M. psoas major unter der Linea terminalis in den Canalis obturatorius. Er tritt unter dem M. pectineus an die mediale Seite des Oberschenkels und hat folgende Äste:
- R. anterior und
- R. posterior.

Plexus sacralis

Die dorsale Seite der Hüfte und des Oberschenkels wird von folgenden Nerven des **Plexus sacralis**, des kräftigsten Nervenstamms, versorgt (◻ Tab. 4.9):
- N. gluteus superior,
- N. gluteus inferior,
- N. cutaneus femoris posterior,
- N. pudendus und
- N. ischiadicus.

Der **N. gluteus superior** vereinigt sich aus 3 Wurzeln und zieht durch das Foramen suprapiriforme und folgt dem Verlauf der A. glutealis sup zwischen M. gluteus med. und minimus.

Der **N. gluteus inferior** zieht durch das Foramen infrapiriforme zum M. gluteus max.

◻ Tab. 4.9. Plexus sacralis

Nerv	Innervationsgebiet	Besonderheiten/Ausfälle
N. gluteus superior (L4–S1)	M. gluteus medius, M. gluteus minimus, M. tensor fasciae latae	Trendelenburg-Zeichen bei Ausfall (s. o.)
N. gluteus inferior (L5–S2)	M. gluteus maximus, Hüftgelenkkapsel	
N. cutaneus femoris posterior	Haut der Oberschenkelrückseite	
N. pudendus (S2–S4)	M. sphincter ani ext., Analhaut M. levator ani Dorsalfläche des Scrotums bzw. hintere Region der Schamlippen Dammmuskeln: M. transversus perinei prof/superf., M. bulbospongiosus, M. ischiocavernosus, M. sphincter urethrae sensible Äste: Penis bzw. Klitoris	Führt Nerven des sakralen Parasympathikus.
N. ischiadicus (L4–S3) (bis zur Aufteilung in N. tibialis und N. peroneus communis)	Flexoren am Oberschenkel, distaler Teil des M. adductor magnus sensibel: Kniegelenk	Schädigung bei Beckenfrakturen oder falscher i.m. Injektion Überdehnung des Nerven in Hüftgelenk und Knie kann das Lasegue-Zeichen auslösen: Schmerz der Oberschenkelrückseite bei Beugung in der Hüfte und Streckung im Knie
N. tibialis	Rr. musculares: M. tibialis post., M. flexor digitorum longus, M. flexor halllucis longus N. plantaris medialis: Muskeln der Großzehe, Haut der 3,5 medialen Zehen, N. plantaris lateralis: Muskeln der Mittelfußloge, Haut der 1,5 lateralen Zehen	N. suralis: Sensibler Ast für den dorsolateralen Bereich des Unterschenkels, setzt sich aus den N. cutaneus surae lat. und med. zusammen
N. peroneus (fibularis) communis	Caput breve des M. biceps femoris, alle Extensoren an Unterschenkel und Fuß. N. peroneus superficialis: Mm. peronei N. peroneus profundus: Extensoren, Hautinnenflächen der 1. u. 2. Zehe	Der Nerv ist leicht verletzbar lateral am Fibulaköpfchen. Bei Totalausfall resultiert eine Lähmung der Peroneusmuskeln (fehlende Pronation) und der Fußstrecker; Plantarflexion: Steppergang oder Hahnentritt

Der **N. cutaneus femoris posterior** zieht auf dem N. ischiadicus, durch das Foramen infrapiriforme vor dem M. gluteus max. subfascial unter den langen Bizepskopf. In der Kniekehle verläuft er subkutan. Er hat folgende Äste:
- Rückläufige Rr. clunium inferiores zur Haut der unteren Glutealregion und
- Rr. perineales für die Haut des Damms.

Der **N. pudendus** tritt aus dem Foramen infrapiriforme aus, zieht dann mit der A. pudenda int. über die Spina ischiadica zwischen Lig. sacrotuberale und Lig. sacrospinale durch das Foramen ischiadicum majus wieder in den Beckenraum. Er verläuft abschließend an der Wand der Fossa ischianalis in einer Duplikatur der Fascia obturatoria: Alcock-Kanal. Er besitzt folgende Äste:
- Nn. rectales inferiores,
- Rr. musculares und
- sensible Äste.

Der **N. ischiadicus** (bis zur Aufteilung in N. tibialis und N. peroneus communis) tritt aus dem Foramen infrapiriforme im Stratum subgluteum aus. Am Oberschenkel befindet er sich hinter dem M. adductor minimus und verläuft kurz subfaszial am Unterrand des M. gluteus max. Der **N. ischiadicus** ist in seinen Wurzeln bereits in den N. tibialis und N. peroneus (fibularis) communis geteilt. Ihre Wege trennen sich meist erst sichtbar in der Tiefe der Kniekehle.

4

Der **N. peroneus communis** zieht nach lateral um das Fibulaköpfchen direkt unter der Haut in die Extensorenloge des Unterschenkels, aber kurz nach dem Eintauchen in die seitliche Unterschenkelmuskulatur verzweigt er sich:

- Der N. peroneus prof. wechselt den Logenplatz, indem er durch das Septum intermusculare nach vorn medial zu den Streckern zieht. Von dort gelangt er zusammen mit der A. tibialis anterior an den Fußrücken.
- Der N. peroneus superficialis bleibt lateral seinen Peroneusmuskeln treu.
- Zudem gibt er den sensiblen Ast N. cutaneus surae lateralis ab.

Der **N. tibialis** innerviert die Beuger (Laufmuskeln, Wade) und kümmert sich um die tiefen Fußsohlenmuskeln. Als Fortsetzung des N. ischiadicus zieht er mit der A. tibialis post unter der Soleusarkade in die Flexorenstraße des Unterschenkels. Sensibler Ast in der Fossa poplitea ist der:

- N. cutaneus surae medialis, der zusammen mit dem N. cut. surae lat den N. suralis erzeugt.

Im medialen Malleolarkanal teilt er sich in folgende Endäste:

- N. plantaris medialis und
- N. plantaris lateralis.

4.6 Arterien

Die Arterien des Beins entstammen der A. iliaca externa, die sich auf dem Wege durch die Lacuna vasorum in A. femoralis umbenennt. Im kurzen Abschnitt durch die Kniekehle nennt sie sich A. poplitea, bevor sie sich am Unterschenkel in die A. tibialis anterior und die A. tibialis posterior aufteilt.

4.6.1 A. femoralis

Die A. femoralis beginnt unterhalb des Leistenbandes beim Durchtritt durch die Lacuna vasorum lateral der V. femoralis und medial des Arcus iliopectineus, der sie vom N. femoralis abgrenzt.

> **Merke**
>
> **Lacuna vasorum: IVAN** = **I**nnen – **V**ene – **A**rterie – **N**erv

Da Arterien grundsätzlich die Beugeseiten der Gelenke als Passage lieben (Schutz!), muss die **A. femoralis** von

der Streckseite des Femurs noch vor der Fossa poplitea auf die Beugeseite wechseln. Die A. femoralis endet im Hiatus adductorius, wo sie in die A. poplitea übergeht. Sie versorgt den Oberschenkel und Fuß, außerdem Teile der Bauchwand.

Äste der A. femoralis sind:

- **A. epigastrica superficialis:** Sie entspringt unter dem Leistenband und verläuft subkutan nach cranial Richtung Bauchnabel.
- **A. circumflexa iliaca (ilium) superficialis** zieht zur Spina iliaca anterior superior und versorgt die Haut der Leistengegend.
- **Aa. pudendae externae:** Rami scrotales bzw. labiales anteriores sind Äste zur Versorgung der äußeren Genitalien
- **A. descendens genus:** dünner Ast, der im Adduktorenkanal entspringt und zum Knie herabzieht.
- **A. profunda femoris:** großkalibriger Ast, der 4 cm unterhalb des Leistenbandes nach lateral in die Tiefe des Trigonum femorale zieht und mit seinen Ästen alle Oberschenkelmuskeln erreicht:
- **A. circumflexa femoris medialis** zieht zwischen M. iliopsoas und dem M. pectineus zurück zur Fossa trochanterica des Femurhalses. Äste versorgen Hüftkopf und Acetabulum.
- **A. circumflexa femoris lateralis** zieht nach lateral zwischen M. rectus femoris und dem M. vastus medalis und anastomosiert mit der A. circumflexa femoris medialis.
- **Aa. perforantes:** Fortsetzungen der A. profunda femoris, durchbohren die Adduktorensehnen und gelangen so zur ischiocruralen Muskulatur.

4.6.2 A. poplitea

Die A. poplitea liegt zwischen dem Hiatus adductorius und der Aufspaltung in A. tibialis anterior und A. tibialis posterior am Unterrand des M. popliteus. Sie liegt direkt auf dem Knochen und gibt natürlich auch lokale Äste für die arterielle Versorgung des Knies (Rete articulare genus) ab:

- Aa. superior medialis und lateralis genus,
- A. media genus,
- Aa. inferior medialis und lateralis genus und
- Aa. surales.

4.6.3 A. tibialis anterior

Die A. tibialis anterior kriecht durch die Membrana interossea in die Extensorenloge des Unterschenkels. Sie liegt in einer Rinne neben dem N. peroneus profundus entlang dem M. tibialis anterior und zieht unter dem Retinaculum extensorum als A. dorsalis pedis zwischen dem 1. und 2. Zehenstrahl auf den Fußrücken.

Äste der A. tibialis anterior sind:

- **A. recurrens tibialis anterior** gelangt nach proximal zum Rete articulare genus.
- **Rr. musculares** für die vorn liegenden Extensoren.
- **A. malleolaris anterior lateralis** zieht seitlich zum Malleolus lateralis, beteiligt am lateralen Knöchelnetz (Rete malleolare laterale)
- **A. malleolaris anterior medialis** macht das Gleiche am medialen Knöchel.

4.6.4 A. dorsalis pedis

Die **A. dorsalis pedis** ist die natürliche Fortsetzung der A. tibialis anterior auf dem Fußrücken. Sie gibt folgende Äste ab:

- **Aa. tarsalis medialis und lateralis** biegen vom Tarsus in Richtung Rete dorsale pedis ab.
- **A. arcuata** läuft bogenförmig über die Tarsometatarsalgelenke und gibt 4 Aa. metatarsales dorsales ab, aus denen die dorsalen Zehenarterien entspringen.
- **R. plantaris profundus** gelangt auf die Plantarseite des Fußes und anastomosiert mit dem Arcus plantaris der Fußsohle.

4.6.5 A. tibialis posterior

Die A. tibialis posterior läuft, wie der Name suggeriert, nach hinten zwischen die beiden Schichten der Wadenmuskeln. Er zieht dann in den Tarsalkanal, also zum medialen Knöchel, und teilt sich dort in die Fußsohlenendäste auf.

Äste der A. tibialis posterior:

- **A. fibularis (peronea):** Abgang distal des Arcus tendineus des M. soleus, der Fibula entlang zum Calcaneus.
- **A. plantaris medialis:** Zwischen M. abductor hallucis und M. flexor digitorum brevis, der die Großzehenloge versorgt und eine Anastomose bildet mit dem Arcus plantaris aus der A. plantaris lateralis.
- **A. plantaris lateralis** verläuft als Fortsetzung der A. tibialis posterior zum lateralen Fußrand. Am Mittelfuß gibt sie den Arcus plantaris profundus ab, der mit der A. plantaris medialis anastomosiert. Je 2 Aa. digitales plantares propriae verlaufen an den Innen- und Außenkanten der Zehen.

— KLINIK —

Fußpulse werden zum Ausschluss von arteriellen Durchblutungsstörungen palpiert. Den Puls der unteren Extremität kann man im Seitenvergleich an folgenden Stellen tasten:

- **A. femoralis** unterhalb des Leistenbandes gleich distal der Lacuna vasorum.
- **A. poplitea:** Wenn diese überhaupt zu tasten ist, dann bei schlanken Menschen in der Tiefe der Kniekehle.
- **A. dorsalis pedis** als Fortsetzung der A. tibialis anterior: auf dem Fußrücken, zwischen dem 1. und 2. Zehenstrahl, proximal.
- **A. tibialis posterior** unterhalb des Innenknöchels.

4.7 Venen

Die Venen der unteren Extremität spielen eine herausragende Rolle, weil in ihnen das Blutvolumen meist entgegen der Schwerkraft wieder zum Herzen zurückgeführt werden muss. Die Entfernung zum Herzen und die ungünstigen Bedingungen der Schwerkraft, mit denen wir als aufrecht Gehende auf der Erde konfrontiert sind, bringen zwangsweise auch klinische Probleme mit sich.

> **Merke**
> Der venöse Abfluss erfolgt durch oberflächliche und tiefe Beinvenen.

Die oberflächlichen Venen drainieren das Blut im subkutanen Fettgewebe. Die tiefen Venen verlaufen mit den Arterien, meist als doppelte Begleitvenen (Ausnahme: V. poplitea, V. femoralis).

4.7.1 Oberflächliche Venen

Die **V. saphena magna** sammelt das epifasziale Blut der medialen Seite von Fuß und Unterschenkel. Sie zieht mit dem N. saphenus hinter dem medialen Kondylus zur Vorderseite des Oberschenkels und durchbricht die Fascia lata im Hiatus saphenus, um kurz darauf in die V. femoralis zu münden.

Venenstern. Auf den Hiatus saphenus laufen zahlreiche oberflächliche Venen in die V. saphena magna, u. a. die:

- Vv. pudendae externae aus dem Genitalbereich,
- V. circumflexa iliaca superficialis und
- V. epigastrica superficialis (von oberhalb des Leistenbandes).

Die **V. saphena accessoria** ist ein inkonstanter Seitenast der V. saphena magna.

Die **V. saphena parva** entsteht am lateralen Fußrand, zieht hinter dem Außenknöchel zur Beugeseite, taucht in der Kniekehle durch die Fascia lata und mündet zwischen den beiden Mm. gastrocnemii in die (tiefe) V. poplitea.

> **KLINIK**
>
> Der Nachteil der epifaszialen Lage dieser Venen ist der fehlende Gegendruck unter der Haut, sodass die Vv. saphenae oftmals erweitert und geschlängelt sichtbar werden (**Varizen**). Die Erweiterung verursacht eine Klappeninsuffizienz, es kommt zu Stase und Rückstau des Bluts, u. U. mit lästigen Entzündungen verbunden (Ulcus cruris). Die Venen können operativ entfernt werden, wenn sichergestellt ist, dass die tiefen Beinvenen, mit denen die oberflächlichen Venen durch Vv. perforantes in Verbindung stehen, auch durchgängig sind.

4.7.2 Tiefe Beinvenen

Die **Vv. tibiales anteriores, tibiales posteriores** und **Vv. peroneae (fibulares)** sind doppelt angelegte Begleitvenen ihrer Arterien. Sie münden in der Kniekehle in die **V. poplitea**, die zudem Blut aus den Vv. geniculares aufnimmt. Sie zieht in den Adduktorenkanal und nennt sich fortan **V. femoralis**. Diese erhält Zulauf durch die V. femoralis profunda und im Hiatus saphenus durch die V. saphena magna und zieht medial der A. femoralis durch die Lacuna vasorum als V. iliaca externa ins Becken.

> **KLINIK**
>
> Die tiefen Beinvenen sind berüchtigte Orte für die Entstehung von **Thrombosen** (intravasale, pathologische Gerinnungsprozesse), gefördert durch mangelhafte Perfusion infolge langer Bettruhe, und/oder ungenügender Thromboseprophylaxe. Beim Aufstehen kann sich dann ein Teil des Thrombus lösen, gerät ins rechte Herz und von dort über den Truncus pulmonalis in eine Lungenarterie. Die Folge ist eine **Lungenembolie**.

4.8 Lymphknoten und Lymphgefäße

Auch die **Lymphbahnen** verlaufen in oberflächlichen und tiefen Systemen, die miteinander in Verbindung stehen. Die oberflächlichen begleiten die Vv. saphenae magna und parva, die tiefen laufen gemeinsam mit den tiefen Beinvenen.

In der Regio poplitea geben die Nodi lymphatici popliteales superficiales die Lymphe weiter in die Nodi lymphatici popliteales profundi.

In der Leistengegend unterscheidet man die manchmal sogar von außen sichtbaren 5–20 **Nodi lymphatici inguinales superficiales** (aus der vorderen Bauchwand, Dammregion, äußerem Genitale und Oberfläche des Beins) von den bis zu 3 **Nodi lymphatici inguinales profundi**. Diese liegen unter der Fascia lata entlang der V. femoralis, u. a. der Rosenmüller-Lymphknoten in der Lacuna vasorum.

4.9 Angewandte und topografische Anatomie

4.9.1 Oberflächenanatomie

Tastbare Knochenpunkte

Becken: Crista iliaca, Spina iliaca anterior superior, Spina iliaca posterior inferior, Tuberculum pubicum, Tuber ischiadicum, Spina ischiadica (von vaginal).

Femur: Trochanter major, Patella, Epicondylus medialis und lateralis des Femur.

Tibia: Tuberositas tibiae, Vorderkante (margo anterior), Malleolus medialis (Innenknöchel).

Fibula: Caput fibulae, Malleolus lateralis (Außenknöchel).

Fuß: Tuber calcanei, Caput tali, Tuberositas ossis navicularis.

4.9.2 Regio inguinalis

Die Leistenregion ist die Grenze zwischen Bauch und Bein. Sichtbare Grenze ist das sog. Leistenband, **Lig. inguinale**, eigentlich eine Faszienverstärkung am Übergang von Fascia lata und der Externusaponeurose. Es verbindet die Spina iliaca anterior superior mit dem Tuberculum pubicum. Zwischen dem Leistenband und dem Beckenknochen breiten sich nach unten die Lacuna musculorum und die Lacuna vasorum aus, getrennt durch den Arcus iliopectineus: Durch sie entkommen folgende Strukturen vom Becken ins Bein:

1. **Lacuna musculorum** (lateral): Ein Muskel, zwei Nerven: M. iliopsoas, N. femoralis, N. cutaneus femoris lateralis,
2. **Lacuna vasorum** (medial): Zwei Gefäße, ein Nerv: A./V. femoralis, R. femoralis des N. genitofemoralis.

Die Lacuna vasorum ist zum Os pubis durch ein scharf gebogenes Band begrenzt, das Lig. lacunare.

KLINIK

Der Raum zwischen V. femoralis und Lig. lacunare ist durch das bindegewebige Septum femorale begrenzt, durch das gelegentlich **Femoralhernien** (Schenkelhernien) treten können. Diese sind bei Frauen häufiger als bei Männern.

Leistenkanal (Canalis inguinalis)

In der Bauchwand entsteht während des Descensus testis eine vorübergehende physiologische Leistenhernie (⬛ Abb. 4.7). Der Weg für die Kommunikation des Hodens mit der Außenwelt bleibt jedoch mit dem Leistenkanal bestehen. Dieser verläuft schräg von lateral unten nach medial oben auf einer Strecke von etwa

5 cm. Er hat 2 Öffnungen: Den inneren Leistenring (Anulus inguinalis profundus) und den äußeren Leistenring (Anulus inguinalis superficialis).

Der **Anulus inguinalis profundus** projiziert sich etwa auf halber Höhe und 1 cm oberhalb des Leistenbandes auf die Bauchwand. Begrenzt wird er vom
- Lig. interfoveolare,
- Lig. inguinale und
- Plica umbilicalis lateralis (die von den epigastrischen Gefäßen aufgeworfen wird).

Der **Anulus inguinalis superficialis** wird begrenzt von
- Crus laterale und Crus mediale der Externusaponeurose sowie das
- Lig. reflexum am Boden (rückläufige Faserzüge des Crus laterale).

Merke

Der Leistenkanal verläuft oberhalb des Leistenbandes. Er wird begrenzt durch folgende Strukturen:
- **unten**: Lig. inguinale,
- **oben**: M. transversus abdominis, M. obliquus internus abdominis,
- **hinten**: Fascia transversalis, Peritoneum und
- **vorn**: Aponeurose des M. obliquus externus abdominis, Fascia abdominalis superficialis, Fibrae intercrurales.

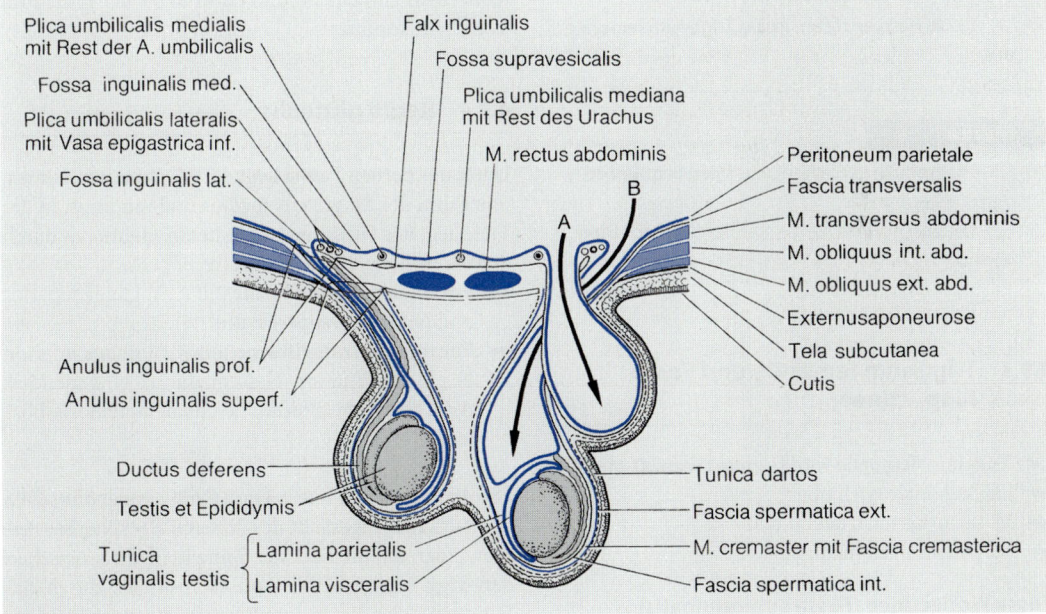

⬛ **Abb. 4.7.** Leistengegend und Leistenbrüche. A: direkter Leistenbruch (medial der epigastrischen Gefäße). B: indirekter Leistenbruch durch den offenen Processus vaginalis peritonei (lateral der epigastrischen Gefäße). (Schiebler 2005)

Durch den **Leistenkanal** verlaufen folgende Strukturen:

- Bei der **Frau**: **Lig. teres uteri** mit Begleitgefäßen, inseriert in den großen Schamlippen.
- Beim **Mann**: **Funiculus spermaticus** mit
  - Ductus deferens mit Begleitgefäßen,
  - A./V. testicularis,
  - A./V. cremasterica,
  - Fascia spermatica interna,
  - Fascia spermatica externa und
  - M. cremaster.

Bei **beiden Geschlechtern**: N. ilioinguinalis, R. genitalis des N. genitofemoralis.

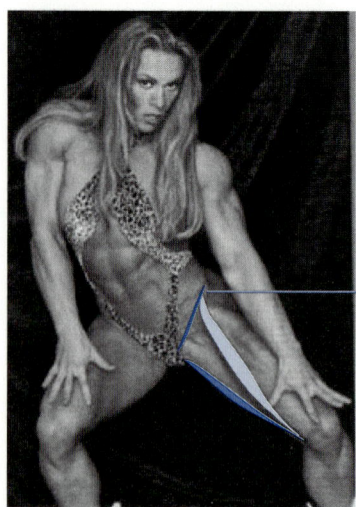

Ligamentum inguinale

Spina iliaca ant.sup.

M. sartorius

M. gracilis

◻ Abb. 4.8. Begrenzung des Trigonum femorale an der Lebenden.

KLINIK

Leistenhernien sind wegen der Weite des Kanals überwiegend männliche Errungenschaften. Ursachen: Bindegewebsschwächen der Faszien (erworben) oder Offenbleiben des Processus vaginalis peritonei, durch das einst der Hoden abgestiegen war (angeboren).

Erworbene Leistenhernien verlaufen entweder schräge von **l**ateral, durch den Leistenkanal selbst (**i**ndirekte) (Merkhilfe: **Lia**) oder geradewegs, von **me**dial, auf den Anulus inguinalis superf. zu, unter Umgehung der Kanalpassage (**d**irekte) (Merkhilfe: **med**).

Angeborene Leistenhernien verlaufen immer indirekt.

Beide Hernien treten in das Trigonum femorale aus.

Merke

Die Bruchpforte der Schenkelhernien liegt **unter** dem Leistenband.
Die Bruchpforte der Leistenhernien liegt **über** dem Leistenband.

4.9.3 Trigonum femorale und Fossa iliopectinea

Das Trigonum femorale wird begrenzt vom (◻ Abb. 4.8):

- Lig. inguinale nach oben,
- M. sartorius nach lateral und
- M. gracilis nach medial.

Fossa iliopectinea (Fossa subinguinalis)

Proximal im Trigonum femorale liegt die Fossa iliopectinea, die vom M. iliopsoas und M. pectineus nach

hinten und vom M. adductor longus nach medial begrenzt wird (◻ Abb. 4.8). Dort liegen in der ventralen Gefäß-Nerven-Straße von medial nach lateral: V. femoralis, A. femoralis, N. femoralis.

Diese Grube hat ein Guckloch nach oben: den **Hiatus saphenus**, durch dessen siebartig durchlöcherte Faszienbedeckung (Lamina cribrosa) die V. saphena magna zieht. Im Übrigen können hier auch große Leistenhernien auftauchen und dann unter der Haut zum Vorschein kommen.

4.9.4 Regio glutealis

Unter der derben Faszie liegt der M. gluteus maximus, unter ihm der M. gluteus medius und minimus. In der Tiefe liegt das **Foramen ischiadicum majus**, das durch den M. piriformis geteilt wird in:

- **Foramen suprapiriforme** mit A./V. glutea superior und N. gluteus superior und
- **Foramen infrapiriforme** mit A./V. glutea inferior, N. gluteus inferior, N. ischiadicus,. N. pudendus, A./V. pudenda interna, N. cutaneus femoris posterior.

Die A./V. pudenda interna und der N. pudendus sehen nur kurz das Tageslicht des äußeren Beckens. Sie verschwinden um die Ecke der Spina ischiadica, zwischen den Ligg. sacrotuberale und sacrospinale durch das Foramen ischiadicum minus wieder zur Beckeninnenseite, schleichen am Rand der Fossa ischioanalis im Alcock-Kanal bis zur Dammregion.

4.9.5 Hüfte

Bei Normalstellung der Hüfte im Stehen sollte die Spina iliaca anterior superior in der Frontalebene mit der Symphyse stehen.

Fehlstellungen im Hüftgelenk sind bedingt durch pathologischen Collodiaphysenwinkel des Oberschenkelknochens: Eine **Coxa vara** (»O-Hüfte«) entsteht bei einem Winkel von weniger als 120°, eine **Coxa valga** von mehr als 135° ([] Abb. 4.1).

> **Merke**
>
> **Var**um passt der Hund zwischen die Beine?

Zur Funktionsprüfung von Stand- und Spielbein: ▶ Kapitel 4.4.1.

> ┌─ **KLINIK** ─────────────
> Beliebt ist die Hüftregion für **intramuskuläre Injektionen**. Tiefe i.m.-Injektionen sollten in den M. gluteus medius gesetzt werden, keinesfalls in den M. gluteus maximus (Gefahr der Verletzung des N. ischiadicus). Der Hochstetter-Handgriff (Zeigefinger auf die Spina iliaca anterior superior, Mittelfinger auf die Crista iliaca: Das Dreieck zwischen den Fingern entspricht der seitlichen vorderen Glutealregion) hilft dabei.

4.9.6 Oberschenkel

Der Oberschenkel wird durch die **Fascia lata** (entspricht einer Zuggurtung) eingehüllt, besondere Verstärkungen sind nach lateral der Tractus iliotibialis, nach kranial das Sitzhalfter zur Glutealregion. Septa intermuscularia ziehen von der Fascia lata in die Tiefe und unterteilen die Logen für die 3 Muskelgruppen.

In der Vorderen Leitungsbahnstraße zwischen Fossa iliopectinea und Fossa poplitea verlaufen die Femoralgefäße und Lymphbahnen; der N. femoralis verliert sich durch verzettelte Äste auf der Oberschenkelvorderseite (abgesehen vom N. saphenus). Die hintere Leitungsbahnstraße verbindet das Stratum subgluteum mit der Kniekehle. Dort zieht nur der N. ischiadicus entlang, ganz allein.

Der **Canalis obturatorius** erstreckt sich vom kranialen Rand der Membrana obturatoria des Foramen obturatum bis in die mediale Seite des Oberschenkels. Unterhalb des M. pectineus gelangen durch ihn die A./V. obturatoria und der N. obturatorius in die Freiheit.

> ┌─ **KLINIK** ─────────────
> Die »**Corona mortis**« ist eine riskante Anomalie der A. obturatoria: In diesem Falle übernimmt ein aberranter R. pubicus Versorgungsgebiete der A. obturatoria. Er anastomosiert mit der A. epigastrica inferior. Wenn er bei Operationen übersehen wird, kann es das Aus bedeuten (»Mors«).
>
> Bei **Obturatoriushernien** tritt der Bruchsack in den Canalis obturatorius ein und bedrängt Gefäße und Nerven. Dies tut weh und kann zu Sensibilitätsstörungen führen (»Reithosenanästhesie«).

Canalis adductorius. Durch den Adduktorenkanal treten die großen Leitungsbahnen des Beins zur Kniekehle (Beugeseite) über. Er wird begrenzt durch die Adduktoren (Mm. adductor magnus und longus) sowie den M. vastus medialis. Sein distaler Ausgang ist der Adduktorenschlitz, der Hiatus adductorius. Der N. saphenus kann es nicht abwarten: Er zieht schon auf halber Strecke mit der A. descendens genus durch die Membrana vastoadductoria davon.

4.9.7 Regio genus posterior: Fossa poplitea

Die Fossa poplitea hat eine rautenförmige Begrenzung:
- M. semimembranosus und M. semitendinosus (nach oben medial),
- M. biceps femoris (nach oben lateral),
- Caput mediale des M. gastrocnemius (nach unten medial) und
- Caput laterale des M. gastrocnemius (nach unten lateral).

Nach hinten ist sie durch eine Faszie bedeckt, durch die die V. saphena parva, ein paar Lymphbahnen und die Nn. cutanei surae medialis und lateralis ziehen.

In der Mitte der Kniekehle liegt der N. tibialis, lateral davon, meist noch in einem gemeinsamen Epineurium, der N. peroneus (fibularis) communis, darunter auf dem Knochen die V. poplitea, darunter die A. poplitea. Angeblich soll man sie tasten können.

> ┌─ **KLINIK** ─────────────
> Die A. poplitea ist bei Frakturen des distalen Femurendes gefährdet.

4.9.8   Regio genus anterior

Die vordere Knieregion ist der Zugang zum Kniegelenk.

> **KLINIK**
>
> Bei **Entzündungen** kann sich vermehrt Synovia bilden, die durch Kompression der Komplementärräume (Bursae suprapatellaris, subcutanea praepatellaris) in die Hauptkammer gelangt und dann die Patella bei Druck in Streckstellung »tanzen« lässt.

4.9.9   Unterschenkel

Die Muskellogen (Beuger, Strecker und Peroneusgruppe) sind durch Septa intermuscularia getrennt. Hinten verläuft die Flexorenstraße, in der die A. tibialis posterior und der N. tibialis vom M. triceps surae bedeckt werden. In der Extensorenstraße ziehen die A. tibialis anterior mit dem N. peroneus (fibularis) profundus, gleich lateral der Tibiavorderkante zwischen dem M. extensor hallucis longus und dem M. tibialis anterior.

Die fibulare Straße beherbergt nur den N. peroneus (fibularis) communis. Der tiefe Ast wird dann logenflüchtig und zieht mit der A. tibialis anterior nach vorn.

4.9.10   Regio malleolaris

In der Knöchelregion verdichten sich alle Sehnen und Leitungsbahnen, die den Fuß von der Beugeseite erreichen sollen. Dazu gehören:

Mediale Knöchelregion:
- V. saphena magna,
- Lymphgefäße,
- Gefäß-Nerven-Bündel mit A. tibialis posterior und Begleitvenen,
- N. tibialis und
- Sehnen der tiefen Beuger (M. tibialis posterior, M. flexor digitorum longus, M. flexor hallucis longus).

Laterale Knöchelregion:
- V. saphena parva,
- N. suralis,
- Lymphgefäße und
- Sehnen des M. peroneus (fibularis) longus und brevis.

Der M. tibialis posterior unterkreuzt im distalen Drittel des Unterschenkels den fibular gelegenen M. flexor digitorum longus und kreiert damit das **Chiasma crurale**. Die Transitstraße zur Fußsohle stellt der Mediale Malleolarkanal (Tarsaltunnel) dar, der hinter und unter dem medialen Knöchel liegt.

4.9.11   Fuß

Deformitäten (► Kap. 4.3.7).

4.9.12   Planta pedis

Die Fußsohle ist zunächst durch ein Kompartimentsystem von **Druckpolstern** unter der Haut gekennzeichnet. Darunter erstreckt sich die derbe Plantaraponeurose. Ihre Quer- und Längsfaserzüge ziehen vom Tuber calcaneum bis zu den Sehnenscheiden der Zehen. Sie ist die wirksamste Halterung des Längsgewölbes (◘ Abb. 4.3).

Chiasma plantare. Der M. flexor hallucis longus entspringt am weitesten lateral (Fibula), muss aber ganz nach medial, um das Sustentaculum tali zu stützen. Dabei kreuzt er unten den M. flexor digitorum longus, dem es genau anders herum geht: er zieht von medial (Tibia) und muss nach lateral.

Die Leitungsbahnen kommen von hinten durch den medialen Malleolarkanal. Unter dem M. abductor hallucis teilen sie sich in ein mediales und laterales Bündel auf. Die medialen Leitungsbahnen (A./V. plantaris medialis und N. plantaris medialis) ziehen zur Großzehloge, und die lateralen Leitungsbahnen (A./V. plantaris lateralis und N. plantaris lateralis) finden ihren Weg durch den Mittelraum zur Kleinzehloge.

Fallbeispiel

Ein 27-jähriger Fußballspieler wird von seinem Trainer Sonntagnachmittag in die chirurgische Ambulanz gebracht. Er ist während des Spiels mit einem Mitspieler zusammen gestoßen. Der Patient berichtet, er habe während der Fahrt zum Krankenhaus erbrochen und habe jetzt starke Kopfschmerzen.

Bei der näheren Untersuchung durch den Chirurgen fällt eine Prellmarke am Kopf und eine große Prellmarke am lateralen, medialen Unterschenkel auf. Der Unterschenkel ist an dieser Stelle druckschmerzhaft. Alle weiteren Untersuchungen ergeben keinen pathologischen Befund. Insbesondere sind keine neurologischen Auffälligkeiten zu erheben und der Patient hat keine Amnesie.

Der Chirurg äußert den Verdacht einer Gehirnerschütterung (Commotio cerebri) und nimmt den Patienten nach einer Röntgenkontrolle des Unterschenkels, die keinen pathologischen Befund zeigt, für eine 24 h-Überwachung stationär auf. Auf der Station klagt der Patient über immer stärker werdende Schmerzen im Unterschenkel und der verständigte Dienstarzt stellt einen deutlich gehärteten und im Vergleich zur vorangegangenen Untersuchung geschwollenen Unterschenkel fest. Weiterhin nehmen die Schmerzen bei Muskeldehnung deutlich zu.

Der Dienstarzt äußert den Verdacht eines manifesten Kompartmentsyndroms und nach Konsultation des Oberarzts wird die Indikation für eine sofortige OP gestellt. Bei dieser OP werden durch eine laterale Inzision am Unterschenkel alle 4 Kompartments erreicht und zur Druckentlastung alle Logen mittels Fasziotomie gespalten.

Intraoperativ wird sichtbar, dass es durch einen Abriss eines kleinen Gefäßes zu einer Einblutung in eine Muskelloge gekommen ist. Aufgrund der straffen Strukturen der Faszien baut sich so großer Druck auf, dass Nerven und Gefäße komprimiert werden.

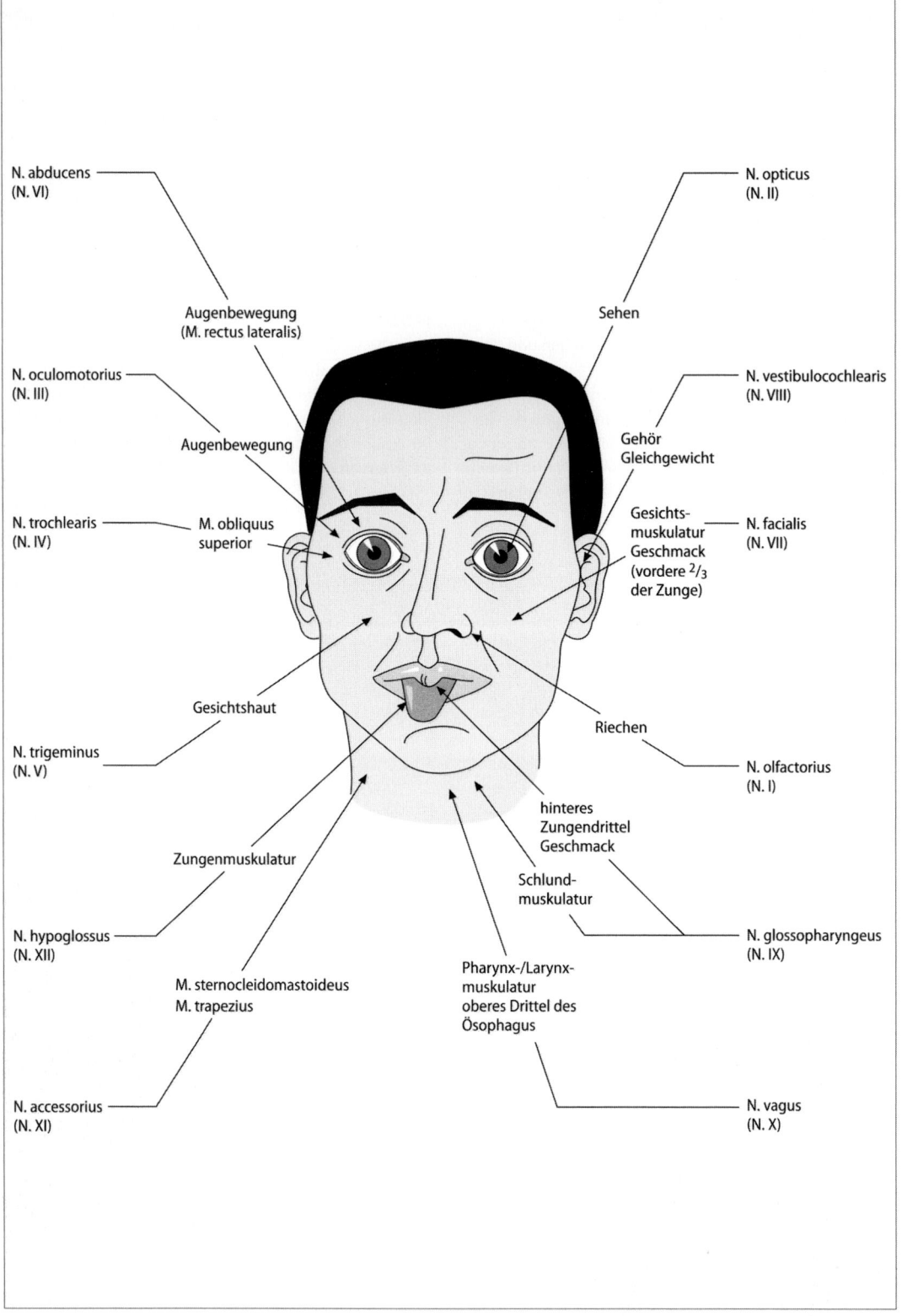

5 Kopf und Kragen

Mind Map

Der **Kopf** (Caput) ist Radarstation und Leuchtturm des Organismus. In ihm sammeln sich die Botschaften der Außenwelt, gleichzeitig informiert er die Umgebung über den Funktionszustand des eigenen Körpers. Diese informativen Aufgaben werden im Neurocranium, dem **Gehirnschädel**, koordiniert. Grundlage der Existenz sind jedoch nach wie vor Ernährung und frische Luft, und die vorgeschobenen Posten der Nahrungsaufnahme und Ventilation sowie die mit ihr assoziierten Sinne finden im **Gesichtsschädel**, dem Viscerocranium, ihren Platz.

Der **Hals** (Collum) ist das Instrument, das den Kopf trägt und im Raum dreht. Gleichzeitig ist er Transitweg für **Leitungsbahnen**, Luft und Speise, und trägt entscheidend zur Phonation bei.

5.1   Entwicklung und Wachstum

Knöcherner Schädel. Die Knochen des Schädels entwickeln sich aus dem paraxialen Mesoderm, den okzipitalen Somiten, dem prächordalen Mesoderm und, größtenteils, aus der **Neuralleiste**. Sie entstehen zum Teil durch desmale, zum Teil durch chondrale Ossifikation. Die desmal entstandenen Knochen bezeichnet man als **Desmocranium**, die chondral entstandenen als **Chondrocranium**. Das **Neurocranium** besteht aus Schädeldach und Schädelbasis, und das **Viszerocranium** aus Derivaten der Kiemenbögen.

Folgende Knochen sind **desmal ossifiziert**: Knochen der Calvaria (Os frontale, Os parietale, Squama occipitalis, Squama temporalis), Maxilla, Mandibula, Zwischenkiefersegment, Gaumen- und Jochbein.

Folgende Knochen sind **chondral ossifiziert**: Knochen der Schädelbasis: Ala major ossis sphenoidalis, Siebbeinplatte, Ohrkapsel, sowie Os hyoideum, das Kehlkopfskelett und die Gehörknöchelchen.

5.1.1   Neurocranium

Der Hirnschädel entsteht also teils aus desmal, teils aus chondral verknöcherten Elementen. Die Schädelbasis ist überwiegend chondral entstanden, die Schuppen der großen Knochen der Calvaria sind desmal entstanden. Diese Knochenanlagen sind bindegewebig durch **Schädelnähte** (Suturae) verbunden, die eine Zeit lang als **Fontanellen** (Fonticuli) nach der Geburt offen bleiben.

Zu den **Schädelnähten** gehören:
- Sutura frontalis zwischen den Ossa frontalia,
- Sutura lambdoidea zwischen dem Os occipitale und den Ossa parietalia,
- Sutura coronalis zwischen dem Os frontale und Os parietale und
- Sutura sagittalis zwischen den beiden Ossa parietalia.

Fontanellen. Fontanellen des **kindlichen Schädels** sind (■ Abb. 5.1):
- **Fonticulus anterior**: vordere, große Fontanelle Rautenförmig liegt sie zwischen den Ossa frontalia und den Ossa parietalia. Sie schließt sich nach etwa 10–14 Monaten.
- **Fonticulus posterior**: hintere, kleine Fontanelle. Dreieckig befindet sie sich zwischen dem Os occipitale und den Ossa parietalia. Sie schließt sich nach etwa 3 Monaten.
- **Fonticulus sphenoidalis** (Keilbeinfontanelle): Diese paarige Fontanelle liegt zwischen Os frontale, Os parietale und Os sphenoidale.
- **Fonticulus mastoideus** (Warzenfontanelle): Diese paarige Fontanelle befindet sich zwischen dem Os temporale, Os occipitale und Os parietale.

■ Abbildung 5.2 gibt einen Überblick über die Schädelknochen beim Erwachsenen.

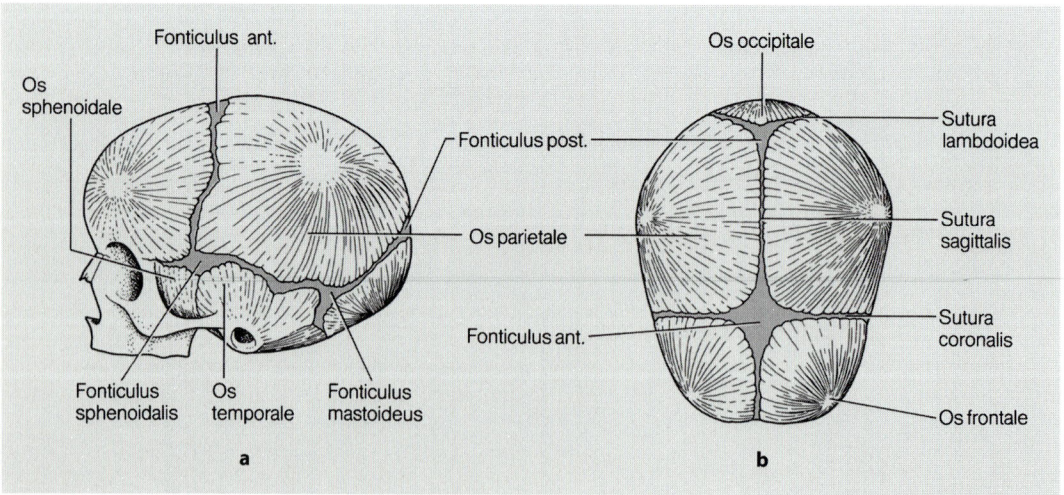

■ Abb. 5.1a, b. Fontanellen des kindlichen Schädels. **a** Ansicht von der linken Seite, **b** Ansicht von oben. (Schiebler 2005)

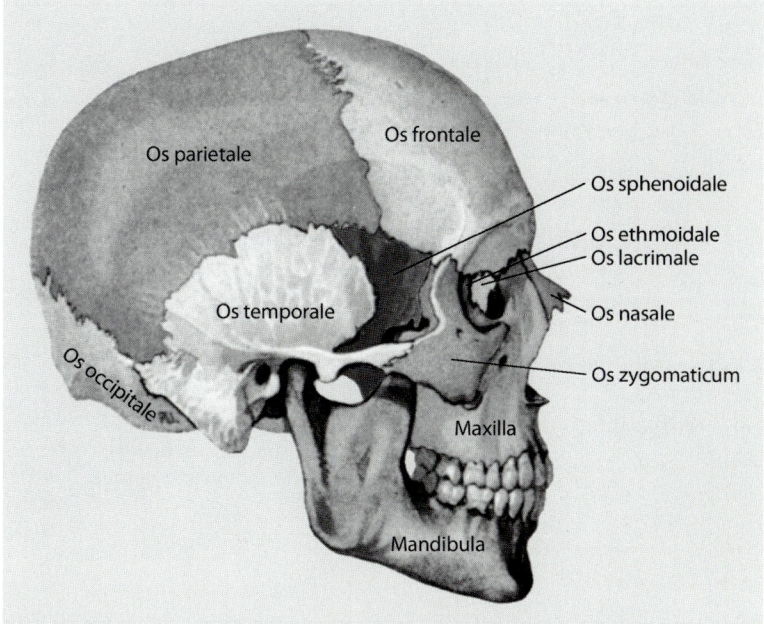

Abb. 5.2. Schädelknochen beim Erwachsenen. (Tillmann 2005)

KLINIK

Bedeutung der Fontanellen für die pädiatrische Untersuchung: Einziehung oder Vorwölbung der Fontanellen gibt Auskunft über den Wasserhaushalt eines Säuglings (z. B. Dehydrierung: eingesunkene Fontanelle). Die nicht verschlossenen Schädelnähte erlauben eine kontinuierliche Ausdehnung des Gehirns, insbesonderebei Raumforderungen wie z. B. Hydrocephalus. Umgekehrt führt der seltenere vorzeitige Verschluss der Suturen (Craniosynostose) zu Kompressionserscheinungen des Gehirns.

Die **Schädelbasis (Basis cranii)** (► Kap. 5.2.2) entsteht aus folgenden Knorpelelementen:
- Basalplatte (wird zum Clivus),
- okzipitale Sklerotome (umgibt das Foramen magnum),
- Ohrkapsel (wird zum Felsenbein),
- kleiner und großer Flügel (werden zu Ala major und minor des Os sphenoidale),
- Hypophysenknorpel (wird zum Keilbeinkörper, Os sphenoidale),
- Trabeculae cranii (werden zur Siebbeinplatte, Lamina cribrosa, knorpeliges Nasenseptum) sowie
- Nasenkapsel (wird zum Nasenbein).

(**Ohr**: ► Kap. 10, **Auge**: ► Kap. 11)

5.1.2 Viscerocranium

Schlundbögen, Schlundtaschen, Schlundfurchen

Die **Schlundbögen** (Branchialbögen; bei Fischen Kiemenbögen) liefern das Material für die Entwicklung des Gesichtsschädels. Regionale Mesenchymverdickungen ziehen bogenförmig nach vorn. Ihnen sind Skelettanteile, Muskeln, Arterien und Hirnnerven zugeordnet (**Tab. 5.1**).

Zwischen den Branchialbögen stülpen sich von innen tiefe Furchen hervor, die **Schlundtaschen**, deren Entoderm direkt dem Ektoderm der Schlundbögen anliegt. Aus den Schlundtaschen entwickeln sich folgende Strukturen (**Abb. 5.3a–b**):
1. **Schlundtasche**: proximal: Ohrtrompete, distal: Paukenhöhle.
2. **Schlundtasche**: Tonsillarbucht mit dem Epithel der Gaumenmandeln.
3. **Schlundtasche**: ventral: Thymus, dorsal: untere Epithelkörperchen.
4. **Schlundtasche**: dorsal: obere Epithelkörperchen.
5. **Schlundtasche**: Ultimobranchialkörper.

Schlundfurchen sind 4 nach außen hin sichtbare Einziehungen des Ektoderms, die den Schlundtaschen gegenüberliegen. Bis auf die erste Schlundfurche, die den äußeren Gehörgang bildet, bilden sie sich zurück.

Tab. 5.1. Derivate der Schlundbögen

Kiemenbogen	Knorpel	Knochen	Muskulatur	Schlundbogennerv
1. Schlundbogen (Mandibularbogen)	Meckel-Knorpel	Hammer und Amboss (Malleus und Incus)	Kaumuskeln, M. tensor tympani, Venter ant. M. digastrici, M. mylohyoideus, M. tensor veli palatini	N. mandibularis (N. V_3)
2. Schlundbogen (Hyoidbogen)	Reichert-Knorpel	Steigbügel (Stapes), Proc. styloideus, Cornu minus des Zungenbeins, Zungenbeinkörper	Gesichtsmuskulatur, M. stapedius, M. stylohyoideus, Venter post. M. digastrici	N. facialis (N. VII)
3. Schlundbogen		Cornu majus des Zungenbeins, Zungenbeinkörper	M. stylopharyngeus	N. glossopharyngeus (N. IX)
4.–6. Schlundbogen	Kehlkopfskelett		Larynxmuskulatur, M. levator veli palatini, M. constrictor pharyngis	4. Schlundbogen: N. laryngeus sup. 6. Schlundbogen: N. laryngeus inf. aus N. vagus (N. X)

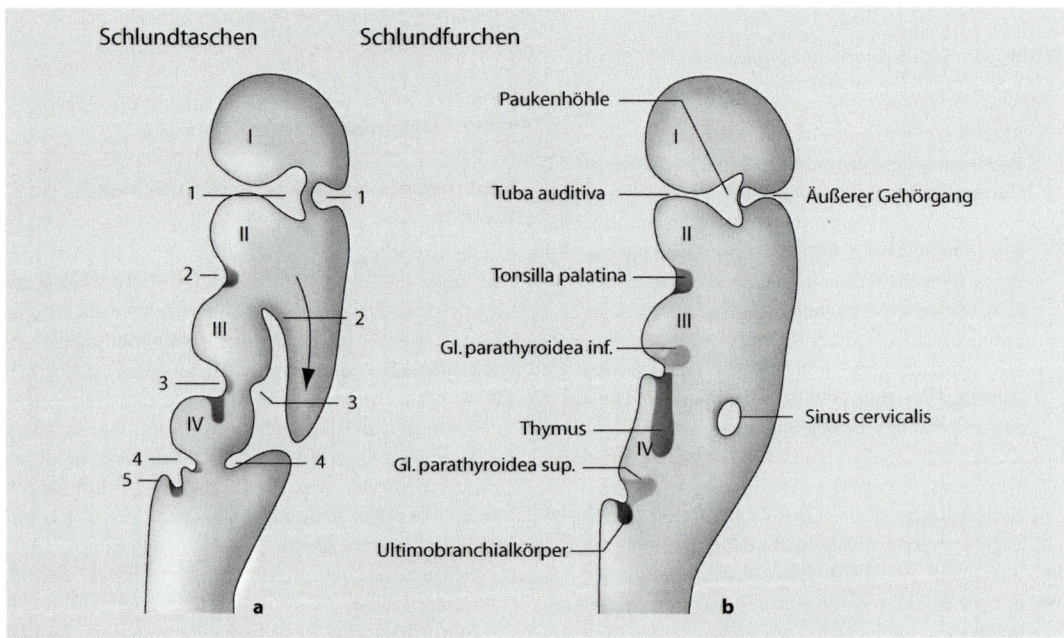

Abb. 5.3a–b. Entwicklung der Schlundfurchen und Schlundtaschen. Die Schlundbögen (= Kiemenbögen) sind mit römischen Ziffern gekennzeichnet. Der 2. Schlundbogen stülpt sich über die 2.–4. Schlundtasche (**a**) und lässt nur den Sinus cervicalis zurück (**b**). Aus den (inneren) Schlundtaschen entstehen Paukenhöhle, Tonsilla palatina, Nebenschilddrüsen, Thymus und Ultimobranchialkörper. (Mod. nach Sadler 2003)

KLINIK

Laterale Halszyste: Mangelhafte Rückbildungen der Schlundfurchen führen zu äußeren branchiogenen Halszysten. Kommunizieren sie mit der Oberfläche, entsteht eine Fistel, deren Öffnungen am Vorderrand des M. sternocleidomastoideus liegen.
Mediane Halszyste: hat nichts mit den Schlundfurchen zu tun. Sie sind Relikte des **Ductus thyroglossus** (▶ Kap. 5.1.5).

Das **Stomatodeum** (Mundbucht) ist eine Einsenkung des Ektoderms zwischen den kranialen Anteilen der Hirnanlage, der Herzanlage und den seitlichen Schlundbögen. Es ist zunächst mit der Rachenmembran vom Entoderm (Schlunddarm) getrennt. Seine angrenzenden Mesenchymverdichtungen setzen sich aus folgenden Teilen zusammen:

- Stirnfortsatz,
- Oberkieferwülste **(paarig)** und
- Unterkieferwülste **(paarig)**.

Riechplakode

An den Seiten des Stirnwulsts entstehen die ektodermalen Einziehungen der **Riechplakoden**, aus der später die Neurone für das **olfaktorische System** und den **N. terminalis** (»Nullter Hirnnerv«, LHRH-Neurone) auswandern. In der 5. Woche verdicken sich die Ränder der Riechplakode zum medialen und lateralen Nasenwulst. Die Riechplakoden vertiefen sich zur Riechgrube und erreichen das Dach der primären **Mundhöhle**.

Primärer Gaumen und Primäre Choanen

Der mediale Nasenwulst liefert den Bereich des Oberkiefers, der die 4 Schneidezähne enthält sowie einen dreieckigen Abschnitt, den **primären Gaumen** (Zwischenkiefersegment).

Hinter dem primären Gaumen entsteht eine Verbindung zwischen primärer Mundhöhle und den primären Nasengängen: **Primäre Choanen**.

Sekundärer Gaumen und sekundäre Choanen

Der **definitive (sekundäre) Gaumen** setzt sich aus dem primären Gaumen und 2 lateralen Gaumenfortsätzen des Oberkieferwulstes (Gaumenplatte) zusammen. Der vordere Teil verknöchert (**harter Gaumen**), der hintere bildet den **weichen Gaumen** mit Zäpfchen.

Nach dem Einreißen der Membrana bucconasalis öffnen sich die primitiven Nasenhöhlen in die Mundhöhle und bilden die **sekundäre Choanen**.

KLINIK

Fehlbildungen
Unterbleibt die Mesenchymeinwanderung zwischen den Wülsten im Lippen-Kiefer-Gaumen-Bereich, entstehen Spalten. Häufigste Formen sind:
- **Laterale Lippenspalte** (Cheiloschisis, Hasenscharte), meist einseitig (◘ Abb. 5.4a).
- **Lippen-Kiefer-Spalte** (Cheilognathoschisis), Spaltbildung zwischen dem primären und sekundären Gaumen (◘ Abb. 5.4b).
- **Gaumenspalte** (Palatoschisis): Die beiden Gaumenfortsätze wachsen nicht zusammen (◘ Abb. 5.4c).
- **Lippen-Kiefer-Gaumenspalte** (Cheilognathopalatoschisis, doppelseitig als Wolfsrachen bezeichnet), Kombinationsfehlbildung (◘ Abb. 5.4d).

Nasennebenhöhlen

Die Nasennebenhöhlen (Sinus paranasales) sind Divertikel der Schleimhaut der seitlichen Nasenwand. Sie stülpen sich gegen Ende der Fetalzeit in die Gesichtsknochen (Pneumatisation) und sind erst mit dem 18. Lebensjahr vollständig ausgebildet.

5.1.3 Hirnnerven, Sinnesorgane

▶ Kap. 5.5.

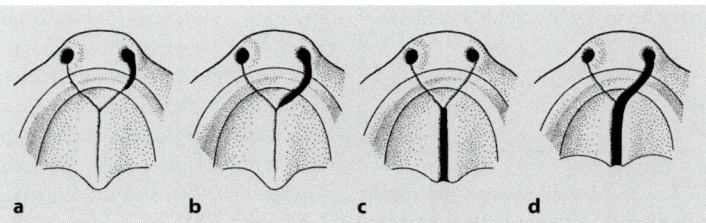

◘ **Abb. 5.4a–d.** Häufige genetisch bedingte Fehlbildungen im Gesichts- und Gaumenbereich. **a** Lippenspalte, **b** Lippen-Kiefer-Spalte, **c** Gaumenspalte, **d** Lippen-Kiefer-Gaumen-Spalte. (Schiebler 2005)

5.1.4 Gesicht

► Kap. 1.2.

Tränennasengang

Oberkieferwulst und lateraler Nasenwulst sind durch eine tiefe Furche getrennt (Tränennasenfurche). Das Ektoderm am Boden dieser Furche bildet einen Epithelstrang aus, aus dem der **Tränennasengang** (Ductus nasolacrimalis) entsteht.

5.1.5 Hals

Schilddrüse

Die Schilddrüsenanlage entsteht als Epithelknospe am Boden des Schlunddarms in Höhe der 1. und 2. Schlundtasche. Sie entscheidet sich zur Wanderung nach kaudal; letztlich können als Relikt noch der **Ductus thyroglossalis** und das **Foramen caecum** am Zungengrund übrig bleiben. Die parafollikulären Zellen (C-Zellen) wandern aus der Neuralleiste in den Ultimobranchialkörper ein. Sie produzieren Calcitonin. Die Schilddrüse startet ihre Aktivität am Ende des 3. Monats.

KLINIK

Versprengtes (ektopes) Schilddrüsengewebe ist das Resultat einer unordentlichen, diffusen Wanderung. Häufig ist ektopes Schilddrüsengewebe am Zungengrund, aber auch retrosternal anzutreffen.

Nebenschilddrüsen und Thymus

Die **Nebenschilddrüsen** (Gll. parathryoideae, »Epithelkörperchen«) entstehen aus der 3. und 4. Schlundtasche. Dabei überkreuzen sich ihre Wanderwege nach kaudal: Die Nebenschilddrüsenanlagen der 3. Schlundtasche ziehen zum späteren **unteren** Schilddrüsenpol, und die Anlagen der 4. Schlundtasche ziehen zum **oberen** Schilddrüsenpol. Sie produzieren Parathormon (PTH).

Der **Thymus** wandert aus der ventralen Ausstülpung der 3. Schlundtasche in Richtung oberes Mediastinum.

5.2 Cranium

Der Schädel besteht aus 20 Einzelknochen, die meist über Schädelnähte (Suturae) miteinander verbunden sind. Die Mandibula ist über das Kiefergelenk (ein echtes Gelenk) mit dem Schläfenbein verbunden.

5.2.1 Calvaria

Die Calvaria (Schädelkalotte) ist etwa 5 mm dick; am dünnsten ist sie am »Dreiländereck« zwischen Os frontale, Os parietale und Os temporale (Pterion) (◐ Abb. 5.2).

Die **Calvaria** besitzt folgende Schichten:
- Lamina externa, kompakte äußere Schicht,
- Diploe, dünnere, spongiöse Schicht, sowie
- Lamina interna, innere kompakte Schicht.

Gefäße des Schädeldachs

Vv. diploicae und Vv. emissariae

Die Diploe sieht aus wie ein Schweizer Käse, da in sie zahlreiche Kanälchen für kleinere Venen (Vv. diploicae) führen. Sie sind zusätzliche Abflusswege des Gehirns und stehen mit den **Sinus durae matris** in Verbindung. Die etwas größeren **Vv. emissariae** können ebenfalls Blut aus den Sinus direkt in die äußeren Kopfvenen ableiten. Angeblich verhindern sie einen Überdruck in den Sinus.

Innenrelief des Schädeldachs

Die Innenseite liefert die Fußabdrücke der Gefäße, besonders der Sinus durae matris, einiger Arterien, z. B. der A. meningea media, sowie Abdrücke der Granulationes arachnoidales neben der Rinne des Sinus sagittalis superior. Bisweilen erkennt man die Impressionen der Gehirnwindungen, z. B. auf dem Orbitadach.

Knochen des Neurocraniums

Hierzu gehören:
- Hinterhauptbein (Os occipitale),
- Keilbein (Os sphenoidale),
- Stirnbein (Os frontale),
- Schläfenbein (Os temporale) und
- Scheitelbein (Os parietale).

Os occipitale

Das Hinterhauptbein besteht aus Squama occipitalis, Partes laterales und Pars basilaris.

Die **Squama occipitalis** (Hinterhauptsschuppe) ist über die Lambdanaht (Sutura lambdoidea) syndesmotisch (ab 40. Lebensjahr: synostotisch) mit dem Processus mastoideus und dem Os parietale verbunden. Außen tastbar ist die Protuberantia occipitalis externa. Die Knochenleisten (Lineae nuchae suprema, superior und inferior) dienen als Muskelbefestigungen. An der Innenseite befinden sich die Impressionen der Blutleiter (Sinus venosi):
- Sulcus sinus transversi und
- Sulcus sinus sagittalis superioris.

Die **Partes laterales** bilden die seitliche Begrenzung des Foramen magnum. Es ist der Teil des Schädels, der über die Condyli laterales mit dem **Atlanto-Occipital-gelenk** an der Halswirbelsäule (Atlas) artikuliert. An der Grenzfläche zum Felsenbein bildet es das Foramen jugulare aus.

Die **Pars basilaris** ist die vordere Begrenzung des Foramen magnum. Nach vorn oben grenzt sie an den Keilbeinkörper und bildet mit ihm den **Clivus**.

Os sphenoidale

Das Keilbein besteht aus Keilbeinkörper (**Corpus**), großen und kleinen Keilbeinflügeln (**Alae majores** und **alae minores**) und flügelförmigen Fortsätzen (**Procc. pterygoidei**).

Das **Corpus ossis sphenoidalis** grenzt hinten an das Hinterhauptsbein, bildet somit einen Teil des Clivus. Auffälligster Anteil ist die **Sella turcica**, vorgesehen für die Hypophyse, die sich an das Dorsum sellae hinten anlehnen kann. Darunter liegt die **Keil-beinhöhle**, der Knochen ist somit **pneumatisiert**. Nach vorn gehen 2 Flügel ab: ein massiver unterer (**Ala major**) und ein besser sichtbarer, kleiner Flügel (**Ala minor**) als Grenze zwischen vorderer und mittlerer Schädelgrube. Zwischen beiden Flügeln liegt eine Spalte, die Fissura orbitalis superior. Durch die Ala minor zieht der **Canalis opticus** und gibt Licht-blicke in die Orbita. Die Ala major bildet folgende Flächen aus:

- **Facies orbitalis**, nach vorn der Augenhöhle zuge-wandte Fläche,
- **Facies cerebralis**, die Innenfläche,
- **Facies maxillaris**, nach vorne unten dem Ober-kiefer zugewandt. Dorsal begrenzt sie die Flügel-gaumengrube (Fossa pterygopalatina), und
- **Facies temporalis**, laterale Außenfläche.

Die **Processus pterygoidei** ziehen paarig von der Unterfläche des Keilbeinkörpers nach vorn. Horizontal zieht durch jeden der Fortsätze der Canalis pterygoideus für den N. petrosus major. Zwei sagittal gestellte Platten, Lamina medialis und Lamina lateralis, grenzen die Fossa pterygoidea ein. An der Lamina medialis befindet sich unten der Hamulus pterygoideus, um den sich die Sehne des M. tensor veli palatini schlingelt.

Os temporale

Das **Schläfenbein** lässt sich einteilen in eine **Pars squa-mosa**, als Seitenwand, **Pars petrosa**, in der Innen-, Mittelohr und Gleichgewichtsorgan untergebracht sind und **Pars tympanica**, die den vorderen Teil des äußeren Gehörgangs bildet.

Pars squamosa. Von innen zeigt die Schläfenbein-schuppe tiefe Impressionen für die A. meningea media. Außen vorn grenzt der Proc. zygomaticus an. Darunter liegt die Fossa mandibularis für das Kiefergelenk.

Pars petrosa: Dies ist der härteste Knochen des Kör-pers. Er gleicht einer Pyramide, die mit der Spitze zum Keilbeinkörper zeigt. Die Basis zeigt nach außen, bildet den Proc. mastoideus (Warzenfortsatz) nach unten. Das Felsenbein hat folgende Kanten und Flächen:

- **Facies anterior**: Vorderfläche mit einer Mulde für das Ganglion trigeminale (Insider sagen gern: Cavum Meckeli),
- **Facies posterior**: Hinterfläche mit dem Porus acus-ticus internus,
- **Facies inferior**: Unterfläche mit dem Proc. styloi-deus,
- **Margo superior**: Pyramidenkante mit der Impres-sion des Sinus petrosus superior und
- **Margo posterior**: Hinterrand, Grenze zum Os occi-pitale mit einem gemeinsamen Loch, dem Foramen jugulare.

Pars tympanica: Sie bildet die äußere Umfassung des äußeren Gehörganges (Meatus acusticus externus). Die Fissura petrotympanica (Glaser-Spalte) ist Durchtritts-stelle für die Chorda tympani.

Der Warzenfortsatz enthält die Cellulae mastoi-deae, ist also ein pneumatisierter Knochen.

Os frontale

Das **Stirnbein** besteht der **Pars orbitalis**, dem Dach der Augenhöhle, der **Pars nasalis**, eines Teils der Begren-zung der Nasenhöhle, und der **Squama frontalis**, die die vordere Schädelgrube abgrenzt.

Die **Pars orbitalis** enthält:

- ein Foramen ethmoidale anterius (für N./A. eth-moidalis anterior),
- ein Foramen ethmoidale posterius für den N. eth-moidalis posterior, und eine
- Mulde für die Tränendrüse, die Fossa glandulae lacrimalis.

Die **Stirnbeinschuppe** (Squama frontalis) bildet den vor-deren Teil des Schädeldachs. Hier sind bemerkenswert:

- Foramen supraorbitale, kann auch eine Inzisur sein, am Oberrand der Orbita,
- Foramen/incisura frontale, ist medial gelegen und größer,
- Glabella, ein abgeflachtes Knochenfeld zwischen den Leisten für die Augenbrauen (Arcus supra-ciliares) sowie
- Proc. zygomaticus, reicht in Richtung Os zygoma-ticum

5.2.2 Basis cranii

Das **Außenrelief** der Schädelbasis gliedert sich in einen:
- vorderen Abschnitt mit dem harten Gaumen,
- mittleren Abschnitt mit Teilen des Keilbeins und den Schläfenbeinen und
- hinteren Abschnitt, gebildet von Teilen des Hinterhauptbeins um das Foramen magnum.

Die innere Schädelbasis ähnelt einer Terrassenlandschaft. Natürlich haben die Terrassen auch Namen:
- **Vordere Schädelgrube** (Fossa cranii anterior). Sie wird durch die Squama frontalis nach vorn begrenzt und die Ala minor des Keilbeins nach hinten. Mittig liegt das Siebbein mit der Lamina cribrosa und der medianen Crista galli. In der vorderen Schädelgrube ruht das Frontalhirn.
- **Mittlere Schädelgrube** (Fossa cranii media). Sie wird vorn begrenzt durch die Ala minor des Keilbeins, temporal durch die Squama temporalis und nach hinten durch die Margo superior des Felsenbeins. Mittig liegt die Sella turcica, die die mittlere Schädelgrube in 2 Kuhlen für die Temporallappen teilt.
- **Hintere Schädelgrube** (Fossa cranii posterior). Sie wird nach vorn begrenzt von der Facies posterior des Felsenbeins, sodann rutscht man über den Clivus in die Tiefe. Die hintere Begrenzung ist die Squama ossis occipitalis. Sie beherbergt basal das Kleinhirn, standesgemäß abgetrennt vom Hinterhauptslappen des Großhirns durch das Tentorium cerebelli.

KLINIK

Frakturen der Schädelbasis:
Bei **seitlichen** Gewalteinwirkungen läuft die Frakturlinie meist am äußeren Rand des Felsenbeins entlang. Leitsymptom: Liquor, der aus dem äußeren Gehörgang austritt.

Bei **frontalen** Erschütterungen beobachtet man eher eine longitudinale Frakturlinie, medial entlang dem Keilbeinkörper nach vorn zum Siebbein (Lamina cribrosa). Dabei können die Riechnerven reißen. Symptome: Anosmie, Austritt von Liquor aus der Nase.

5.2.3 Viscerocranium

Folgende Knochen gehören zum Gesichtsschädel:
- **Siebbein** (Os ethmoidale),
- **Pflugscharbein** (Vomer),
- **Gaumenbein** (Os palatinum),
- **Oberkiefer** (Maxilla),
- **Nasenbein** (Os nasale),
- **Tränenbein** (Os lacrimale),
- **untere Nasenmuschel** (Concha inferior),
- **Jochbein** (Os zygomaticum) und
- **Unterkiefer** (Mandibula).

Siebbein (Os ethmoidale)

Das Siebbein bildet die unpaare Mittelachse des Gesichtsschädels. Es hat folgende Teile:
- Lamina cribrosa,
- Crista galli,
- Lamina perpendicularis sowie
- Siebbeinlabyrinth (Cellulae ethmoidales).

Die **Lamina cribrosa** enthält ca. 20 Löcher für den Durchtritt der olfaktorischen Rezeptorneurone (Fila olfactoria). Geteilt ist sie durch die sagittal gestellte **Crista galli**. Sie ist Ansatz der Falx cerebri, einem Durablatt, das die beiden Großhirnhemisphären abgrenzt. Vor ihr versenkt sich übrigens ein blind endendes Loch, das **Foramen caecum** (Achtung! Hat nichts zu tun mit dem Zungengrund!), ein rudimentärer Kanal für eine Verbindungsvene zwischen dem Sinus sagittalis superior und Venen der Nasenhöhle. Bei Kindern ist diese Verbindung manchmal noch offen.

Die **Lamina perpendicularis** senkt sich median sagittal, orthogonal zur Siebbeinplatte, nach unten ab und verbindet sich mit dem Vomer. Es bildet somit den kranialen Anteil des knöchernen Nasenseptums.

Das **Siebbeinlabyrinth** besteht aus einer ganzen Reihe von luftgefüllten, schleimhautausgekleideten Räumen seitlich unterhalb der Siebbeinplatte. Lateral grenzen sie mit einer dünnen Knochenwand zur Orbita. Die Siebbeinzellen kommunizieren mit der Nasenhöhle.

Weiter gehören zum Siebbein:
- Die **mittlere Nasenmuschel** (Achtung! Die obere Nasenmuschel ist nur ein kärglich ausgebildeter Weichteilvorsprung in die Nasenhöhle, und die untere Muschel ist selbstständig!).
- **Processus uncinatus** (hakenförmiger Fortsatz vor der Öffnung der Kieferhöhle).
- Das **Infundibulum ethmoidale** ist ein Vorhof des mittleren Nasenganges, lateral vom **Hiatus semilunaris**, dem Eingang zur Kieferhöhle.

Pflugscharbein (Vomer)

Das Pflugscharbein verlängert die Lamina perpendicularis des Siebbeins nach kaudal. Es ist der größere Anteil der knöchernen Nasenscheidewand. Nach hinten teilt es die Choanen, nach unten setzt es auf der Gaumenplatte auf.

Gaumenbein (Os palatinum)

Der knöcherne Gaumen besteht aus einer horizontalen (Lamina horizontalis) und einer senkrecht auf ihr stehenden Platte (Lamina perpendicularis). Vorn dockt er an den Oberkiefer an, hinten an die Processus pterygoidei des Keilbeins. Die Lamina perpendicularis besitzt 2 Fortsätze: den Proc. sphenoidalis und den Proc. orbitalis, der sich am Orbitaboden beteiligt.

Oberkiefer (Maxilla)

Der Oberkieferknochen ist pneumatisiert und am Aufbau der Orbita, sowie Nasen- und Mundhöhle beteiligt. Er hat folgende Anteile: Corpus maxillae, Proc. frontalis, Proc. zygomaticus, Proc. palatinus und Proc. alveolaris.

Der Körper (**Corpus maxillae**) besitzt 4 Flächen:
- **Facies orbitalis**, bildet den Boden der Orbita,
- **Facies anterior**, bildet die vordere Fläche mit dem Foramen infraorbitale.
- Die **Facies infratemporalis** ist der Fossa infratemporalis zugewandt.
- Die **Facies nasalis** bildet einen Teil der seitlichen Nasenwand.

Der **Processus frontalis** zieht zum Os frontale und grenzt an das Os nasale und Os lacrimale.

Der **Processus zygomaticus** zieht zum Os zygomaticum.

Die **Processus palatini** inserieren median aneinander und bilden die vorderen beiden Drittel des harten Gaumens. Im unpaaren Foramen incisivum münden die beiden von der Nasenhöhle nach schräg unten verlaufenden **Canales incisivi**.

Der **Processus alveolaris** enthält die Alveolen für die Zähne. Diese sind durch Septa interalveolaria voneinander getrennt.

Nasenbein (Os nasale)

Das Nasenbein bildet das knöcherne Dach der Nasenhöhle.

Tränenbein (Os lacrimale)

Das Tränenbein ist klein, viereckig, bildet einen Teil der lateralen Nasenwand und gleichzeitig einen Teil der medialen Orbitawand. Am vorderen Rand befindet sich eine Rinne, die in den Canalis nasolacrimalis mit dem Ductus nasolacrimalis (Tränennasengang) zum unteren Gang der Nasenhöhle fortsetzt.

Untere Nasenmuschel (Concha nasalis inferior)

Sie ist selbstständig und paarig. Der Processus maxillaris engt die Öffnung zur Kieferhöhle ein. Unterhalb der unteren Muschel mündet der Tränennasengang.

Jochbein (Os zygomaticum)

Das Jochbein setzt den Proc. zygomaticus des Oberkiefers fort und grenzt die Fossa temporalis nach vorn ab. Zudem ist er mit der Facies orbitalis ein kleines bisschen am Aufbau der Orbita beteiligt. Einige Löcher lassen Nerven (N. zygomaticofacialis und N. zygomaticotemporalis) aus dem Schädel hindurchtreten.

Unterkiefer (Mandibula)

Der Unterkiefer ist der einzige Knochen, der gegenüber den anderen eine größere Beweglichkeit gestattet. Dies wundert nicht, denn er wird zum Kauen gebraucht. Er gliedert sich in:
- Corpus mandibulae und
- Ramus mandibulae.

Beide Anteile sind im Angulus mandibulae miteinander verbunden. Der Kinnvorsprung ist die Stelle, an der die beiden Unterkieferanlagen durch eine Synostose miteinander verbunden sind. An der Oberseite des Ramus mandibulae sind die Alveolen untergebracht. Jede Alveole steht mit dem **Canalis mandibulae** in Verbindung, der auf der Innenseite des Ramus mandibulae als Foramen mandibulae in den Knochen eintritt und Gefäße und Nerven führt (N. alveolaris inerior und A./V. alveolaris inferior).

> **KLINIK**
>
> Das Foramen mandibulae liegt 2 cm hinter und 1 cm oberhalb der Krone des 3. Molaren. In dieser Gegend kann man den **N. alveolaris inferior** umspritzen, um eine Leitungsanästhesie für die untere Hälfte der Zahnreihe zu erzielen.

An der Innenseite liegt der **Sulcus nervi mylohyoidei** für den gleichnamigen Nerven, der von der Pars motorica des N. trigeminus (über N. mandibularis) zum M. mylohyoideus und vorderen Bauch des M. digastricus zieht und eine Zeit lang mit dem sensiblen N. alveolaris inferior verläuft.

Der Unterkieferast läuft nach kranial in 2 Fortsätze aus, und zwar
- vorne in den **Proc. coronoideus** (Muskelansatz) und
- hinten in den **Proc. condylaris** (Fortsatz für das Kiefergelenk).

Orbita

▶ Kap. 10.2

Nasenhöhle (Cavitas nasi)

▶ Kap. 5.4.1

Nasennebenhöhlen (Sinus paranasales)

► Kap. 5.4.2

Mundhöhle (Cavitas oris)

► Kap. 5.4.3

Schläfengrube (Fossa temporalis)

Die Schläfengrube ist eine leicht eingesenkte Knochenplatte aus der Squama ossis temporalis und der Ala major des Keilbeins (◘ Tab. 5.2). Auf ihr liegt der M. temporalis. Ihre Grenzen sind:
- Kranial und dorsal die Linea temporalis superior,
- kaudal die Crista infratemporalis,
- ventral das Os zygomaticum und
- medial die Pars squamosa des Os temporale und Ala major des Os sphenoidale.

Fossa infratemporalis

Die Fossa infratemporalis setzt die Fossa temporalis nach unten innen fort. Ihre Grenze ist die Crista infratemporalis. Zum Inhalt ► Kap. 5.10.4.

Fossa pterygopalatina (Flügelgaumengrube)

In der Tiefe der Fossa infratemporalis liegt die enge Fossa pterygopalatina. In ihr verlaufen u. a. A. und N. maxillaris mit ihren Abzweigungen. Von hier aus sind über Löcher, Spalten und Kanäle andere Kompartimente (Orbita, Nasenhöhle, Mundhöhle, vordere und mittlere Schädelgrube) zu erreichen, die leider auch reichlich von Gefäßen und Nerven in Anspruch genommen werden (◘ Tab. 5.3).

◘ Tab. 5.2. Tiefe Gesichtsregionen

Region	Inhalt	Begrenzung
Fossa temporalis	Fett, Gefäße und Nerven für den M. temporalis	**lateral:** Fascia temporalis **medial:** Os temporale, Os parietale, Os fronatale, Ala major des Keilbeins **unten:** Fossa infratemporalis an der Crista infratemporalis **oben/hinten:** Ansatz der Fascia temporalis am Periost der Schädelkalotte
Fossa infratemporalis	Mm. pterygoideus lateralis et medialis; Bichat-Fettpropf (zwischen M. buccinator und Ramus mandibulae; Alete-Bäckchen), A. maxillaris, Plexus pterygoideus, Ggl. oticum, N. mandibularis, Chorda tympani	**medial:** Fossa pterygopalatina **lateral:** Arcus zygomaticus, Ramus mandibulae **oben:** Ala major des Keilbeins **unten:** Ansatz des M. pterygoideus medialis **vorne:** Corpus maxillae **hinten:** Fossa retromandibularis
Fossa pterygopalatina	Ggl. pterygopalatinum, Endäste der A./V. maxillaris	**oben:** Corpus des Keilbeins **medial:** Lamina perpendicularis des Gaumenbeins **hinten:** Proc. pterygoideus des Keilbeins **vorne:** Proc. orbitalis des Gaumenbeins, Corpus maxillae
Fossa retromandibularis	Gl. parotidea, A. carotis externa, V. retromandibularis, N. facialis	Zwischen Ramus mandibulae und Meatus acusticus externus

◘ Tab. 5.3. Wege in die Fossa pterygopalatina und wieder hinaus

Öffnung	Wohin?	Was zieht durch?
Foramen rotundum	mittlere Schädelgrube	N. V_2 (N. maxillaris)
Canalis pterygoideus	zur äußeren Schädelbasis	N. petrosus major, N. petrosus prof.
Foramen sphenopalatinum	medial zur Nasenhöhle	Aa. nasales post., sensible Nerven aus V_2
Canalis palatinus major	Mundhöhle	A. palatina descendens, Nn. palatini
Fissura orbitalis inf.	Orbita	A./V./N. infraorbitalis, N. zygomaticus, V. ophthalmica inf.
Fissura pterygomaxillaris	Fossa infratemporalis	A. maxillaris aus der Fossa infratemporalis

5.2.4 Kiefergelenk (Art. temporomandibularis)

Das Kiefergelenk verbindet den Unterkiefer mit dem Schläfenbein. Es sorgt nicht nur für genussreiche und kraftvolle Nahrungszerkleinerung, sondern spielt auch bei der Lautgebung (Singen, Sprechen) eine Rolle.

Artikulierende Flächen: Caput mandibulae des Proc. condylaris mandibulae und **Fossa mandibularis** sowie das **Tuberculum articulare** des Os temporale. Im Gelenkspalt befindet sich ein **Discus articularis**, der das Gelenk in 2 Räume teilt: eine obere **discotemporale** und eine untere **discomandibulare** Kammer.

Gelenktyp: Schiebegelenk (obere Kammer), Scharniergelenk (untere Kammer); insgesamt: Drehgleitgelenk

Gelenkkapsel: die Kapsel ist relativ schlaff, reicht hinten bis zur Fissura petrotympanica. Unten langt sie bis zur Fovea pterygoidea des Collum mandibulae.

Bandapparat:
- **Lig. laterale:** vom Proc. zygomaticus bis zum Collum mandibulae,
- **Lig. mediale.** Kapselverstärkendes Band an der medialen Seite,
- **Lig. stylomandibulare:** vom Proc. styloideus bis zum Angulus mandibulae sowie
- **Lig. sphenomandibulare:** von der Spina ossis sphenoidalis zur Innenseite des Ramus mandibulae.

Bewegungsmöglichkeiten:
- **Öffnungsbewegung** (Abduktion, Senken des Unterkiefers)**:** Öffnen und Schließen des Mundes (untere Kammer). Hierbei verschieben sich die Gelenkköpfe und die Disci articulares nach vorn.

- **Schiebebewegung (Translation):** Vor- und Zurückschieben (Protrusion, Retrusion) bzw. Seitwärtsschieben (Laterotrusion und Mediotrusion: Kamel!) des Unterkiefers (obere Kammer)
- **Mahlbewegung:** Abwechselnde Bewegung des Unterkiefers schräg nach rechts oder links. Der Gelenkkopf der einen Seite macht eine Rotationsbewegung, während der der anderen Seite eine Translationsbewegung nach vorn und unten macht.

KLINIK

Zähneknirschen kommt durch permanente Aktivierung der Kaumuskulatur (z. B. bei psychischer Anspannung oder in Stresssituationen) zustande, die zu chronischen Verspannungen und Schmerzen im craniofaszialen und im Schulterbereich führen können. Andererseits führt die permanente Belastung des Kiefergelenks zu degenerativen Veränderungen des als Stoßdämpfer wirkenden Discus articularis.

Schmerzhafte **Knack- oder Reibegeräusche** im Kiefergelenk bei Bewegungen des Unterkiefers sind wahrscheinlich auf eine pathologische Verlagerung des Faserknorpels zurückzuführen.

Kaumuskulatur

Merke

Die Kaumuskeln werden vom N. mandibularis (V3) innerviert.

Zu den Kaumuskeln gehören (🅾 Tab. 5.4):
- M. temporalis,
- M. masseter,
- M. pterygoideus medialis und
- M. pterygoideus lateralis.

🅾 Tab. 5.4. Kaumuskeln

Muskel	Ursprung	Ansatz	Funktion
M. temporalis	Os temporale, Fascia temporalis	Proc. coronoideus mandibulae	kräftigster Muskel; einseitig: Mahlbewegung, neidseitig: Kieferschluss, Retrusion (hinterer Teil)
M. masseter	Arcus zygomaticus	Außenfläche des Angulus mandibulae	Synergist des M. temporalis und M. pterygoideus medialis
M. pterygoideus medialis	Fossa pterygoidea (Os sphenoidale)	Innenfläche des Angulus mandibulae	einseitig: Mahlbewegung, beidseitig: Protrusion, Kieferschluss
M. pterygoideus lateralis	Crista infratemporalis der Ala major ossis sphenoidalis	Fovea pterygoidea des Proc. condylaris manibulae	einseitig: Mahlbewegung, beidseitig: Protrusion

5.3   Kopf- und Halsmuskeln, Faszien

Während die Muskeln des Kopfs hauptsächlich die Mimik bestimmen und kulinarischen Freuden dienen, sorgen die Halsmuskeln für Richtungsänderungen des Kopfs.

5.3.1   Gesichtsmuskulatur

Die **mimische Muskulatur** inseriert direkt in der Haut, wodurch wir Tonusänderungen der Muskulatur der Umwelt durch Aufwerfen von Sorgenfalten unmittelbar sichtbar kundtun. Die mimischen Muskeln des Gesichts sind im Wesentlichen damit beschäftigt, Öffnungen zirkulär bzw. radiär zu umgeben.

> **Merke**
>
> Die mimischen Muskeln werden vom **N. facialis** (N. VII) innerviert.

Während sich die mimischen Muskeln vorwiegend im Gesicht und Hals (Platysma) gruppieren, ist die Schädelkalotte mit einem besonderen Muskel bedeckt, der in seiner Gesamtheit als **M. epicranius** bezeichnet wird. Er besteht aus dem
- M. occipitofrontalis und
- M. temporoparietalis.

Der M. occipitofrontalis besitzt 2 Muskelbäuche über Stirn und Hinterhaupt, zwischen denen sich eine flächenhafte Sehne ausspannt: die **Galea aponeurotica**. Diese

◘ **Tab. 5.5.** Mimische Muskeln

Muskel	Ursprung	Ansatz	Funktion
M. orbicularis oculi: Muskeln der Lidspalte			
Pars palpebralis	Lig. palpebrale mediale	Lig. palpebrale laterale	Lidschluss
Pars orbitalis	Crista lacrimalis ant.	Konzentrisch um Orbitarand herum	Zukneifen des Auges
Pars lacrimalis	Crista lacrimalis post., Saccus lacrimalis	Pars palpebralis	Erweiterung des Tränensacks
Muskeln der Nase			
M. procerus	Os nasale	Haut zwischen den Augenbrauen	Nase rümpfen
M. nasalis: Pars transversa Pars alaris	Haut über Eckzahn Haut über Schneidezahn	Nasenrücken Nasenflügelrand	Verengung des Nasenlochs
Muskeln des Mundes			
M. orbicularis oris Pars marginalis Pars labialis	umschließt ringförmig die Mundöffnung		Schließen des Mundes
M. levator labii superioris	über dem Foramen infraorbitale	M. orbicularis oris	Heben des Mundwinkels
M. levator labii superioris alaeque nasi	medial der Orbitawand	Nasenflügel und Oberlippe	Heben des Mundwinkels, Erweiterung der Nasenöffnung, Schnüffeln
M. zygomaticus major, M. zygomaticus minor	Außenseite des Os zygomaticum	Mundwinkel	Heben der Oberlippe u. Mundwinkel (Lachen)
M. levator anguli oris	Fossa canina corporis maxillae	Mundwinkel	zieht Mundwinkel aufwärts
M. risorius	Fascia parotidea	Mundwinkel	zieht Mundwinkel zur Seite (müdes Lächeln)
M. buccinator	Raphe pterygomandibularis, Maxilla, Mandibula	M. orbicularis oris	Backenaufblaser, Trompetenmuskel, Saugmuskel

ist mit der Kopfhaut fest verwachsen, jedoch auf dem Periost der Schädelkalotte frei verschieblich. Dieser Umstand erleichtert das Skalpieren (Indianerweisheit).

5.3.2 Kaumuskulatur

▶ Kap. 5.2.4

5.3.3 Faszien am Kopf und Hals

Faszien am Kopf

Im Unterschied zum faszienfreien Gesicht gibt es im lateralen Kopfbereich 3 Faszien, die jeweils aus tiefen und oberflächlichen Blättern bestehen.

Fascia temporalis. Die Fascia temporalis bedeckt mit beiden Blättern den M. temporalis. Die Lamina superficialis macht an der Außenseite des Arcus zygomaticus fest, während das innere Blatt an die Innenseite zieht. Dazwischen liegen von Fettgewebe eingehüllt die A./V. temporalis profundae.

Fascia masseterica. Die Fascia masseterica umhüllt den M. masseter. Das tiefe Blatt legt sich an die mediale Fläche des M. pterygoideus medialis.

Fascia parotidea. Das oberflächliche Blatt der Fascia parotidea legt sich auf die Glandula parotidea als Fortsetzung des oberflächlichen Blattes der Halsfaszie (s. u.), das tiefe setzt sich hinter der Ohrspeicheldrüse in die Fascia masseterica fort.

> **KLINIK**
>
> Schwellungen innerhalb der beiden Faszienblätter komprimieren die Ohrspeicheldrüse und sorgen für Schmerzen. Dieses Ereignis tritt gern bei **Mumps** (Parotitis epidemica) auf.

Halsfaszie (Fascia cervicalis)

Der Hals wird vorne und seitlich durch das apart entwickelte Gefüge der **Fascia cervicalis** zusammen gehalten. Verschieberäume sorgen dafür, dass die kräftige Muskulatur nicht den Eingeweideschlauch »erwürgt«. Die Halsfaszie hat 3 Blätter:
- **Lamina superficialis.** Das oberflächliche Blatt liegt unter dem Platysma, umscheidet den M. sternocleidomastoideus und inseriert im Nacken in der derben Fascia nuchae. Sie setzt sich nach kranial in die Fascia masseterica und kaudal in die Fascia pectoralis fort.

- **Lamina praetrachealis.** Das mittlere Blatt liegt vor den Halseingeweiden, spannt sich dreieckig zwischen den kranialen Abschnitten der beiden Mm. omohyoidei, dem Schlüsselbein und dem Sternum aus. Es umhüllt die infrahyale Muskulatur und inseriert an der Gefäß-Nerven-Scheide (in der A. carotis communis, V. jugularis interna und N. vagus eingebettet sind). Sie hält die V. jugularis interna offen. Die Lamina praetrachealis hat keine Verbindung zur Nackenfaszie.
- **Lamina praevertebralis.** Das tiefe Blatt liegt vor der Wirbelsäule und geht nach kaudal in die Fascia endothoracica über. Sie bedeckt den Halsgrenzstrang, die Skalenusmuskeln und damit auch den Plexus brachialis, die A. subclavia und den N. phrenicus.

5.3.4 Zungenbein und Zungenbeinmuskulatur

Das **Os hyoideum** schwebt wie ein Mobile unter dem Mundboden. Es hat keine direkte Verbindung zu anderen Knochen, sondern wird nur von Bändern und Muskeln im Raum gehalten.

Es besteht aus dem Zungenbeinkörper (**Corpus**), einem großen Zungenbeinhorn (**Cornu majus**) und einem kleinen Zungenbeinhorn (**Cornu minus**). Das **Lig. stylohyoideum** hält es, wie der Name sagt, am Proc. styloideus der Schädelbasis.

> **KLINIK**
>
> Das Lig. stylohyoideum kann verknöchern und bei bestimmten Drehbewegungen des Kopfs die A. carotis interna einengen.

Folgende Muskeln halten/verändern die Stellung des Zungenbeins (◻ Tab. 5.6):
- Suprahyale (obere) Zungenbeinmuskeln und
- infrahyale (untere) Zungenbeinmuskeln.

Die suprahyalen Muskeln verbinden das Zungenbein mit dem Unterkiefer und der Schädelbasis, die infrahyalen Muskeln spannen sich zwischen Zungenbein, Larynx und Sternum aus.

5.3.5 Halsmuskulatur

Es gibt oberflächliche und tiefe Halsmuskeln. Zu den oberflächlichen zählen das Platysma, M. sternocleidomastoideus sowie die Zungenbeinmuskeln

◻ Tab. 5.6. Zungenbeinmuskeln

Muskel		Ursprung	Ansatz	Innervation	Funktion
Suprahyale (obere) Muskeln					
M. geniohyoideus		Spina mentalis mandibulae	Zungenbein-körper	Rr. anteriores der Nn. cervicales (C1, C2)	Vorwärtsziehen des Zungen-beins
M. mylohyoideus		Linea mylohyoi-dea mandibulae	Zungenbein-körper	N. mylohyoideus (aus V3)	Heben des Zungenbeins beim Schlucken, Kieferöffnung
M. digastricus	Venter ant.	Innenseite der Mandibula	Zwischensehne ist am Zungen-beinkörper fixiert	N. mylohyoideus (aus V3)	Heben des Zungenbeins, Kieferöffnung
	Venter post.	Os temporale, incisura mastoi-dea		R. digastricus des N. facialis (N. VII)	
M. stylohyoideus		Proc. styloideus	Zungen-beinkörper, Cornu majus	R. stylohyoideus des N. facialis (N. VII)	Heben des Zungenbeins beim Schlucken
Infrahyale Muskeln					
M. sternohyoideus		Hinterfläche des Manubrium sterni	Unterrand des Zungen-beinkörpers	Ansa cervicalis (C1–C3)	Herunterziehen des Zungen-beins
M. sternothyroideus		Hinterfläche des Manubrium sterni	Schildknorpel	Ansa cervicalis (C1–C3)	Senken des Kehlkopfes
M. thyrohyoideus		Schildknorpel	Zungen-beinkörper, Cornu majus	Ansa cervicalis (C1–C2)	Herunterziehen des Zungen-beins, Heben des Kehlkopfes
M. omohyoi-deus	Venter sup.	Margo sup. scapulae	Zwischen-sehne	Ansa cervicalis (C1–C3)	Herunterziehen des Zungen-beins, Spannen der Lamina praetrachealis der Halsfaszie, damit Erweiterung des Lumens der V. juguaris int.
	Venter inf.	Zungenbein-körper			

(◻ Tab. 5.6, ◻ Tab. 5.7). Zu den tiefen Halsmuskeln rechnet man die Skalenusgruppe und die präverte-bralen Muskeln.

Platysma
Das Platysma ist ein **Hautmuskel**, der sich beidseits vom Unterkieferrand bis über die Clavicula erstreckt. Er ist sehr variabel in Ausdehnung und Stärke. Unter ihm liegt die V. jugularis externa.

M. sternocleidomastoideus
Der M. sternocleidomastoideus (Kopfwender) ist ent-scheidend für die Drehung des Kopfes. Bei einseitiger Kontraktion neigt er den Kopf zur gleichen Seite und dreht ihn zur Gegenseite. Bei beidseitiger Kontraktion legt er den Hinterkopf überheblich nach hinten und zieht die Nase nach oben (Mussolini-Blick).

— **KLINIK** —
Bei angeborenen oder erworbenen Kontrakturen des M. sternocleidomastoideus ist der Kopf zur er-krankten Seite gedreht (**Schiefhals, Torticollis**).

Mm. scaleni
Die 3 »Treppenmuskeln« des Halses verbinden die Halswirbelsäule mit den ersten beiden Rippen und legen sich so über die obere Thoraxapertur. Wenn der Hals durch die Nackenmuskulatur stabilisiert ist, kön-nen sie bei Atemnot die obersten Rippen und somit den gesamten Brustkorb anheben. Ihre Wirkung ist deut-lich größer als die der Interkostalmuskulatur. (Für Embryologie-Sammler: Sie stammen von der Interkos-talmuskulatur ab und gehören zu den autochthonen ventralen Muskeln.)

◻ Tab. 5.7. Halsmuskeln

Muskel	Ursprung	Ansatz	Innervation	Funktion
Oberflächliche Muskeln (außer Zungenbeinmuskeln)				
Platysma	Gesichtshaut unterhalb der Mandibula, Parotisfaszie	Haut im Brust-Schulterbereich	R. colli N. facialis (N. VII)	Spannen der Halshaut, Verscheuchen von Fliegen auf dem Hals
M. sternocleido-mastoideus	Proc. mastoideus des Os temporale	Manubrium sterni, Extremitas sternalis claviculae	N. accessorius (N. XI), Rr. anteriores von C2–C4	einseitig: Kopfwendung und Neigung zur Gegenseite beidseitig: Heben des Gesichts
Tiefe Muskeln: Skalenusgruppe				
M. scalenus anterior	Tubercula ant. der Querfortsätze des 3.–6. Halswirbels	1. Rippe	Rr. anteriores der Nn. cervicales (C5–C8)	einseitig: Seitwärtsneigung des Halses beidseits: Heben der Rippen (Inspiration)
M. scalenus medius	Querfortsätze des 3.–7. Halswirbels	1. Rippe	Rr. anteriores der Nn. cervicales (C4–C8)	
M. scalenus posterior	Tubercula post. der Querfortsätze des 5.–6. Halswirbels	2. Rippe	R. anterior des N. cervicalis (C7/C8)	
Tiefe Muskeln: Präverbebrale Muskeln				
M. rectus capitis ant.	Massa lat. atlantis	Os occipitale	R. ant. des N. cervicalis (C1)	Seitwärtsneigung und Beugen des Kopfs
M. longus capitis	Querfortsätze des 3.–6. Halswirbels	Os occipitale	Rr. anteriores der Nn. cervicales (C1–C3)	Beugen des Kopfs
M. longus cervicis	Wirbelkörper des 5. Hals- bis 3. Brustwirbels	Wirbelkörper des 2.–4.Halswirbels	Rr. anteriores der Nn. cervicales (C2–C6)	Beugen der Halswirbelsäule, Drehen zur gleichen Seite

Skalenuslücken. Die beiden vorderen Skalenusmuskeln bilden Spalträume für den Durchtritt wichtiger Leitungsbahnen:
- Durch die **vordere Skalenuslücke** zwischen Schlüsselbein und M. scalenus anterior schlüpft die V. subclavia.
- Die **hintere Skalenuslücke** zwischen den Mm. scalenus anterior und medius wird vom Plexus brachialis und der A. subclavia ausgenutzt.

Prävertebrale Muskulatur
Diese longitudinal verlaufende Muskelgruppe füllt die Rinne zwischen den Querfortsätzen und den Körpern der Halswirbel aus. Zu ihnen gehören:
- M. longus capitis
- M. longus cervicis und
- M. rectus capitis anterior.

> **Merke**
>
> Die prävertebralen Muskeln werden von den Rami anteriores der Spinalnerven versorgt!

5.4 Kopf- und Halseingeweide

Zu den Eingeweiden des **Kopfs** zählen die Nasenhöhlen, Nasennebenhöhlen sowie die Mundhöhle.

Zu den Eingeweiden des **Halses** zählen Rachen, Kehlkopf, Schilddrüse, und die Nebenschilddrüsen (Epithelkörperchen).

5.4.1 Äußere Nase, Nasenhöhlen

Äußere Nase

An der äußeren Nase lassen sich Nasenwurzel, Nasenrücken, Nasenspitze und Nasenflügel unterscheiden. Die Nasenwurzel wird von Knochen gebildet, die übrigen Anteile sind knorpelig miteinander verbunden und verschieblich.

Nasenhöhlen

Die Nasenhöhlen sind der Eingang zum Atemtrakt. In ihnen sind Rezeptorsysteme für olfaktorische und trigeminale Stimuli, sowie ein Heizungs- und Befeuchtungssystem eingefügt.

Die Luft betritt die innere Nase durch die Nasenlöcher; **Nares**. Die Nasenhöhle gliedert sich in einen Vorraum (**Vestibulum nasi**) und die eigentliche Nasenhöhle (**Cavitas nasi propria**). Die beiden Nasenräume werden durch die Nasenscheidewand (**Septum nasi**) in 2 Hälften geteilt. Eine jede wird durch 2 knöcherne Vorsprünge der lateralen Wand (Nasenmuscheln, **Conchae nasales**) kompartimentiert. Dies vergrößert die Oberfläche für die einströmende Luft, die durch 3 Nasengänge geleitet wird: **Meatus nasi inferior, medius und superior** (Tab. 5.8). Der obere Nasengang führt die Luft in die enge Riechspalte unter die Lamina cribrosa. Die obere Nasenmuschel ist meist kaum ausgebildet. Nach hinten münden die Nasengänge über die **Choanen** (Choanae) im Epipharynx.

Das **Nasenseptum** besteht aus einem
- knöchernen Anteil (Vomer, Lamina perpendicularis des Siebbeins),
- knorpeligen Anteil, der nach vorn gerichtet ist und sich bis zur Grenze zwischen Vorhof und eigentlicher Nasenhöhle erstreckt und einem
- häutigen Anteil, der die beiden Nasenvorhöfe voneinander abgrenzt.

Tab. 5.8. Öffnungen der Nasenhöhle zu den Nasennebenhöhlen

Nasengang	Durchgang zu
Meatus nasi sup.	hinteren Siebbeinzellen (Cellulae ethmoidales post.)
Meatus nasi superior	Keilbeinhöhle (Recessus sphenoethmoidalis)
Meatus nasi medius	vorderen Siebbeinzellen, Kieferhöhle (über Hiatus semilunaris), Stirnhöhle
Meatus nasi inf.	Tränennasengang (Ductus nasolacrimalis)

Zu etwa 60% findet man ungefähr 1 cm hinter dem Eingang in die Nasenhöhle und 1 cm oberhalb des Bodens den Eingang zum Ductus vomeronasalis, einem Teil des beim Menschen zurückgebildeten Vomeronasalorgans (VNO, ▶ Kap. 5.5.1).

Innervation und Gefäßversorgung

Die **sensible** Innervation der Schleimhäute wird überwiegend von Ästen des N. maxillaris (N. V_2) besorgt. Lediglich die vordere seitliche Nasenwand und des Nasenseptums werden vom N. ethmoidalis anterior (aus N. V_1, N. ophthalmicus) übernommen.

Die **sekretorische** Innervation der Nasendrüsen (Gll. nasales) übernehmen parasympathische Fasern aus dem Ggl. pterygopalatinum (N. petrosus major).

Die **olfaktorischen** Rezeptorneurone werden in den Fila olfactoria gebündelt (N. I).

Die **arterielle Blutversorgung** erfolgt über Äste der Aa. ethmoidalis anterior und posterior (aus A. ophthalmica: vorne und oben), sowie über die A. sphenopalatina (aus A. maxillaris: hinten).

> **KLINIK**
>
> Ein weitmaschiger Venenplexus besonders in der Schleimhaut des Septums besitzt zahlreiche arteriovenöse Anastomosen (**Locus Kiesselbachii**). Bei Verletzung oder erhöhtem Druck kann es hier zu Nasenbluten kommen.

Nasenschleimhaut

Die Nasenhöhle ist mit unterschiedlichen Epithelien ausgekleidet.

Mehrschichtiges verhorntes und unverhorntes Plattenepithel

Diese Art Epithel kleidet das Vestibulum nasi aus. Die manchmal aus den Nares hervorsprießenden Haare (Vibrissae) dienen der Filterung von Staubpartikeln.

Olfaktorisches Epithel

Olfaktorisches Epithel findet sich in den **kranialen Abschnitten der Nasenhöhle. Dazu gehören** die obere Nasenmuschel, obere Schleimhautbezirke beidseits des Septums, mit Unterbrechungen bis zum vorderen Ansatz der mittleren Nasenmuschel. Das olfaktorische Epithel ist kein zusammenhängender Verband, sondern »patchwork-artig« verteilt und immer wieder von respiratorischem Epithel unterbrochen. Ausdehnung und Integrität schwanken interindividuell stark. Daher ist es nicht gerechtfertigt, von einer »Regio olfactoria« zu sprechen. Keinesfalls sollte man sich auf die schönen Präparate aus der Histologie verlassen, die meist von

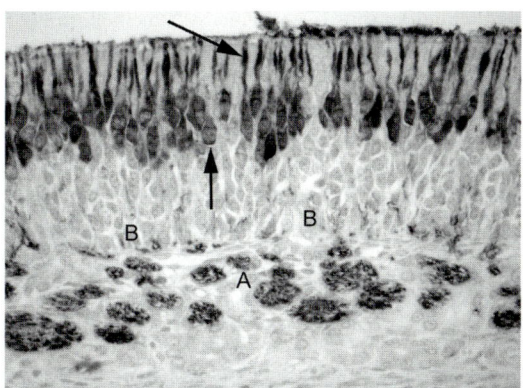

■ **Abb. 5.5.** Olfaktorisches Epithel der Ratte. Pfeile: reife olfaktorische Rezeptorneurone. B: Basalzellen. A: Axonbündel in der Lamina propria. Immunhistochemische Markierung mit Olfactory Marker Protein.

Makrosmatikern (Hund oder Ratte) stammen (■ Abb. 5.5)!

Zelltypen des olfaktorischen Epithels sind:
- **Olfaktorische Rezeptorzellen**, deren Axone in den Bulbus olfactorius projizieren. Apical besitzen sie »olfactory knobs«, von denen unbewegliche Zilien mit Riechrezeptoren in den Schleim ragen.
- **Stützzellen**: Hochprismatische große Zellen mit Microvilli. Funktion: Ionenbalance, Stressantwort, Entgiftung.
- **Basalzellen**: Stammzellen. »horizontal basal cells« für die epitheliale Zelllinie, »globose basal cells« für die neuronale Zelllinie.
- **Mikrovilläre Zellen**: unklare Bedeutung.

In der Lamina propria der Riechschleimhaut liegen: **Bowman Drüsen** und die gebündelten Axone der Rezeptorneurone, die von peripherer Glia (»**ensheathing cells**«, keine Schwann-Zellen!) umgeben sind.

Respiratorisches Epithel
Das respiratorische Epithel macht flächenmäßig den größten Anteil der Schleimhautauskleidung aus. Es handelt sich um mehrreihiges hochprismatisches zilientragendes Epithel, mit oder ohne Becherzellen. Eingestreut sind außerdem **solitäre chemorezeptive Zellen**, die keine olfaktorische, sondern trigeminale Reize wahrnehmen (z. B. CO_2, Menthol, Capsaicin o. ä.). Sie haben eine chemische Wächterfunktion, besonders im vorderen Nasenhöhlenbereich.

5.4.2 Nasennebenhöhlen

Die Nasennebenhöhlen sind mit der Nasenhaupthöhle kommunizierende Räume (■ Tab. 5.8), die sich erst nach der Geburt vollständig entwickeln. Sie sind von Schleimhaut ausgekleidet (meist respiratorisches Epithel).
- Sinus maxillaris (Kieferhöhle),
- Sinus frontalis (Stirnhöhle),
- Sinus sphenoidalis (Keilbeinhöhle) und
- Cellulae ethmoidales (Siebbeinzellen).

Die **Kieferhöhle** ist die größte Nasennnebenhöhle. Wenn man Pech hat, ragen die Wurzeln der Oberkieferzähne in den Boden der Höhle hinein (Achtung Zahnextraktion oder Wurzelspitzenresektion!). Zugänglich ist sie über den Hiatus semilunaris des mittleren Nasengangs.

Die **Stirnhöhlen** liegen ziemlich asymmetrisch im unteren Os frontale. Ihr Ausführungsgang mündet ebenfalls im Hiatus semilunaris.

Die **Keilbeinhöhle** liegt unter der Sella turcica im Keilbeinkörper. Sie ist meist unvollständig septiert und somit (fast) nicht mehr paarig. Die Apertura sinus sphenoidalis öffnet den Weg in die obere Nasenhöhle.

> ┌─ **KLINIK** ─
> Durch die Keilbeinhöhle muss man durch, wenn man transseptal an einen Hypophysentumor heran will.

Die **Siebbeinzellen** liegen beidseits zwischen der medialen Orbitawand und der lateralen Nasenwand. Die vorderen und mittleren Zellen münden über den Hiatus semilunaris in den mittleren Nasengang, die hinteren Siebbeinzellen münden in den oberen Nasengang.

> ┌─ **KLINIK** ─
> Die Wände der Siebbeinzellen sind papierdünn. Frakturen der Orbita können die durchziehende A. ethmoidalis anterior (aus der A. ophthalmica) verletzen.

5.4.3 Mundhöhle

Die Mundhöhle dient der Nahrungsaufnahme, der Sprache und der Expression von Mundgeruch.

Der Eingangsbereich ist durch einen Sphinktermuskel (M. orbicularis oris, Lippen) willkürlich versperrbar, genauso wie das distale Ende des Verdauungstrakts (M. sphincter ani externus). Der Übergang zum Pharynx ist durch die Schlundenge, **Isthmus faucium**, definiert. Zwischen den Lippen und Wangen sowie den beiden Zahnreihen erstreckt sich ein Vorraum, das **Vestibulum oris**. Es klingt trivial, aber es muss gesagt werden: Wir unterscheiden eine Oberlippe von einer Unterlippe, die sich beide in den Mundwinkeln (Angulus oris) begegnen. Die Wangen (Buccae) bilden die seitliche Begrenzung des Vestibulum oris.

> **Merke**
>
> Gegenüber dem 2. Mahlzahn der maxillären Zahnreihe mündet der Ausführungsgang der Gl. parotidea.

Hinter (mesial) dem Gehege der Zähne befindet sich dann die eigentliche Mundhöhle, **Cavitas oris propria**.

Begrenzung der Mundhöhle

Das Dach der Mundhöhle wird vom **harten und weichen Gaumen** (Palatum durum et molle) gebildet, der Untergrund vom Mundboden (Diaphragma oris). Seitlich grenzen die Wangen, in deren Mucosa genauso wie im Gaumen zahlreiche kleine gemischte Drüsen eingelegt sind.

Der **Mundboden** besteht aus dem (von innen nach außen)

- M. geniohyoideus,
- M. mylohyoideus und
- M. digastricus (venter anterior).

Vorn münden auf der Caruncula die Ausführungsgänge der Gll. sublingualis und submandibularis. Direkt hinter ihr inseriert über das Zungenbändchen (Frenulum linguae) die **Zunge** (Lingua), die man ob ihrer Größe fast nicht übersehen kann.

Innervation und Gefäßversorgung

Die arterielle Versorgung des Gaumens erfolgt durch

- **A. palatina ascendens** (aus der A. facialis),
- **A. palatina descendens** (aus der A. maxillaris) und
- **A. pharyngea ascendens** (aus der A. carotis externa).

Die arterielle Versorgung des **Mundbodens** erfolgt durch die **A. lingualis** und ihre Äste.

5.4.4 Zähne (Dentes)

Die Zähne lassen sich in unterschiedliche **Zahnformen** einteilen:

- **Schneidezähne** (Dentes incisivi), meißelförmig,
- **Eckzähne** (Dentes canini), dreikantig, lange Zahnwurzel
- **Backenzähne** (Prämolaren, Dentes praemolares), mit 2 Höckern, oben gefurchte Wurzel, unten einwurzelig und
- **Mahlzähne** (Molaren, Dentes molares), 4- bis 5-höckrig. Die beiden ersten Molaren des Oberkiefers besitzen 3 divergierende Wurzeln, die des Unterkiefers haben nur 2 Wurzeln.

Das **Gebiss des Kindes** besteht aus **20 Milchzähnen**, pro Kieferhälfte gibt es **2 Schneidezähne, 1 Eckzahn und 2 Milchmolaren**. Die **Zahnformel** des Milchgebisses lautet:

$$212/212 = 5/5 \times 2 = 20 \text{ Zähne.}$$

Das **Gebiss des Erwachsenen** besteht aus **32 bleibenden Zähnen**, pro Kieferhälfte sind dies **2 Schneidezähne, 1 Eckzahn, 2 Backenzähne und 3 Mahlzähne**. die **Zahnformel** des bleibenden Dauergebisses lautet also:

$$2123/2123 = 8/8 \times 2 = 32 \text{ Zähne.}$$

Der maxilläre Zahnbogen läuft wie eine halbe Ellipse, während der mandibuläre Zahnbogen wie eine Parabel verläuft. Bei Kieferschluss (**Okklusion**) überragt daher der Oberkiefer die Frontzähne des Unterkiefers ein wenig (Überbiss).

> **KLINIK**
>
> Von **Prognathie** spricht man, wenn die Oberkieferzähne die Unterkieferzähne deutlich überragen.

Innervation und Gefäßversorgung

Wichtig für die Anästhesie ist die Nervenversorgung: Die **Nerven** für die Versorgung des Unterkiefers stammen aus dem N. alveolaris inferior (aus dem N. mandibularis, N. V_3), der in der Nähe des Foramen mandibulae umspritzt werden kann (▶ Kap. 5.2.3). Eine solche Leitungsanästhesie erwischt alle Zähne einer Seite. Dagegen muss bei Betäubung im Oberkieferbereich eine Infiltrationsanästhesie an der labialen und lingualen Schleimhaut der Zähne durchgeführt werden, da die Nn. alveolares superiores (aus dem N. maxillaris, N. V_2) einzeln an jeden Zahn heranführen.

Arterielle Versorgung. Die maxillären Zähne werden über einzeln abgehende Äste der Aa. alveolares superiores (aus der A. maxillaris) versorgt. Die Unterkieferzähne werden aus Ästen der A. alveolaris inferior versorgt (auch aus der A. maxillaris).

Zahnentwicklung

Die Zähne entwickeln sich zum Teil aus dem **Ektoderm** (**Schmelzorgan**), zum Teil aus **Mesoderm** (**Dentin** und **Zahnhalteapparat**).

> **Prüfungsfallstricke**
>
> Auch das Kopfmesenchym stammt ursprünglich aus dem Ektoderm (Neuralleistenderivat!).

Aus der Zahnleiste bilden sich 5 epitheliale Zahnknospen als Anlage der Milchzähne. Im 3. Monat bilden sich die Zahnknospen zu glockenartigen Gebilden um, und die Verbindung mit der Zahnleiste verschwindet. An der lingualen Seite wächst die Zahnleiste jedoch weiter und bildet als **Ersatzzahnleiste** das Reservoir für die späteren bleibenden Zähne. Das ektodermale **Schmelzorgan** besteht aus folgenden Anteilen (■ Abb. 5.6):
- **Schmelzpulpa** (bestehend aus Stratum intermedium und Stratum reticulare), umgeben von
- **äußerem Schmelzepithel** und
- **innerem Schmelzepithel**.

Aus dem inneren Schmelzepithel differenzieren sich **Adamantoblasten** (Enameloblasten, Ameloblasten), die später den Schmelz bilden. Die **mesenchymale Zahnpapille** ist die Anlage der **Zahnpulpa** (nicht Schmelzpulpa!). Die innerste Schicht besteht aus **Odontoblasten**, die später Dentin bilden.

Zahndurchbruch und Zahnwechsel

Die **Dentition** (Zahndurchbruch) ist ein schmerzhaftes Erlebnis. Im 6. Lebensmonat erscheint der erste untere Schneidezahn. Das Milchgebiss ist gegen Ende des 2. Lebensjahres komplett.

Der Zahnwechsel erfolgt zwischen dem 6. und 14. Lebensjahr. Ursache für den Zahnwechsel ist das rasche Wachsen der Ersatzzähne, die die Wurzeln der Milchzähne »abgraben«. Der erste permanente Zahn ist der untere erste Mahlzahn. Die 3. Mahlzähne (Weisheitszähne) können noch spät im Greisenalter (um die 30 Jahre) durchbrechen.

Schmelzbildung

Histologie: Hochprismatische Epithelzellen sezernieren organische Schmelzmatrix, später auch Calcium und Phosphat. Sie bilden lange Fortsätze aus, Tomes-Fortsätze (Achtung! Nicht verwechseln mit »Tomes-Fasern« der Odontoblasten!), und organisieren organische und anorganische Matrix zu **Schmelzprismen**, in denen

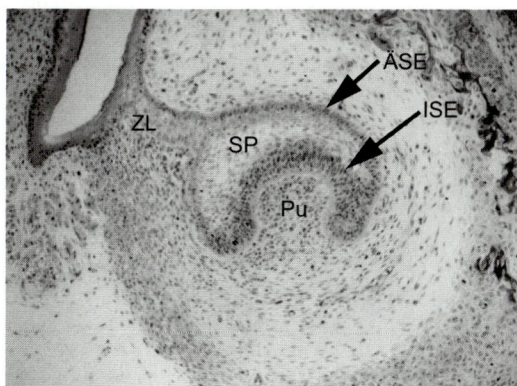

■ **Abb. 5.6.** Zahnanlage im Glockenstadium, 8. Embryonalwoche. ZL: Zahnleiste, SP: Schmelzpulpa, Pu: Zahnpulpa mit Odontoblasten-Vorläufern; ÄSE: äußeres Schmelzepithel, ISE: inneres Schmelzepithel mit Adamantoblasten-Vorläufern

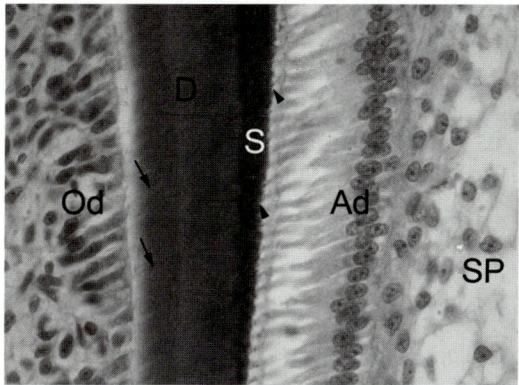

■ **Abb. 5.7.** Dentin- und Schmelzbildung beim Feten (Azan-Färbung): Odontoblasten (Od) bilden Dentin (D) (blau-blau/rot); Adamantoblasten (Ad) bilden Schmelz (S). Die Fortsätze der Odontoblasten sind als Tomes-Fasern zu erahnen (Pfeile), die Fortsätze der Adamantoblasten sind als Tomes-Fortsätze sichtbar (Pfeilköpfe). SP: Schmelzpulpa (► farbige Abb. S. 333)

lange Hydroxylapatitkristalle parallel angeordnet sind (■ Abb. 5.7). Schmelz umschließt die Zahnkrone und grenzt unmittelbar ans Dentin.

> **Merke**
>
> Organisatoren: **Adamantoblasten**. Sie verschwinden nach dem Zahndurchbruch! Zahnschmelz wird einmal angelegt und kann nicht regenerieren. Cave: Zahnarzt!

Dentinbildung

Histologie: Hochprismatische Zellen liegen an der Grenze zur Pulpa. Ihre langen Fortsätze (Tomes-Fasern; Achtung! Nicht verwechseln mit »Tomes-Fortsätzen« der Adamantoblasten) ragen ins Dentin hinein und sezernieren extrazelluläre Matrix (■ Abb. 5.7). Die nichtmineralisierte Zone heißt Prädentin. Das definitive Dentin ist von Kanälchen durchzogen und mineralisiert (Hydroxylapatit).

> **Merke**
>
> Organisatoren des Dentins sind: **Odontoblasten**. Sie verschwinden nie. Dentin kann lebenslang nachgebildet werden.

Zement

Im Bereich der Zahnwurzel liegt dem Wurzeldentin direkt eine Schicht von Zement an, löst mithin die Schmelzschicht ab. Zement ist mit Knochen vergleichbar.

> **Merke**
>
> Organisatoren des Zements sind **Zementoblasten/ zyten** (apikal), die in die Kollagenfibrillen eingemauert sind und den Zahn mit dem Alveolarknochen verankern (Halteapparat!).

Zahnaufbau

Der fertige Zahn besteht aus:
- **Zahnkrone** (Corona dentis): sichtbarer Teil des Zahns,
- **Zahnhals** (Cervix dentis): bedeckt von innerem Saumepithel und
- **Zahnwurzel** (Radix dentis): liegt in der Alveole und enthält die **Zahnpulpa** (Pulpa dentis) mit Nerven und Blutgefäßen.

Zahnhalteapparat

Der Zahnhalteapparat (englisch: Periodontium, deutsch: Parodontium) besteht aus
- Zement,
- Wurzelhaut (Desmodontium),
- Alveolarknochen und
- Zahnfleisch (Gingiva).

Die **Wurzelhaut** führt Kollagenfasern vom Zement in den **Alveolarknochen** und verankert sie dort (Sharpey-Fasern). Sie sind dazu gedacht, den unterschiedlichen Druck-Torsionsbelastungen des Zahns beim Kauen oder Beißen entgegenzuwirken. Mechanorezeptoren im Desmodont messen den Kaudruck.

Das **Zahnfleisch** liegt an der Wetterecke des Zahns, dem Bereich des Zahnhalses. Es ist von mehrschichtigem Plattenepithel überzogen, das nach oral verhornt

ist. Sichtbar ist das äußere mehrschichtig unverhornte Saumepithel.

> **Merke**
>
> **Symptom »Zahnfleischbluten«**
>
> Der kleine Spalt zwischen äußerem Saumepithel und Zahn (Sulcus gingivalis; normal 0,5 mm) kann durch schlechte Mundhygiene und Plaquebildung zu einer ordentlichen »Zahnfleischtasche« auswachsen, die durch die Ablösung des inneren Saumepithels zu trophischen Störungen des Zahnhalteapparts führt: Zahnfleischbluten, Parodontose, Insuffizienz des Halteapparats, Zahnausfall, Exitus.

5.4.5 Zunge

Die Zunge (Lingua) nimmt fast den gesamten Innenraum der Mundhöhle in Beschlag. Wenngleich sie sich nicht mehr bedeutend aus dem Mundraum herausschleudern lässt (Ranidae!), entwickelt sie wegen ihrer kunstvoll angelegten Binnenmuskulatur eine heutzutage gern gesehene Flexibilität (■ Abb. 5.8). Sie ist verantwortlich für die Artikulation (Lingua!), Nahrungsweiterleitung gen Rachen, Mechanorezeption und Perzeption des guten Geschmacks.

Makroskopischer Aufbau der Zunge

Die Zunge lässt sich einteilen in:
- Zungenspitze (Apex linguae),
- Zungenkörper (Corpus),
- Zungenrücken (Dorsum) und
- Zungengrund (Radix).

Zungenkörper und Zungengrund werden durch den V-förmigen Sulcus terminalis abgegrenzt. Dahinter liegt in der Medianlinie das Foramen caecum, von dem aus einst die Schilddrüse in den Hals abgewandert war.

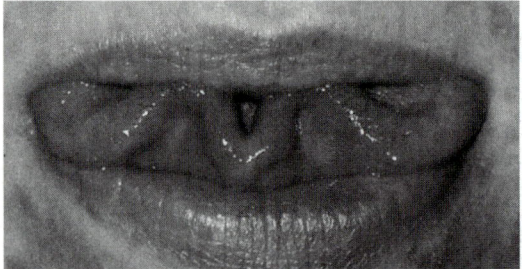

■ **Abb. 5.8.** Demonstration der Plastizität der Binnenmuskeln mancher Zungen

Zungenmuskulatur

> **Merke**
>
> Die Muskeln der Zunge werden allesamt vom
> N. hypoglossus (N. XII) innerviert.

Muskeln, die außerhalb der Zunge selbst ansetzen, sind
Außenmuskeln. Zu diesen gehören:
- M. genioglossus,
- M. hyoglossus und
- M. styloglossus.

Die auf die Zunge beschränkten Muskeln heißen **Binnenmuskeln**. Sie bilden vertikale, longitudinale und
transversale Muskelstränge (◨ Abb. 5.8).

> **KLINIK**
>
> Bei einseitiger Lähmung des **N. hypoglossus**
> weicht die Zunge zur erkrankten Seite ab.

Zungenoberfläche

Die Zungenoberfläche ist von einer rauen Schleimhaut
überzogen. Bei genauerem Hinsehen (Mikroskop einschalten!) erkennen wir Spezialisierungen, die **Zungenpapillen**.

Papillen sind Ausstülpungen der Dermis, die von
Epithel überzogen sind. Folgende Papillen werden unterschieden:
- **Papillae filiformes:** Fadenförmige Papillen, die
  überall auf dem Zungenrücken vorkommen. Die
  derbe, gräulich erscheinende, bei Kamelen verhornte Oberfläche soll dem Tastsinn dienen.

- **Papillae fungiformes:** »Pilzpapillen« der Zungenspitze und der Randregionen, auf deren mehrschichtig unverhornter epithelialer Oberfläche Geschmacksknospen eingelagert sind.
- **Papillae foliatae** (»Blattpapillen«), einer Reihe von
  parallel angeordneten Gräben, an deren Rändern
  ebenfalls Geschmacksknospen liegen.
- **Papillae vallatae** (»Wallpapillen«), beim Menschen
  5-6 Papillen, die fast durchgängig von einem Wall
  umgeben sind. Sie sind entlang dem Sulcus terminalis angeordnet und besitzen die meisten Geschmacksknospen.

> **KLINIK**
>
> Eine **belegte Zunge** entsteht durch mangelnden
> Abrieb des verhornenden Epithelzellbelags bei
> Menschen, die 12–24 h die Zunge nicht zum Essen
> benutzt haben (Unwohlsein o. ä.)
>   Bei **Scharlach** löst sich die oberflächliche Epithelschicht der besonders gut durchbluteten Papillen ab. Dies imponiert als sog. **Himbeerzunge**.

Ebner-Drüsen

In die Gräben der Papillae foliatae und vallatae münden
Ausführungsgänge der serösen **Ebner-Drüsen** (◨ Abb.
5.9). Sie enthalten Bindungsproteine, die die Rezeption
von Geschmacksstimulanzien an den Sinneszellen der
Geschmacksknospen vermitteln. Zudem sorgen sie für
eine spülende Strömung aus den Gräben heraus. Die
Geschmacksknospen der Papillae fungiformes sind
nicht mit serösen Drüsen, sondern mit mukösen
(Nuhn-) Drüsen assoziiert. Deren Bedeutung für die
Geschmacksperzeption ist unbekannt.

◨ **Abb. 5.9.** Papilla foliata (Kaninchen), Azan und immunhistochem.
Reaktion für Neuronen-spezifische
Enolase (NSE). Im Epithel der Papillen
(Pap) liegen Geschmacksknospen
(GK), deren afferente Fasern (braun)
mit dem N. IX zum Hirnstamm geleitet werden. Der untere Pfeil zeigt
auf ein parasympath. Ganglion des
N. IX für die postganglionären Fasern
für die Ebner-Drüsen (E, mit Ausführungsgang), M: quergestreifte Muskelzelle der Zungenbinnenmuskulatur
(▶ farbige Abb. S. 333)

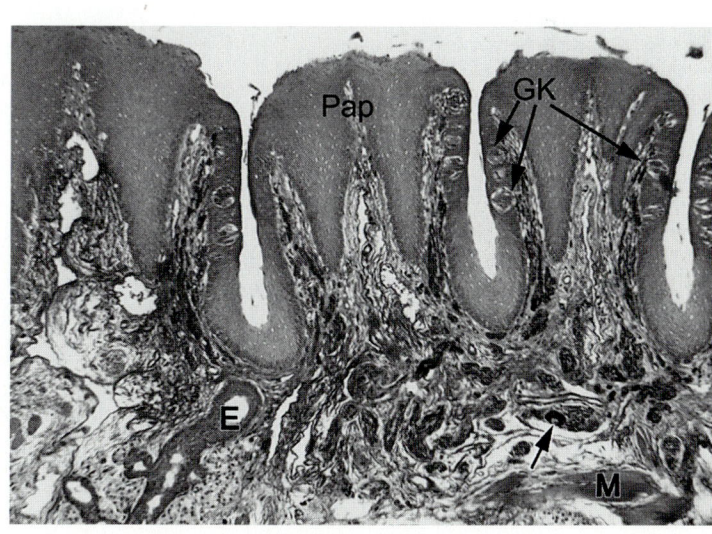

◨ Tab. 5.9. Unterschiede zwischen gustatorischen und olfaktorischen Rezeptorneuronen

	Riechzellen	Schmeckzellen
Erste Verschaltung	Bulbus olfactorius (primäre Sinneszelle)	lokal (sekundäre Sinneszelle)
Rezeptoren/Ionenkanäle	Jede Sinneszelle trägt nur einen Rezeptor	Jede Sinneszelle kann mehrere Modalitäten haben

Geschmacksknospen

Geschmacksknospen entwickeln sich etwa in der 8. Embryonalwoche aus lokalem Epithel an Zungenoberfläche, Gaumen, Epiglottis und Uvula. Die meisten (ca. 3000–8000) liegen auf der Zunge und sind in Papillen (s. o., ◨ Abb. 5.9) organisiert, die übrigen liegen frei in der Schleimhautoberfläche.

Mikroskopischer Aufbau: Geschmacksknospen bestehen aus 50–80 bipolaren **neuroepithelialen Zellen**, die mit Mikrovilli in den **Geschmacksporus** ragen. Man unterscheidet **Sinneszellen und Stützzellen**. In den Membranen der Mikrovilli von Sinneszellen sind Rezeptoren bzw. Ionenkanäle für chemische Stimuli integriert (◨ Tab. 5.9). Die Sinnesqualitäten »süß – sauer – bitter – salzig – umami« können von allen Sinneszellen wahrgenommen werden, sie sind **omnipotent**. Basal sind Synapsen mit afferenten Nervenfasern ausgebildet.

Die Schmeckempfindungen werden im Wesentlichen dadurch geprägt, dass im Speichel gelöste chemische Stimuli retronasal aus der Mundhöhle in die Nasenhöhle zum **Riechepithel** gelangen (retronasales Riechen).

Afferente Innervation der Zunge

Grundsätzlich gilt: Die vorderen beiden Drittel der Zunge werden vom N. lingualis und der Chorda tympani erreicht, das hintere Drittel vom N. glossopharyngeus.

- **Papillae fungiformes**: sensibel: N. lingualis (aus N. V_3), sensorisch (d. h. Geschmackssinn): Chorda tympani (aus N. intermedius),
- **Papillae foliatae und vallatae**: sensibel, sensorisch und parasympathisch (Ebner!): N. glossopharyngeus und
- **Papillae filiformes**: sensibel: vordere zwei Drittel: N. lingualis, dahinter: N. glossopharyngeus.

Die sensorische Innervation der extralingualen Geschmacksknospen erfolgt über den N. glossopharyngeus (Pharynx), N. vagus (Uvula, Epiglottis, Larynx), N. petrosus major (Gaumen) (◨ Abb. 5.10).

Zungenbälge (Zungentonsille)

Die Schleimhaut hinter dem Sulcus terminalis bezeichnet man als Zungentonsille. Grund ist die Differenzierung in lymphatisches Gewebe, das Teil des lymphatischen Rachenringes ist.

◨ **Abb. 5.10.** Innervation der Mundhöhle. Rot: Motorische Nerven des Schlunds und der Zunge: N. glossopharyngeus (IX) und N. hypoglossus (X). Der motorische Anteil des N. VII ist unvollständig. iG: Ganglion inferius. Blau: Sensible Äste aus N. IX und N. X und dem N. trigeminus (N. V; V_1 und V_2 sind unvollständig; LN: N. lingualis), Gelb: Geschmacksafferenzen der Chorda tympani (CT) N. petrosus major (am Gaumen), sowie aus N. IX und N. X. Grün: parasympathische Ganglien, sG: Ggl. submandibulare, pG: Ggl. pterygopalatinum (► farbige Abb. S. 333)

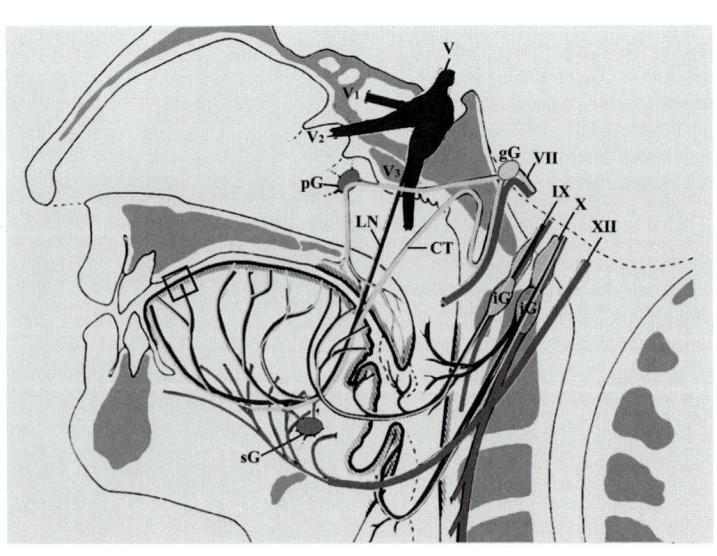

Gefäßversorgung

Die Zunge wird von der A. lingualis (aus der A. carotis externa) versorgt.

5.4.6 Speicheldrüsen

Speicheldrüsen werden v. a. zur Nahrungsaufbereitung benötigt (Lösung für Geschmackssubstanzen, Gleitfähigkeit der Nahrung, bakterizide Vorbehandlung, Einleitung von verdauungstechnischen Maßnahmen: Amylase) (□ Tab. 5.10).

Gl. parotidea (Ohrspeicheldrüse)

Die »Parotis« liegt teilweise vor dem Ohr, teilweise in der Fossa retromandibularis. Zwischen den beiden Anteilen der Drüse (Pars superficialis, Pars profunda) verlaufen die A. carotis externa mit Beginn ihrer Endäste sowie die V. retormandibularis. Zudem verzweigen sich hier motorische Äste des **N. facialis** zum Plexus intraparotideus. Die Parotis wird von der derben **Fascia parotidea** umgeben. Nach medial ist sie von einer zarteren Faszie eingehüllt. Der Raum, in dem sich die Drüse befindet, heißt **Parotisloge**.

Der 5 cm lange Ausführungsgang (**Ductus parotideus**) verläuft ca. 1 cm unter dem Jochbogen über dem M. masseter, taucht durch den M. buccinator hindurch und mündet gegenüber dem 2. Molaren in das Vestibulum oris. Schlagende Verbindungsleute sollten aufpassen, denn er verläuft knapp unter der Haut.

Histologie und Innervation: □ Tab. 5.10.

Gl. sublingualis (Unterzungenspeicheldrüse)

Die Gl. sublingualis liegt auf dem M. myohyoideus. Sie hat keine einheitliche Kapsel. Ihre Ausführungsgänge (Ductus sublingualis major und kleinere Ductus sublinguales minores) münden unter dem Zungenbändchen auf der Caruncula.

Histologie und Innervation: □ Tab. 5.10.

Gl. submandibularis

Die Gl. submandibularis liegt zwischen der Mandibula und dem vorderen Bauch des M. digastricus unter dem Mundboden (□ Abb. 5.11). Ihr Ausführungsgang verläuft um den Hinterrand des M. mylohyoideus und wendet sich an der medialen Seite der Gl. sublingualis nach vorn. Er mündet gleich neben dem Ausführungsgang der Gl. sublingualis ebenfalls auf der Caruncula.

□ **Tab. 5.10.** Speicheldrüsen der Mundhöhle

Drüse		Ort	Sekretions-art	Ausführungsgang-system	Sekretorische Innervation
Gl. parotis		Parotisloge, z. T. Fossa retromandibularis	rein serös	Endstücke – Schaltstücke – Streifenstücke – Ausführungsgang	Ncl. salivatorius inf., N. petrosus minor aus N. glossopharyngeus (N. IX), Jacobson-Anastomose zur Umschaltung im Ggl. oticum auf postganglionäre Fasern. Begleitet N. auriculotemporalis (V₃) (▶ Kap. 5.5.5)
Gl. submandibularis		Trigonum submandibulare	seromukös	seröse/muköse Endstücke teils mit serösen Endkappen – Schaltstücke – Streifenstücke – Ausführungsgänge	Ncl. salivatorius sup., Chorda tympani (N. VII-intermedius), Umschaltung im Ggl. submandibulare auf postganglionäre Fasern (▶ Kap. 5.5.4)
Gl. sublingualis		Mundboden, unter der Zunge	mukoserös	Überwiegend muköse Endstücke mit serösen Endkappen – keine Schaltstücke – Ausführungsgänge	
Kleine Speicheldrüsen	Ebner-Drüsen	Papillae foliatae und vallatae der Zunge	rein serös	wie Parotis	N. glossopharyngeus , Umschaltung auf postganglionäre Neurone in der Zunge (Remak-Ganglien)
	Gll. buccales, palatinae, pharyngeales, labiales	(Namen sagen alles)	mukoserös	Wie Gl. sublingualis	Gll. palatinae: N. petrosus major (aus N. intermedius) Gll. pharyngeales: N. glossopharyngeus Gll. buccales, labiales: Äste aus N. petrosus major und Chorda tympani

V_3 in the table appears as (V₃) rendered above.

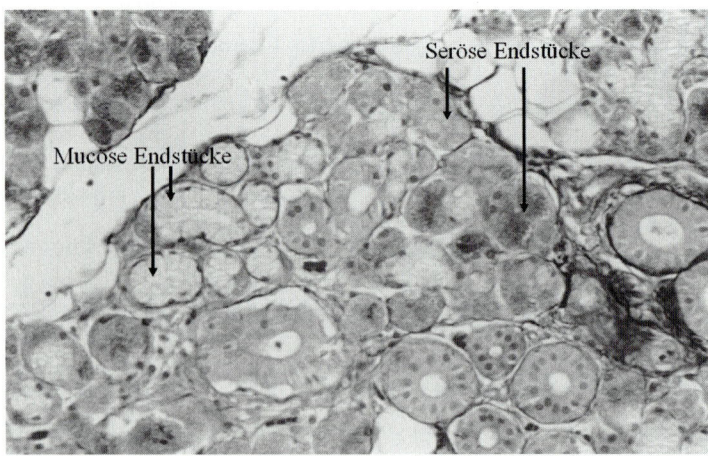

■ **Abb. 5.11.** Gl. submandibularis: gemischte seromuköse Drüse, Azan-färbung (► farbige Abb. S. 334)

Sie produziert das meiste Sekret aller großen Drüsen der Mundhöhle.

Histologie und Innervation: ■ Tab. 5.10

Histologie der Speicheldrüsen (► Kap. 2.4.1)

Das Sekret der Speicheldrüsen wird in den acinären Endstücken produziert und im Ausführungsgang-system modifiziert. Quer geschnittene Acini ähneln einer Torte. Ihre Zellen sind die Tortenstücke, deren Spitze auf das Lumen zulaufen. Je visköser das Sekret ist, desto weiter ist das Lumen und desto weiter ist der Zellkern basal zurückgedrängt. Dementsprechend lassen sich die Speicheldrüsen in **seröse, muköse und gemischte Drüsen** einteilen.

> **Merke**
>
> Die meisten großen und kleinen Drüsen in der Mundhöhle sind gemischte Drüsen. Nur die Gl. pa-rotidea und die Ebner-Drüsen der Zunge sind rein serös.

5.4.7 Gaumen

Der Gaumen besteht aus einem harten, knöchernen und weichen, muskulären Anteil, der nach hinten im Gaumensegel (Velum palatinum) endet. Beim Schluck-akt wird das Gaumensegel durch folgende Muskeln gespannt bzw. angehoben:
- M. tensor veli palatini,
- M. levator veli palatini und
- M. uvulae.

5.4.8 Isthmus faucium

Der hintere Ausgang der Mundhöhle zum Rachenraum ist die Schlundenge (Isthmus faucium). Die seitliche Wand des Ausgangs bilden 2 hintereinander liegende Gaumen-bögen, zwischen denen in der **Tonsillarbucht** die **Tonsilla palatina** (Gaumenmandel) eingeklemmt ist.
- Hinterer Gaumenbogen (**Arcus palatopharyngeus**) mit M. palatopharyngeus.
- Vorderer Gaumenbogen (**Arcus palatoglossus**) mit M. palatoglossus.

Die **arterielle Versorgung** erfolgt über Äste aus der A. carotis externa sowie ihren Abgängen A. facialis und A. maxillaris:
- A. palatina ascendens (aus A. facialis),
- A. palatina descendens (aus A. maxillaris) und
- A. pharyngea ascendens (aus A. carotis externa).

Tonsilla palatina

Das paarige lymphatische Organ liegt zwischen dem vorderen und hinteren Gaumenbogen, deren Ränder sie im Normalfall nicht überragt. Die Tonsilla palatina gehört mit der Tonsilla pharyngealis zu einem Abwehr-ring lymphatischen Gewebes (**lymphatischer Rachen-ring**) im oropharyngealen Raum.

Arterielle Versorgung: R. tonsillaris aus der A. pa-latina ascendens; selten verläuft die A. facialis in un-mittelbarer Nähe.

Mikroskopische Anatomie: ► Kap. 2.11.5.

5.4.9 Pharynx

Der Pharynx (Rachen) ist ein etwa 13 cm langer muskulöser Transitweg für Nahrung und Luft. Er reicht

von der Schädelbasis bis zum Ringknorpel. Er besteht aus 3 Abschnitten:
- **Epipharynx** (Nasopharynx, Pars nasalis pharyngis),
- **Mesopharynx** (Oropharynx, Pars oralis pharyngis) und
- **Hypopharynx** (Laryngopharynx, Pars laryngea pharyngis).

Epipharynx

Der Epipharynx grenzt an die Schädelbasis und steht mit den Choanen mit den Nasenhöhlen in Verbindung. Seitlich münden die Tubae auditivae, die von 2 Schleimhautwülsten umgeben werden:
- **Torus tubarius**, gebildet vom Tubenknorpel, geht nach unten in die Plica salpingopharyngea.
- **Torus levatorius**, nimmt von der Unterseite des Tubenostiums seinen Ausgang und wird vom M. levator veli palatini aufgeworfen.

Hinter dem Torus tubarius liegt der **Recessus pharyngis** (Rosenmüller). In der Medianlinie liegt im Winkel zwischen dem Rachendach und der Hinterwand des Epipharynx die unpaare **Rachenmandel** (**Tonsilla pharyngealis**). Weitere Tonsillen gibt es im Bereich des Tubenostiums (**Tonsilla tubaria**) und als »**Seitenstrang**« entlang der Plica salpingopharyngea.

KLINIK

Wucherungen des lymphatischen Gewebes der Rachenmandel (**Hyperplastische Rachenmandel**; Adenoide) v. a. bei Schulkindern führen zu 2 Problemen:
1. die **nasale Atmung wird behindert** (Nähe zu Choanen);
2. die **Belüftung des Mittelohrs ist gestört** (Verlegung des Ostium tubae auditivae).

Die **untere Begrenzung** ist das Gaumensegel, das den Epipharynx zum Mesopharynx hermetisch abdichten kann.

Mesopharynx

Der **Mesopharynx** ist die Etage zwischen dem Gaumensegel und dem freien Rand des Kehldeckels, also der Abschnitt, der dem Isthmus faucium entgegensieht. Die Grenze zur Mundhöhle beschreibt der vordere Gaumenbogen (Arcus palatoglossus). Im Mesopharynx kreuzen sich Luft- und Speisewege.

Hypopharynx

Der Hypopharynx reicht vom hinteren Rand der Epiglottis bis an den Ringknorpel mit dem Übergang zum Ösophagus. Imponierend ist nach vorn der Kehlkopf (Larynx), in dem der Luftweg im **Aditus laryngis** nach vorn abzweigt, sodass der Hypopharynx fast ausschließlich Speiseweg darstellt. Im Larynxbereich »mogelt« sich der Speisebrei am Kehlkopfeingang seitlich durch beidseitige Schleimhautbuchten, **Recessus piriformes**, vorbei.

Schlundschnürer, Schlundheber

Merke

Die Pharynxmuskulatur gliedert sich in eine **äußere Ringmuskulatur** (Schlundschnürer) und eine **innere Längsmuskulatur** (Schlundheber).

Die **Innervation** der Pharynxmuskulatur übernehmen Äste aus dem Plexus pharyngeus (N. glossopharyngeus und N. vagus).

Entscheidend für den **Schluckakt** sind die Schlundschnürer (Mm. constrictores pharyngis). Wie immer gibt es 3:
- M. constrictor pharyngis superior,
- M. constrictor pharyngis medius und
- M. constrictor pharyngis inferior.

Der **M. constrictor pharyngis superior** (oberer Schlundschnürer) zieht vom Proc. pterygoideus über die Raphe pterygomandibularis in die Wangenmuskulatur.

Der **M. constrictor pharyngis medius** entspringt vom Zungenbein, und der M. constrictor pharyngis inferior entspringt vom Kehlkopfskelett.

Alle 3 ziehen in die Mittellinie (Raphe pharyngis), die oben an der Schädelbasis verankert ist. Die Muskeln überlappen sich dachziegelartig, verlaufen mehr oder weniger quer, lediglich die Fasern des mittleren Schlundschnürers sind relativ steilgestellt.

Merke

Der obere Schlundschnürer wirft bei Kontraktion einen Wulst (**Passavant-Wulst**) auf, der gegen das Gaumensegel drückt und die Nasenhöhlen vor aufsteigenden Nahrungsbestandteilen schützt.

Zu den **Schlundhebern** (Mm. levatores pharyngis) gehören:
- M. stylopharyngeus (Leitmuskel für den N. glossopharyngeus): vom Proc. styloideus in die Pharynxwand,
- M. salpingopharyngeus: von der Tuba auditiva und
- M. palatopharyngeus: von der Aponeurose des Gaumensegels.

5

Schluckakt

Am Schluckakt sind angeblich 24 Muskeln beteiligt. Ein solches Schluckunternehmen kann nur effektiv und ungestört verlaufen, wenn es überwiegend reflektorisch abläuft und nicht durch Willkürprogramme durcheinandergebracht wird. Der Schluckreflex wird eingeteilt in 3 Phasen:
- Orale Phase,
- pharyngeale Phase und
- ösophageale Phase.

Orale Phase. Zungenbewegung, Zurückstempeln des Bissens führt zur Druckerhöhung in der Mundhöhle. Die orale Phase ist willkürlich gesteuert: man kann kauen, solange man will. Hier findet die Hauptaktivität der Zungenbinnenmuskeln statt.

Pharyngeale Phase. Mit dem Berühren der Pharynxwand: Uvula, Arcus palatopharyngeus, beginnt der reflektorische Teil. Es gibt keinen Weg zurück. Verschluss des Rückwegs in die Mundhöhle wird gewährleistet durch die Kontraktion des Muskelsystems im Bereich des Isthmus faucium: Mm. palatoglossi, M. transversus linguae, Gaumensegel. Den Nasopharynx verriegelt der Passavant-Wulst (gebildet durch Vorwölbung des M. constrictor pharyngis superior). Die unteren Atemwege werden verschlossen durch Anheben des Zungenbeins und Kehlkopfs: suprahyale Muskeln. Damit wird die Epiglottis gegen den Aditus laryngis gedrückt. Es folgt ein reflektorischer Glottisverschluss und kurzfristiger Atemstillstand.

Ösophageale Phase. Im Hypopharynx nimmt der Bolus Geschwindigkeit auf, wobei der Pharynx durch reflektorische Hebung dem Bissen gewissermaßen entgegenkommt. Die Kontraktionswelle setzt sich im Ösophagusmund auf die anfangs quergestreifte, dann glatte Muskulatur der Ösophaguswand fort.

5.4.10 Halsteil des Ösophagus

Im oberen Teil des Ösophagus geht die **äußere** Ringmuskulatur des Hypopharynx in die **innere** glatte Ringmuskulatur des Ösophagus über, die innere Längsmuskulatur kreuzt entsprechend zur äußeren, anfangs noch quergestreiften äußeren Ösophagusmuskulatur. Dadurch entsteht ein muskelfreier rautenförmiger Bezirk (Laimer-Dreieck), durch das Ausstülpungen der gesamten Speiseröhrenwand nach außen treten können: **Zenker-Divertikel**.

5.4.11 Larynx

Der Kehlkopf ist die prominenteste Struktur in der vorderen Halsregion in Höhe des 4.–6. Halswirbels. Als separatistisches Organ zwischen dem Verdauungs- und Atemtrakt besitzt er ein komplexes knorpeliges Skelett, dessen Elemente aber im Laufe d es Lebens verknöchern können. Die Knorpel sind teils syndesmotisch, teils gelenkig miteinander verbunden und können mit kleinen Muskeln gegeneinander bewegt werden.

Kehlkopfskelett

Das Kehlkopfskelett besteht aus:
- **Ringknorpel** (Cartilago cricoidea),
- **Schildknorpel** (Cartilago thyroidea),
- **Stellknorpel** (Cartilagines arytenoideae) und
- **Kehldeckel** (Cartilago epiglottica).

Der siegelringförmige **Ringknorpel** trägt die Gesamtkonstruktion. Die hintere Platte besitzt 2 kleine seitliche äußere Gelenke für den Schildknorpel und 2 kleine obere Drehgelenke für die Stellknorpel. Der vordere Ring ist gleich unterhalb des Schildknorpels tastbar.

Der **Schildknorpel** imponiert durch seine Prominentia laryngea (bei Männern »Adamsapfel«), von der schiffsbugartig 2 Platten schräg nach hinten abgehen. Sie enden in je ein oberes und unteres Horn, die als Ansatzpunkte für Bänder dienen.

Die **Stellknorpel** verstellen die Position der Stimmbänder. Die pyramidenförmigen Knorpel besitzen 3 Flächen, eine Basis mit Fortsätzen (Proc. vocalis und Proc. muscularis) und jeweils ein kleines knorpeliges Hörnchen auf der Spitze (Cartilago corniculata).

Der mantarochenähnliche **Kehldeckelknorpel** (Epiglottis) ist aus elastischem Knorpel, dessen Stiel (Petiolus) an der Innenseite des Schildknorpeleinschnitts (Incisura thyroidea superior) eingelassen ist.

Bänder

Innere Kehlkopfbänder (in ihrer Gesamtheit **Membrana fibroelastica laryngis**) verbinden die Kehlkopfknorpel untereinander. Äußere Kehlkopfbänder hängen den Larynx im Hals zwischen Zungenbein und Luftröhre auf.

Innere Kehlkopfbänder sind:
- Der **Conus elasticus** (Membrana cricovocalis) beginnt an der Innenseite des Ringknorpels und zieht als **Lig. cricothyroideum** an die Unterkante des Schildknorpels. Hinzu zählen die oberen Enden des Conus elasticus: **Ligg. vocalia**, die beidseits der Mittellinie sagittal in Richtung Processus vocales der Stellknorpel ziehen. Die Stimmbänder bilden mit dem M. vocalis die Begrenzung der Stimmritze.

- **Membrana quadrangularis**: oberer Teil der Membrana fibroelastica laryngis. Deren Verstärkung am Unterrand ist das **Lig. vestibulare**.

Äußere Kehlkopfbänder sind:
- Membrana thyrohyoidea: Flächenhaftes Band vom oberen Rand des Schildknorpels bis zum Zungenbein. Verstärkungen sind das Lig. thyrohyoideum mediale und die Ligg. thyrohyoidea lateralia. Dieses Band überträgt alle Verschiebungen des Zungenbeins (z. B. Schlucken). Auf jeder Seite der Membran ist ein kleines Löchlein für die A. und V. laryngea superior und für den R. internus des N. laryngeus superior (aus dem N. vagus).

Kehlkopfmuskeln

Es gibt einen paarigen Außenmuskel, den M. cricothyroideus (»Externus«), und zahlreiche innere Muskeln, die die Stimmritze verengen oder erweitern (◘ Tab. 5.11). Zu ihnen gehören die **Stellmuskeln** (◘ Abb. 5.12):
- M. cricoarytenoideus posterior (»Postikus«),
- M. cricoarytenoideus lateralis,
- M. arytenoideus (M. interarytenoideus) und
- M. thyroarytenoideus.

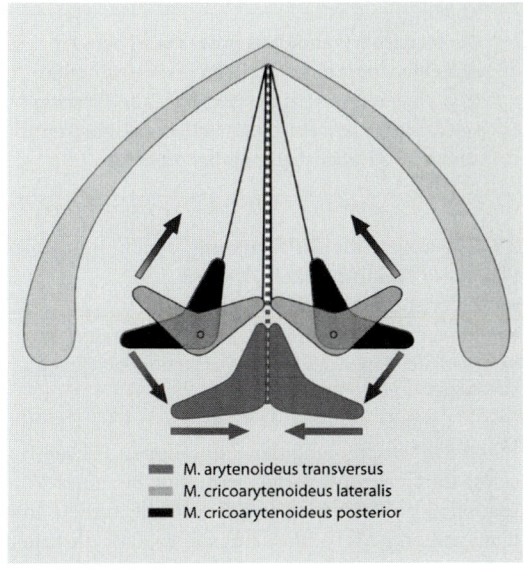

  ▬ M. arytenoideus transversus
  ▬ M. cricoarytenoideus lateralis
  ▬ M. cricoarytenoideus posterior

◘ **Abb. 5.12.** Schematische Darstellung der Wirkung der Mm. arytenoideus transversus, cricoarytenoideus lateralis und cricoarytenoideus posterior auf die Form der Stimmritze. (Tillmann 2005) (► farbige Abb. S. 334)

◘ **Tab. 5.11.** Kehlkopfmuskulatur

Muskel	Ursprung	Ansatz	Innervation	Funktion
Äußerer Kehlkopfmuskel				
M. cricothyroideus (»Externus«)	äußere Fläche des Ringknorpelbogens	unterer Rand und Unterhorn des Schildknorpels	R. ext. N. laryngei sup. (aus N. X)	Spannen der Stimmlippen
Innere Kehlkopfmuskeln				
M. cricoarytenoideus posterior (»Postikus«)	Hinterfläche der Ringknorpelplatte	Proc. muscularis des gleichseitigen Stellknorpels	N. laryngeus inf. (aus N. laryngeus recurrens des N. X)	Erweiterung der Stimmritze: einziger Öffner!!
M. cricoarytenoideus lateralis	oberer Rand des Ringknorpelbogens	Proc. muscularis des gleichseitigen Stellknorpels		Verengung der Stimmritze, Phonationsmuskel
M. arytenoideus transversus	laterale Kante und hintere Fläche des Stellknorpels	Laterale Kante und hintere Fläche des Stellknorpels der anderen Seite		Verengung der Stimmritze
M. arytenoideus obliquus	Proc. muscularis des Stellknorpels	Spitze des anderen Stellknorpels		Verengung der Stimmritze
M. thyroarytenoideus	Innenfläche der Schildknorpelplatte	Proc. muscularis und laterale Fläche des Stellknorpels		Verengung der Stimmritze
M. vocalis	Innenfläche des Schildknorpels, Medianlinie	Proc. vocalis des Stellknorpels		Spannen der Stimmlippen, Verengung der Stimmritze

---

KLINIK

Der **M. cricoarytenoideus posterior** ist der einzige Öffner der Stimmritze. Wenn »sein« Nerv, der N. laryngeus recurrens, ausfällt, gibt es bei Einseitigkeit Krächzen und Heiserkeit, bei Doppelseitigkeit kommt es zu lebensbedrohlicher Atemnot.

Zu denjenigen, die die Spannung der Stimmbänder verändern (**Spannmuskeln**), zählen:

- M. cricothyroideus (Anspannung),
- M. vocalis (Anspannung, Feinabstimmung) und
- medialer Anteil des M. thyroarytenoideus (Erschlaffung).

Maximale Anspannung der Stimmlippen (Plicae vocales) durch den M. vocalis kann nur bei einer Vorspannung durch das Lig. vocale erreicht werden. Erst dann kann der M. vocalis dafür sorgen, dass die Saiten dicker oder dünner werden, und den Ton modulieren.

Merke

Alle inneren Muskeln werden vom N. laryngeus inferior aus dem N. laryngeus recurrens (aus N. X) versorgt. Der M. cricothyroideus wird vom N. laryngeus superior versorgt.

Die **arterielle Versorgung** erfolgt aus der A. laryngea superior (aus der A. thyroidea superior) und der A. laryngea inferior (aus der A. thyroidea inferior).

Etagengliederung

Der Binnenraum des Kehlkopfs ist durch 2 Schleimhautfalten eingeengt: **Plica vestibularis** und **Plica vocalis**. Dadurch entstehen folgende Etagen:

- **Vestibulum laryngis**: Raum zwischen dem Aditus laryngis und den Plicae vestibulares (Taschenbänder, sog. »falsche Stimmbänder«).
- **Glottis**: schmaler Bezirk von den Taschenbändern (Taschenfalte) bis zu den richtigen Stimmbändern, Plicae vocales. Die Glottis verfügt auf jeder Seite über eine tiefe Bucht, Ventriculus laryngis, von der sich ein Blindsack, Sacculus laryngis (Morgagni), nach oben erstrecken kann. Einkaufstasche der Pelikane.
- **Cavitas infraglottica**: Raum zwischen Glottis und Exitus laryngis.

Mikroskopische Anatomie

Die Kehlkopfknorpel sind mit Ausnahme des elastischen Kehldeckels hyalin. Das Lig. vocale besteht aus überwiegend elastischen Bindegewebsfasern.

Die Schleimhautauskleidung der Pars laryngea pharyngis (linguale Seite der Epiglottis, Rec. piriformis) besteht aus mehrschichtigem unverhornten Plattenepithel. Dies geht unterhalb der Taschenfalte in mehrreihiges Flimmerepithel mit Becherzellen über. Die Plica vocalis besitzt mehrschichtiges unverhorntes Plattenepithel.

Kehlkopffunktion beim Atmen, Husten, Niesen, bei der Stimmbildung und bei der Bauchpresse

Voraussetzung für eine zivilisierte Stimmgebung (Phonation) ist ein ausreichender Abstand des Kehlkopfs vom Zungenbein bzw. dem Mundboden. Der Prozess des Abstiegs des Zungenbeins ist bei der Geburt noch nicht abgeschlossen.

Die Glottis ist der Abschnitt des Kehlkopfs, der sich bei Respiration weit öffnen muss (**Respirationsstellung**) und bei Geräuschproduktion eher verengt wird (**Phonationsstellung**).

Bei **normaler Atmung** ist nur die Pars intercartilaginea geöffnet, bei Forcierung der Atmung öffnen sich alle Anteile der Stimmritze. Beim **Niesen oder Husten** öffnet sich die Stimmritze nach Aufbau eines hohen Drucks explosionsartig.

Phonation: Die Spannung der Stimmfalten kann über den M. sternohyoideus und M. cricothyroideus voreingestellt werden. Zunächst wird die Stimmritze verschlossen und der Verschluss dann durch Expiration gesprengt. Dadurch geraten die Stimmlippen in Schwingung. Die Änderung der Schwingungszahl und damit der Tonhöhe gelingt über die Feineinstellung durch den M. vocalis.

5.4.12 Halsteil der Trachea

▶ Kap. 7.2.1

5.4.13 Schilddrüse

Lage

Die Schilddrüse (**Glandula thyroidea**) ist eine endokrine Drüse, die beidseits vor dem Ringknorpel und etwas unter dem Schildknorpel liegt. Ihre beiden Lappen (**Lobus dexter und Lobus sinister**) werden durch einen schmalen Steg (**Isthmus**) verbunden. Von diesem kann sich als entwicklungsbedingtes Relikt des Ductus thyroglossalis (▶ Kap. 5.1.5) in der Medianlinie ein **Lobus pyramidalis** nach kranial erstrecken. Die Schilddrüse ist von infrahyalen Muskeln überzogen. Sie selbst ist von 2 Bindegewebshüllen eingepackt: Die **innere**

Kapsel, die eigentliche Organkapsel, ist mit der Drüse verwachsen und teilt sie durch Septen ins Innere in Läppchen ein. Die **äußere Kapsel** ist Bestandteil der Lamina praetrachealis der Halsfaszie. Zwischen den beiden Blättern liegen die Epithelkörperchen sowie die Arterien und Venenplexus des Organs. Nachbarn sind folgende Strukturen:

- Die **A. carotis communis** liegt an ihrem hinteren inneren Rand,
- der **Ösophagus** liegt dorsal und
- in der Rinne zwischen beiden Organen findet man den **N. laryngeus recurrens**.

KLINIK

Die Schilddrüse vergrößert sich gern zunächst nach hinten, da die Faszienumhüllung dort am nachgiebigsten ist. Bei einer Struma kann die Trachea eingeengt werden (Säbelscheidentrachea).

Gefäßversorgung

Die Schilddrüse wird aus 4, manchmal 5 **Arterien** versorgt:

- **A. thyroidea superior** (paarig, aus. A. carotis externa),
- **A. thyroidea inferior** (paarig, aus dem Truncus thyrocervicalis) und
- **A. thyroidea ima** (10%, unpaar, aus der Aorta oder dem Truncus brachiocephalicus.

Aus dem oberflächlichen ausgedehnten Venenplexus (Blutungen!) ergeben sich folgende **Venen**:

- **V. thyroidea superior** (in die V. facialis oder V. jugularis interna),
- **V. thyroidea media** (in die V. jugularis interna) und
- **Plexus thyroideus impar** (V. thyroidea inferior in die linke V. brachiocephalica).

Die **Lymphe** der Schilddrüse wird drainiert in

- Nll. thyroidei (vorn),
- Nll. submentales (oben),
- Nll. praetracheales (unten) und
- Nll. retropharyngeales (seitlich hinten).

Mikroskopische Anatomie

Unter der bindegewebigen Kapsel liegt das aus **Follikeln** aufgebaute Parenchym. Die Follikel sind kugelige Hohlräume, die von **einschichtigem Epithel** ausgekleidet sind (■ Abb. 5.13). Die Höhe der Epithelzellen schwankt je nach Aktivität zwischen platt (Untätigkeit, z. B. Hypothyreose oder Winterschlaf oder einfach nur Speicherung) und hochprismatisch (Hormonproduk-

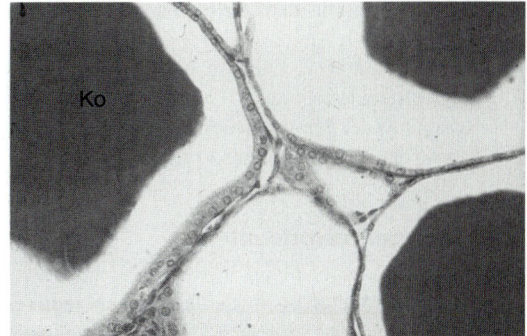

■ **Abb. 5.13.** Schilddrüsenfollikel, teilweise mit erhaltenem Kolloid (Ko). Das Epithel in diesem Falle ist isoprismatisch bis abgeflacht (eher Ruhephase). Azanfärbung (▶ farbige Abb. S. 334)

tion, Sekretion, Resorption. Extremfall: Hyperthyreose). Zwischen den Follikeln liegen, noch innerhalb der Basalmembran, flache **C-Zellen**. Sie haben keinen Anschluss zur Follikelhöhle, sondern nur an Kapillaren.

Funktion

Die Follikelepithelzellen der Schilddrüse produzieren:

- Trijodthyronin (T3) und
- Tetrajodthyronin (Thyroxin, T4).

Beide Hormone benötigen **Jodid**, das die Schilddrüse aquiriert. Schilddrüsenhormone werden an **Thyroglobulin**, ein Trägerprotein, gebunden und in den Follikeln zwischengespeichert, also nicht direkt ans Blut abgegeben. Bei Bedarf wird der Komplex zurückresorbiert, wobei Thyroglobulin abgekoppelt wird. T3 oder T4 gelangen dann über fenestrierte Kapillaren in den Kreislauf. Die Produktion wird vom hypophysären **Thyrotropin** (Thyroidea-stimulierendes Hormon, TSH) sowie dem hypothalamischen **Thyroliberin** gesteuert. Ein weiteres Hormon ist **Calcitonin**, das in den C-Zellen gebildet wird. Es ist an der Regulation des Calcium-Phosphat-Haushalts beteiligt.

5.4.14 Epithelkörperchen

Die 4 Nebenschilddrüsen (Glandulae parathyroideae) liegen paarig an den Dorsalflächen des oberen und unteren Schilddrüsenpols. Der Name »Epithelkörperchen« rührt von der bescheidenen Unauffälligkeit ihrer Zellen:

- **Hauptzellen**: Sie produzieren das Hormon **Parathyrin** (**Parathormon**, PTH). Es gibt dunkle und helle Hauptzellen.
- **Oxyphile Zellen**: Vielleicht sind sie degenerierte Hauptzellen.

Parathormon erhöht den Calciumspiegel im Blut durch
- Mobilisierung von Calcium aus dem Knochen durch Osteoklasten und
- Hemmung der Phosphatrückresorption und Förderung der Calciumrückresorption in der Niere.

5.4.15 Glomus caroticum

Das Glomus caroticum ist ein kleines **chemorezeptives Organ**, das auf der Carotisgabel sitzt (Aufzweigung der A. carotis communis in A. carotis externa und A. carotis interna) und sich seine Zeit damit vertreibt, den Sauerstoffgehalt des Blutes zu messen. Es ist an einen Ast des **N. glossopharyngeus** angeschlossen (▶ Kap. 5.8.2).

5.5   Hirnnerven

Es gibt kaum über eine andere Frage so viel Streit in der Neuroanatomie wie über die Frage, welche Strukturen sich als »Hirnnerven« qualifizieren. Traditionell werden sie als kraniale Spinalnerven aufgefasst, was des Pudels Kern nicht ganz trifft. Im Unterschied zu peripheren Spinalnerven vereinigen sich die Fortsätze der Neurone in Hirnnervenkerngebieten, die unterschiedliche Qualitäten führen, nicht zu einem Bündel, sondern verlaufen als individuelle Fasern (**Individualisation**).

Weiterhin übernehmen die Hirnnerven Spezialaufgaben, z. B. bedient der N. trigeminus (N. V) ganz überwiegend sensible Wünsche, während der N. facialis (N. VII) sich überwiegend auf die mimische Muskulatur eingespielt hat (**Spezialisation**).

Man hat die Hirnnerven römisch durchnummeriert (von I–XII), aber manchmal wurden dem Katalog Anteile hinzugefügt (z. B. »N. intermedius«, der zwischen N. VII und N. VIII liegt und funktionell weder mit dem einen noch dem anderen etwas zu tun hat) oder schlicht vergessen, wie der N. terminalis (sog. »Nullter Hirnnerv«). Zur Komplettierung der Inkonsequenz erscheinen aber 2 Nerven im Hirnnervenkatalog, die gar keine peripheren Nerven sind: Nn. olfactorii und N. opticus, s. u. (◪ Abb. 5.14) (◪ Tab. 5.12).

5.5.1   Sensorische Nerven

Die Einteilung in »sensorische Nerven« ist unglücklich, weil dies eine international nicht übliche Klassifizierung ist (»sensory« bedeutet im Englischen allgemein »sensibilitäts- bzw. afferenzassoziiert, einschließlich der spezifischen Sinne«).

N. terminalis (Nullter Hirnnerv, N. 0)
Er ist ebenso wie N. I und N. II kein echter Hirnnerv und auch kein »sensorischer« Nerv. Seine Ursprungsganglien liegen in der **Riechplakode** (damit indirekt Neuralleistenderivat) und wandern bis zur 8. Fetalwoche als **LHRH-enthaltende (gonadotrope) Zellen** am Bulbus olfactorius vorbei zur **Eminentia mediana** des Diencephalon. Wenn diese Neurone ihr Zielgebiet erreicht haben, degeneriert der Nerv. Er ist beim Erwachsenen nicht mehr nachweisbar.

> **Merke**
>
> Der **N. terminalis** ist in der Entwicklung Wanderweg für gonadotropinhaltige Zellen und somit verantwortlich für die Fortpflanzungsfähigkeit höherer Organismen. Die gonadotropen Zellen des Zwischenhirns kommen aus der Nase!

> **KLINIK**
>
> Bei einer gestörten Wanderung der Riechplakodenzellen nach zentral kommt es zum sog. **Kallmann-Syndrom** (Anosmie, Hypogonadismus, Fehlen des Bulbus olfactorius)

Nn. olfactorii (N. I, ▶ Kap. 9.7.1)
Die Nervi olfactorii sind Axone der olfaktorischen Rezeptorneurone. Sie entwickeln sich aus der **Riechplakode** und ziehen gebündelt als **Fila olfactoria** im Nasenseptum und z. T. an der lateralen Nasenwand durch die Lamina cribrosa des Siebbeins zum **Bulbus olfactorius**.

> **Merke**
>
> Die Neurone der Nn. olfactorii **regenerieren** sich ständig aus Basalzellen des Riechepithels.

N. vomeronasalis
Dieser Nerv ist ein Sonderling beim Menschen und ebenfalls Derivat der **Riechplakode**. Er ist Teil des **Vomeronasalen Organs** (Jacobson-Organ), das ab der 8. Embryonalwoche Zellen des beidseits im Nasenseptum gelegenen **Ductus vomeronasalis** mit dem Bulbus olfactorius verbindet. Bis zur 17. Woche degeneriert er beim Menschen bis auf den Ductus vomeronasalis.

N. opticus (N. II, ▶ Kap. 10.3.5)
Der N. opticus ist eine afferente Projektionsbahn des Gehirns, und **kein Hirnnerv**. Er leitet die Afferenzen

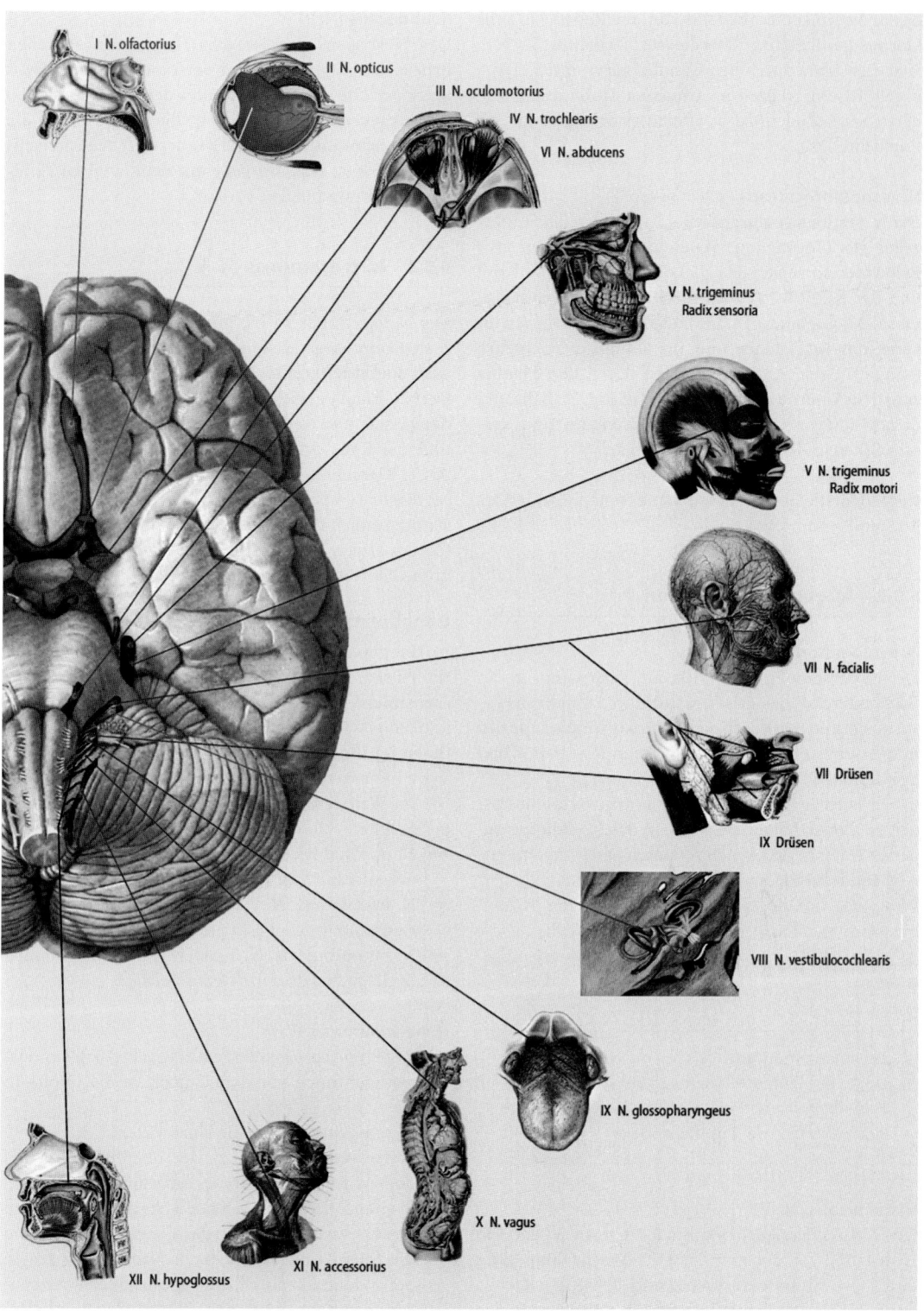

I N. olfactorius
II N. opticus
III N. oculomotorius
IV N. trochlearis
VI N. abducens
V N. trigeminus Radix sensoria
V N. trigeminus Radix motori
VII N. facialis
VII Drüsen
IX Drüsen
VIII N. vestibulocochlearis
IX N. glossopharyngeus
X N. vagus
XI N. accessorius
XII N. hypoglossus

Abb. 5.14. Hirnnerven und ihre Innervationsgebiete. (Tillmann 2005)

des 3. Neurons der Sehbahn von der Retina bis zum **Corpus geniculatum laterale** des Thalamus. Er verlässt die Orbita durch den **Canalis nervi optici**. Temporale Fasern kreuzen im **Chiasma opticum** zur anderen Seite. Zudem ist er afferenter Schenkel für die Pupillenreflexe.

N. vestibulocochlearis (N. VIII, ▶ Kap. 11.4)

Der N. vestibulocochlearis leitet Afferenzen der Sinneszellen der Bogengänge (**Gleichgewichtsorgan**, also Relikt der dorsolateralen Plakoden: Pars vestibularis) und der Schnecke (Cochlea, **Hörorgan**, Derivat der Ohrplakode: Pars cochlearis). Die Perikaryen liegen im **Ganglion vestibulare** und im **Ganglion cochleare** (spirale). Beide Anteile verlaufen durch den **Meatus acusticus internus** zusammen mit dem N. facialis und dem N. intermedius aus dem Felsenbein und verschwinden im Kleinhirnbrückenwinkel.

Nerven für die Geschmacksorgane (▶ Kap. 5.4.5, ▶ Kap. 5.5.5 und ▶ Kap. 5.5.6)

5.5.2 Augenmuskelnerven

N. oculomotorius (N. III)

Der N. oculomotorius verläßt den Hirnstamm in der Fossa interpeduncularis, verläuft durch den **Sinus cavernosus** und tritt durch die **Fissura orbitalis superior** in die Orbita ein, wo er sich in einen R. superior und R. inferior aufzweigt.

Er innerviert alle äußeren Augenmuskeln mit Ausnahme des M. rectus lateralis und des M. obliquus superior. Mit ihm zusammen verlaufen parasympathische Äste aus dem Ncl. oculomotorius accessorius (Edinger-Westphal) für die Innervation der inneren Augenmuskeln: M. ciliaris und M. sphincter pupillae. Diese Äste aus dem R. inferior werden im Ggl. ciliare umgeschaltet.

┌─ KLINIK ─────────────────────────

Bei erhöhtem **Hirndruck** kann der N. III durch den Uncus des Temporallappens an der Oberkante des Felsenbeins komprimiert werden. Erste Symptome sind Störungen der **Pupillenreflexe**.

└──────────────────────────────────

N. trochlearis (N. IV)

Der N. trochlearis ist der einzige Hirnnerv, der den Hirnstamm von dorsal verlässt. Er ist sehr dünn, zieht durch den **Sinus cavernosus** und betritt die Orbita durch die **Fissura orbitalis superior**. Er innerviert den M. obliquus superior.

N. abducens (N. V)

Der N. abucens verlässt den Hirnstamm zwischen Brücke und Pyramide und verschwindet am Clivus unter der Dura. Er kriecht unter der Dura durch den **Sinus cavernosus** und erreicht die Orbita durch die **Fissura orbitalis superior**. Er innerviert den M. rectus lateralis. Er ist der Hirnnerv mit dem längsten extraduralen intrakraniellen Verlauf.

5.5.3 N. trigeminus (N. V)

Der N. trigeminus ist ein großer gemischter Nerv. Er besitzt überwiegend **somatoafferente** (sensible), aber auch **somatoefferente** (motorische) Fasern. Er innerviert die Haut des Gesichts und Scheitels, Schleimhäute der Mund- und Nasenhöhle sowie die Zähne sensibel, und die Kau- und Mundbodenmuskeln motorisch. Als 1. Kiemenbogennerv innerviert er außerdem den M. tensor tympani motorisch. Er verlässt den Hirnstamm seitlich der Brücke und zieht nach vorn in das Cavum trigeminale (Meckel) der mittleren Schädelgrube. Dort passiert folgendes:

Ganglion trigeminale

Im Ganglion trigeminale (Ggl. semilunare, Gasseri) befinden sich nur die **Perikaryen der somatoafferenten (sensiblen) Fasern**. Die motorischen Fasern ziehen, ähnlich wie in einem Spinalganglion, ohne Kontakt zu ihnen an ihnen vorbei, sind aber von einer gemeinsamen Kapsel umgeben.

Im Weiteren verzweigt sich der Trigeminus in folgende Äste:

- **N. ophthalmicus, N. V$_1$**: zieht durch die Fissura orbitalis superior in die Orbita.
- **N. maxillaris, N. V$_2$**: zieht durch das Foramen rotundum in die Fossa pterygopalatina.
- **N. mandibularis, N. V$_3$**: zieht durch das Foramen ovale in die Fossa infratemporalis.

N. ophthalmicus (V$_1$)

Der erste (rein somatoafferente = sensible) Trigeminusast teilt sich noch vor dem Eintritt in die Orbita in 4 Äste:

- **R. tentorius**: Ast für die Dura mater.
- **N. frontalis** verläuft in der oberen Orbita auf dem M. levator palpebrae. Aufteilung in N. supraorbitalis für den medialen Augenwinkel, und N. supratrochlearis für das obere Augenlid und die Stirn- und Scheitelhaut. Nach außen treten der R. lateralis durch die Fissura (oder Foramen) supraorbitalis, und der R. medialis durch das Foramen frontale.

- **N. lacrimalis** zieht zur Tränendrüse und innerviert den lateralen Augenwinkel einschließlich Bindehaut.
- **N. nasociliaris** zieht zum medialen Augenwinkel und zur Schleimhaut der Nasenhöhle, zu den Siebbeinzellen und zur Keilbeinhöhle.

N. maxillaris (N. V₂)

Der sensible N. maxillaris zieht durch das Foramen rotundum in die Fossa pterygopalatina. Dort teilt er sich auf in:

- **R. meningeus** zieht noch vor dem Durchtritt durch das Foramen rotundum zur Dura.
- **N. zygomaticus** schleicht sich von unten über die Fissura orbitalis inferior in die Orbita hinein. Er teilt sich dann in den N. zygomaticofacialis, der über das Jochbein zur Haut zieht, und den N. zygomaticotemporalis, der die Haut der Schläfengegend versorgt.
- **Rr. ganglionares** ziehen kurz und bündig von der Peripherie unverschaltet durch das Ggl. pterygopalatinum. Die **Nn. palatini** kommen von der Schleimhaut des Gaumens, der Gaumenbögen, der Tonsillen und der Uvula. Die **Rr. alveolares superiores posteriores** innervieren die oberen Mahlzähne. Der **N. nasopalatinus** zieht vom Ggl. pterygopalatinum zur Schleimhaut des Nasenseptums nach vorn zum Canalis incisivus. Er versorgt die vordere Gaumenschleimhaut und die oberen Schneidezähne.
- **N. infraorbitalis:** dicker Endast, der durch die Fissura orbitalis inferior über den Canalis infraorbitalis durch das Foramen infraorbitale zur Gesichtshaut seitlich der Nasenflügel zieht. Im Canalis infraorbitalis zweigen ab:
  - **R. alveolaris superior medius** und
  - **Rr. alveolares superiores anteriores** für die Zähne des Oberkiefers.

N. mandibularis (N. V₃)

Der N. mandibularis ist ein gemischter Nerv. Sein größerer Teil ist sensibel, die kleinere Radix motoria verläßt die mittlere Schädelgrube durch das Foramen ovale. In der Fossa infratemporalis teilt sich der Nerv gleich medial des von ihm unberührten Ggl. oticum folgendermaßen auf:

Der **sensible Teil** hat folgende Äste:

- **R. meningeus** zieht sich gleich wieder über das Foramen spinosum in die mittlere Schädelgrube zurück.
- **N. buccalis** innerviert die Haut auf der Außenfläche des M. buccinator (der wiederum motorisch vom N. facialis versorgt wird!).

- **N. auriculotemporalis** zieht um die A. meningea media herum nach außen zur Regio temporalis und begleitet die A. temporalis superficialis unter der Haut. Äste versorgen die Parotis, den äußeren Gehörgang, Trommelfell, und das Kiefergelenk.
- **N. lingualis**, verdammt wichtiger Ast (wer ist das nicht?), verläuft zwischen den Pterygoideusmuskeln nach kaudal. Am Mundboden unterkreuzt er den Ductus submandibularis und zieht seitlich in den Zungenkörper hinein. Außer der sensiblen Versorgung der vorderen zwei Drittel der Zunge gibt er Äste zum weichen Gaumen und zum Mundboden ab. Ihn benutzt die (sensorisch-parasympathische) Chorda tympani als Trittbrettfahrerin.
- **N. alveolaris inferior** zieht annähernd parallel zum N. lingualis in den Canalis mandibulae hinein, um von dort aus die Unterkieferzähne zu versorgen. Ihr Endast, der N. mentalis, tritt am Foramen mentale zur Gesichtshaut des Kinns aus.

> **Prüfungsfallstricke**
>
> Als Additiv lagert sich der motorische N. mylohyoideus streckenweise dem N. alveolaris inferior an, gehört aber, streng genommen, nicht zu ihm (Achtung Fangfragen!).

Der motorische Teil umfasst:

- **Kaumuskel-Nerven:** N. massetericus, Nn. temporales profundi, Nn. pterygoideus lateralis und medialis,
- **N. mylohyoideus** schmiegt sich eine Zeit lang an den N. alveolaris inferior, verlässt ihn aber rechtzeitig vor dem Foramen mandibulae, und zieht zum M. mylohyoideus und dem Venter anterior des M. digastricus.

> **Merke**
>
> Die für die orientierende neurologische Untersuchung einfach zugänglichen **Trigeminusdruckpunkte** sind die Hautbezirke über
> - dem Foramen supraorbitale (N. supraorbitalis, aus V₁),
> - dem Foramen infraorbitale (N. infraorbitale, aus V₂) und
> - dem Foramen mentale (N. mentalis, aus V₃).

5.5.4 N. intermediofacialis (N. VII)

Diese Bezeichnung suggeriert ein gemeinsames Kerngebiet und gemeinsame Funktionen eines irgendwie zusammengesetzten Nerven, des N. facialis und N. intermedius. Keines von beiden ist wahr. Der N. facialis ist ein motorischer Nerv für die mimische Muskulatur, den Venter posterior des M. digastricus und den M. stylohyoideus. Der N. intermedius hingegen ist ein gemischter parasympathisch-sensorischer Nerv.

N. facialis

Der N. facialis (N. VII) im strengeren Sinne ist **motorisch**. Sein Kerngebiet liegt im Rhombencephalon. Dort macht er einen scharfen Bogen um den Abducenskern (**Inneres Facialisknie**) und zieht dann zusammen mit dem N. intermedius und dem N. vestibulocochlearis aus dem Kleinhirnbrückenwinkel in den **Meatus acusticus internus**. Er verlässt die Schädelbasis durch das **Foramen stylomastoideum** und zieht durch die Parotisloge zur mimischen Muskulatur (▶ Kap. 5.3.1). Seine Äste sind:

- **N. stapedius**, bleibt noch im Felsenbein für die motorische Innervation des M. stapedius,
- **N. auricularis posterior**, für den M. epicranius,
- **R. digastricus**, für den hinteren Bauch des M. digastricus.
- **R. stylohyoideus**, für den gleichnamigen Muskel
- **Plexus parotideus**, mit Rr. temporales, zygomatici, buccales, R. marginalis mandibulae für die mimische Muskulatur.
- **R. colli**, für das Platysma.

> ### Merke
>
> **Ausnahme:** Es gibt einen ganz kleinen sensiblen Anteil des N. facialis: Es sind dies Rr. communicantes mit dem R. auricularis N. vagi und dem Plexus tympanicus des N. glossopharyngeus für die Versorgung des äußeren Gehörgangs und das Trommelfell.

KLINIK

Fazialisparese. Bei einer Schädigung des N. facialis kann es je nach Höhe der Störung zu einem Ausfall der Zielorgane kommen. Schädigungen, die zur **peripheren Parese** führen, können überall distal des Facialiskerns liegen. Bei der peripheren Parese distal des Foramen stylomastoideum erlahmt die gesamte Gesichtsmuskulatur der betroffenen Seite (Test: Mund aufblasen, Dackelfalten [Stirn], Pfeifen: negativ). Sensorische und parasympathische Leistungen sind nicht betroffen. Bei einer höheren Schädigung, z. B. Crash im Felsenbein, sind auch Zielgebiete der Chorda tympani und des N. petrosus

▼

major betroffen (Test: erhöhte Geräuschempfindlichkeit beim Telefonieren, Hyperakusis, bzw. unilaterale Schmeckempfindungsstörungen).

Die **zentrale Parese** (Ursache oberhalb des Facialiskerns) hat dieselben Symptome, außer der Lähmung der Stirnmuskeln, denn diese werden noch durch die andere Seite versorgt (Kontralaterale Versorgung; Kreuzung).

N. intermedius

Der N. intermedius enthält Fasern für die **parasympathische** (sekretorische, efferente) Versorgung einiger **Drüsen** sowie **sensorische, afferente** Fasern für die **Geschmacksknospen** der Zunge und des Gaumens. Er verläuft unter dem N. facialis im Meatus acusticus internus, schlägt im Felsenbein dann einen Haken. Am **Ganglion geniculi (äußeres Facialisknie)** teilen sich die Wege in:

- N. petrosus major und
- Chorda tympani.

Der **N. petrosus major** führt an der Vorderfläche des Felsenbeins herab ins Foramen lacerum. In der Fossa pterygopalatina trifft er das Ggl. pterygopalatinum, wo **parasympathische** postganglionäre Fasern für die Innervation der Tränendrüse (entlang dem N. zygomaticofacialis und dem N. lacrimalis) umgeschaltet werden. **Sensorische Afferenzen** der Gaumengeschmacksknospen legen sich an den **N. petrosus major** an, ihre Perikaryen liegen in den pseudounipolaren Zellen des **Ggl. geniculi**. (◘ Abb. 5.10).

Die **Chorda tympani**, so benannt, weil sie sichtbar als feine »Saite« über das Trommelfell zieht, begibt sich über die **Fissura sphenotympanica** (Glaser-Spalte) in die Fossa infratemporalis, und bandelt mit dem **N. lingualis** an. Parasympathische Fasern für die Gll. submandibularis und sublingualis werden im Ggl. submandibulare umgeschaltet. Sensorische Fasern von den Geschmacksknospen der vorderen 2/3 der Zunge werden geradewegs über das Ggl. geniculi in den Nucleus tractus solitarii im Hirnstamm geleitet.

KLINIK

Manipulationen oder Erkrankungen im **Mittelohr** können wegen der Exposition der Chorda tympani auf dem Trommelfell zu einer Schmeckstörung (Hypogeusie, Ageusie) führen.

5.5.5 N. glossopharyngeus (N. IX)

Der N. glossopharyngeus führt motorische, parasympathische, sensorische und sensible Fasern durch Kopf und Hals.

Er verläuft zusammen mit dem N. vagus und N. accessorius durch das **Foramen jugulare**. Oberhalb und unterhalb der Schädelbasis liegen die oberen und unteren Ganglien (sensibles Ggl. superius und sensorisches Ggl. inferius). Er legt sich an den M. stylopharyngeus und gibt folgende Äste ab:

- **N. tympanicus** führt **sensible** Fasern für die Paukenhöhle und äußeren Gehörgang. **Parasympathische** Fasern für Gl. parotis und Zungendrüsen gelangen zur Paukenhöhle. Die Verlängerung, der **N. petrosus minor**, zieht durch die Vorderseite des Felsenbeins in die mittlere Schädelgrube, die er durch die Fissura petrosquamosa wieder verlässt. Im **Ggl. oticum** der Fossa infratemporalis werden die sekretorischen Fasern umgeschaltet und gelangen mit dem N. auriculotemporalis (aus V$_3$) zur Gl. parotis. Die Kommunikation zwischen Paukenhöhle und Ggl. oticum heißt auch **Jacobson-Anastomose**.
- **Rr. pharyngei** führen motorische und sensible Fasern zur Muskulatur und Schleimhaut der hinteren Pharynxwand (Mm. constrictores pharyngis).
- **Rr. tonsillares** sind sensible Fasern für die Tonsilla palatina.
- **R. sinus carotici** leitet chemosensorische Informationen des Glomus caroticum sowie pressosensorische Informationen des Sinus caroticus in den Hirnstamm.
- **Rr. linguales** enthalten **sensible** Fasern für die Schleimhaut des hinteren Zungendrittels sowie **Geschmacksfasern** der Papillae vallatae und foliatae.

5.5.6 N. vagus (N. X)

Der N. vagus kann ebenfalls alles bieten: er führt **motorische, sensible, parasympathische** und **sekretorische** Fasern. Als einziger Hirnnerv führt er parasympathische Anteile bis in den Brust- und Bauchraum.

Er verlässt die Medulla oblongata und tritt mit den Nn. IX und XI aus dem Foramen jugulare und hinterlässt ebenso wie der N. IX beidseits der Schädelbasis ein Ggl. superius (sensibel) und Ggl. inferius (sensorisch). Seine Innervationsgebiete sind:

- **motorisch** (Kerngebiet: Ncl. ambiguus): Pharynxmuskulatur, Larynxmuskulatur, M. levator veli palatini, oberes Drittel des Ösophagus;

- **sensibel** (Kerngebiet: Ncl. posterior nervi vagi) Zungengrund, Pharynx, Larynx, Ohrmuschel, Teile des äußeren Gehörgangs, Dura mater der hinteren Schädelgrube;
- **sensorisch** (Geschmacksfasern; Kerngebiet: Ncl. tractus solitarii): Larynx;
- **parasympathisch** (Kerngebiet: Ncl. posterior nervi vagi): Für die glatte Muskulatur der Bauch- und Brustorgane bis zum Cannon-Böhm-Punkt (Flexura coli sinistra) (▶ Kap. 7 und 8).

Der N. vagus verläuft dann in der **Nerven-Gefäß-Scheide** des Halses zusammen mit der A. carotis interna und der V. jugularis interna und tritt seitenverschieden in den Brustraum ein. Auf der **rechten Seite** zieht er vor die A. subclavia und zwischen V. brachiocephalica dextra und Truncus brachiocephalicus hinter die Lungenwurzel. **Links** zieht er über den Arcus aortae, hinter die Lungenwurzel und verliert sich zusammen mit dem rechten Vagus im Plexus oesophageus. Der Truncus vagalis anterior sammelt den Hauptteil dieser Fasern (Fortsetzung dieser spannenden Geschichte in ▶ Kap. 7). Für den Kopf-Hals-Bereich sind die somatischen und sensorischen Äste relevant.

Somatische Äste des N. vagus sind:

- **R. meningeus** verläuft gleich wieder durch das Foramen jugulare zurück zur occipitalen Dura.
- **R. auricularis** ist rein sensibel und (Achtung Sammler!) der einzige Hautast des Vagus. Er kümmert sich um die hintere Ohrmuschel und einen Teil des äußeren Gehörgangs.
- **Rr. pharyngei** zeichnet verantwortlich für die motorische Versorgung des Pharynx (hauptsächlich M. constrictor pharyngis medius und inferior). An der hinteren Rachenwand bildet er zusammen mit dem N. glossopharyngeus den **Plexus pharyngeus**.
- **N. laryngeus superior**, ein dicker Ast, teilt sich in den sensiblen **R. internus** und den gemischten **R. externus**. Der R. internus durchbohrt die Membrana thyrohyoidea, schleicht sich zur Schleimhaut des Rec. piriformis und versorgt von dort aus mit Endverzweigungen die **Kehlkopfschleimhaut** bis zur Stimmritze und die Epiglottis. Der **motorische** Anteil innerviert den einzigen äußeren Kehlkopfmuskel, den M. cricothyroideus.
- **N. laryngeus recurrens**, eines der Highlights vagaler Verlaufskunst. Auf der rechten Seite windet sich ein Teil des Vagushauptstamms, kaum dass er die Brusthöhle erreicht hat, als N. laryngeus recurrens unter der A. subclavia hindurch in den Hals zurück. In der Rinne zwischen Trachea und Ösophagus erreicht er den Kehlkopf von unten. Dem linken ergeht es nicht besser, er verschwindet je-

doch in der Nähe des Lig. arteriosum unter dem Aortenbogen und flieht vor dem Herzen in den Kehlkopf (in Wirklichkeit ist das Herz »weggelaufen«: Descensus cordis). Der Endast ist der **N. laryngeus inferior**, der alle Kehlkopfmuskeln versorgt (außer dem M. cricothyroideus).

KLINIK

Durch seinen Verlauf hinter dem unteren Pol der Schilddrüse kann der **N. laryngeus recurrens** von einer Struma komprimiert werden. Außerdem kann er auch chirurgisch bei Schilddrüsenresektionen verletzt werden. Symptome: **Heiserkeit** (einseitig), **Erstickung** durch Lähmung des einzigen Öffners der Stimmritze, des M. arythenoideus posterior (beidseitig).

Sensorische Äste. Die Geschmacksknospen des Aditus laryngis werden von **sensorischen** Ästen des R. internus aus dem **N. laryngeus superior** versorgt (der gebildete Laie fragt sich: Geschmacksknospen am Kehlkopf?? Hier reagieren Geschmacksknospen nicht auf klassische Geschmacksreize (süß-sauer-bitter-salzig-umami), sondern eher auf die Ionenstärke der Lösung und auf den pH).

> **Merke**
>
> Der N. laryngeus superior innerviert den Kehlkopf sensibel und den M. cricothyroideus motorisch.

5.5.7 N. accessorius (N. XI)

Der N. accessorius innerviert den M. sternocleidomastoideus und den M. trapezius.

Dieser zusätzliche, accessorische, Hirnnerv hat ausgedehnte hohe spinale Ursprungssäulen (Ncl. n. accessorii von der Medulla oblongata bis C5). Er ist überwiegend motorisch, und sein Hauptstamm zieht zusammen mit dem N. vagus und dem N. glossopharyngeus durch das Foramen jugulare. Er zieht seitlich nach hinten und innerviert den **M. sternocleidomastoideus**, von dort überquert er im **lateralen Halsdreieck** den M. levator scapulae und begibt sich an die Unterfläche des **M. trapezius**, den er auch innerviert.

5.5.8 N. hypoglossus (N. XII)

Der letzte im Bunde ist der N. hypoglossus. Sein Zielgebiet ist die **Zungenmuskulatur**, die er vom Mund-

boden aus erreicht. Obwohl er als kranialer Spinalnerv aufgefasst werden kann, wird er als Hirnnerv bezeichnet, weil er sich so einzigartig spezialisiert hat und aus einem Schädelkanal austritt, dem **Foramen nervi hypoglossi**. Danach verläuft er zwischen der V. jugularis interna und dem N. vagus in das **Trigonum caroticum**. Er zieht dann bogenförmig nach medial zum Mundboden und gelangt unter dem M. mylohyoideus durch den M. hyoglossus zur Zunge.

Verschiedene Äste des Plexus cervicalis (C1, C2) legen sich an den N. hypoglossus an und bilden mit ihm die **Ansa cervicalis**.

> **Merke**
>
> Merkspruch zur Sequenz der Hirnnerven: **O**nkel **O**tto **O**rgelt **t**agtäglich, **Ab**er **F**reitags **ve**rspeisst er **G**erne **V**iele **A**lte **H**amburger.

5.6   Halsnerven

Die Nerven des Halses, die nicht zu den Hirnnerven gehören, speisen sich aus den Zervikalsegmenten C1–C8.

> **Merke**
>
> Nur die vorderen Äste (Rr. anteriores) aus C1–C4 werden im Plexus cervicalis (▶ Kap. 5.6.2) zusammengefasst.

5.6.1   Rr. posteriores

Grundsätzlich sind die zur Rückenhaut und zur autochthonen Rückenmuskulatur ziehenden Äste der Spinalnerven schwächer als die vorderen (Rr. anteriores).

> **Merke**
>
> Vielfach wird noch die alte Nomenklatur verwendet, so benutzt auch der GK anstelle »R. anterior« und »R. posterior« die nicht offiziellen Begriffspaare »R. ventralis« und R. dorsalis«.

Die Rr. posteriores der Segmente C1–C3 besitzen Eigennamen:
- C1: N. suboccipitalis,
- C2: N. occipitalis major und
- C3: N. occipitalis tertius.

Der **N. occipitalis major** ist der stärkste Ast, durchbohrt den M. trapezius, innerviert ihn aber nicht und zieht zur Haut der Hinterhauptregion, die er sensibel versorgt. Gelegentlich innerviert er auch den Tractus lateralis der (autochthonen) Nackenmuskeln.

Die Nerven aus C1 und C3 sind überwiegend motorische Äste für die tiefen Nackenmuskeln.

5.6.2 Rr. anteriores

Der **Plexus cervicalis** stammt aus den Rr. anteriores der Zervikalnerven C1–C4. Diese treten im lateralen Halsdreieck in der Tiefe zwischen dem M. scalenus medius und dem M. levator scapulae aus.

> **Merke**
>
> Die sensiblen Äste treten im **Punctum nervosum (Erb-Punkt)** am Hinterrand des M. sternocleidomastoideus an die Oberfläche. Die motorischen Äste sind die Ansa cervicalis und der **N. phrenicus**.

Sensible Äste

Vom Punctum nervosum (Erb-Punkt), einem Bezirk am Hinterrand des M. sternocleidomastoideus, verlaufen die sensiblen Äste des Plexus cervicalis subkutan:
- **N. occipitalis minor**, C2–C4, zieht zur Haut des Hinterkopfs lateral an das Feld des N. occipitalis major.
- **N. auricularis magnus**, C2–C3, überkreuzt den M. sternocleidomastoideus, innerviert die Gegend über dem Kieferwinkel (R. anterior) und die Hinterseite der Ohrmuschel (R. posterior).
- **N. transversus colli**, C2–C3, zieht ebenfalls über den M. sternocleidomastoideus, und innerviert die Haut in der Mitte des Halses im supra- und infrahyalen Bereich. Äste dieses Nerven nehmen Anastomosen des N. facialis (R. colli) für die motorische Innervation des Platysma mit.
- **Nn. supraclaviculares**, C3–C4, verlaufen unter dem Platysma nach kaudal und verzweigen sich dann oberhalb des Schüsselbeins unter der Haut.

Motorische Äste

Die motorischen Äste umfassen:
- **Ansa cervicalis:** wird aus einer Radix superior und einer Radix posterior gebildet. Die Radix superior kommt aus C1–C2 und hatte sich bekanntlich dem N. hypoglossus angelegt (s. o.). Sie verläuft innerhalb der Gefäß-Nerven-Scheide und gesellt sich zur Radix inferior (C2–C3), um gemeinsam die infrahyale Muskulatur zu versorgen.
- **N. phrenicus**, aus C4, mit Nebenästen aus C3 und C5, verläuft auf dem M. scalenus anterior, zieht dann zwischen A. und V. subclavia in den Thorax.

Der **rechte Phrenicus** verläuft zwischen Perikard und Pleura mediastinalis zum Zwerchfell. Der **linke N. phrenicus** ist wegen der Linienführung des Herzens etwas länger. Am Hals innerviert der N. phrenicus nichts.
- **Sensible** Versorgung: Perikard, Pleura, Peritoneum.
- **Motorische** Versorgung: Zwerchfell.

Plexus brachialis (▶ Kap. 3.5.1)

5.7 Vegetative Innervation am Kopf und Hals

5.7.1 Pars sympathica

Im Kopf und Hals werden folgende Gewebe/Organe sympathisch versorgt:
- Wände der Blutgefäße,
- Mm. arrectores pilorum der Haut,
- Schweißdrüsen,
- M. dilatator pupillae,
- M. ciliaris und
- Mm. tarsales.

> **Merke**
>
> Postganglionäre sympathische Nervenfasern folgen grundsätzlich dem Verlauf von Arterien.

Leider besitzt das Halsmark selbst keine sympathischen Ursprungsganglien. Dafür stellt das Brustmark über den **sympathischen Grenzstrang** 3 wirbelsäulennahe sympathische Ganglien sowie eine Leiter aus dem Brustbereich an den Hals. Die 3 »Leitersprossen« sind folgende Strukturen:
- **Ganglion cervicale inferius**, verschmolzen mit dem obersten Ganglion des thorakalen Grenzstrangs als »**Ganglion stellatum**« (Ggl. cervicothoracicum). Es liegt gleich oberhalb der Pleurakuppel vor dem Köpfchen der 1. Rippe. Postganglionäre Fasern gehen zum Plexus cardiacus und zum Plexus vertebralis um die A. vertebralis.
- **Ganglion cervicale medium** liegt auf Höhe des 6. Halswirbels, gibt Fasern an den Plexus cardiacus ab.
- **Ganglion cervicale superius**, liegt auf Höhe des 2. Halswirbels, gibt Fasern an den Plexus cardiacus, Plexus caroticus ab. Weiterhin werden hier Projektionen von Retina-Ganglienzellen über mehrere Neuronenketten zum Pinealorgan (Epiphyse) verschaltet (Tag-Nacht-Rhythmus, ▶ Kap. 9.6).

Diese Ganglien sind untereinander mit Rami interganglionares verbunden.

KLINIK

Eine Kompression oder Verletzung des **Ganglion stellatum** kann zu einem Ausfall postganglionärer sympathischer Versorgungsgebiete führen: Das Vollbild des **Horner-Syndroms** zeigt:

1. **Miosis** (enge Pupillen), Ausfall des M. dilatator pupillae,
2. **Ptosis** (herabhängendes Oberlid), Ausfall des M. tarsalis und
3. **Enophthalmus** (eingesunkener Augapfel): der Ausfall des M. orbitalis ist allerdings kaum sichtbar; der Enophthalmus wird durch die Ptosis nur vorgetäuscht.

Weitere mögliche Symptome sind Anhidrosis (verminderte Schweißsekretion) und Vasodilatation.

5.7.2 Pars parasympathica

Parasympathische Kerngebiete des Hirnstamms sind im Prinzip unabhängig von Kerngebieten anderer Hirnnerven (◘ Abb. 5.15). Aufgrund der Nähe zu ihnen benutzen sie allerdings vielfach deren Fasersysteme als »Trittbrettfahrer für Mietnerven«. Näheres ist aus ◘ Tab. 5.12 ersichtlich.

5.8   Arterien und Venen

Die Arterien von Kopf und Hals kommen aus der **A. subclavia** und der **A. carotis communis** (die A. carotis communis hat in der Regel keine direkten Abgänge). Die V. subclavia, Vv. jugularis interna und externa leiten das Blut in die Vv. brachiocephalicae.

5.8.1   A. subclavia

Die A. subclavia sinistra geht aus dem Arcus aortae hervor, die rechte aus dem Truncus brachiocephalicus (◘ Tab. 5.13).

Äste der A. subclavia
Die **A. thoracica interna** versorgt den vorderen Brustkorb (▶ Kap. 7).

Die **A. vertebralis** zieht zunächst vor der Halswirbelsäule in das Foramen transversarium des 6. Halswirbels und beschreibt hinter der Massa lateralis des Atlas einen Bogen, dringt in das Cavum subarachnoi-

◘ **Tab. 5.12.** Parasympathische Innervation von Kopf und Hals

Zuordnung zu Hirnnerv	Name	Kerngebiet (1. Ganglion)	2. Ganglion	Verlauf, Anlagerung an nichtparasympathischen »Miet«nerv	Zielgebiet, Funktion
N. oculomotorius (N. III)	Radix oculomotoria	Ncl. oculomotoius accessorius Edinger-Westphal	Ggl. ciliare	Obere Orbita, N. oculomotorius	M. ciliaris, M. sphincter pupillae; Naheinstellung, Pupillenverengung
N. intermedius (Teil des N. VII)	N. petrosus major	Ncl. salivatorius superior	Ggl. pterygopalatinum	Äußeres Facialisknie, N. zygomaticofacialis, N. lacrimalis (V_2)	Tränendrüse, Gaumendrüsen: Sekretion
	Chorda tympani	Ncl. salivatorius superior	Ggl. submandibulare	Fossa infratemporalis: N. lingualis (V_3)	Gl. submandibularis, Gl. sublingualis, Sekretion
N. glossopharyngeus (N. IX)	N. petrosus minor (Jacobson-Anastomose)	Ncl. salivatorius inferior	Ggl. oticum	Fossa infratemporalis: N. auriculotemporalis (V_3)	Gl. parotis: Sekretion
N. vagus (N. X)		Ncl. posterior n. vagi		Hals. Plexus pharyngeus (mit N. glossopharyngeus)	Glatte Muskulatur und Drüsen der Thorax- und Bauchorgane (▶ Kap. 7)

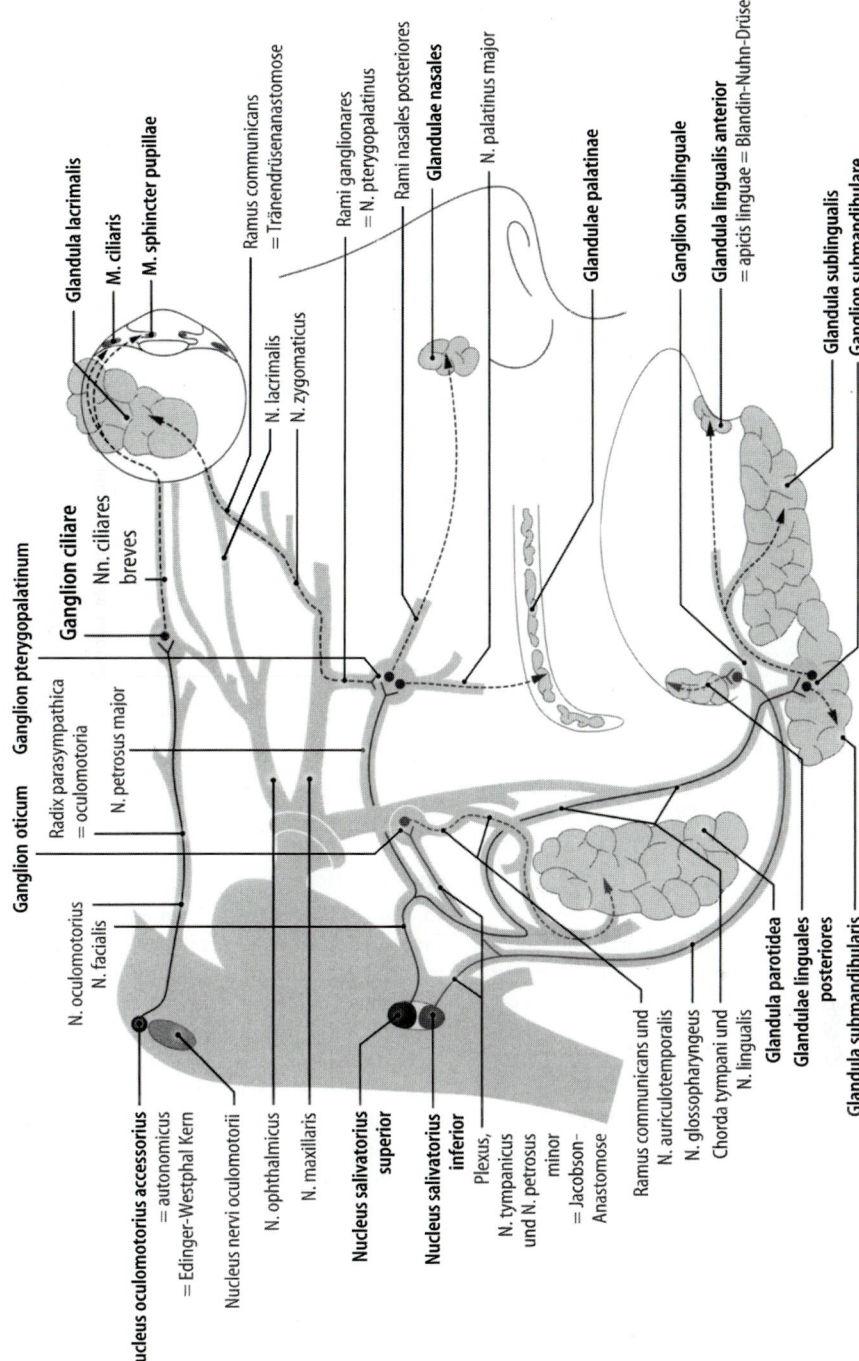

□ **Abb. 5.15.** Versorgungsgebiet des Parasympathicus im Kopf-/Halsbereich. (Nach Tillmann 2005) (► farbige Abb. S. 335)

□ Tab. 5.13. Äste der A. subclavia

Hauptast	Seitenäste
A. thoracica int.	Rr. mediastinales Rr. thymici A. pericardiacophrenica Rr. mammarii Rr. intercostales anteriores A. musculophrenica A. epigastrica superior

A. vertebralis	Rr. spinales
	R. meningeus
	Aa. spinales posteriores
	A. spinalis anterior
	A. inferior posterior cerebelli
	A. basilaris
	  — A. inferior anterior cerebelli
	  — Rr. ad pontem
	  — A. superior cerebelli
	  — A. cerebri posterior

Truncus thyrocervicalis	A. thyroidea A. cervicalis ascendens A. cervicalis superficialis A. suprascapularis A. intercostalis suprema
Truncus costocervicalis	A. cervicalis profunda A. intercostalis suprema
A. transversa cervicis	R. superficialis R. profundis (A. dorsalis scapulae)

dale und gelangt durch das Foramen magnum in die hintere Schädelgrube. Auf dem Clivus laufen die beiden oft asymmetrischen Aa. vertebrales nach oben und vereinigen sich am unteren Brückenrand zur **A. basilaris**. Diese beteiligt sich an der Versorgung des Gehirns (▶ Kap. 9.11.1).

Der **Truncus thyrocervicalis** verlässt die A. subclavia am medialen Rand des M. scalenus anterior. Er teilt sich in:
- **A. thyroidea inferior**, die zum unteren Pol der Schilddrüse zieht. Versorgungsgebiete sind Schilddrüse, Teile des Pharynx, Ösophagus, Trachea und Larynx (A. laryngea inferior).
- **A. cervicalis ascendens** zieht auf dem M. scalenus anterior nach oben und versorgt Skalenusmuskeln und tiefe Nackenmuskeln sowie Teile des Rückenmarks (Rr. spinales).
- **A. transversa cervicis (colli)** zieht nach lateral und teilt sich in einen R. superficialis für den M. trapezius sowie einen R. profundus zur Versorgung der Mm. rhomboidei und des M. latissimus

dorsi. Als eigenständige Arterie heißt sie »A. dorsalis scapulae«.
- **A. suprascapularis** versorgt das Schultergelenk und die umgebenden Muskeln. Sie zieht über dem Lig. transversum scapulae in die Fossa supraspinata. Manchmal entspringt sie direkt aus der A. subclavia.

Der **Truncus costocervicalis** entspringt hinter dem M. scalenus anterior mit 2 Ästen:
- **A. cervicalis profunda**, die zwischen den Querfortsätzen von C7 und Th1 zur tiefen Nackenmuskulatur zieht.
- **A. intercostalis suprema**, die als Stamm für die ersten beiden Intercostalarterien fungiert.

5.8.2 A. carotis communis

Die rechte A. carotis communis verlässt den Truncus brachiocephalicus, die linke den Arcus aortae. Sie wird zunächst vom M. sternocleidomastoideus bedeckt, liegt aber im Trigonum caroticum frei, nur bedeckt von der Halsfaszie und dem Platysma. Sie läuft zusammen mit dem N. vagus und der V. jugularis interna in der Gefäß-Nerven-Scheide des Halses und teilt sich in Höhe von C4/C5 (unterer Schildknorpelrand) in ihre Endäste, die A. carotis interna und A. carotis externa (Bifurcatio carotidis).

Sinus caroticus

An der Aufteilungsstelle ist die Wand der A. carotis communis etwas erweitert und trägt den Namen Sinus caroticus. Hier liegen 2 Rezeptororgane:
- **Glomus caroticum**: Cluster von chemorezeptiven Zellen, die Informationen vornehmlich über den **Sauerstoffgehalt** des Bluts über einen Ast des N. IX ans Atem-/Kreislaufzentrum in der Formatio reticularis und Kollateralen an den Ncl. dorsalis n. vagi weiterleiten.
- **Pressorezeptoren** liegen direkt in der Arterienwand und registrieren den **arteriellen Druck**.

> **KLINIK**
>
> Falls die **Carotiden** an dieser Stelle beidseitig plötzlich abgedrückt werden, kann dies reflektorisch zum **Herzstillstand** führen (z. B. Tod durch Erhängen; über den N. IX als afferenten und N. X als efferenten Schenkel). Den Carotis-Druck-Versuch darf man daher **niemals beidseitig** und ohne Reanimationsausrüstung durchführen; keine heroischen Selbstversuche!

5.8.3 A. carotis interna (▶ Kap. 9.11.1 und ▶ Kap. 10.2.2 und ▶ Kap. 10.3.4)

Die A. carotis interna hat am Hals keine Abgänge. Kranial der Bifurkation liegt sie seitlich hinter der A. carotis externa. Sie steigt durch den Canalis caroticus in den Schädelraum, schmiegt sich an den Rand des Keilbeinkörpers und zieht durch den **Sinus cavernosus** im **Sinus caroticus** nach vorn. Medial unterhalb des Ala minor des Keilbeins macht sie einen scharfen Knick nach oben hinten (**Carotis-Siphon**). Im Subarachnoidalraum verzweigt sie sich und versorgt das Gehirn.

Einziger externer Ast der A. carotis interna ist die **A. ophthalmica**, der intrakraniell noch unter der Dura durch den Canalis opticus in die Augenhöhle führt. Ihre Äste sind:
- **A. centralis retinae** für die Netzhaut,
- **A. lacrimalis** zieht mit dem M. rectus lateralis zur Tränendrüse,
- mehrere Äste für den Augapfel,
- **Aa. ethmoidales anterior** und **posterior**. Die A. ethmoidalis anterior zieht durch das Foramen ethmoidale anterius in der medialen (nasalen) Orbitawand durch die Siebbeinzellen und kriecht mit einem Ast in die vordere Nasenhöhle. Ein Ast zieht durch die Lamina cribrosa zur Dura des Siebbeins und vermutlich zum Bulbus olfactorius.
- **Aa. palpebrales mediales,** für die beiden Augenlider,
- **A. supratrochlearis**, Ast zur Stirn, und
- **A. dorsalis nasi** zieht zum Nasenrücken und anastomosiert mit der A. angularis aus der A. facialis (Anastomose zwischen A. carotis externa und A. carotis interna).

5.8.4 A. carotis externa

Das Einflussgebiet der A. carotis externa erstreckt sich außerhalb der Schädelhöhle an Hals und Gesicht. Ausgehend vom Trigonum caroticum gelangt sie hinter den Unterkiefer, bedeckt von der Ohrspeicheldrüse und seitlich überkreuzt vom M. digastricus und M. stylohyoideus. Medial vom Ramus mandibulae teilt sie sich in ihre Endäste, die A. maxillaris und A. temporalis superficialis auf (◼ Abb. 5.16) (◼ Tab. 5.14).

◼ **Tab. 5.14.** Äste der A. carotis externa

Hauptast	Seitenäste
A. thyroidea superior	A. laryngea superior
A. lingualis	A. sublingualis A. profunda linguae
A. facialis	A. palatina ascendens Rr. tonsillares A. submentalis A. labialis sup. et inf. A. angularis
A. pharyngea ascendens	Rr. pharyngei A. meningea posterior A. tympanica inferior
A. occipitalis	
A. auricularis posterior	A. stylomastoidea A. tympanica posterior R. auricularis
A. temporalis superficialis	A. transversa faciei Rr. parotidei A. zygomaticoorbitalis A. temporalis media Rr. auriculares anteriores R. frontalis R. parietalis

A. maxillaris	A. auricularis profunda
	A. tympanica anterior
	A. alveolaris inferior
	  mit R. mylohyoideus
	  und A. mentalis
	A. meningea media
	A. masseterica
	Rr. pterygoidei
	Aa. temporales profundae
	A. buccalis
	A. alveolaris superior posterior
	A. palatina descendens
	A. canalis pterygoidei
	A. sphenopalatina
	A. infraorbitalis mit Aa. alveolares
	  superiores medii et anteriores

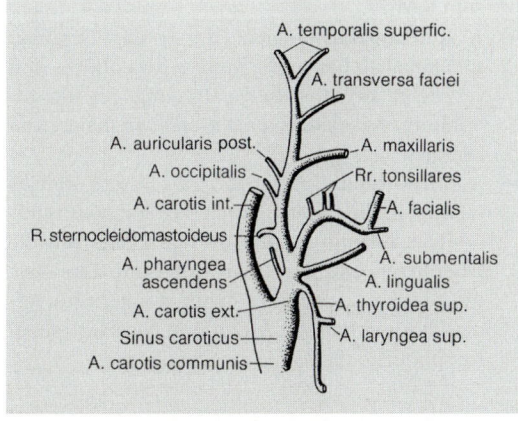

◼ **Abb. 5.16.** Äste der A. carotis externa. (Schiebler 2005)

> **Merke**
>
> Die Astfolge lässt sich folgendermaßen beschreiben: **Th**eo **Lin**gen **fa**briziert **pha**ntastische **O**chsenschwanzsuppe **aus** **t**oten **Mä**usen.

Die A. **thyroidea superior** verläuft geschlängelt zum oberen Pol der Schilddrüse. Vorher gibt sie die **A. laryngea superior** für den Kehlkopf ab, die sie gemeinsam mit dem N. laryngeus superior durch die Membrana thyroidea erreicht.

Die **A. lingualis** zieht nach medial und gelangt zwischen dem M. hyoglossus und M. genioglossus zur Zunge. Da sie stark geschlängelt verläuft, hat sie genug Reserven, um der Zunge auch bei kuriosen Bewegungen zu folgen. Äste versorgen die Gl. sublingualis.

Die **A. facialis** versorgt die mimische Gesichtsmuskulatur, sowie Gaumen, Mundboden und Pharynx. Sie kommt aus dem Trigonum caroticum und klettert am Vorderrand des M. masseter über den Unterkieferrand, wo sie auch tastbar ist. Sie durchquert die mimische Muskulatur und hält sich medial bis zur Nasenwurzel, wo sie in **die A. angularis** übergeht. Diese anastomosiert dann mit der **A. ophthalmica** der A. carotis interna. Weitere Äste sind:

- **A. palatina ascendens**, die an der Seitenwand des Pharynx zum Gaumen zieht. Sie bildet eine Anastomose zur A. palatina descendens der A. maxillaris.
- **Rr. tonsillares** versorgen die Gaumenmandel.
- **A. submentalis**, führt zur Gl. submandibularis und den suprahyalen Muskeln,
- **A. labialis superior** und **A. labialis inferior** versorgen die Ober- und Unterlippe. Sie treffen sich im M. orbicularis oris.

Die **A. pharyngea ascendens** verläuft an der Seitenwand des Rachens, wo sie folgende Äste abgibt:

- **Rr. pharyngei** an die Muskulatur,
- **A. tympanica inferior** für die Paukenhöhle und
- **A. meningea posterior** für die Dura der hinteren Schädelgrube.

Die **A. occipitalis** begibt sich zur Hinterhauptsregion. Lateral der Protuberantia occipitalis externa durchbohrt sie den Ursprung des M. trapezius und gelangt zur Oberfläche.

Die **A. auricularis posterior** zieht über den M. stylohyoideus und führt Äste zur Ohrmuschel sowie zum Mittel- und Innenohr.

Die **A. temporalis superficialis** ist die gerade Fortsetzung der A. carotis externa nach kranial. Obwohl ein eher schwacher Ast, ist sie manchmal deutlich geschlängelt in der Schläfenregion unter der Haut zu sehen.

Die **A. maxillaris** ist der stärkere Endast der A. carotis externa. Sie zieht von der Ohrspeicheldrüse nach innen an der Medialseite des Unterkiefers in die Fossa infratemporalis (**Pars mandibularis**). Dort legt sie sich zwischen die Pterygoideusmuskeln (**Pars pterygoidea**) und hält auf die Fossa pterygopalatina (**Pars pterygopalatina**) zu. Sie gibt 13 (dreizehn!) Äste ab.

Pars mandibularis der A. maxillaris hat folgende Äste:

- **A. auricularis profunda** zum Kiefergelenk und äußeren Gehörgang,
- **A. tympanica anterior** kommt der Chorda tympani aus der Paukenhöhle entgegen,
- **A. alveolaris inferior** ist der Kardinalast für die Versorgung der Zähne des Unterkiefers. Äste sind der R. mylohyoideus und die A. mentalis, die durch das Foramen mentale zum Kinn führt, und
- **A. meningea media**, wichtiges Gefäß, das durchs Foramen spinosum in die mittlere Schädelgrube zieht und dort die temporale Schädelwand versorgt.

Pars pterygoidea der A. maxillaris umfasst folgende Äste:

- Äste für die **Kaumuskeln**: A. masseterica, Rr. pterygoidei, Aa. temporales profundae zu den jeweiligen Muskeln,
- **A. buccalis** schwacher Ast für den M. buccinator.

Pars pterygopalatina der A. maxillaris gibt folgende Äste ab:

- **A. alveolaris superior posterior** für die Kieferhöhle und die Molaren des Oberkiefers,
- **A. palatina descendens** führt durch den Canalis palatinus major zum Gaumen. Dort anastomosiert sie mit der A. palatina ascendens der A. facialis,
- **A. canalis pterygoidei** zieht zur Tuba auditiva und zum Rachen,
- **A. sphenopalatina** zieht durch das Foramen sphenopalatinum in die hintere Nasenhöhle und verzweigt sich für die Versorgung der Nasenhöhle in Aa. nasales posteriores mediales und laterales.
- **A. infraorbitalis** gelangt durch die Fissura orbitalis inferior in die Orbita. Durch das Foramen infraorbitale versorgt sie das dortige Hautareal, die Oberlippen und das untere Augenlid. Ihre Äste Aa. alveolares superiores medii et anteriores versorgen zusammen mit Ästen der A. alveolaris superior posterior die Zähne des Oberkiefers.

KLINIK

Bei Verletzung der A. meningea media kann es zur Ausbildung eines epiduralen Hämatoms kommen.

5.8.5   V. jugularis interna

Die V. jugularis interna führt das Blut aus dem Gehirn über die **Sinus durae matris** (▸ Kap. 9.11.2) ab. Ein kleiner Teil des Bluts aus dem Schädelinneren kommt über die **Vv. emissariae** und **Vv. diploicae**. Weiterhin ist sie für den venösen Rückfluss von den Weichteilen von Kopf und Hals zuständig. Sie beginnt offiziell im Foramen jugulare mit einer Erweiterung der **Sinus sigmoideus** und **Sinus petrosus inferior**, dem **Bulbus venae jugularis**. Am Hals zieht sie in der Gefäß-Nerven-Scheide mit der A. carotis communis und dem N. vagus in die V. subclavia, und zwar am Venenwinkel (**Angulus venosus**).

Zuflüsse der V. jugularis interna sind:
- V. lingualis,
- V. thyroidea superior,
- **V. facialis** anastomosiert am medialen Augenwinkel über die V. angularis mit der V. ophthalmica (die mit dem Sinus cavernosus in Verbindung steht) und

- **V. retromandibularis**: Zusammenfluss der Vv. temporales superficialis, V. temporalis media und V. transversa faciei sowie aus dem Plexus pterygoideus (aus Fossa infratemporalis).

Oberflächliche Halsvenen liegen auf der Halsfaszie unter der Haut. Die **V. jugularis externa** drainiert das venöse Blut aus der Regio occipitalis und der V. jugularis anterior, die wiederum das Blut der Mundbodenregion einsammelt.

KLINIK

Ein günstiger Ort für die Verlegung eines **zentralen Venenkatheters** ist die V. jugularis interna. Man punktiert sie auf halber Strecke am Hinterrand des M. sternocleidomastoideus. Da sie in der Gefäß-Nerven-Scheide am weitesten vorne und lateral liegt, ist das Risiko, die A. carotis communis zu verletzen, relativ gering.

5.9   Lymphknoten und Lymphgefäße

Die Lymphe der Kopfschwarte und des Gesichts wird über regional verschiedene Wege abgeleitet (◘ Tab. 5.15).

◘ **Tab. 5.15.** Lymphabfluss an Kopf und Hals

Einzugsgebiet	Lymphknoten	Lokalisation	Abfluss
Kopf			
Gesicht	Nodi lymphatici buccinatorii	auf dem M. buccinator	Ndd. submandibulares
Wange und vordere Kopfschwarte bis zum Ohr	Ndd. parotidei superficiales et profundi	vor dem äußeren Gehörgang	Ndd. submandibulares
Hintere Kopfschwarte, Haut hinter dem Ohr	Ndd. mastoidei	auf dem Proc. mastoideus	Ndd. cervicales prof.
Hinterer Bereich der Kopfschwarte	Ndd. occipitales	Höhe der Linea nuchalis inf.	Ndd. cervicales prof.
Wange	Ndd. mandibulares	um die V. facialis	Ndd. cervicales prof.
Kinn und Unterlippe, Gingiva	Ndd. submentales	unter dem Kinn	Ndd. cervicales prof.
Gesicht, Zunge, Tonsillen, Zähne	Ndd. submandibulares	Trigonum submandibulare	Ndd. cervicales prof.
Hals			
Haut des Halses	Ndd. cervicales superficiales	entlang der V. jugularis ant. und V. jugularis ext.	
Lymphe des gesamten Kopfs	Ndd. cervicales profundi superiores	entlang der V. jugularis int.	Truncus jugularis, dann Ductus lymphaticus dexter/sinister, zieht von dorsal in den Venenwinkel

Die dazugehörigen Lymphknoten können in entsprechende Gruppen zusammengefasst werden.

5.9.1 Lymphknoten an der Kopf-Hals-Grenze

Hierzu gehören die Nodi lymphatici submentales, submandibulares, parotidei, mastoidei, occipitales (◘ Tab. 5.16). Sie drainieren die Lymphe in die tiefen Lymphbahnen am Hals.

5.9.2 Oberflächliche und tiefe Halslymphknoten

Die Nodi lymphatici cervicales superficiales nehmen die Lymphe entlang der V. jugularis anterior der Haut des Halses auf, die Nodi lymphatici cervicales profundi liegen entlang der V. jugularis interna als zweite Kontrollstation diejenige des gesamten Kopfs. Hierhin gelangt ebenfalls die regionäre Lymphe der Halsorgane (Ndd. tracheales, oesophagei, retropharyngeales, thyroideae, linguales). Nodi lymphatici supraclaviculares sind ober- und hinter der Clavicula liegende Lymphknoten, die mit den axillären Lymphknoten in Verbindung stehen.

5.9.3 Lymphbahnen

Die Lymphe aus den überregionalen Zuflüssen sammelt sich im Truncus jugularis, der wiederum kurz vor seinem Ende im Angulus venosus (Venenwinkel) in den Ductus lymphaticus dexter mündet. Dieser nimmt noch den Truncus subclavius dexter und den Truncus bronchomediastinalis auf. Auf der linken Seite münden der Truncus jugularis sinister, der Truncus bronchomediastinalis sinster und der Truncus subclavius sinster in den Ductus thoracicus ein.

> **Merke**
>
> Etwa ein Drittel aller Lymphknoten des Körpers liegen am Hals. Dies spiegelt die offensichtliche Mühe des Immunsystems wider, die zahlreichen Körperöffnungen am Kopf abzusichern.

5.10 Angewandte und topografische Anatomie

5.10.1 Oberflächenanatomie von Kopf und Hals

Das Oberflächenrelief des Kopfs ist recht eindeutig: Am Hirnschädel sind wenige Knochenvorsprünge tastbar, z. B. der Processus mastoideus oder die Protuberantia occipitalis externa. Im Gesichtsschädel sind tastbar: Übergang des Os nasale in den knorpeligen Anteil der Nasenflügel, die Orbitaränder, die Jochbögen sowie Unterkiefer und das Kiefergelenk.

5.10.2 Kopfregionen

Die Kopfregionen werden nach den Knochen benannt, die unter ihnen liegen:
- Regio frontalis,
- Regio parietalis,
- Regio temporalis und
- Regio occipitalis.

Bei Kopfplatzwunden erkennt man die Schichtung des Skalps besonders schön. Von außen nach innen sind dies folgende Schichten:
- Kopfhaut, evtl. noch mit Haaren,
- Galea aponeurotica (flächenhafte Sehne des M. epicranius),
- verschiebliches Bindegewebe und
- Periost der Schädelknochen.

Nach innen setzt sich die Schichtung wie folgt fort:
- Calvaria (Schädelkalotte) mit kompaktem äußeren Knochen (Lamina externa), Diploe, und kompaktem inneren Knochen (Lamina interna),
- inneres Periost,
- Spatium epidurale,
- Dura mater,
- Arachnoidea (Achtung! Ein Spatium subdurale gibt es nicht; dies entsteht erst im Falle (pathologischer) Raumforderung durch Einblutung),
- Spatium subarachnoidale (Subarachnoidalraum),
- Pia mater und
- Gehirn.

5.10.3 Oberflächliche Gesichtsregionen

Die oberflächlichen Gesichtsregionen sind:
- Regio frontalis,
- Regio orbitalis (▸ Kap. 10.1),

- Regio temporalis,
- Regio nasalis,
- Regio oralis,
- Regio buccalis und
- Regio parotideomasseterica.

5.10.4 Tiefe Gesichtsregionen

Bei den tiefen Gesichtsregionen handelt es sich um (◘ Tab. 5.16):
- Fossa temporalis,
- Fossa infratemporalis,
- Fossa pterygopalatina,
- Fossa retromandibularis und
- Orbita (► Kap. 10.2).

5.10.5 Spatium peripharyngeum

Die Räume, die den Pharynx umgeben, werden **Spatium peripharyngeum** genannt. Man kann sie in ein Spatium parapharyngeum (lateropharyngeum) und Spatium retropharyngeum unterteilen (◘ Abb. 5.17):
- Das **Spatium retropharyngeum** ist der Raum hinter dem Pharynx, zwischen dem tiefen und mittleren Blatt der Halsfaszie.
- Das **Spatium lateropharyngeum** steht nach lateral mit der Parotisloge in Verbindung. Ein **dorsaler**

Abschnitt enthält die A. carotis interna, V. jugularis interna, die Vagusgruppe der Hirnnerven (IX, X, XI) und den N. hypoglossus. Ein ventraler Abschnitt enthält den N. lingualis, N. alveolaris inferior, und Chorda tympani.

> **KLINIK**
>
> Vom **Peripharyngealraum** können sich Entzündungen, die z. B. von der Tonsilla palatina ausgehen, verbreiten, z. B. Einbruch in V. jugularis (Sepsis!), in den Liquorraum (Meningitis!) oder ins Mediastinum (Senkungsabszess)

5.10.6 Mundboden

Die **Regio sublingualis** liegt zwischen den Unterkieferbögen oberhalb des M. mylohyoideus. Sie enthält:
- die Gl. sublingualis,
- den hinteren Teil der Gl. submandibularis sowie den
- N. lingualis, der hier den Ductus submandibularis unterkreuzt.
- Der N. hypoglossus tritt am Hinterrand des M. mylohyoideus ein.
- Das Ggl. submandibulare lagert sich dem N. lingualis an.

◘ **Tab. 5.16.** Tiefe Gesichtsregionen

Region	Inhalt	Begrenzung
Fossa temporalis	Fett, Gefäße und Nerven für den M. temporalis	**lateral**: Fascia temporalis **medial**: Os temporale, Os parietale, Os frontale, Ala major des Keilbeins **unten**: Fossa infratemporalis an der Crista infratemporalis **oben/hinten**: Ansatz der Fascia temporalis am Periost der Schädelkalotte
Fossa infratemporalis	Mm. pterygoideus lateralis et medialis; Bichat-Fettpropf (zwischen M. buccinator und Ramus mandibulae; Alete-Bäckchen), A. maxillaris, Plexus pterygoideus, Ggl. oticum, N. mandibularis, Chorda tympani	**medial**: Fossa pterygopalatina **lateral**: Arcus zygomaticus, Ramus mandibulae **oben**: Ala major des Keilbeins **unten**: Ansatz des M. pterygoideus medialis **vorne**: Corpus maxillae **hinten**: Fossa retromandibularis
Fossa pterygopalatina	Ggl. pterygopalatinum, Endäste der A./V. maxillaris	**oben**: Corpus des Keilbeins **medial**: Lamina perpendicularis des Gaumenbeins **hinten**: Proc. pterygoideus des Keilbeins **vorne**: Proc. orbitalis des Gaumenbeins, Corpus maxillae
Fossa retromandibularis	Gl. parotidea, A. carotis externa, V. retromandibularis, N. facialis	zwischen Ramus mandibulae und Meatus acusticus externus

◨ Abb. 5.17. Spatium retropharyngeum und lateropharyngeum in einem Horizontalschnitt in Höhe des Axis. Beide Räume sind durch ein sagittales Septum voneinander getrennt (e). I: Spatium retropharyngeum, II: Spatium lateropharyngeum, a: Fascia masseterica, b: Fascia: parotidea, c: Fascia buccopharyngea, d: Lamina prevertebralis fasciae cervicalis, f: Aponeurosis stylopharyngea. (Schiebler 2005)

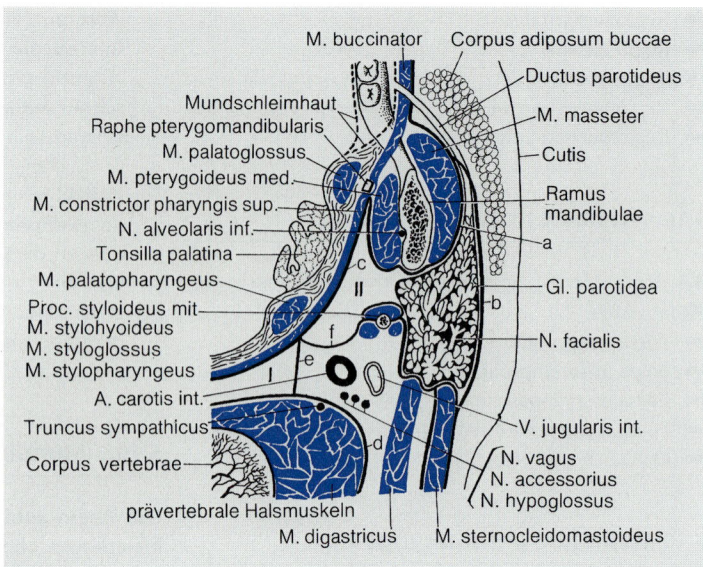

Das Trigonum submandibulare und das Trigonum submentale breiten sich zwischen dem Unterkiefer und dem Zungenbein aus (◨ Tab. 5.17).

5.10.7 Bildgebende Verfahren

Deutung einfacher orthologischer Röntgenbilder und CT- und MR-Tomogramme (◨ Abb. 5.18).

5.10.8 Halsregionen

Offizielle Grenzen des Halses nach kranial ist die Mandibula nach vorn und die Protuberantia occipitalis externa hinten. Die Linie zwischen Acromion und Manubrium sterni markiert die Grenze zum Rumpf. Diese Markierungen sind rein äußerlich, sie werden durch folgende Regionen präzisiert:

Regio cervicalis anterior

Die Regio cervicalis anterior wird begrenzt durch die Vorderränder des M. sternocleidomastoideus, dem Sternum und der Mandibula. Sie ist unterteilbar in

- **Regio mediana cervicalis**, wird nach oben vom Zungenbein, nach unten vom Manubrium sterni, nach lateral vom M. omohyoideus (oben) und M. sternocleidomastoideus (unten) begrenzt. Auf sie projizieren sich der Larynx, die Schilddrüse und die infrahyale Muskulatur.
- Trigonum submandibulare (s. o., Mundboden).
- Trigonum submentale (s. o., Mundboden).
- **Trigonum caroticum**, wird vom Vorderrand des M. sternocleidomastoideus, hinterem Digastricusbauch und oberem Bauch des M. omohyoideus begrenzt. Im Karotisdreieck liegen die Aa. carotis interna und externa (samt einiger Äste), N. hypoglossus, N. vagus, N. accessorius und der Halsgrenzstrang.

◨ Tab. 5.17. Trigonum submandibulare und submentale

Region	Inhalt	Begrenzung
Trigonum submandibulare	Gl. submandibularis, Ductus submandibularis, N. transversus colli, A./V. facialis, A./V./N. lingualis und Ggl. submandibulare, Lymphknoten	lateral-oben: Mandibula medial-vorne: Venter anterior des M. digastricus hinten: Venter post. des M. digastricus, M. tylohyoideus
Trigonum submentale	bedeckt von der Lamina superficialis der Halsfaszie, Lymphknoten	oben: Mandibula unten: Os hyoideum lateral: Mm. digastrici

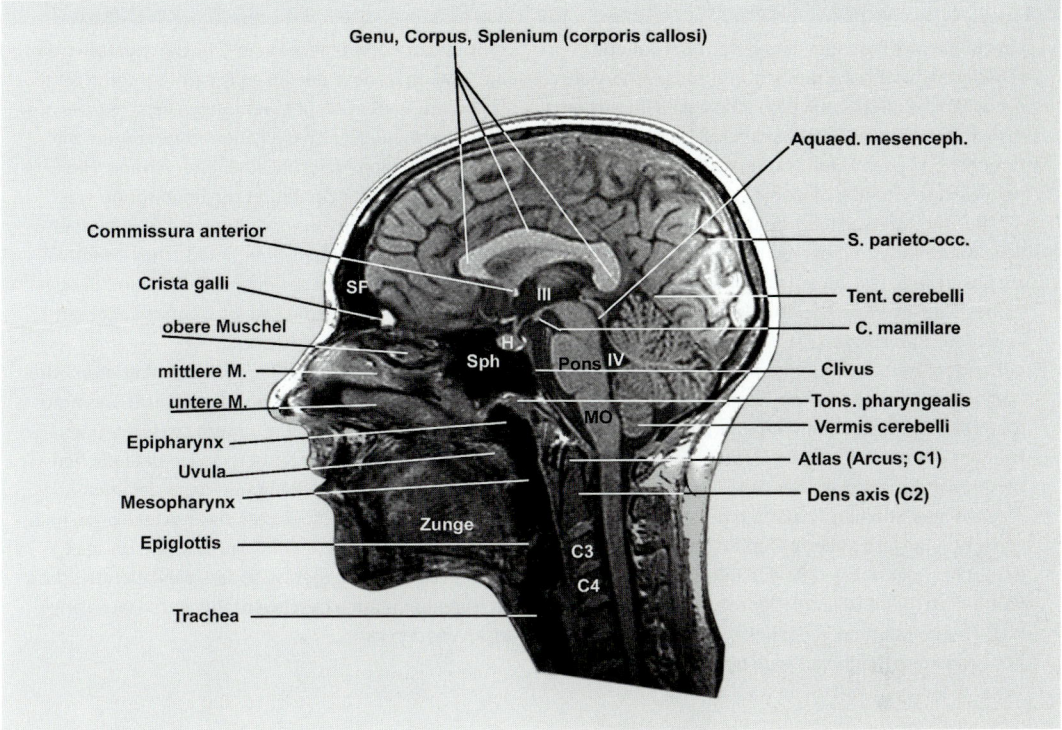

Abb. 5.18. MRT der Kopf- und Halsregion, T1-gewichtet, 32-jährige Probandin vor dem WM-Finale 2006, leicht paramedian-sagittale Schnittführung. SF: Sinus frontalis, Sph: Sinus sphenoidalis, H: Hypophyse, MO: Medulla oblongata, III: III. Ventrikel, IV: IV. Ventrikel

— **Regio sternocleidomastoidea**, beschränkt sich auf den Verlauf des Muskels, begrenzt so die vordere von der seitlichen Halsregion.

Regio cervicalis lateralis

Die seitliche Halsregion erstreckt sich nach vorn zum M. sternocleidomastoideus, und nach hinten zum Oberrand des M. trapezius. Nach unten macht ihr das Schlüsselbein ein Ende. Der hintere Bauch des M. omohyoideus teilt es in ein

— vorderes **Trigonum omoclaviculare**. Dieses begrenzt die Clavicula nach unten. Es ist der Ort, in dem die Skalenuslücken ihr Unwesen treiben (▶ Kap. 5.3.5) und
— hinteres **Trigonum omotrapezoideum**. Hier findet man den Erb-Punkt, wenn man ihn sucht (▶ Kap. 5.6.2).

KLINIK

Bei plötzlicher Verlegung der Atemwege (z. B. Aspiration, Wespenstich o. Ä.) kann man im Notfall folgenderweise verfahren:

Koniotomie: Quere Durchtrennung des Lig. cricothyroideum medianum zwischen Unterrand des Schildknorpels und Ringknorpel (gut tastbar). Die Gefahr, Blutgefäße zu verletzen, ist gering. Risiko: Evtl. Verletzung des Lobus pyramidalis bzw. persistierenden Ductus thyroglossus.

Obere Tracheotomie: Vertikale Durchtrennung in Höhe des 2.–4. Trachealknorpels oberhalb der Schilddrüse.

Untere Tracheotomie: Luftröhrenschnitt unterhalb der Schilddrüse durch 6.–7. Trachealknorpel. Hier nur in OP-Bedingungen. Gefahr der Verletzung median verlaufender Venen (z. B. Plexus thyroideus impar bzw. Arcus venosus jugularis).

5

Fallbeispiel

Eine 89-jährige Frau sucht ihren Hausarzt auf und schildert ihm, sie habe nun schon zum zweiten Mal in dieser Woche eine deutliche Kraftlosigkeit im rechten Arm und im rechten Bein, wodurch sie sich nur noch unsicher bewegen könne. Das erste Ereignis sei innerhalb weniger Stunden wieder verschwunden.

Bei der Untersuchung stellt der Arzt eine deutliche Kraftminderung der rechten Seite im Vergleich zur linken Seite fest. Bis auf eine medikamentös gut eingestellte arterielle Hypertonie hat die Patientin keinerlei Erkrankungen. Da der Arzt eine vorübergehende Unterversorgung des Gehirns vermutet (**TIA** = **T**ransitorische **I**schämische **A**ttacke) weist er die Patientin zur stationären Aufnahme in ein Krankenhaus ein. Hier zeigt sich die Kraftminderung bei der Aufnahme schon wieder rückläufig. Zur differenzialdiagnostischen Abklärung der Ursache wird zunächst eine farbkodierte Duplexsonographie (»Doppler«) der Halsgefäße durchgeführt, um den Blutfluss zu quantifizieren. Hier zeigt sich eine deutliche Flussminderung in der linken **A. carotis interna**. Zur genaueren Diagnostik wird eine Kontrastmittel Computertomographie (»Angio-CT«) durchgeführt, die eine 98%ige Stenose der linken A. carotis interna zeigt.

Aufgrund der Gefahr eines totalen Verschlusses des Gefäßes entschließt sich die Patientin zusammen mit den behandelnden Ärzten zu einer Intervention. Hier kommt neben einer Operation zur Einbringung einer Gefäßprothese auch eine endoluminale Gefäßaufdehnung und das Einbringen einer Gefäßstütze (Stent) in Betracht. Aufgrund des geringeren Risikos und der geringeren Belastung für die Patientin entschließt man sich gemeinsam für diese Option.

Ein in die A. femoralis eingebrachter Katheters wird über die A. iliaca, die Aorta, die linke A. carotis communis bis hin zur linken A. carotis interna geführt. Dort wird mittels eines an der Katheterspitze befindlichen Ballons die Engstelle gedehnt und dann der Stent an dieser Stelle entfaltet, sodass er die Engstelle offen hält. Ein am nächsten Tag zur Kontrolle durchgeführtes CT zeigt ein sehr gutes Ergebiss, sodass die Patientin schon nach wenigen Tagen beschwerdefrei nach Hause entlassen werden kann.

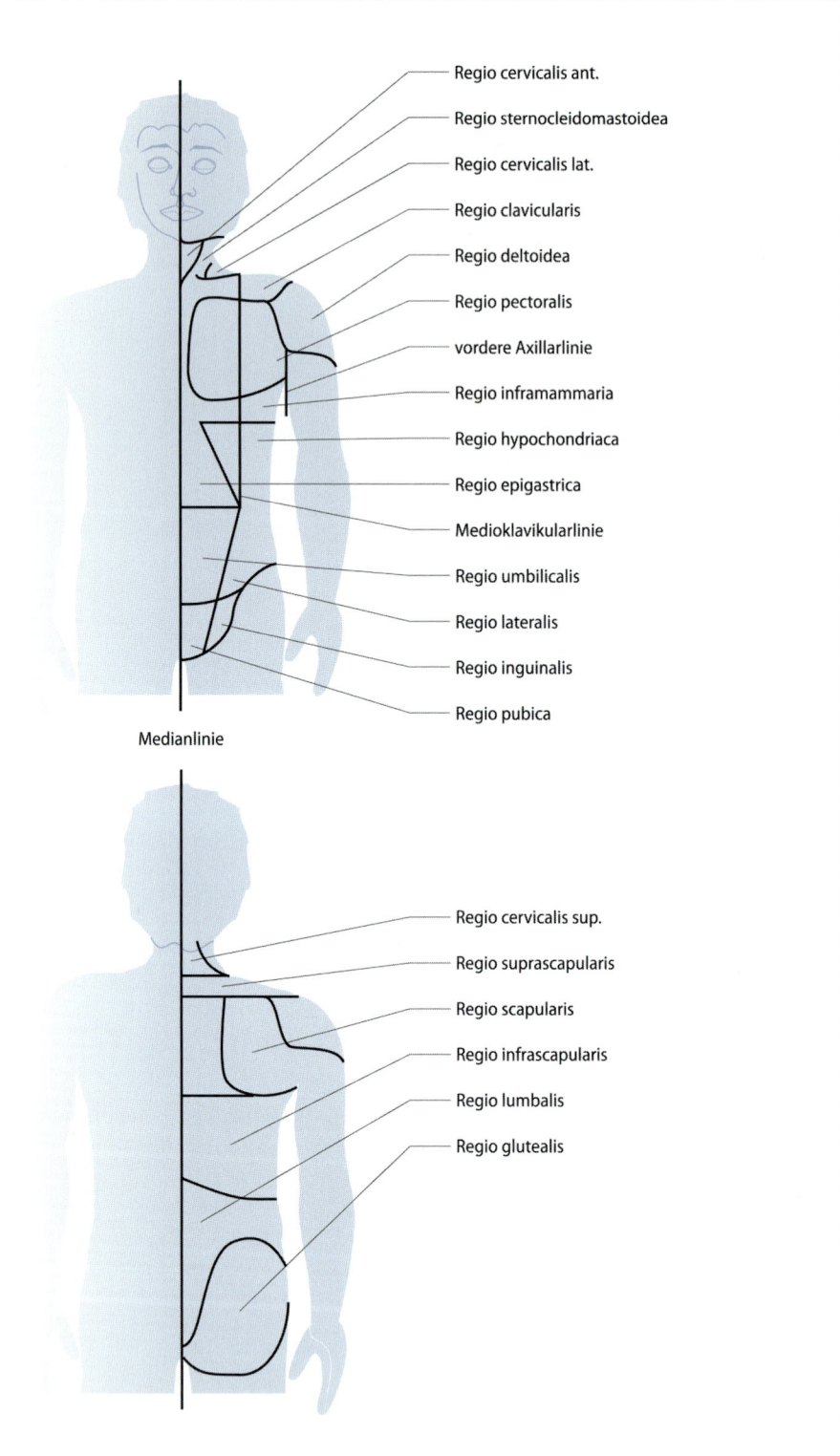

6

Regio cervicalis ant.

Regio sternocleidomastoidea

Regio cervicalis lat.

Regio clavicularis

Regio deltoidea

Regio pectoralis

vordere Axillarlinie

Regio inframammaria

Regio hypochondriaca

Regio epigastrica

Medioklavikularlinie

Regio umbilicalis

Regio lateralis

Regio inguinalis

Regio pubica

Medianlinie

Regio cervicalis sup.

Regio suprascapularis

Regio scapularis

Regio infrascapularis

Regio lumbalis

Regio glutealis

6 Leibeswand

Mind Map

Der Stamm des Körpers (**Truncus**) besitzt zwar, gemessen an seinem Inhalt, eine relativ geringe Oberfläche; dennoch erfordert eine rücksichtslose Umwelt zusätzliche Maßnahmen, um innere Organe ausreichend abzuschirmen. Im Aufbau des Brustkorbs (**Thorax**) sind die Prinzipien der Metamerie von allen Seiten noch gut zu erkennen: das relativ starre Arrangement der **Rippen** scheint die Organe des Brustkorbs zwar einzupanzern, kommt aber andererseits den Herausforderungen der ständigen Volumenveränderungen von Herz und Lungen entgegen. Zugleich widmet der Organismus der unbewachten Rückseite des Körpers (**Dorsum**) mit der stabilen Wirbelsäule mehr Fürsorge als der Bauchseite (**Abdomen**), die er im Gesichtsfeld gut im Griff hat und lediglich muskulär mit einer Schale umgibt.

6.1   Rücken

6.1.1   Entwicklung der Wirbelsäule

Organisator der zentralen Körperachse ist die **Chorda dorsalis**. In der 4. Woche halten es die Sklerotomzellen der ehemaligen Somiten nicht mehr aus, wandern in Richtung Chorda und bilden um sie herum einen mesenchymalen Zellverband. Die benachbarten **Sklerotomsegmente** verschmelzen in der 8. Woche miteinander und verdrängen das Chordagewebe. Lediglich im Bereich der Zwischenwirbelscheiben bleiben Chordareste übrig, um Platz für die Entwicklung als Nucleus pulposus freizuhalten.

Die ebenfalls segmental angelegten, aber längs verlaufenden **Myotome** überspringen die Zwischenwirbelscheiben und verbinden die Fortsätze benachbarter Wirbelanlagen. Diese Einheit benachbarter Weichteile und dazugehöriger Skelettelemente bezeichnet man später als **Bewegungssegment**. Zunächst bilden die Anlagen der Wirbel, die noch offenen Wirbelbögen und Querfortsätze und Rippen eine zusammenhängende Struktur aus hyalinem Knorpel. In der 10. Woche taucht der segmentale Spinalnerv in Höhe des späteren **Foramen intervertebrale** auf. Die ersten **Knochenkerne** erscheinen in der 12. SSW.

Die nach dorsal zusammenwachsenden Wirbelbögen, die das Wirbelloch umschließen, erkennt man nur noch bei den Halswirbeln als geteilten Processus spinosus.

KLINIK

Spina bifida. Wenn der Schluss der Wirbelbögen nicht vollständig erfolgt, bleibt der Wirbelkanal nach hinten offen, und die Dornfortsätze fehlen: es entsteht das Bild der **Spina bifida**. Anteile des Rückenmarks bzw. seiner Häute können dann hervortreten (▶ Kap. 9).

Einen Defekt der Wirbelbögen nennt man **Spondylolyse** (oft im Lendenwirbelbereich). Darauf kann der Wirbel samt Zwischenwirbelscheibe über dem anschließenden Segment hervorgleiten (**Spondylolisthesis**).

6.1.2   Skelettelemente der Wirbelsäule

Ein Standardwirbel besteht aus (◘ Abb. 6.1):
- Wirbelkörper (Corpus vertebrae),
- Wirbelbogen (Arcus vertebrae),
- Dornfortsatz (Processus spinosus),

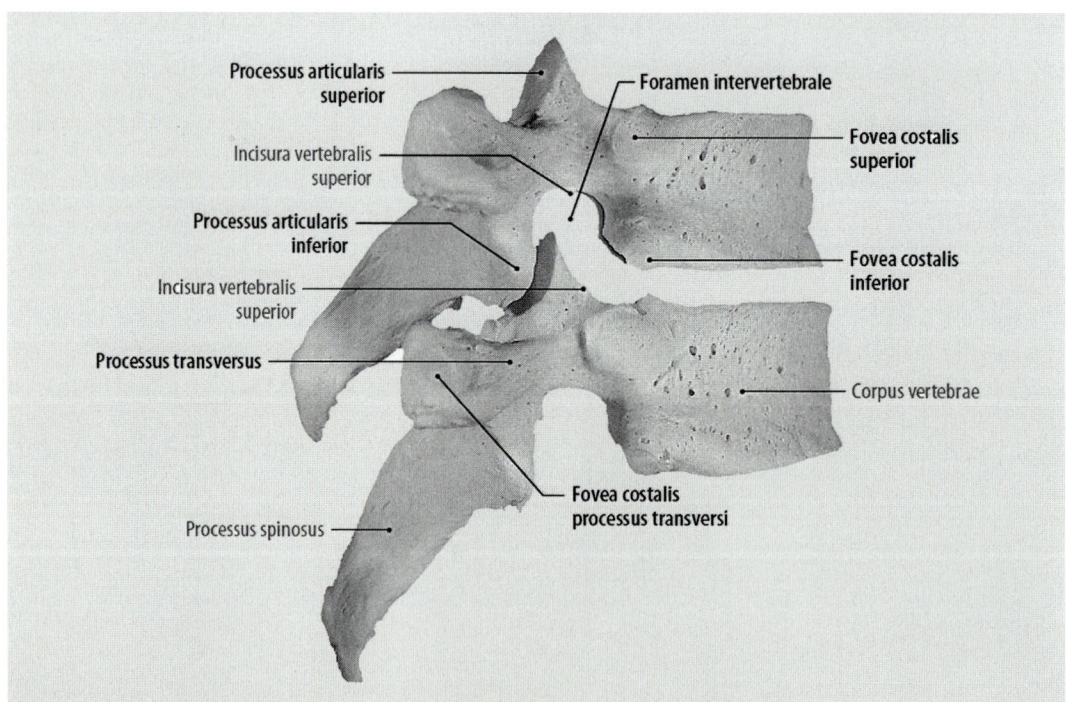

◘ **Abb. 6.1.** Aufbau zweier Brustwirbel (Th5–Th6). (Tillmann 2005)

- 2 Querfortsätzen (Processus transversi) und
- 4 Gelenkfortsätzen (Processus articulares).

Der Wirbelbogen umschließt das Wirbelloch (Foramen vertebrale), deren Gesamtheit den Wirbelkanal (Canalis vertebralis) bildet. An den Fortsätzen setzen Muskeln an. Mit 2 oberen Gelenkfortsätzen steht ein Wirbel mit den unteren Gelenkfortsätzen des benachbarten oberen Wirbels in Verbindung. Seitlich formen 2 Incisurae vertebrales zweier übereinander liegender Wirbel ein Foramen intervertebrale (eigentlich einen Kanal, durch den der Spinalnerv zieht).

Die Wirbelkörper werden nach kaudal massiver, weil sie zunehmend mehr tragen müssen, und die Wirbellöcher werden nach kaudal enger, weil sie zunehmend weniger denken müssen, d. h. weil das Rückenmark schmaler wird. Die Ränder sind verstärkt, ebenso die horizontalen Flächen (Deckplatten).

Die Wirbel sind in Gruppen sortiert und geben den Abschnitten der Wirbelsäule ihren Namen. Man unterscheidet:

> **Merke**
>
> Halswirbelsäule: 7 Halswirbel
> Brustwirbelsäule: 12 Brustwirbel
> Lendenwirbelsäule: 5 Lendenwirbel
> Kreuzbein: 5 verschmolzene Kreuzbeinwirbel
> Steißbein: 2–3 Steißwirbel

Halswirbelsäule

Die Halswirbelsäule ist insgesamt nach vorn geneigt (**Lordose**). Ihre Wirbel fallen durch folgende Eigenheiten auf:

Der **Atlas** ist mit einem wannenförmigen Gelenk mit dem Os occipitale verbunden (s. o.). Anstelle eines Wirbelkörpers besticht ein kümmerliches Tuberculum anterius, an dessen Innenfläche der **Dens axis** zapfenartig eingelassen ist. Die Last des Kopfs tragen die Massae laterales atlantis.

Der **Axis** trägt als Wirbelkörper-Äquivalent den Dens axis, den er in die Fovea dentis axis in den Atlas stülpt. Zum Wirbelkanal ist dieser durch ein quer verlaufendes Band (Lig. dentis axis) fixiert.

Die übrigen Halswirbel zeichnen sich durch folgende Gemeinsamkeiten aus:
- Gespaltener Dornfortsatz,
- Foramen transversarium (durch das die A. vertebralis zieht),
- weites Wirbelloch und
- kleiner Wirbelkörper.

Der Dornfortsatz des 7. Halswirbels ist gut tastbar (»Vertebra prominens«) und als einziger nicht gespalten.

KLINIK

Tod durch Erhängen. Der Tod durch den Strang (in Deutschland bis 1951 nach den Nürnberger Prozessen, in den USA bis 1996, in Singapur bis heute praktiziert) kann durch folgende Ursachen eintreten:
1. Ruptur des Lig. dentis axis, Verschieben des Axis gegenüber dem Atlas und Kompression der Medulla oblongata mit Kreislauf/Atemzentrum.
2. Fraktur des Dens axis, Effekt wie 1)
3. Langsamer Tod durch Abschnüren der Atemwege, Fraktur und Impression des Os hyoideum.
4. Beidseitige Kompression der Pressorezeptoren der Carotiswand und reflektorischer Herzstillstand.

Brustwirbelsäule

Die Brustwirbel erkennt man an der dachziegelähnlichen Neigung ihrer Dornfortsätze. Außer den Intervertebralgelenken gibt es Gelenke für die Rippen (Artt. costotransversariae sowie die Artt. capitis costae), die Dreh-Kipp-Bewegungen während der Respiration zulassen.

Lendenwirbelsäule

Lendenwirbel sind die massivsten aller Wirbel. Sie haben ein kleines Wirbelloch und einen massiven Wirbelkörper. Das Rippenrudiment bezeichnet man als **Proc. costalis**, der mit dem eigentlichen Querfortsatz (**Proc. accessorius**) teilweise verschmolzen ist. An den Gelenkfortsätzen findet sich der **Proc. mamillaris** als zusätzliche Muskelansatzstelle.

Kreuzbein

Das dreieckige Kreuzbein ist das Bindeglied zwischen den Hüftbeinen und somit ein Teil des Beckengürtels. Seine 5 Wirbel sind miteinander verschmolzen. Die Gelenkfläche zu den Hüftbeinen (**Facies auricularis**) ist Teil der **Art. sacroiliaca** (Iliosakralgelenk), einer Amphiarthrose. Nach oben hin bildet sich die **Basis ossis sacri** aus, nach unten die **Apex ossis sacri**.

Die Vorderfläche ist konkav gekrümmt, die Hinterfläche logischerweise konvex. Dort sind die Knochenvorsprünge in 5 Leisten verschmolzen, die Crista sacralis mediana (Procc. spinosi), 2 Cristae sacrales intermediae (Procc. articulares), und 2 Cristae sacrales laterales (Procc. accessorii). Der **Canalis sacralis** ist nach unten hin knöchern geöffnet (**Hiatus sacralis**), aber durch Weichteile verschlossen.

KLINIK

Im Hiatus sacralis kann man eine örtliche Betäubung setzen und damit die Spinalnerven ausschalten (Sakralanästhesie).

Der ventrale Oberrand des Kreuzbeins ragt am weitesten ins kleine Becken hinein (**Promontorium**). Die **Foramina sacralia** sind zu jeweils 5 Paaren ventral und dorsal angeordnet.

KLINIK

Der genetisch bedingte **Morbus Bechterew** beginnt mit einer Entzündung des Iliosakralgelenks, dessen Bänder lockerer werden und Schmerzen verursachen. Die entzündlichen Veränderungen greifen dann zunehmend auf die kranialen Wirbelgelenke über. Folge ist eine Schonhaltung der Wirbelsäule mit teilweise extremer Vorneigung des Rumpfs und Streckung der Halswirbelsäule, um das Gesichtsfeld zu erhalten (Vogelblick).

6.1.3 Verbindungen der Wirbel

Wirbelgelenke

Echte Gelenke existieren zwischen den Wirbeln C1–L5/S1. Weiterhin sind die Rippen mit den Querfortsätzen und Körpern der Brustwirbel verbunden. Die Wirbelkörper bilden mit den faserknorpeligen Zwischenwirbelscheiben Synchondrosen aus.

Zwischenwirbelgelenke (Artt. zygoapophysiales)

Die Zwischenwirbelgelenke verbinden die Wirbelbögen zwischen einem oberen und einem unteren Gelenkfortsatz. Sie lassen im Einzelnen nur geringe Bewegungsmöglichkeiten zu, wirken aber summarisch. In den Abschnitten der Wirbelsäule stehen die Gelenkflächen der Gelenkfortsätze unterschiedlich zueinander, sodass auch die Summationsbewegung charakteristisch für den gesamten Abschnitt ist:

- **Halswirbelsäule**: Die Gelenkflächen stehen dorsal etwas abgeflacht zueinander. Insgesamt sind Bewegungen wie in einem Kugelgelenk möglich. Die Kopfgelenke nehmen eine Sonderstellung ein: Die **Art. atlantooccipitalis** ist ein Eigelenk mit einer schlaffen Gelenkkapsel. Nickbewegungen und Seitwärtsneigen des Kopfs sind zugelassen. Die **6 Articulationes atlantoaxiales** zwischen den ersten beiden Halswirbeln bilden eine funktionelle Einheit und dienen hauptsächlich der Rotation (Eule).

- **Brustwirbelsäule**: Die Gelenkflächen stehen in der Frontalebene, sodass Seitwärts- und Rotationsbewegungen der Wirbelsäule möglich sind.
- **Lendenwirbelsäule**: Die Gelenkflächen stehen in der Sagittalebene, die vornehmlich »Jawohl-Herr-Oberarzt-Bewegungen« der Wirbelsäule ermöglicht.

Zwischenwirbelscheiben (Disci intervertebrales, »Bandscheiben«)

Die Zwischenwirbelscheiben sind wie Berliner (in Sachsen: Pfannkuchen) konstruiert. Ein innerer gallertiger Kern, **Nucleus pulposus** (an der Stelle der ehemaligen Chorda dorsalis), wird umgeben von gegenläufigen Lamellensystemen des faserknorpeligen **Anulus fibrosus**. Die Faserzüge verankern sich in der Boden- und Deckplatte des benachbarten Wirbelkörpers. Sie sind, je nach der Stellung der Wirbelkörper in der Sagittalebene, keilförmig gestaltet. Es gibt keine Disci intervertebrales zwischen den Wirbelkörpern von C1 und C2 sowie L5 und dem Kreuzbein.

Merke

Bewegungssegmente

Ein Bewegungssegment besteht aus jeweils 2 benachbarten Wirbeln mit der dazwischen liegenden Bandscheibe, den dazugehörigen Wirbelbogengelenken, Bändern und Muskeln. Es ist die »Funktionelle Einheit« der Wirbelsäule.

Da die Zwischenwirbelscheiben gefäßfrei sind, werden sie ausschließlich über Diffusion versorgt. Dies gelingt im Liegen unter Entlastung des Nucleus pulposus besser als im Stehen. Der erleichterte Wassereinstrom in den Nucleus pulposus ist der Grund, weshalb Sie morgens (vorausgesetzt, Sie haben im Liegen geschlafen) gut 2-3 cm größer sind als abends (vorausgesetzt, Sie haben den Tag stehend verbracht).

KLINIK

»Bandscheibenvorfall«: Im Alter (ab 30. Lebensjahr) kommt es durch Abbau der wasserbindenden **Glykosaminoglykane** des Knorpelgewebes zu einem Wasserverlust. Zudem bewirkt der Druck des nicht komprimierbaren Nucleus pulposus degenerative Veränderungen der umgebenden Faserstrukturen, und es kann durch Abbau des Fasermaterials zum Hervorgleiten (Protrusion oder **Prolaps**) des Gallertkerns in den Wirbelkanal kommen. Dies geschieht meist nach lateral, da dort der Wirbelkanal nicht durch das Lig. longitudinale posterius abgesichert ist.

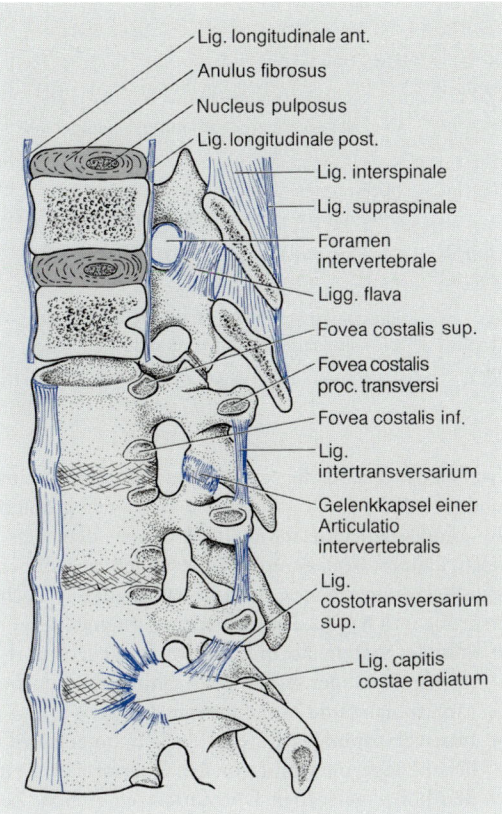

Lig. longitudinale ant.

Anulus fibrosus

Nucleus pulposus

Lig. longitudinale post.

Lig. interspinale

Lig. supraspinale

Foramen intervertebrale

Ligg. flava

Fovea costalis sup.

Fovea costalis proc. transversi

Fovea costalis inf.

Lig. intertransversarium

Gelenkkapsel einer Articulatio intervertebralis

Lig. costotransversarium sup.

Lig. capitis costae radiatum

Abb. 6.2. Bänder der Brustwirbelsäule. (Schiebler 2005)

Bandapparat

Die Wirbelsegmente werden durch folgende Bänder stabilisiert (Abb. 6.2):

- **Lig. longitudinale anterius**, vorderes Längsband, das vom Hinterhaupt bis zum Steißbein die anterolaterale Fläche der Wirbelkörper und Zwischenwirbelscheiben verbindet.
- **Lig. longitudinale posterius**, hinteres Längsband, analog zum vorderen, bedeckt die dorsale Fläche der Wirbelkörper, ist aber wesentlich schmaler. Es ist mit den Zwischenwirbelscheiben verwachsen und sichert so die Position des Anulus fibrosus.
- **Ligg. interspinalia**, kurze Bänder zwischen den Dornfortsätzen der einzelnen Wirbel.
- **Lig. supraspinale** zieht über die Dornfortsätze von C7 bis zum Kreuzbein hinweg.
- **Lig. nuchae**, Nackenband, derbe sagittal gestellte Bindegewebsplatte, die sich zwischen der Protuberantia occipitalis externa und den Procc. spinosi der Halswirbel erstreckt. Es entspricht den Ligg. supraspinale und interspinalia der kaudalen Wirbelsäulensegmente.

- **Ligg. flava**, elastische (gelbe) Bänder, die die Wirbelbögen miteinander verbinden. Sie helfen der autochthonen Rückenmuskulatur beim Aufrichten der Wirbelsäule.

6.1.4 Wirbelsäule als Ganzes

Die Wirbelsäule ist keine Säule, sondern eine biegungselastische Kette von **Bewegungssegmenten**. Sie federt Stöße beim Springen oder Gehen durch ihre doppelte S-Form elegant ab. Wenn man sie von der Seite, also in der Sagittalebene, betrachtet, fallen physiologische Krümmungen auf: **Lordosen** sind Krümmungen nach vorn (ventral konvex) und **Kyphosen** sind Krümmungen nach hinten (dorsal konvex). Beim aufrecht gehenden Menschen findet man:

- Halslordose,
- Brustkyphose,
- Lendenlordose und
- Kreuzbeinkyphose.

> **Merke**
>
> Das war nicht immer so. Als Hund, Ratte, oder Neugeborenes hatten wir eine kyphotische Wirbelsäule, erst der aufrechte Gang bzw. Kopfkontrolle machte die typische Krümmung (und die Fußgewölbe!) sinnvoll.

Eine Krümmung in der Frontalebene (**Skoliose**) ist im Brustbereich normal, wenn sie geringfügig bedingt ist durch die Lateralisierung der oberen Extremität, d. h. durch die rechts meist besser ausgebildeten Schultergürtelmuskeln (bei Rechtshändern).

Mit den Wirbelbögen und dem Canalis vertebralis umschließt die Wirbelsäule das **Rückenmark**, deren Wurzeln für die Spinalnerven durch die **Foramina intervertebralia** in die Peripherie ziehen (▶ Kap. 9.2).

Abweichungen

Im Halswirbelbereich kann der Atlas mit dem Os occipitale verschmolzen sein (**Atlasassimilation**, selten). Die Halswirbelsäule besitzt Rippenrudimente, sodass eine zusätzliche »**Halsrippe**« auftreten kann. Dies führt zu Verengungen und Sensibilitäts- bzw. Durchblutungsstörungen.

Im lumbosakralen Übergangsbereich kann der 5. Lendenwirbel ins Kreuzbein integriert sein: **Sakralisation**. Dies hat Konsequenzen für die Geburtshilfe (**langes Becken**). Seltener kommt auch die Eingliederung des 1. Sakralwirbels in die freie Lendenwirbelsäule vor: **Lumbalisation**.

◘ Tab. 6.1. Tiefe Nackenmuskeln

Nr. in Abb.	Muskel	Ursprung	Ansatz	Funktion
1	M. rectus capitis post. minor	Tuberculum post. atlantis	Linea nuchae inf.	Rückwärtsneigung im Atlantookzipitalgelenk
2	M. rectus capitis post. major	Proc. spinosus axis	Linea nuchae inf., lateral von 1.	Rückwärtsneigung im Atlantookzipitalgelenk, Drehung des Kopfs zur gleichen Seite
3	M. obliquus capitis inf.	Proc. spinosus axis	Proc. transversus atlantis	Drehung des Atlas mit Kopf zur gleichen Seite
4	M. obliquus capitis sup. (zum lateralen Trakt)	Proc. transversus atlantis	Ansatz des M. rectus capitis post. major	Rückwärtsneigung im Atlantookzipitalgelenk, Drehung des Kopfs zur kontralateralen Seite

6.1.5 Autochthone Rückenmuskulatur

Im Unterschied zur eingewanderten Extremitätenmuskulatur des Rückens (z. B. M. latissimus dorsi, M. trapezius) ist die autochthone Rückenmuskulatur an Ort und Stelle entstanden. Sie wird insgesamt als **M. erector spinae** bezeichnet; dieser wird in 2 Untergruppen eingeteilt:
- medialer Trakt mit kurzen Muskelzügen, die um die Dornfortsätze und Querfortsätze der Wirbel gruppiert sind und
- lateraler Trakt mit langen Muskelzügen, die einzelne Segmente überspringen, z. T. auch zu den Rippen ziehen.

Medialer Trakt
Man kann die gesamte autochthone Muskulatur mit einem Verspannungssystem eines Segelboots vergleichen. Die Wirbelsäule ist der Mast, der durch verschiedene Rahen und Tampen im Wind gehalten wird.

Grundsätzlich sind die kurzen Muskeln (Steaks im Lendenbereich) am kräftigsten; sie haben den größten physiologischen Querschnitt und dienen dem Ausgleich kleiner Bewegungsveränderungen gegenüber der »Meeresoberfläche«. Man unterscheidet, je nach Ursprung und Ansatz, 2 verschiedene Systeme:
- **spinales System**: kurze Muskeln, die die Dornfortsätze miteinander verbinden. Zu ihnen gehören die Mm. spinales und Mm. interspinales.
- **transversospinales System**: Muskeln unterschiedlicher Länge, die schräg von den Querfortsätzen zu den höher gelegenen Dornfortsätzen ziehen. Zu ihnen gehören die Mm. rotatores, Mm. multifidi und der M. semispinalis.

Hinzu kommt die **tiefe Nackenmuskulatur**: kurze tiefe Muskeln des Halses, auch »Rektussystem des Halses« genannt. Diese 4 Muskeln nehmen eine präzise Feineinstellung des Kopfs vor und verspannen gern (◘ Tab. 6.1) (◘ Abb. 6.3).

◘ Abb. 6.3. Tiefe Nackenmuskulatur (»Rektussystem des Halses«); Nummerierung ist aus ◘ Tabelle 6.1 ersichtlich. (Mod. nach Tillmann 2005)

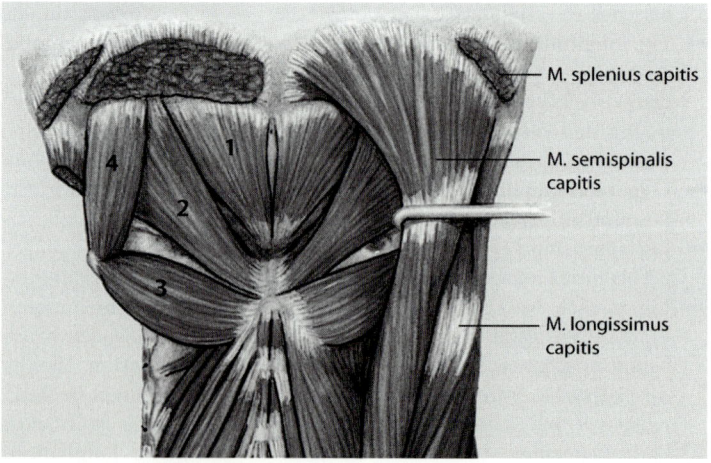

M. splenius capitis

M. semispinalis capitis

M. longissimus capitis

Lateraler Trakt

Die Muskeln des lateralen Trakts sind länger, sie entspringen am Beckenkamm bzw. dem Kreuzbein und ziehen parallel zur Wirbelsäule mehr oberflächlich zu den Rippen (M. iliocostalis, lateraler Anteil) oder ganz hoch zum Hals sowie zum Hinterhaupt (M. longissimus, medialer Anteil). Sie arbeiten eher **isotonisch**, also dynamisch im Gegensatz zu den eher **isometrischen** Haltemuskeln des medialen Trakts.

- **M. iliocostalis**, dieses longitudinale System verläuft bogenförmig zu den Rippen, um sich an den Tubercula posterioria der Halswirbelsäule zu befestigen. Einseitig rotiert er die Wirbelsäule (vornehmlich im Brust- und Halsbereich), doppelseitig wirkt er als »**Erector spinae**«.
- **M. longissimus**, verläuft von der Crista iliaca und dem Os sacrum medial des M. iliocostalis.
- **Spinotransversales System**: Im Hals/Kopfbereich setzt sich der M. splenius (cervicis bzw. capitis) nach lateral Richtung Proc. mastoideus ab.

Fascia thoracolumbalis

Die Züge des M. erector spinae verlaufen vom Beckenrand bis zum Hinterhaupt. Im Lendenbereich sind sie in einer osteofibrösen Führungsrinne eingelagert und werden von der zwiebelschalenähnlichen **Fascia thoracolumbalis** umgeben. Diese besteht aus einem **oberflächlichen** und einem **tiefen Blatt**. Kaudal sind sie fest mit der **Aponeurosis erectoris spinae** verbunden, die als Fascia thoracolumbalis im engeren Sinne gilt. Im Halsbereich trennt sie sie als **Fascia nuchae** von den Abkömmlingen der ventralen Halsseite ab.

> **Merke**
>
> Die autochthone Rückenmuskulatur begleitet die Wirbelsäule und ist nicht von den Extremitäten eingewandert. Sie wird von der Fascia thoracolumbalis eingehüllt und von den Rami posteriores der Spinalnerven versorgt.

6.1.6 Nerven und Gefäße

Die vorderen und hinteren Wurzeln der Spinalnerven vereinigen sich im Foramen intervertebrale zum **Spinalnerven** (▶ Kap. 2.9.2). Die **Rami posteriores** versorgen den medialen Trakt (R. medialis) und den lateralen Trakt der autochthonen Rückenmuskeln (R. lateralis). Die tiefen Nackenmuskeln werden vom N. suboccipitalis (R. posterior aus C1) und N. occipitalis major (C2) innerviert.

Arterien

Die **arterielle** Blutversorgung übernehmen Äste der **A. cervicalis profunda** und dorsaler Äste aus den **Aa. lumbales** und **Aa. intercostales**.

Venen

Der **venöse Abfluss** der **autochthonen Rückenmuskeln** erfolgt über entsprechende segmentale Venen, die in die V. azygos (rechts) bzw. hemiazygos (links) münden. Das Blut der Nackenmuskeln drainiert über den **Plexus venosus suboccipitalis** in die V. vertebralis und V. cervicalis profunda.

Der venöse Abfluss aus den spongiösen Wirbelkörpern erfolgt über die Vv. basivertebrales in den

- Plexus venosus vertebralis internus auf der Rückseite der Wirbelkörper im Wirbelkanal, und
- Plexus venosus vertebralis externus anterior, auf der Vorderseite der Wirbelkörper.

6.1.7 Angewandte und topografische Anatomie

Oberflächenrelief

Ein schöner Rücken kann auch entzücken: das liegt hauptsächlich an den in gerader Linie von C6–L1 abzählbaren Dornfortsätzen, den konturgebenden Schulterblättern und den besonders im Lumbalbereich kräftigen autochthonen Rückenmuskeln, die lediglich im Nacken und Schultergürtel vom kräftigen M. trapezius überdeckt werden. Dessen mittlerer Anteil bildet den mitunter sichtbaren Sehnenspiegel (▶ Kap. 3). Kaudal prägt der M. latissimus dorsi die Aponeurose des oberflächlichen Blatts der Fascia thoracolumbalis.

Schichtengliederung des Nackens, tiefes Nackendreieck

Die Nackenhaut ist derb und mit der Subkutis ziemlich fest verbunden. Zu den Schichten der Nackenmuskulatur gehören:

- M. trapezius,
- Mm. splenius cervicis et capitis,
- M. semispinalis capitis, teilweise überlagert vom M. semispinalis cervicis,
- Mm. longissimus cervicis et capitis und
- kurze tiefe Nackenmuskeln (◘ Tab. 6.1).

Das tiefe Nackendreieck (**Trigonum suboccipitale**) liegt in der Regio cervicalis posterior und wird begrenzt vom M. rectus capitis posterior major, M. obliquus capitis superior und M. obliquus capitis inferior. Man findet dort die A. vertebralis, den N. suboccipitalis und einen Teil des Plexus venosus vertebralis.

Michaelisraute

Anhaltspunkt für die Symmetrie des lumbosakralen Übergangs bietet die Michaelisraute. Sie markiert die Hauteinziehungen über Knochenvorsprüngen des Dornfortsatzes des 5. Lendenwirbels (nach oben), der beiden Spinae iliacae posteriores superiores des Darmbeins (zur Seite) sowie den Beginn der Analfurche (nach unten). Bei Frauen ist die Symmetrie der Raute ein Hinweis auf die Anatomie des Geburtskanals.

> **KLINIK**
>
> **Lumbalpunktion**
>
> Zu diagnostischen Zwecken kann man aus dem Subarachnoidalraum unterhalb des Rückenmarks Liquor cerebrospinalis gewinnen. Hierzu führt man bei katzengebuckeltem Rücken eine Nadel zwischen den Wirbelbögen von L3 und L4 in den Subarachnoidalraum. Dabei braucht bei etwas schräg paramedianem Anstich kein Band durchbohrt zu werden. Weiter geht's durch das äußere Durablatt in den Epiduralraum, in dem sich der Plexus venosus vertebralis internus befindet. Aspirieren! Durchstößt man das innere Blatt der Dura, macht es knack, und es müsste Liquor erscheinen.
>
> **Komplikationen** bestehen im Liquorunterdrucksyndrom (Kopfschmerzen, Übelkeit, Erbrechen), Blutung aus dem venösen Plexus und im allgemeinen Infektionsrisiko infolge unsauberen Vorgehens. Das Rückenmark selbst kann bei der Lumbalpunktion in Höhe von L3/L4 nicht verletzt werden, da es beim Erwachsenen nur bis etwa L1 reicht.
>
> **Epiduralanästhesie**
>
> Die Epiduralanästhesie (auch Periduralanästhesie, PDA) ist eine Leitungsanästhesie, bei der ein Katheter in den Epiduralraum geschoben wird. Der Subarachnoidalraum wird nicht verletzt. Bei versehentlicher Injektion des Betäubungsmittels in den Subarachnoidalraum muss man auf die Lagerung achten, da das Lokalanästhetikum schnell bis zur Medulla oblongata gelangen kann.

6.2   Brustwand

Die Brustwand umschließt den Brustraum (Cavitas thoracis). An der Konstruktion des Thorax sind Rippen, Brustbein und Weichteile, v. a. Muskeln beteiligt. Die Knochen der Brustwand bilden den Brustkorb.

6.2.1   Grundzüge der Entwicklung des Thorax

Entwicklung von Rippen, Brustbein und Zwerchfell

Die **Rippen** entstehen aus den Processus costales, Derivaten der Sklerotome, gemeinsam mit den Wirbelanlagen, bleiben aber selbstständig im thorakalen Bereich, während sie am Hals und Lendenbereich rudimentär bleiben und mit den Wirbelanlagen verschmelzen. Die Knochenbildung der Rippen beginnt im 2. Embryonalmonat im Angulus costae über mesenchymale und knorpelige Vorstufen. Der Rippenansatz zum Brustbein bleibt unverknöchert.

Das **Brustbein** (Sternum) entsteht durch mediane Verschmelzung der beiden knorpeligen **Sternalleisten**. Die Verknöcherung des Brustbeins beginnt im 4. Fetalmonat durch Bildung von Knochenkernen jeweils im Manubrium sterni, Corpus sterni und Processus xiphoideus. An den Grenzen der o. g. Anteile bleiben mitunter zeitlebens Knorpelfugen erhalten, die Symphysis manubriosternalis und Symphysis xiphosternalis.

> **KLINIK**
>
> Es kann vorkommen, dass die Sternalleisten nicht fusionieren. Es resultiert dann eine Brustkorbspalte: **Sternum bifidum**.
> **Rachitis.** Bei mangelnder Zufuhr von Vit.-D-Komplex in früher Kindheit kommt es zu ungenügender Mineralisierung der Knochen. Die organische Knochenvorstufe, Osteoid, denkt dann, es könnte dies mit hypertrophischer Aktivität kompensieren. Vor den Zeiten der Vit.-D-Prophylaxe imponierte eine vermehrte rachitische Osteoidbildung als »Rosenkranz« der Knorpel-Knochen-Grenze am Sternalrand.

Das **Zwerchfell** (Diaphragma) trennt die Pleurahöhlen von der Leibeshöhle. Es entsteht aus

- Dem **Septum transversum** über der Leber,
- der **Pleuroperitonealfalte**, die von der dorsalen Leibeswand auf das Septum transversum zuwächst,
- **quergestreifter Muskulatur** aus von den zervikalen Myotomen eingewanderten Myoblasten und
- dem N. phrenicus (C4), der in der Pleuroperikardialfalte zum Zwerchfell zieht.

6.2.2   Skelettelemente und Verbindungen

Rippen

Die 12 Rippenpaare bestehen aus einem knöchernen Teil, der gelenkig mit der Wirbeln verbunden ist, und

Abb. 6.4. Knöcherner Thorax mit Interkostalmuskeln. (Schiebler 2005)

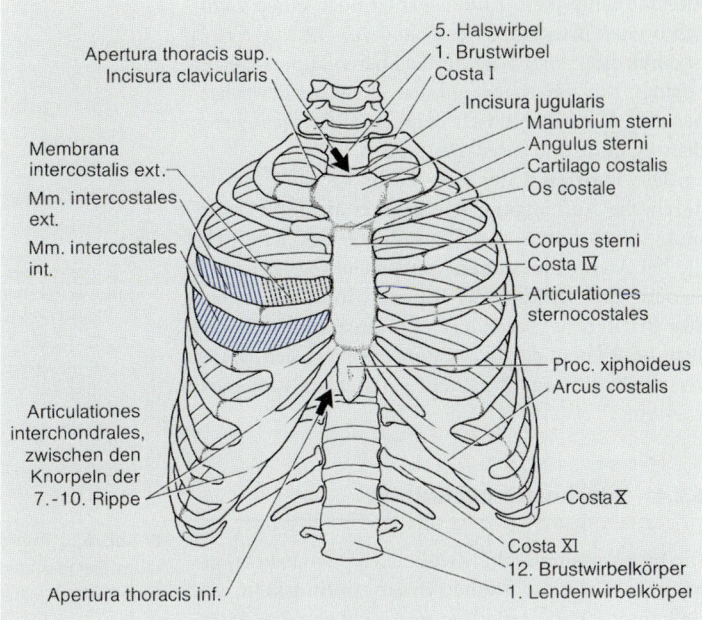

einem knorpeligen Teil, der mit dem Sternum in Verbindung steht. Man unterscheidet:
- Rippenkopf (Caput costae) mit der Gelenkfläche für den Wirbelkörper,
- Rippenhals (Collum costae), mit dem Tuberculum costae mit der Gelenkfläche für den Wirbelquerfortsatz und
- Rippenkörper (Corpus costae).

An der Innenfläche verläuft eine kleine Rinne, Sulcus costae, unter der die Interkostalgefäße verlaufen. Der Angulus costae ist der am weitesten dorsal ausladende Teil der Rippe, hier ändert sie ihre Richtung nach vorn. Die erste Rippe ist jedoch etwas kürzer und besitzt 2 Rinnen für die A. subclavia (nach lateral) und die V. subclavia (nach medial).

Wirbelrippengelenke

Jede Rippe besitzt 2 getrennte Gelenke mit jedem Wirbel, die Artt. costovertebrales:
- **Art. costotransversariae** sind nur bis zur 10. Rippe vorhanden. Gesichert wird dieses Gelenk durch das Lig. costotransversarium und ein zusätzliches Sicherheitsband, zum nächsthöheren Querfortsatz.
- **Art. capitis costae** haben variable Formen. Die 2.–10. Gelenke sind zweikammrig mit einem Discus articularis und einem durch die Gelenkspalte ziehendem Band. Gesichert wird das Gelenk durch das Lig. capitis costae radiatum.

Rippen-Brustbein-Gelenke

Diese Verbindungen sind äußerst variabel. Die 1. Rippe ist mit dem Manubrium sterni synchondrotisch verbunden, die 2. Rippe besitzt eine echtes Gelenk mit 2 Gelenkkammern, getrennt durch ein Gelenkband. Die übrigen Gelenke sind zwar Synovialgelenke, besitzen aber kaum einen Gelenkspalt.

6.2.3 Thorax als Ganzes

Die ersten 5 Rippenpaare verlaufen zunächst fast horizontal, erst die 6.–12. Rippen haben einen steilen Verlauf. Sie münden nach vorn auch nicht direkt an das Brustbein, sondern erreichen es über einen knorpeligen Abschnitt, dessen mediale Kante der **Arcus costae** (Rippenbogen) darstellt. Beide Rippenbögen bilden zur Mitte hin den **epigastrischen** Winkel. Nach kaudal wird der so geformte Raum weiter, sodass die Form einer Glocke entsteht, die oben offen ist (**Abb. 6.4**):
- Die **obere Thoraxapertur** (Apertura thoracis superior) ist die Grenze zwischen Brust und Hals, es gibt aber keine Grenzkontrolle, der Übergang ist durch die offenen Transitstraßen des Halses gewährleistet.
- Die **untere Thoraxapertur** (Apertura thoracis inferior) hingegen ist als Grenze zum Bauchraum durch das Zwerchfell mehr oder weniger abgedichtet. Dieses wölbt sich tief konvex in den Thorax hinein.

Altersabhängigkeit. Kinder haben noch einen ziemlich breiten Brustkorb. Der phänotypische kurze Hals ist durch die geringe Neigung der oberen Thoraxapertur bedingt. Dies verstreicht auf dem Wege ins Erwachsenenalter. Der alte Mensch neigt zu einer vermehrten Brustkyphose und gesenkten Rippen.

Die **Elastizität** des Brustkorbs ist gewährleistet durch die Aufhängung der Rippen an der Wirbelsäule sowie durch die Biegsamkeit des Knorpels, die bei **Atemexkursionen** von Bedeutung ist. Durch Hebung und Senkung der Rippen wird das Volumen des Brustkorbs verändert: Bei Inspiration heben sich die Rippen, der Brustraum erweitert sich. Dabei verschiebt sich das Brustbein parallel zur Rippenexkursion.

6.2.4 Interkostalmuskulatur

Die Interkostalmuskeln (Zwischenrippenmuskeln) gehören zu den **autochthonen Brustwandmuskeln**, weil sie immer schon dort waren und nicht von den Extremitäten eingewandert sind. Sie werden von den **Rami anteriores der Spinalnerven** innerviert. Allerdings werden sie von den oberflächlich liegenden Extremitätenmuskeln optisch verdrängt. Ein prächtiger M. pectoralis major lässt nicht mehr viel von den Interkostalmuskeln ahnen.

Anordnung und Funktion

Die Interkostalmuskeln liegen noch in metamerer Reinheit zwischen den einzelnen Rippen und füllen die Interkostalräume fast ganz aus. Sie verlaufen übereinander in 3 Schichten:

- **Mm. intercostales externi** verlaufen von außen oben nach innen unten.
- **Mm. intercostales interni** verlaufen von innen oben nach außen unten.
- **Mm. intercostales intimi**: Abspaltung der Mm. intercostales interni.

Zwischen den beiden letzten liegt ein tunnelartiger Raum, der für die interkostalen Leitungsbahnen freigehalten wird: **Interkostaltunnel** (◘ Abb. 6.5).

Die **Funktion** der Interkostalmuskeln besteht in der Verspannung der Interkostalräume, die bei Inspiration ohne den Muskel aufgrund des negativen Drucks im Thorax einsinken würden. Weiterhin dienen die Mm. intercostales externi als Einatemmuskeln (Rippenheber), die Mm. intercostales interni als Ausatemmuskel (Rippensenker). Dies ist meist erst bei forcierter Atmung relevant: Atemhilfsmuskeln.

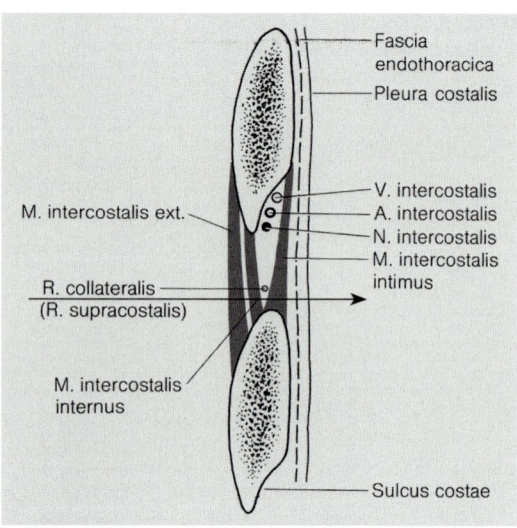

◘ **Abb. 6.5.** Anordnung der Leitungsbahnen im Interkostalraum. Der Pfeil zeigt die Führung der Nadel bei einer Pleurapunktion an. (Schiebler 2005)

Weitere Atemhilfsmuskeln sind:
- Mm. pectorales,
- Mm. scaleni (entsprechen den Interkostalmuskeln, da sie von den Rippenrudimenten der Halswirbelsäule entspringen) und der
- M. levator scapulae.

Der **M. transversus thoracis** zieht von der Innenseite des Schwertfortsatzes zu den Unterrändern der 3.–6. Rippenknorpel. Er wirkt rippensenkend.

Die **Mm. serratus posterior superior und inferior** lassen sich ebenfalls von den Interkostalmuskeln ableiten, gehören mithin zu den autochthonen Brustwandmuskeln. Sie liegen direkt auf der Fascia thoracolumbalis und unterstützen die Rippenhebung, wenn sie einen guten Tag haben (sie sind sehr dünn).

6.2.5 Zwerchfell

Das Zwerchfell (**Diaphragma**) ist eine weitgehend muskuläre Platte, die sich in den Brustraum hineinstülpt und damit das Abdomen vom Brustraum abtrennt (◘ Abb. 6.6). Die **doppelte Kuppelform** ermöglicht bei Kontraktion gegensinnige Volumenveränderungen in beiden Körperhöhlen. Das Zwerchfell ist der wichtigste und **effektivste Einatemmuskel**, weil sich bei Kontraktion der Thoraxraum vergrößert. Der resultierende negative Druck wird durch einströmende Luft in die Lunge wieder ausgeglichen. Gleichzeitig kann

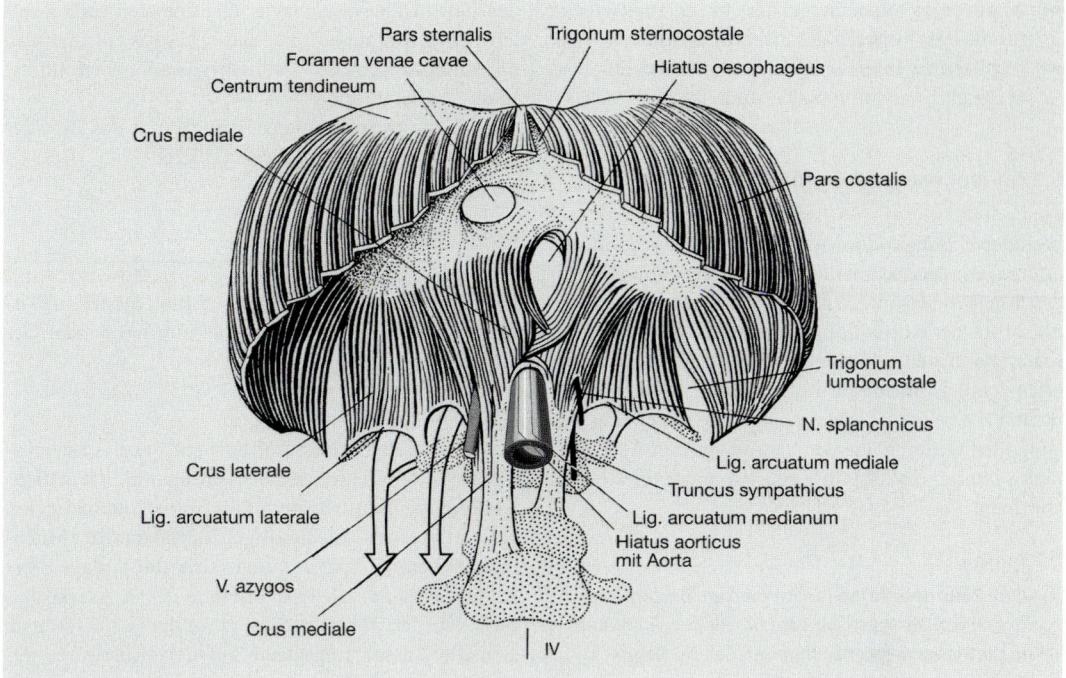

Abb. 6.6. Zwerchfell in der Ansicht von vorne unten. Der Pfeil unter dem Lig. arcuatum laterale dextrum beezeichnet die Verlaufsrichtung des M. quadratus lumborum, der Pfeil unter dem Lig. arcuatum mediale dextrum die Verlaufsrichtung des M. psoas. (Schiebler 2005)

das Zwerchfell bei Schluss der oberen Körperöffnungen (Glottis) als **Bauchpresse** verwendet werden.

Aufbau

Wäre das Zwerchfell tatsächlich eine Platte (wie das ehem. Septum transversum), würde es bei radiärem Muskelfaserverlauf entweder wie ein Dilatator die inneren Durchlasspforten öffnen oder aber die äußere Taille einschnüren. Um dies zu verhindern, sind 2 anatomische Voraussetzungen notwendig:

1. Die untere Thoraxapertur soll starr sein, was durch den Brustkorb gegeben ist und
2. die Muskelfaserzüge dürfen nicht horizontal verlaufen.

Tatsächlich ziehen die Muskeln von ihrer äußeren kreisförmigen Ursprungslinie am Skelett bogenförmig nach kranial, um allesamt in einer zentralen Aponeurose, dem **Centrum tendineum**, einzustrahlen. Da mehrere Skelettelemente beteiligt sind, gliedert sich der Muskel wie folgt auf:

- **Pars lumbalis**, Ursprung von den Lendenwirbelkörpern, Ligg. arcuatum medianum, mediale, laterale. Der mediane Anteil kommt von den Zwerch-

fellschenkeln (**Crus dextrum, sinistrum**), die zusammen mit dem **Lig. arcuatum medianum** den Durchlass für die Aorta bilden (**Hiatus aorticus**). Der laterale Anteil entspringt von 2 Sehnenbögen, dem **Lig. arcuatum mediale** (Psoasarkade) und dem **Lig. arcuatum laterale** (Quadratusarkade).
- **Pars sternalis**, Ursprung vom Proc. xipohoideus sterni.
- **Pars costalis**, Ursprung vom 7.–12. Rippenknorpel.

Innervation und Gefäßversorgung

Inneviert wird das Zwerchfell vom **N. phrenicus** (aus C4).

KLINIK

Lähmung des N. phrenicus führt zum Zwerchfellhochstand. Beidseitige Lähmung führt zum Tod.

Arterielle Versorgung des Zwerchfells wird gewährleistet durch:
- **A. pericardiacophrenica** und A. musculophrenica (aus der A. thoracica interna).

- **A. phrenica superior**, letzter Ast der Brustaorta, für die Pars lumbalis des Zwerchfells und
- **A. phrenica inferior** (erster Ast der Bauchaorta) versorgt die abdominale Fläche.

6.2.6 Nerven und Gefäße

Weiteres Highlight der Metamerie ist der pedantische und zuverlässige segmentale Verlauf der Blutgefäße in den Interkostalräumen (◨ Abb. 6.5). Diese ziehen von dorsal aus der Aorta thoracica bzw. der Vv. azygos/hemiazygos in den schützenden Sulcus costae. Weil sie offensichtlich mit dieser hoheitlichen Aufgabe allein nicht fertig werden, anastomosieren sie mit analog verlaufenden Gefäßen, die von ventral aus den A./V. thoracica interna bzw. ihrem Endast A. musculophrenica kommen.

> **KLINIK**
>
> Eine **Pleurapunktion** nimmt man am besten von dorsal vor. Die Nadel wird auf der Rippenoberkante in die Pleura gestochen, um Gefäße und Nerven im Sulcus costalis zu schonen (◨ Abb. 6.5).

A. thoracica interna
Die A. thoracica interna ist der erste thorakale Ast der A. subclavia. Sie verläuft etwa einen Daumen breit vom Sternalrand nach Süden zwischen der Fascia endothoracica und den Rippenknorpeln. Sie gibt folgende Äste ab:

- **A. pericardiacophrenica** zur Versorgung des Perikards und Teilen des Zwerchfells,
- **Rr. mediastinales,**
- **Rr. thymici,**
- **Rr. bronchiales,**
- **Rr. perforantes**, parasternal durch den 1.–6. Interkostalraum zur vorderen Brustwand mit Rr. mammarii mediales zur Mamma,
- **Rr. intercostales anteriores** (für die 1.–7. Interkostalräume),
- **A. musculophrenica**, ein Endast mit den Rr. intercostales anteriores für die 8.-12. Interkostalräume) und
- **A. epigastrica superior**, Endast, verlässt die Brustwand durch die Larrey-Spalte und gelangt in die Rektusscheide des Abdomens.

Vv. thoracicae internae
Der venöse Abfluss erfolgt entsprechend über gleichnamige Venen. Die A. thoracica interna wird dabei von 2 begleitenden Venen bewacht. Diese transportieren

das Blut in die V. subclavia. Die dorsalen intercostalen Venen drainieren über die V. azygos (rechts) und die V. hemiazygos bzw. hemiazygos accessoria (links) in die V. cava inferior.

Die **Vv. thoracoepigastricae** führen das Blut der seitlichen Brustwand in die V. axillaris.

6.2.7 Mamma

Die Mamma besteht aus einem Bindegewebs-/Fettkörper und einem Drüsenkörper, der bei beiden Geschlechtern angelegt ist.

Entwicklung
An der ventralen Leibeswand entsteht bis zur 6. Embryonalwoche eine ektodermale Verdickung, die **Milchleiste**, die beidseits von der Axilla bis zur Inguinalregion verläuft. Aus der Milchleiste gehen Knospen der Milchdrüsen hervor. Später bilden sich die Anlagen der Knospen bis auf ein Paar in Höhe des 5. Interkostalraums zurück (◨ Abb. 6.7). Kurz vor der Geburt stülpen sich die Ausführungsgänge auf der Brustwarze aus (**Eversion der Brustwarze**).

Die im Bindegewebe einwachsenden Drüsengänge erleben erst in der Pubertät unter dem Einfluss von Östrogenen einen Wachstumsschub. Während **Östrogene** weitgehend das duktale Wachstum einleiten, kümmern sich **Progesteron** und weitere Wachstumsfaktoren um die Proliferation der apokrinen Drüsenendstücke. Bei Männern bleibt die Entwicklung der Brustdrüse im präpubertären Stadium stehen, kann aber unter besonderen Bedingungen (z. B. Leberzirrhose und vermin-

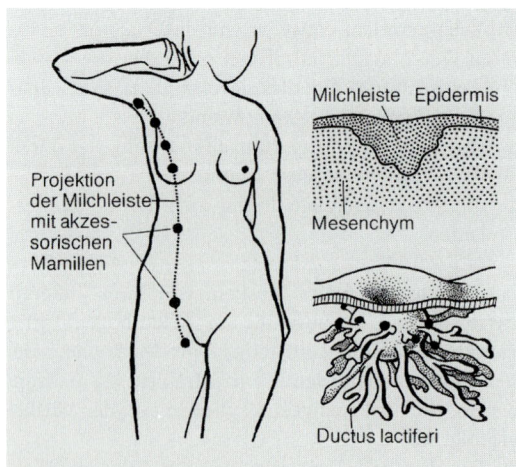

◨ **Abb. 6.7.** Stadien der Brustdrüsenentwicklung. (Schiebler 2005)

dertem Östrogenabbau) eine gewisse Proliferation erfahren (Gynäkomastie).

── KLINIK ──────────────

Überzählige Brustwarzen nennt man Polythelie, überzählige Anlagen der gesamten Brust Polymastie. Beide sind im Verlauf der Milchleiste anzutreffen.

Lage und Aufbau

Die Mamma der erwachsenen Frau liegt in Höhe der 4.–6. Rippe. Beide Gewebeanteile, der **Drüsenkörper** und der **Bindegewebs-/Fettkörper** liegen verschieblich auf der **Faszie des M. pectoralis major**. Die Brustwarze (**Papilla mammaria,** Mamille) inmitten der pigmentierten **Areola mammae** ist leicht nach oben gerichtet.

Histologie

Die Drüse selbst (**Glandula mammaria**) besteht aus Arealen alveolärer Drüsenendstücke, die wie Inseln im Fettkörper der Mamma versteckt sind. Sie besteht insgesamt aus etwa 12–20 Läppchen, deren Ausführungsgänge sich in den Milchgängen (**Ductuli lactiferi**) sammeln. Kurz vor deren Mündung auf der Brustwarze erweitern sich die Milchgänge zu »Milchseen« (**Sinus lactiferi**).

Im Falle einer Schwangerschaft vermehren sich die Zellen der Drüsen (Hyperplasie), die Gesamtlänge ihrer Ausführungsgänge vergrößert sich ebenso. Der größte Parenchymzuwachs stellt sich während der Laktation ein (■ Abb. 6.8a). Die Brustwarze ist von einem Ring glatter Muskulatur umgeben, die bei entsprechender Reizung das umgebende Gewebe zusammenzieht und die Brustwarze eregieren lässt. Am Rande der **Areola mammae** befinden sich modifizierte Brustdrüsen (**Montgomery**), deren talgiges Sekret im Ernstfall (Stillen) den Mund-zu-Brust-Kontakt des Säuglings absiegelt, um den Unterdruck beim Saugen aufrechtzuerhalten.

Milchbildung und Sekretion

Der Beginn der Milchbildung (Laktogenese) setzt u. a. auf Prolaktinbefehl nach dem Progesteronabfall unmittelbar nach der Geburt ein. Jetzt »darf« Prolaktin gebildet werden, das vorher von Progesteron gehemmt worden war (■ Abb. 6.8b). Vormilch (Kolostrum) ist kein Drüsensekret, sondern ein proteinreiches Transsudat durch die Interzellularspalten der Drüsenepithelzellen.

Die reife, fettreiche Milch wird apokrin abgesondert (▶ Kap. 2). Myoepithelzellen helfen beim Transport des Sekrets in die Sinus lactiferi.

Die Aufrechterhaltung der Milchproduktion (**Galaktogenese**) ist durch einen neurosekretorischen Reflex gesteuert (■ Abb. 6.8c). Afferenter Schenkel sind sensible Nervenfasern nach intermittierendem Saugreiz. Prolaktin unterhält als Hypophysenvorderlappenhormon die Milchproduktion.

Der Milchausschuss (**Galaktokinese**) wird ebenfalls durch einen neurosekretorischen Reflex gesteuert (■ Abb. 6.8d). Der efferente Schenkel ist jedoch Oxytocin aus dem Hypothalamus, das die glatte Muskulatur kontrahieren lässt, sodass die Milch geradezu herausschießt.

Gefäßversorgung

Die **arterielle Versorgung** erfolgt über die Rr. mammarii mediales (2.–5. Interkostalarterien) sowie über Rr. mammarii laterales direkt aus der A. thoracica interna.

> **Merke**
>
> Viele Kliniker (Herzchirurgen!) sprechen immer noch von einer A. mammaria interna. Sie meinen damit die A. thoracica interna.

Lymphabflusswege und regionäre Lymphknoten. Es gibt folgende Evakuierungswege der Lymphe:

- **Lateraler Abflussweg (80%):** Die Lymphe gelangt zu folgenden Lymphknoten, die über die tiefen axillären Lymphknoten zu den infra- und supraklavikulären Lymphknoten leiten.
  - Nll. paramammarii am lateralen Rand der Mamma,
  - Nll. pectorales am Unterrand des M. pectoralis major (Sorgius-Gruppe) und
  - Nll. centrales und Nll. apicales auf der Unterfläche und dem Ansatz des M. pectoris minor.
- **Medialer Abflussweg.** Hierzu gehören:
  - Nll. Interpectorales,
  - Nll. infra- und supraclaviculares,
  - Nll. parasternales, gruppiert entlang der A./V. thoracica interna und
  - Nll. intercostales, paravertebral vor den Rippenköpfchen.

Zudem kann die Lymphe auch die Wege der Gegenseite erreichen.

── KLINIK ──────────────

Lymphabflusswege sind gängige Metastasierungsrouten bei **Mammakarzinomen**. Da die häufigsten Karzinome im oberen äußeren Quadranten vorkommen (60%), ist der Abfluss in die axillären Lymphknoten entscheidend.

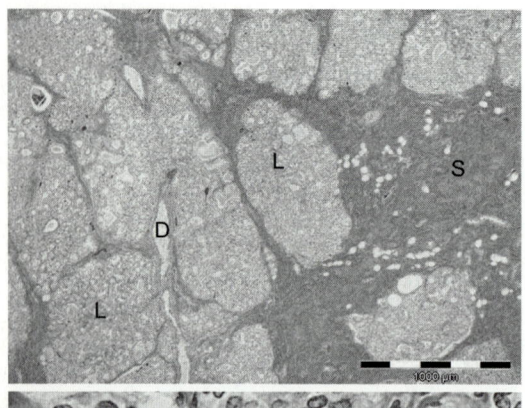

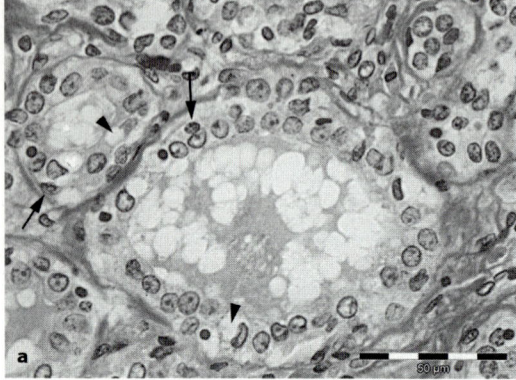

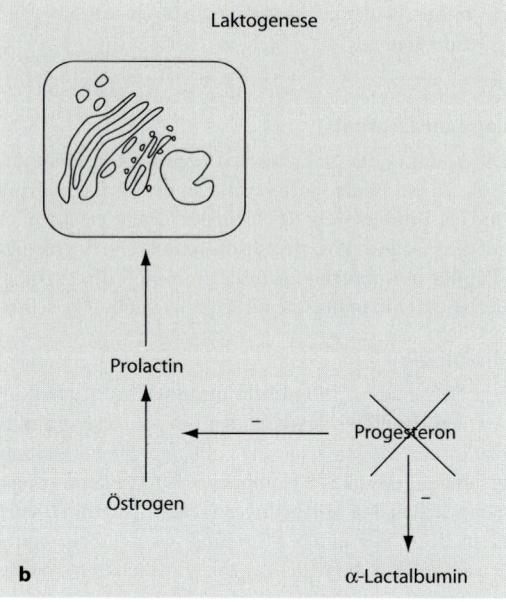

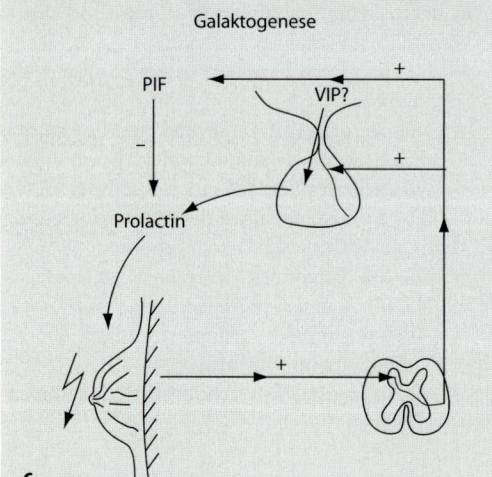

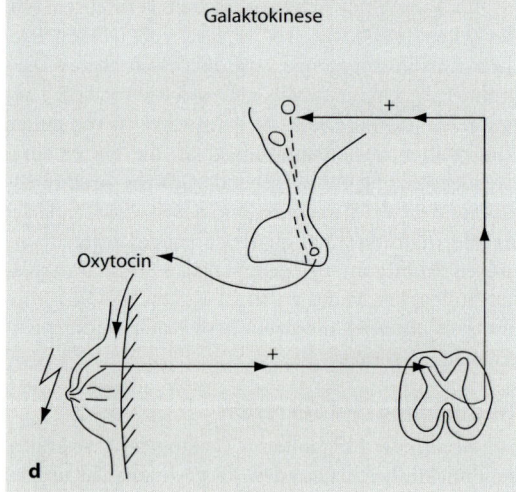

□ **Abb. 6.8a–d.** Laktation. Laktierende Mamma, Azan-Färbung (**a**). Oben: beachte den geringen Anteil des Stroma (S) und die vielen Drüsenläppchen. D: Ausführungsgang. Unten: Ausschnitt bei hoher Vergrößerung. Alveolen mit blasigen Sekretvakuolen (Pfeilköpfe), die apokrin abgeschnürt werden. Pfeile: Kerne der Myoepithelzellen, innerhalb der Basalmembran des Epithels (▶ farbige Abb. S. 336). Laktogenese (**b**):

Prolaktinbildung nach Abfall von Progesteron nach der Geburt (Einzelheiten im Text). Galaktogenese (**c**): Der Saugreiz führt zu einem neuroendokrinen Reflex. Am Ende wird Prolaktin ausgeschüttet. Galaktokinese (**d**): Der Ausschuss von Milch wird über einen neurosekretorischen Reflex vermittelt, an dessen Ende Oxytocin die Kontraktion der glatten Muskulatur besorgt

6.3   Bauchwand

Im Unterschied zur Brustwand ist die Bauchwand nicht mit Skelettelementen ausstaffiert. Einerseits können sich damit auch abdominale Raumforderungen Platz verschaffen (Schwangerschaft, Bierbauch), andererseits helfen die Bauchmuskeln zusammen mit dem Zwerchfell, abdominalen Inhalt per vias naturales nach kaudal abzuschieben.

6.3.1   Grundzüge der Entwicklung und Nabelbildung

Herkunft der Bauchmuskulatur

Zunächst sind die Muskeln der Bauchwand als **Myotome** segmental angelegt. Da die Rippen jedoch bis auf Rudimente (Procc. costarii der Lendenwirbel) verschwunden sind, verschmelzen die Segmentgrenzen, sodass großflächige Muskelplatten entstehen. Letztes sichtbares Zeichen metamerer Urzeiten ist der Verlauf der Nerven des Plexus lumbalis.

Nabelbildung, Nabelzölom

Die Nabelschnur bedeutete die elementare Verbindung des Embryos/Feten mit seiner Versorgungseinheit, der Mutter. Das Verbindungskabel mit Nabelvene und den beiden Nabelarterien hinterlässt zwangsläufig eine Lücke in der Bauchwand, den bindegewebigen Nabelring: **Anulus umbilicalis**. Dies ist der Ort des ehemaligen **physiologischen Nabelbruchs**, der durch vorübergehende Auslagerung von Darmschlingen in das extraembryonale Zölom der Nabelschnur bedingt war.

6.3.2   Bauchmuskulatur

Die Bauchwandmuskeln bilden ein umfangreiches Schlingensystem, das eine funktionelle Fortsetzung der Brustwandmuskeln und der Rückenmuskulatur darstellt. Sie wirkt als Antagonist der Rückenmuskeln, hilft bei der Expiration, Defäkation und Geburt. Man kann sie wie folgt einteilen:

- **Anterolaterale Bauchwandmuskeln**: M. rectus abdominis (paramedian) und die seitlichen Muskeln: M. transversus abdominis, Mm. obliquus internus/externus abdominis.
- **Hinterer Bauchmuskel**: M. quadratus lumborum.

Anterolaterale Bauchmuskeln und ihre Aponeurosen

M. rectus abdominis

Der M. rectus abdominis verläuft beidseits der Mittellinie vom epigastrischen Winkel bis zur Schambeinsymphyse. Anatomisch besteht er aus mehreren Bäuchen, die durch meist 3 Zwischensehnen (Intersectiones tendineae) voneinander getrennt sind. Der Muskel liegt in einer straffen Führungsröhre, der bindegewebigen Rektusscheide, die aus den Blättern der schrägen und queren Bauchmuskeln gebildet wird (s. u.).

Die Fasern des vorderen und hinteren Blatts der Rektusscheide überkreuzen sich in der Medianlinie. Das vordere Blatt überzieht den Muskel in seiner gesamten Länge, die Linea alba ist die sehnenartige, weißliche Durchflechtungszone. Das hintere Blatt wird unterhalb des Nabels in einer bogenförmigen Linie (Linea arcuata) nur noch von der untersten Faszie (nämlich des queren Bauchmuskels) umgeben (Abb. 6.9). Mit-

Abb. 6.9a, b. Aufbau der Bauchwand. **a** Ausschnitte aus der vorderen Bauchwand oberhalb der Linea arcuata und **b** unterhalb der Linea arcuata. (Schiebler 2005)

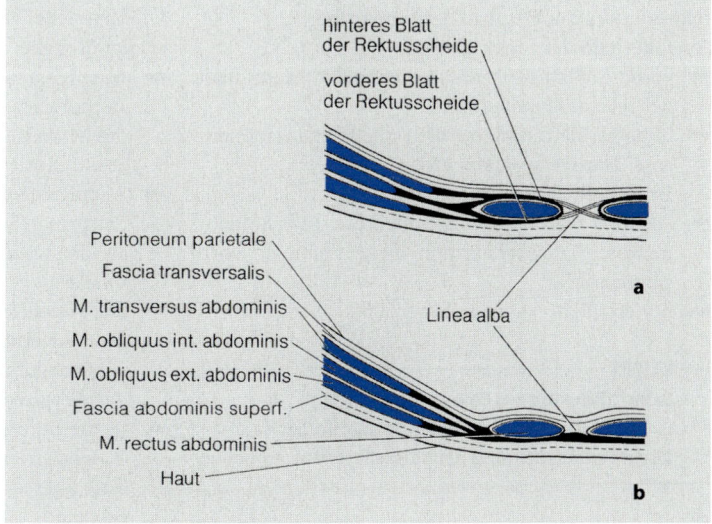

hinteres Blatt
der Rektusscheide

vorderes Blatt
der Rektusscheide

Linea alba

a

Peritoneum parietale
Fascia transversalis
M. transversus abdominis
M. obliquus int. abdominis
M. obliquus ext. abdominis
Fascia abdominis superf.
M. rectus abdominis
Haut

b

unter wird das kaudale Ende des M. rectus abdominis noch von einem kleinen M. pyramidalis garniert.

M. obliquus externus und M. obliquus internus abdominis

Die beiden schrägen Bauchmuskeln verlaufen ähnlich wie die Interkostalmuskeln: Der äußere **M. obliquus externus abdominis** verläuft schräg von oben lateral nach unten medial, und der innere **M. obliquus internus abdominis** entgegengesetzt von oben medial nach unten lateral.

Wenn man beide Hände bequem auf den Bauch legt, die Fingerspitzen in der Mittellinie einander zugewandt, simuliert man die Faserrichtung des M. obliquus externus (entsprechend dem M. intercostalis externus). Schiebt man nun die rechte Hand unter die linke, entspricht der Verlauf der Finger dem M. obliquus internus (der linken Seite natürlich). Die Fasern münden vor der Rektusscheide in eine nach kaudal breiter werdende Aponeurose, die sich an beiden Blättern der Rektusscheide beteiligt.

M. transversus abdominis

Der M. transversus abdominis ist der Dritte im Bunde. Er liegt am tiefsten, mit seinem hinteren Faszienblatt unmittelbar auf dem Bauchfell (Peritoneum). Auch er ist flächenhaft und bildet nach medial vor der Rektusscheide eine breite halbmondförmige Linie (Linea semilunaris), die in eine Aponeurose übergeht. Etwa in halber Höhe des Leistenbandes endet er, sodass ein relativ großes muskelfreies Dreieck entsteht, durch das Inguinalhernien durchbrechen können (▶ Kap. 4.9.2). Dorsal beteiligt er sich zusammen mit dem M. obliquus internus an dem tiefen Blatt der Fascia thoracolumbalis.

Die **Faszienblätter** dieser 3 Muskeln beteiligen sich folgenderweise am Aufbau der **Linea alba**:

Oberhalb der Linea arcuata:
- vorderes Blatt: Externusaponeurose, vorderes Blatt der Internusaponeurose,
- hinteres Blatt: hinteres Blatt der Internusaponeurose, Transversusaponeurose.

Unterhalb der Linea arcuata:
- vorderes Blatt: Externusaponeurose, Internusaponeurose, Transversusaponeurose (ist nach vorn gewechselt!),
- hinteres Blatt: Fascia transversalis.

KLINIK

Schnittführung bei Operationen

Grundsätzlich sollte versucht werden, immer parallel zur Verlaufsrichtung der Muskelfasern zu schnei-
▼

---

den. Der typische Appendektomieschnitt in Höhe des McBurney-Punkts ist der Wechselschnitt, der den wechselnden Verlaufsrichtungen der schrägen und queren Bauchwandmuskeln unter Schonung des N. iliohypogastricus und N. ilioinguinalis folgt. Weiterhin kann bei ausgedehnten Operationen auch ein Schnitt parallel zur Rektusscheide in der Bauchaponeurose geführt werden. Der klassische Schnitt zur operativen transabdominalen Entbindung (Sectio caesarea) ist der Pfannenstielschnitt: suprasymphysärer Querschnitt durch die Bauchdecke.

Hintere Bauchwand

Der **M. quadratus lumborum** sitzt an der hinteren Bauchwand seitlich des Extremitätenmuskels M. psoas major. Er wird von der Fascia transversalis nach ventral umgeben.

M. psoas (▶ Kap. 4.4.1)
Leistenband, Leistenkanal, Hernien (▶ Kap. 4.9.2)

6.3.3   Nerven und Gefäße der Bauchwand

Nerven

Die Nervenversorgung erfolgt durch die Rr. anteriores der Spinalnerven VII–XII, die zwischen dem M. transversus abdominis und dem M. obliquus internus verlaufen. Kaudal geben der N. iliohypogastricus und N. ilioinguinalis auch Äste zur motorischen Versorgung aller Bauchmuskeln ab.

Vasa epigastrica

Die arterielle Versorgung der vorderen Bauchwand erfolgt über die:
- **A. epigastrica superior**, der Verlängerung der A. thoracica interna. sie verläuft an der Rückseite des M. rectus abdominis in der Rektusscheide und anastomosiert mit der
- **A. epigastrica inferior**, die aus der A. iliaca externa entspringt. Sie gibt einen R. pubicus zur Symphyse ab, der wiederum mit der A. obturatoria anastomosiert.
- Die **Venen** verlaufen als gleichnamige Begleitvenen ihrer Arterien. In die **obere Hohlvene** gelangt das venöse Blut über die **Vv. thoracoepigastricae** und das **Azygossystem**.
- In die untere Hohlvene gelangt das Blut über die V. epigastrica superficialis via V. saphena magna und über die V. epigastrica inferior via V. iliaca externa.

KLINIK
Gefährdung bei Hernienoperationen und Appendektomie.
Bei Operationen von **Schenkelhernien** kann der R. pubicus aus der A. epigastrica inferior übersehen werden (»**Corona mortis**«) (▶ Kap. 4.9.6, ▶ Kap. 8.9.7).

Die Nn. iliohypogastricus und ilioinguinalis verlaufen im **Appendektomiegebiet** annähernd parallel zum Leistenband schräg von lateral nach medial und können bei ungeschickter Schnittführung durchtrennt werden (Störungen der Motorik und Sensibilität im Operationsgebiet).

6.4 Becken, Beckenwände

6.4.1 Skelettelemente, Verbindungen (▶ Kap. 4)

6.4.2 Becken als Ganzes

Das Becken fungiert einerseits als Aufhängeapparat für die untere Extremität, dient also der Fortbewegung bzw. der Standhaftigkeit des Individuums (▶ Kap. 4). Andererseits fängt es die gesamte Last des Verdauungsapparats auf, was allein der Terminus »Darmbeinschaufel« suggeriert. Schließlich ist er bei Frauen als Geburtskanal gefragt.

Das knöcherne Becken lässt sich in 2 Etagen gliedern:
- großes Becken und
- kleines Becken.

Das **große Becken** ist der nach oben offene Raum, der nach lateral von den Darmbeinschaufeln (Alae ossis ilii) und nach kaudal von der **Linea terminalis**, genauer: der **Beckeneingangsebene**, am Übergang von Corpus zu Ala ossis ilii begrenzt wird. Sie ist beim aufrecht Stehenden um einen Winkel von etwa 65° geneigt (**Beckenneigungswinkel**).

Das **kleine Becken** ist nach kaudal trichterförmig ausgelegt und wird knöchern durch den **Beckenausgang** begrenzt: von der Spitze des Steißbeins, den Ligg. sacrotuberalia und dem Arcus pubis. Muskulär wird der Beckenausgang durch die Beckenbodenmuskeln abgesichert (s. u.). Da es vollständig von Knochen umgeben ist, wird es auch Beckenkanal (**Canalis pelvis**) genannt. Das kleine Becken enthält das Rectum, die Harnblase und einige Geschlechtsorgane (Uterus mit Anhangsorganen bzw. Prostata, Ductus deferens).

Geschlechtsunterschiede

Die geschlechtsspezifischen Unterschiede werden durch die Wirkung der Geschlechtshormone erklärt.
- Das weibliche Becken ist breiter als das männliche. Die Beckeneingangsebene ist queroval, beim Mann eher herzförmig. Der Abstand der Trochanteren zueinander ist demnach auch größer.
- Der Winkel der unteren Schambeinäste (**Arcus pubis**) ist bei der Frau weiter (100°) gegenüber dem des Mannes (70°).
- Das Promontorium ragt bei Männeren weiter ins kleine Becken hinein als bei Frauen.

Innere Beckenmaße

Wichtig für den Geburtsvorgang sind die Maße der Beckeneingangsebene. Man unterscheidet:
- **Conjugata anatomica**: Abstand Symphysenoberrand – Promontorium: 11,5 cm.
- **Conjugata vera (obstetrica):** Abstand Symphysenhinterseite (Eminentia retropubica) – Promontorium: 11 cm.
- **Diameter transversa**: weitester Abstand zwischen den Lineae terminales: 13 cm.
- **Diameter obliqua I und II:** Abstand von Art. sacroiliaca zur Eminentia iliopubica der Gegenseite: 12,5 cm.

Äußere Beckenmaße

Es gibt 2 äußere Beckenmaße:
- **Distantia spinarum**: Abstand zwischen den Spinae iliacae anteriores superiores: 24–26 cm.
- **Distantia intertrochanterica**: Abstand zwischen den Trochanteren: 31–32 cm.

Geburtsvorgang

Nach Einsetzen der Wehen tritt der kindliche Kopf in das kleine Becken ein (**Eröffnungsperiode**). Da der **Beckeneingang queroval** und der **Beckenausgang längsoval** orientiert ist, muss sich der Kopf im Beckenkanal um 90° drehen. Nach Drehung des Kopfs (meist mit dem Gesicht nach coccygeal) tritt der Kopf aus dem Beckenausgang aus (**Austreibungsperiode**). Dabei muss sich der enge Abstand zwischen Steißbeinspitze und Symphysenunterrand erweitern. Auch die Iliosakralfugen sind aufgrund der lang dauernden Wirkung der Geschlechtshormone etwas aufgelockert und können nachgeben.

6

KLINIK

Wenn der kindliche Kopf zu groß oder das mütterliche Becken (Eingangs- oder Ausgangsebene) zu klein ist, spricht man von **relativem** bzw. **absolutem Missverhältnis** zwischen Kopf und Beckeneingängen. Dies erfordert dann eine Schnittentbindung (Sectio caesarea).

Clevere Erdenbürger (selten!) schonen den dicken Kopf und schicken den schmalen Hintern voran (**Beckenendlage**). Dies ist ebenfalls eine Indikation zur Sectio, da der breiteste Körperteil, der Kopf zuletzt kommt und aufgrund der nicht gut vorgedehnten Weichteile »hängen bleiben« könnte (Gefahr des Sauerstoffmangels bei verschleppter Geburt).

Bei einer **Querlage** geht gar nichts mehr (Sectio!).

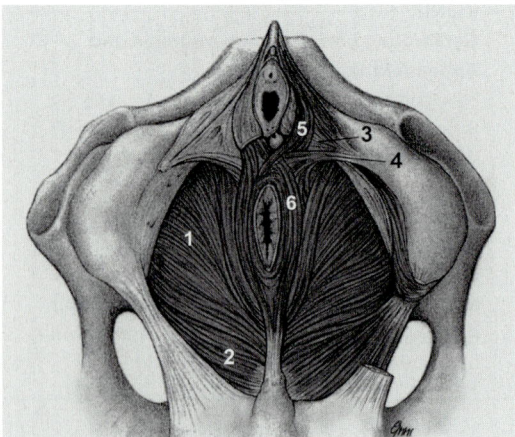

Abb. 6.10. Dammregion der Frau, Ansicht von unten-hinten. **Diaphragma pelvis**: 1, M. levator ani; 2, M. coccygeus; **Diaphragma urogenitale**: 3, M. transversus perinei prof.; **Sphinkterenschicht**: 4, M. transversus perinei superf., 5, M. bulbospongiosus; 6, M. sphincter ani ext. (Mod. nach Tillmann 2005)

6.4.3 Innere Beckenmuskulatur

M. iliacus, M. obturatorius internus, M. piriformis (► Kap. 4.4.1).

6.4.4 Beckenbodenmuskulatur

Der Bauchraum wird nach kaudal ebenso sicher abgedichtet wie nach kranial. Obwohl die Beckenbodenmuskulatur eine trichterförmige Ausstülpung nach kaudal beschreibt, sind ausladende Bewegungen, ähnlich der des Zwerchfells, die das Bauchvolumen verschieben, nicht möglich.

Der Beckenboden besteht aus 3 muskulären Schichten (□ Abb. 6.10):
- Diaphragma pelvis,
- Diaphragma urogenitale, und die
- Sphinkterenschicht.

Diaphragma pelvis

Das Diaphragma pelvis besteht im Wesentlichen aus dem M. levator ani; nach dorsal wird er durch den M. coccygeus ergänzt. Das Diaphragma pelvis ist eine **trichterförmige** Konstruktion, die nach vorn hin schlitzförmig durch das **Levatortor** offen gelassen ist. Dieser dient als Durchtritt für die Urethra und ggf. Vagina.

Beckenetagen

Das Diaphragma pelvis gliedert das Becken in Etagen ein:
- In die **supradiaphragmale Etage** wölbt sich der Boden der Bauchhöhle, außerdem dient der darunter liegende Bindegewebsraum als Ausbreitungsgebiet für den Halteapparat des Uterus.

- Die **subdiaphragmale Etage** ist ein keilförmig versenkter Fett-Bindegewebsraum, die **Fossa ischioanalis**. In ihr verlaufen die Leitungsbahnen für die Versorgung des äußeren Genitale und des unteren Uterinsegments (Vasa pudenda, N. pudendus).

Diaphragma urogenitale

Da das Levatortor noch frei ist, wird es von einer horizontal verlaufenden, dreieckigen fibromuskulären Platte abgesichert, dem Diaphragma urogenitale. Es besteht bei der Frau aus dem **M. transversus perinei profundus**. Diese Platte spannt sich zwischen den Scham- und Sitzbeinästen aus (□ Abb. 6.11).

Sphinkterenschicht

Die Sphinkterenschicht besteht aus
- **M. transversus perinei superficialis**, der die Schwachstelle zwischen den beiden Öffnungen, Vulva und Anus, am freien Rand des M. transversus perinei profundus verstärkt.
- **M. bulbospongiosus** umgibt sphincterartig die Vulva.
- **M. sphincter ani externus** ist der äußere Schließmuskel des Anus und gibt achtertourenartig Muskelfasern in die Schlinge des M. bulbospongiosus. Auf diese Weise wird die Dammregion (Regio perinealis) muskulär verstärkt.
- **M. ischiocavernosus** liegt entlang des Sitzbeins unter dem Schenkel der Clitoris.

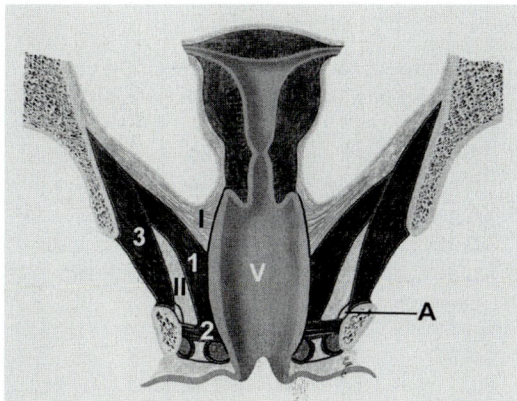

Abb. 6.11. Beckenetagen. Frontalschnitt durch ein weibliches Becken im Bereich von Vagina und Uterus, Ansicht der hinteren Schnittfläche. V: Vagina; A: Alcock-Kanal, 1 M. levator ani; 2 M. transversus perinei prof., 3 M. obturatorius int.; I supradiaphragmale Etage; II Fossa ischioanalis. (Mod. nach Tillmann 2005)

Regio perinealis

Die Dammregion ist der rautenförmige Bezirk zwischen der Symphyse und den Schambeinästen, den Tubera ischiadica, den Ligg. sacrotuberalia und dem Os coccygis.

> **KLINIK**
> Der Bereich zwischen Anus und Äußerem Genitale ist der Damm (Perineum).

6.4.5 Nerven und Gefäße

Der Plexus sacralis setzt sich aus den Wurzeln von L3–4 bis Co4 zusammen.

Ventrale Gefäßnervenstraße (Schenkelpforte): A. und V. femoralis ziehen durch die Lacuna vasorum, der N. femoralis, N. cutaneus femoris lateralis ziehen durch die Lacuna musculorum in das Trigonum femorale.

Mediale Gefäßnervenstraße (Canalis obturatorius): A./V./N. obturatorius ziehen durch den Canalis obturatorius zu den Adduktoren des Beins.

Dorsale Gefäßnervenstraße. Das Foramen ischiadicum majus teilt sich in eine supra- und eine infrapiriforme Abteilung):
- Durch das **Foramen suprapiriforme** ziehen A. und V. glutea superior zusammen mit dem N. gluteus superior.
- Durch das **Foramen infrapiriforme** ziehen die A. und V. glutea inferior, N. gluteus inferior, N. ischiadicus, N. cutaneus femoris posterior.

Gefäßnervenstraße zur und in der Fossa ischioanalis (Foramina ischiadica major et minor, Canalis pudendalis): die A./V. pudenda, und N. pudendus verlassen das Becken durch das **Foramen infrapiriforme**, ziehen dann aber gleich zwischen dem Lig. sacrotuberale und sacrospinale durch das Foramen ischiadicum minus ins kleine Becken zurück, um durch den Alcock-Kanal in die **Fossa ischioanalis** herabzugleiten (Abb. 6.11).

Fallbeispiel

Ein 14-jähriger Junge verspürt einen plötzlichen Schmerz in der Leiste beim Versuch, ein schweres Gewicht zu heben. Er legt sich auf den Rücken und beobachtet, wie die Schwellung, die offensichtlich den Schmerz verursacht hat, kleiner wird und ganz verschwindet. Er geht dann nach Hause.

Auf dem Heimweg presst er die Luft gegen seine versuchsweise verschlossene Epiglottis und verspürt den Schmerz erneut. Seine Eltern rufen den Arzt herbei. Dieser legt seinen kleinen Finger in den Anulus inguinalis superficialis entlang des Leistenkanals in Richtung des Anulus inguinalis profundus. Erst, als er den Jungen bittet zu husten, spürt er, wie sich Weichteile an die Fingerspitze stülpen. In Horizontallage verschwindet diese Schwellung, im Stehen jedoch tritt sie wieder hervor, und zwar lateral des

▼

Tuberculum pubicum und oberhalb des Leistenbandes. Wenn er viel Fantasie hätte, würde er den Puls der A. epigastrica inferior medial dieser an den Finger anschlagenden Strukturen tasten.

Probleme:
1. Wie lautet die Diagnose?
2. Wie lautet die Differenzialdiagnose, d. h. gegen welche Erkrankungen müssen wir diese Befunde abgrenzen?
3. Erläutern Sie die embryologische Basis für diesen Befund.
4. Welche Strukturen umhüllen den Funiculus spermaticus?
5. Welche Strukturen sind bei der operativen Korrektur gefährdet?

Antworten:

1. Indirekte Leistenhernie.
2. Direkte Leistenhernie, Femoralishernie.
3. Der Processus vaginalis, ene Ausstülpung des Bauchfells, an der der Hoden nach unten gewandert ist und den Leistenkanal geformt hat, ist bei indirekten, angeborenen Leistenhernien nicht obliteriert. Anteile der Bauchhöhle (z. B. Darmschlingen) können entlang dieser Ausstülpung durch den gesamten Leistenkanal aus der Bauchhöhle heraus nach oben medial treten. Die Hernie liegt also innerhalb der Hüllen des Funiculus spermaticus.
4. Fascia spermatica interna, M. cremaster. Der Ductus deferens liegt gleich hinter der Hernie.
5. R. genitalis n. genitofemoralis (zieht durch den Leistenkanal und tritt durch den Anulus inguinalis superficialis wieder aus); N. ilioinguinalis; Plexus pampiniformis; Ductus deferens.

6

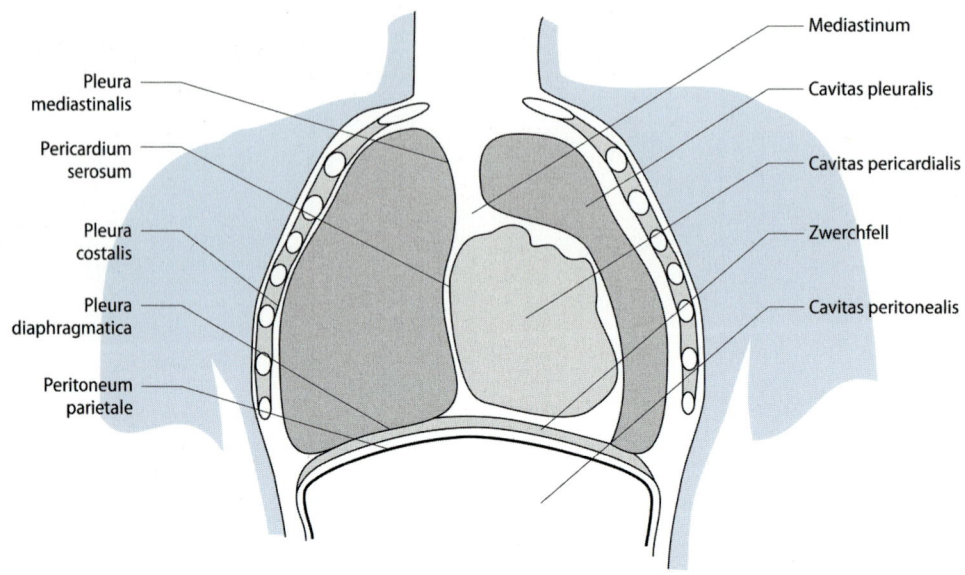

Pleura mediastinalis
Pericardium serosum
Pleura costalis
Pleura diaphragmatica
Peritoneum parietale

Mediastinum
Cavitas pleuralis
Cavitas pericardialis
Zwerchfell
Cavitas peritonealis

rechte Lunge von lateral

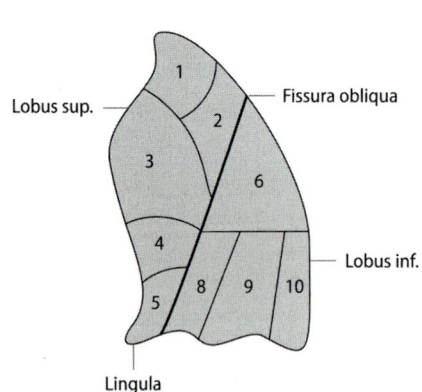

Apex
Fissura obliqua
Lobus sup.
Lobus inf.
Fissura horizontalis
Lobus med.

1 2 3 4 6 6 8 9 10

1 – 10 stellen die Lungensegmente dar

linke Lunge von lateral

Lobus sup.
Fissura obliqua
Lobus inf.
Lingula

1 2 3 4 5 6 8 9 10

1 – 10 stellen die Lungensegmente dar

7   Brusteingeweide

Mind Map

Die Eingeweide der Brust bewohnen einen Raum, der von einem relativ starren **Skelett**, dem knöchernen Thorax, umgeben wird. Dieser Raum ist nach unten hin einigermaßen hermetisch durch das **Zwerchfell** abgeschlossen. Die **obere Thoraxapertur** jedoch lässt die Passagewege aus dem Hals ungehindert in den Brustraum herein. Dieses Gebiet, das **Media-stinum** (Mittelfellraum), enthält somit die interregio-nalen Leitungsbahnen: **Aorta, V. cava, Trachea** und **Ösophagus**. Die großen Organe, **Herz** und **Lungen**, sind zwar funktionell als eine Einheit zu betrachten, liegen anatomisch aber in unterschiedlichen **Kompar-timenten**: Das Herz liegt den mediastinalen Leitungs-bahnen in einem eigenen Sack, dem Herzbeutel, auf, gehört mithin zum Mediastinum. Die Lungen sind je-doch in die beiden Pleurahöhlen ausgegrenzt worden.

7.1 Entwicklung von Pleurahöhlen, Herz und Lunge

In der 4. Entwicklungswoche kommt es im lateralen Mesoderm zu Spaltbildungen, die sich bei der Abfaltung des Embryos zum intraembryonalen Zölom erweitern.

7.1.1 Pleurahöhlen und Zwerchfell

Die Leibeshöhlen gehen aus dem intraembryonalen Zölom hervor, aus dessen seitlichen Teilen die **Pleurahöhlen** sowie die **Peritonealhöhle** entstehen. Aus dem kranialen Abschnitt des Zöloms bildet sich die **Perikardhöhle**.

Die »Spaltung« des Mesoderms führt zu der Ausbildung in 2 Abschnitte, deren Oberflächen von einer serösen Haut (**Serosa**) überzogen sind:

- **parietales Mesoderm** (Somatopleura), das die Innenwand der Leibeshöhlen auskleidet, und
- **viszerales Mesoderm** (Splanchnopleura), das dem Entoderm anliegt.

Serosa

Die Serosa erleichtert später die weitgehend reibungsfreie und schmerzlose Verschieblichkeit der »Höhlenbewohner« zueinander. Sie besteht aus:

- der **Lamina epithelialis**, einem einschichtigen Plattenepithel,
- der **Lamina propria**, der darunterliegenden Bindegewebsschicht mit Gefäßen und Nerven, sowie
- der **Tela subserosa**, der Bindegewebsschicht, die entweder der Leibeswand oder der Organwand direkt aufliegt.

> **Merke**
>
> Aus dem **parietalen Mesoderm** stammt:
> - **Pleura parietalis**, Brustfell, das die innere Brustwand (Pleurahöhle) bedeckt,
> - **Perikard**, das den Herzbeutel auskleidet, und
> - **Peritoneum parietale**,das die innere Bauch- und Beckenwand auskleidet.
>
> Aus dem **viszeralen Mesoderm** stammt:
> - **Pleura viscerale** (pulmonale), Lungenfell,
> - **Epikard**, das das Herz als viszerale Schicht des Herzbeutels umgibt, und das
> - **Peritoneum viscerale**, das die Organe der Bauch- und Beckenhöhle auskleidet.

Entstehung von Perikardhöhle, Pleurahöhle und Peritonealhöhle

Zunächst bildet sich die Perikardialspalte über der Herzanlage, die mit 2 seitlichen **Zölomkanälen** (**Perikardio-**

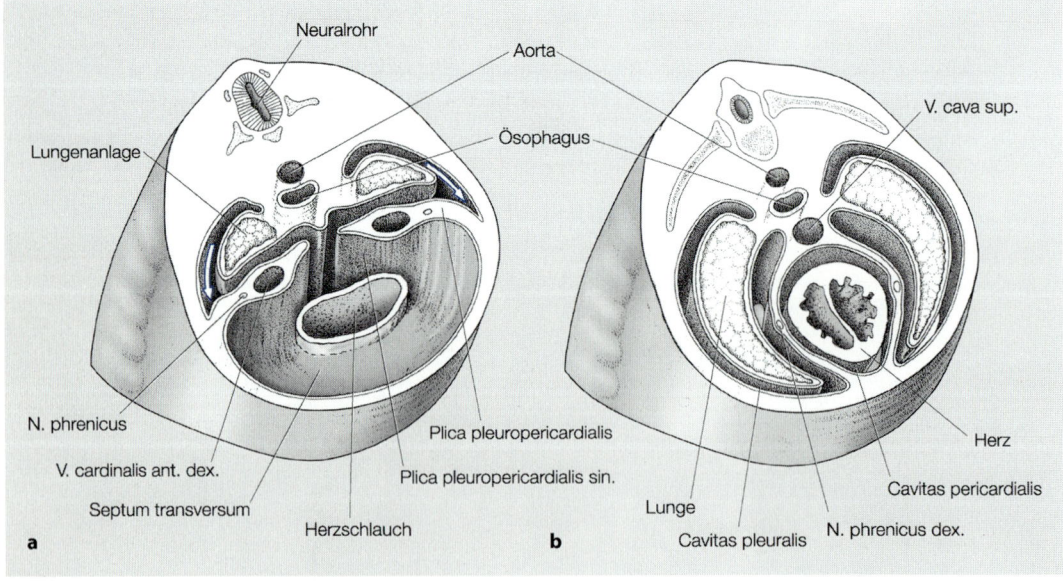

Abb. 7.1a, b. Abgrenzung der Pleurahöhlen von der Perikardhöhle. Embryo der 5. Woche; offene Verbindung zur Anlage der Perikardhöhle durch den Hiatus pleuropericar-dialis (**a**). Es hat sich eine Pleuroperikardialmembran gebildet: damit sind die Anlagen von Pleura- und Perikardhöhle getrennt (**b**). (Schiebler 2005)

peritonealkanäle) mit der späteren Peritonealhöhle in Verbindung steht.

Die Lungenknospen stülpen sich in die Zölomkanäle hinein. Durch zunehmendes Wachstum erfährt das Zölom eine Unterteilung in die primitiven Leibeshöhlen. Dies wird insbesondere bedingt durch eine Mesenchymplatte, das **Septum transversum**, zwischen Herzanlage und Leberanlage. Die aufeinander zuwachsenden Platten verschließen die Perikardioperitonealkanäle.

KLINIK
Falls diese Zölomkanäle nicht geschlossen werden, liegt eine angeborene **Zwerchfellhernie** vor.

Die primitiven Leibeshöhlen werden weiterhin durch folgende Entwicklungen unterteilt: Die Zölomkanäle oberhalb des Septum transversum erweitern sich zur Anlage der **Pleurahöhle**. Es kommt zu Auffaltungen zwischen den Anlagen der Pleurahöhlen und der Perikardhöhle (**Plicae pleuropericardiales**). In diesen Falten verlaufen die Vv. cardinales (Vorläufer der großen Körper- und Herzvenen) und der N. phrenicus. Beide Plicae pleuropericardiales vereinigen sich zur **Membrana pleuropericardialis**. Damit werden Perikard- und Pleurahöhlen voneinander getrennt (◘ Abb. 7.1a, b).

Im seitlichen Septum transversum bilden sich die Plicae pleuroperitoneales, in die Myoblasten einwandern. Damit entsteht die Muskulatur des **Zwerchfells**.

Die **Peritonealhöhle** entsteht durch die kaudalen Schenkel des intraembryonalen Zöloms, das sich vom extraembryonalen Zölom (Chorionhöhle) durch Verschluss der ventralen Bauchwand getrennt hat.

7.1.2   Herz

Das Herz-Kreislauf-System stammt aus dem Mesoderm. In der Nähe der Prächordalplatte sammeln sich Blutinseln und verschmelzen zu **Endokardschläuchen**. Ihnen legt sich von außen ein Myokardmantel an. Am 22. Tag vereinigen sich die noch paarigen Gefäße zu einem leicht gebogenen **Herzschlauch**. Erste Kontraktionen (Punctum saltans, der berühmte »springende Punkt«) sind am 23. Tag zu sehen. Am 24. Tag steigt das Herz vom Hals in den Thorax ab (**Descensus cordis**).

Herzschleife und ihre Gliederung
Der Herzschlauch spannt sich zwischen dem Septum transversum über die Perikardanlage aus. Es sind folgende Erweiterungen zu sehen, die das noch nicht gekammerte Herz gestalten (Cor commune):
- Sinus venosus (Einstrombahn aus den Venen des Embryos),
- Atrium primitivum (Vorhof),
- Ventriculus primitivus (Kammer) und
- Bulbus cordis primitivus (Ausstrombahn; Übergang in den Truncus arteriosus).

Entwicklung der Herzschleife
Durch das schnellere Wachstum dieser Anteile als des umgebenden Gewebes biegt sich der Herzschlauch S-förmig (**Cor sigmoideum**). Da sich der Abstand zwischen Truncus arteriosus und Sinus venosus nicht verändert, knickt der Schlauch ein. Dadurch ergeben sich die beiden Einengungen zwischen
- Atrium primitivum und Ventriculus primitivus (**Atrioventrikularkanal**), sowie
- dem kaudalen und kranialen Anteil der primitiven Kammer (**Sulcus interventricularis**), die die spätere Septierung zwischen rechter und linker Kammer ahnen lässt (◘ Abb. 7.2).

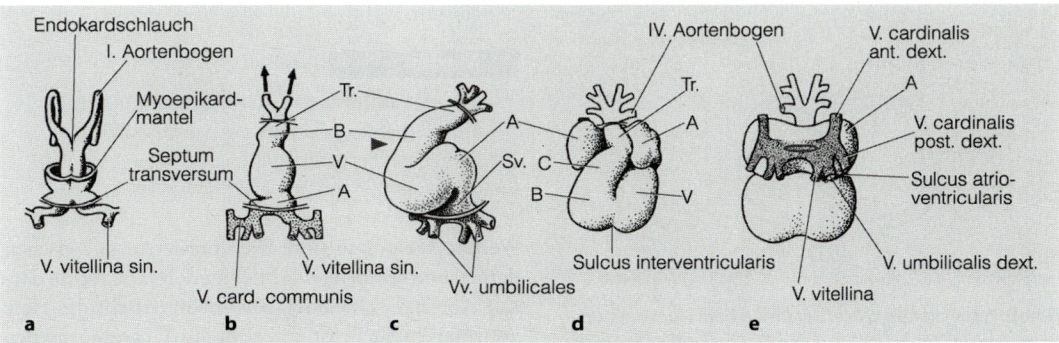

◘ **Abb. 7.2a–e.** Herzentwicklung nach Vereinigung der Endokardschläuche zum 4-kammrigen Herz. Sv. Sinus cavernosus, A: Atrium primitivum, V: Ventriculus primitivus, B : Bulbus cordis primitivus, C : Conus arteriosus, Tr : Truncus arteriosus. Ansicht von vorne (**a, b, d**), Ansicht von der Seite (**c**), Ansicht von hinten (**e**). (Schiebler 2005)

Bildung von Herzsepten

Im **Atrioventrikularkanal** und im **Truncus/Conus-bereich** bilden sich Endokardkissen, die ins Lumen vorwachsen.

> **KLINIK**
>
> Viele **Fehlbildungen des Herzens** gehen auf eine mangelhafte Ausführung der Endokardkissen zurück.

Die Septierung beginnt im **Vorhof**. Eine sichelartige Leiste (**Septum primum**) wächst vom Dach des Vorhofs herunter und unterteilt ihn bis auf eine Öffnung, das **Ostium primum**. Während das Septum primum auf das Endokardkissen zuwächst, entsteht in ihm ein zweites Loch, das Ostium secundum. Dieses wird duch eine neue Trennwand, dem Septum secundum, fast komplett abgedeckt. Die ovale verbleibende Öffnung bezeichnet man als **Foramen ovale** (◘ Abb. 7.3).

Der physiologische Rechts-Links-Shunt durch das Foramen ovale ist im fetalen Kreislauf notwendig, da der Lungenkreislauf noch nicht aktiv ist (▶ Kap. 2). Normalerweise werden durch die dramatische Druckerhöhung im **postnatalen** linken Vorhof die beiden Septen gegeneinander gedrückt, sodass sich das Foramen ovale schließt.

Die **Kammern** werden durch das **Septum interventriculare** an der Stelle des Sulcus interventricularis getrennt. Auch hier sind Defekte möglich (Foramen interventriculare).

Die **Unterteilung der Ausstrombahn** wird mit der Bildung von Ventilen, den Taschenklappen, perfektioniert. Die Septen wachsen aus Endokardpolstern aufeinander zu und vereinigen sich zum spiralenförmigen Septum aorticopulmonale. Durch die Trennung entstehen die Aorta ascendens und der Truncus pulmonalis.

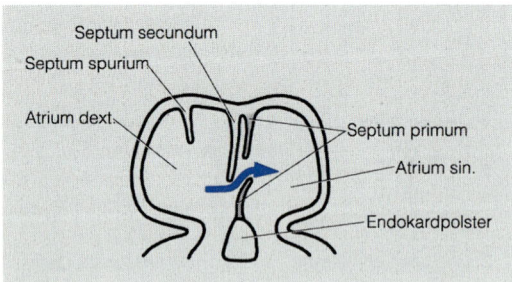

◘ Abb. 7.3. Foramen ovale. Der Pfeil gibt die Richtung des embryonalen Blutstroms an, durch den der untere Abschnitt des Septums zur Seite gebogen wird. Bei der Umstellung auf den bleibenden Kreislauf schließt sich das Foramen ovale durch Überlappung der Ränder. (Schiebler 2005)

> **KLINIK**
>
> Eine fehlgesteuerte Trennung der Ausflussbahnen kann zu allerlei Anomalien führen, z. B. **Transposition** der großen Gefäße, Pulmonalisatresie.
>
> Die **Fallot-Tetralogie** geht mit folgenden Fehlbildungen einher: Pulmonalstenose, Ventrikelseptumdefekt, reitende Aorta, Hypertrophie des rechten Ventrikels. Die Folgen sind Rechts-Links-Shunt, Zyanose, ungenügende Oxygenierung des Bluts.

7.1.3   Embryonale Aortenbögen

Aus dem geteilten Truncus arteriosus des Herzschlauchs gehen die Schlundbogenarterien hervor, dies sind 6 Aortenbögen auf jeder Seite. Allerdings entstehen sie alle zu verschiedenen Zeiten und obliterieren zum Teil. Sie machen einen Bogen um den Schlunddarm und münden in die dorsalen Aorten, die sich aber bald in einen Stamm vereinigen (◘ Abb. 7.4).

Was passiert mit den 6 paarigen Aortenbögen?
- **1. Aortenbogen**: verschwindet bis auf die spätere A. maxillaris.
- **2. Aortenbogen**: verschwindet bis auf die A. hyoidea und A. stapedia.
- **3. Aortenbogen**: Aus ihm wird etwas Ordentliches: A. carotis communis (A. carotis ext. kommt aus der ventralen Aorta).
- **4. Aortenbogen**: Seitenverschieden! Links: Teil des **definitiven Aortenbogens** zwischen A. carotis communis und A. subclavia; rechts: prox. Abschnitt der A. subclavia.
- **5. Aortenbogen**: ist kümmerlich und geht ein.
- **6. Aortenbogen**, Pulmonalbogen: Rechts: rechte Pulmonalarterie; links: linke Pulmonalarterie, Ductus arteriosus Botalli, obliteriert zum Lig. arteriosum.

> **Merke**
>
> Die ventrale Aorta teilt sich nach rechts in den Truncus brachiocephalicus und nach links in den definitiven Aortenbogen.

Weitere Ereignisse sind: Die dorsale Aorta zwischen dem 3. und 4. Aortenbogen obliteriert. Die rechte dorsale Aorta verschwindet. Außerdem rutscht das Herz vom Hals in die Brust und zieht die A. carotis und den Truncus brachiocephalicus wie ein Kaugummi in die Länge. Die Nn. laryngei recurrentes werden durch die asymmetrische Aortenbogenentwicklung unterschied-

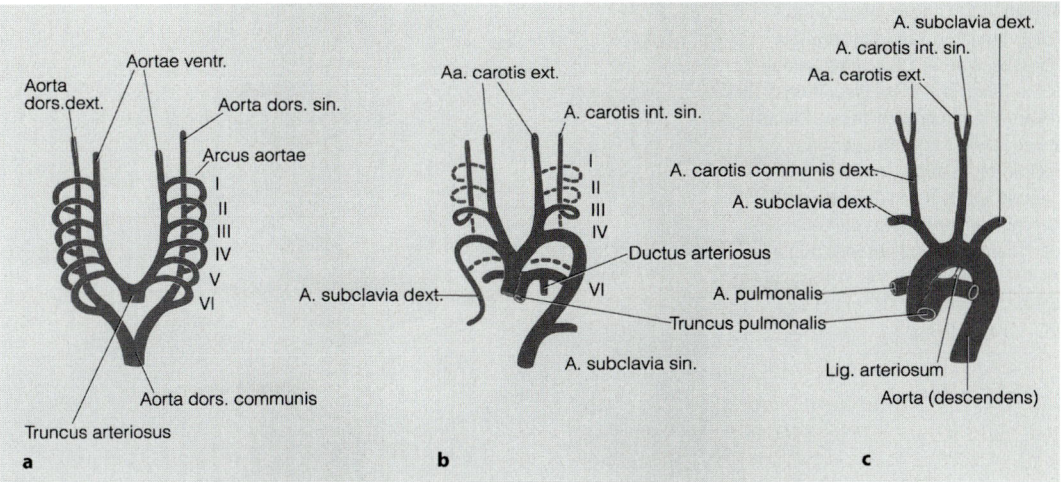

Abb. 7.4. Branchialarterie und ihre Derivate (Ventralansicht). Ausgangssituation: auf jeder Seite verbinden 6 Aortenbögen die ventrale und dorsale Aorta, ohne jemals gleichzeitig vorhanden zu sein (**a**), Umbildung. Einzelheiten im Text (**b**), und Zustand nach der Geburt (**c**). (Schiebler 2005)

lich in den Thorax mitgezogen. Der linke N. recurrens zieht vor dem Lig. arteriosum um die Aorta, der rechte um die A. subclavia »zurück« zu ihrem ursprünglichen Versorgungsgebiet, dem Kehlkopf.

Isthmus aortae

Der Aortenisthmus ist der Abschnitt der Aorta zwischen dem Beginn der linken A. subclavia und der Einmündungsstelle des Ductus arteriosus.

KLINIK

Bei der relativ häufigen **Aortenisthmusstenose** kommt es zu **Durchblutungsstörungen** der **unteren Körperregion**, niedrigem Blutdruck der unteren Körperhälfte und Zyanose, jedoch zu einer **übermäßigen Durchblutung** der **oberen Körperregion**, erhöhtem Blutdruck der oberen Körperhälfte und **keiner Lippenzyanose**!

7.1.4 Trachea und Lunge

Merke

Das **Entoderm** des Darmrohrs liefert die epitheliale Auskleidung der unteren Atemwege und Drüsen. Blutgefäße, Knorpel, glatte Muskulatur und Bindegewebe gehen aus dem **Mesoderm** hervor. Später wandern vegetative Nerven (Vagusäste) aus der Neuralleiste ein.

In der 3. Entwicklungswoche bildet sich hinter dem Schlunddarm die **Laryngotrachealrinne**, von der sich ein Divertikel für die Anlage der Luftröhre nach vorn unten ausbildet. Distal zweigen dann die beiden **Lungenknospen** zur Seite in die Pleuroperikardialkanäle ab, und begründen den sich dichotom verzweigenden Bronchialbaum. Für eine saubere Trennung zwischen Luft- und Speisewegen kaudal des Kehlkopfs sorgt das **Septum oesophagotracheale**.

KLINIK

Eine unvollständige oder fehlende Ausbildung des Septum oesophagotracheale (**Ösophagotrachealfistel**) kann zu einer **Aspirationspneumonie** des Neugeborenen führen. Epitheliale Wucherungen im nicht abgetrennten Ösophagus können eine **Ösophagusatresie** bewirken.

Lungenreifung

Da die Lunge aus dem Verdauungstrakt stammt und bis zur Geburt mit Luft nichts zu tun hat, gleichen die sich entwickelnden Endstücke des Bronchialsystems (**Alveolen**) eher einer **Verdauungsdrüse** als einer alveolären Wabe (**Abb. 7.5**). Man unterscheidet folgende Abschnitte der **Lungenreifung**:

- **Pseudoglanduäre Phase:** 5.–16. Woche. Anlage der Bronchi und Bronchioli terminales.
- **Kanalikuläre Phase:** 16–26 Wochen. Aufweitung zu Bronchioli respiratorii, Auftreten der Alveolarepithelzellen. Beginn der **Surfactantproduktion** (▶ Kap. 7.2.2).

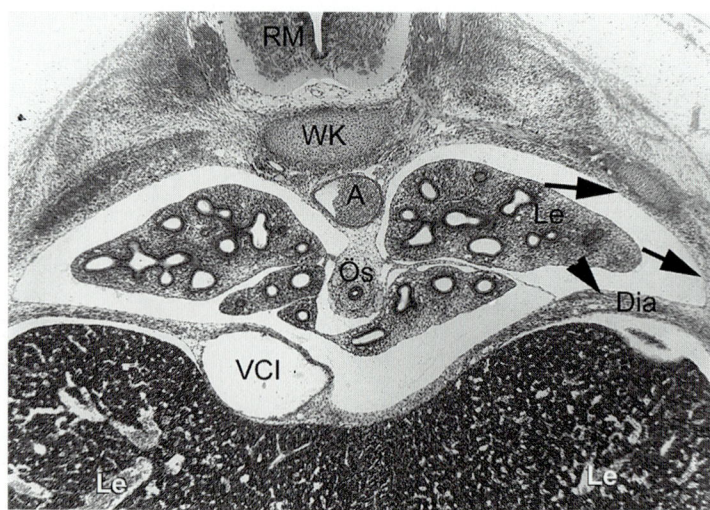

Abb. 7.5. Lungenentwicklung, Blick von unten. Pseudoglanduläre Phase (8. Woche). Die Lungenanlage (Lu) arbeitet sich in die Pleurahöhle (ehem. Pleuroperikardialspalt, Pfeile) herein. Links ist die Anlage von 2, rechts von 3 Lappen erkennbar. Das Septum transversum (Dia) ist schon geschlossen und grenzt die Leber (Le) nach kaudal in der Peritonealhöhle ab. RM: Rückenmark, WK: Wirbelkörper, A: Aorta, Ös: Ösophagus, VCI: V. cava inferior

— **Primäre Alveolen**: 26 Wochen bis Geburt. Abflachung des Epithels der Drüsenendstücke, Ausbildung der Sacculi alveolares, Kontakt zu Kapillaren. Ab 7. Monat ist die Diffusionsbarriere klein genug und die Surfactant-Produktion ausreichend zum Überleben.
— **Alveoläre Differenzierung**: 8. Monat bis frühe Kindheit.

7.2   Atmungsorgane

Zu den Organen des Unteren Atemtrakts zählen Trachea und Lunge. Die Trachea und das Bronchialsystem der Lunge dienen der Luftleitung, die Alveolen der Lunge sorgen für den Gasaustausch sowie die respiratorische Kompensation metabolischer Stresssituationen.

7.2.1   Trachea

Lage, Form, Länge

Die Luftröhre ist 10–12 cm lang mit einem Durchmesser von etwa 2–3 cm. Sie gliedert sich in:
— **Pars cervicalis**, ab 6. Halswirbel unterhalb des Ringknorpels des Kehlkopfs, bis zur Oberen Thoraxapertur.
— **Pars thoracica**, von der Oberen Thoraxapertur bis zur Bifurcatio tracheae (4. Brustwirbel).

Die Bifurcatio tracheae ist die Aufzweigungsstelle der Luftröhre in 2 Stammbronchien (ein steiler Bronchus principalis dexter, und ein flacher, längerer Bronchus principalis sinister).

> **KLINIK**
>
> Da der rechte Stammbronchus steiler verläuft als der linke (Herz!), landen **aspirierte Fremdkörper** (oder der zu tief geschobene Tubus) meist im rechten Stammbronchus.

Nachbarschaftsbeziehungen, Aufbau

Im Hals wird die Trachea von den Lappen der Schilddrüse umzingelt. Distal des Larynx zieht sie über dem Ösophagus von der Oberfläche unter das Sternum in die Tiefe. In der Rinne zwischen Ösophagus und Trachea liegt der N. laryngeus recurrens. Links zieht der Aortenbogen an ihr vorbei und verdrängt sie etwas nach rechts.

Mikroskopische Anatomie: Wandbau, Schleimhaut

Da die Luftröhre große Luftdruckschwankungen aushalten muss, sollte ihre Wand starr aufgebaut sein. Andererseits zwingt sie die hinter ihr liegende Speiseröhre zu einem Kompromiss. Falls diese eine dicke unzerkaute Kartoffel nach kaudal transportieren muss, erlaubt die Rückwand der Trachea eine Einbeulung. Die in die Wand eingearbeiteten etwa 10–20 hyalinen **Knorpelspangen** sind also nach hinten hin offen (Abb. 7.6). Dieser Teil wird von einer Muskelplatte (**Pars membranacea**) abgesichert. Von innen nach außen sieht die Wandschichtung folgendermaßen aus:
— Tunica mucosa:
  – **Lamina epithelialis** mit mehrreihigem hochprismatischen Epithel mit Kinozilien, eingestreuten Becherzellen,
  – **Lamina propria** mit seromucösen Drüsen.

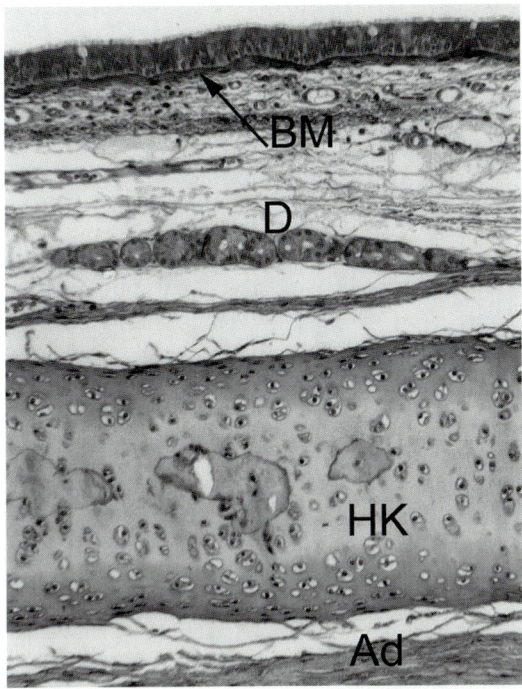

BM

D

HK

Ad

◘ Abb. 7.6. Querschnitt durch die Trachealwand. BM: Basalmembran unter dem respiratorischen Epithel, D: seromucöse Drüsen in der Lamina propria, HK: Hyaliner Knorpel. Bindegewebsfasern des Perichondriums gehen in die Adventitia (Ad) über

- Tunica fibromusculocartilaginea:
  - M. trachealis oder
  - Tunica fibrocartilaginea
- Tunica adventitia.

7.2.2 Lungen

Lage, Form

Die Lungen nehmen den größten Teil des Brustraums (**Cavitas thoracis**) ein. Sie werden nach Abschluss der Entwicklung vom viszeralen Blatt der Pleura (**Pleura pulmonalis**) umgeben, das am Lungenhilum (**Hilum pulmonis**) in das parietale Blatt der Pleura (**Pleura parietalis** bzw. **mediastinalis**) umschlägt. Die Pleurahöhle (**Cavitas pleuralis**) ist durch diese Invagination der Lungen bis auf einen schmalen kapillaren Spalt, den **Pleuraspalt** verkleinert.

Beide Lungen haben ein Volumen von etwa 1,8 l, die linke ist wegen der Raumforderung durch das Herz etwa 150 ml kleiner. Mit der Basis (**Basis pulmonis**) liegen die Lungen dem Zwerchfell auf. Die Spitzen (**Apices pulmonis**) wölben sich bis über die obere Thoraxapertur.

Organisation der Lunge

Die Lunge ist nach der dichotomen Aufteilungsweise der Bronchien und der sie begleitenden Arterien hierarchisch gegliedert in:
- **Lappen** (Lobi),
- **Lungensegmente** (Segmenta bronchopulmonalia),
- **Lungenläppchen** (Lobuli) und
- **Acini**.

Lungenlappen (Lobi pulmonis), Hilum

Die rechte Lunge hat 3 Lappen, die linke nur 2 Lappen. Die Leitungsbahnen treten aus dem Mediastinum in das Hilum ein.
- **Linke Lunge: Lobus superior, Lobus inferior**, getrennt durch die **Fissura obliqua**. Medial sieht man die Eindellung durch das Herz (Impressio cardiaca), von Ösophagus und Aorta. Im Hilum liegen vorne unten die Lungenvenen, oben die A. pulmonalis und in der Mitte hinten die Bronchien.
- **Rechte Lunge: Lobus superior, Lobus inferior, Lobus medius**. Der hinteren Brustwand liegen nur die Ober- und Unterlappen an, der Mittellappen schiebt sich seitlich dazwischen. Die **Fissura obliqua** liegt zwischen Ober- und Unterlappen, die **Fissura horizontalis** zwischen Ober- und Mittellappen. Impressionen nach medial: V. cava superior, V. azygos, Ösophagus. Im Hilum liegen vorne unten die Lungenvenen, in der Mitte die A. pulmonalis und hinten oben die Bronchien.

Lungensegmente

Die keilförmigen Segmente begrenzen das Ausbreitungsgebiet eines größeren Bronchus (**Segmentbronchus**) und der ihn begleitenden Segmentarterie. Die rechte Lunge hat 10, die linke hat 9 Segmente, da das 7. fehlt. Zwischen den Segmenten läuft die V. pulmonalis, die O_2-haltiges Blut zum Herzen zurückbringt.

Lungenläppchen

Lungenläppchen sind durch feine Bindegewebssepten voneinander getrennt. Dies gilt nur für die Peripherie; im Zentrum des Lappens fehlt diese Untergliederung.

Acini

Ein Acinus besteht aus einer Gruppe von Alveolen mit den ihnen vorangestellten terminalen Bronchien.

Bronchialbaum

Der Bronchialbaum teilt sich etwa 10- bis 20-mal dichotom auf. An jedem Bronchiolus terminalis hängen ca. 200 Alveolen; die Gesamtzahl der Alveolen beträgt etwa 300 Mio. Die Gesamtoberfläche für den Gasaustausch beträgt 100 m^2 Der Bronchialbaum besteht aus:

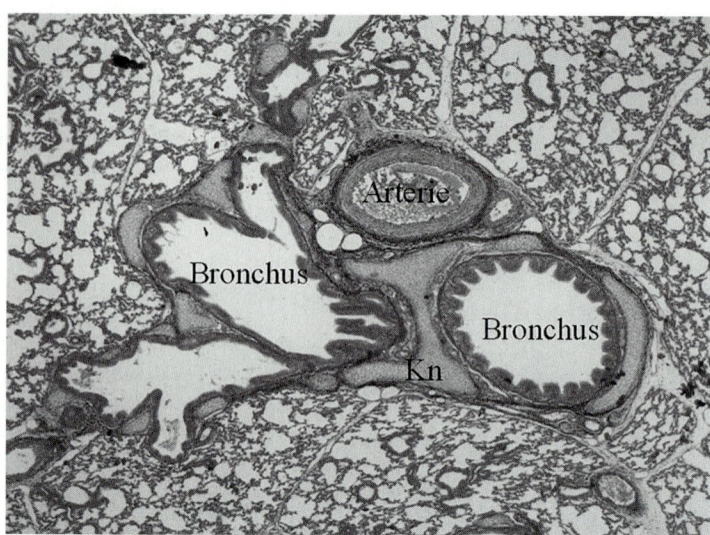

◘ Abb. 7.7. Lappenbronchien mit Arterie, Kn: Knorpelspange Azan

- **Bronchus principalis** sinister et dexter (s. o.),
- **Bronchi lobares**: rechts 3, links 2; liegen noch im Hilum,
- **Bronchi segmentales**: entsprechen der Zahl der Segmente,
- **Bronchioli**: Durchmesser ca 1 mm. Sie besitzen keine Knorpelspangen mehr, sondern nur noch glatte Muskulatur, und
- **Bronchioli terminales**: Durchmesser zwischen 0,5–1 mm. Zunehmend flaches Epithel.

Mikroskopische Anatomie

Die **Bronchien** besitzen prinzipiell den gleichen Wandaufbau wie die Trachea. Ihr Lumen ist jedoch eingefaltet. Arterien verlaufen immer in ihrer unmittelbaren Umgebung (◘ Abb. 7.7). Die Bronchioli besitzen nur noch z. T. schraubig verlaufende glatte Muskulatur, Knorpel fehlen ab hier, das Epithel wird niedriger (prismatisch bis flach) und verliert allmählich den Zilienbesatz. Am Beginn der Acini liegen nur noch einzelne Muskelzellen der Wand, Drüsen sind nicht mehr zu finden. Das interstitielle Bindegewebe ist extrem reich an **elastischen Fasern**. Sie sind die treibende Kraft der Expiration, wenn der Muskelzug des Zwerchfells nachlässt.

KLINIK

Leider schnurrt die Lunge auch zu einem faustgroßen Etwas zusammen, wenn die Adhäsionskräfte der Pleura zusammenbrechen. Dies kann bei Eindringen von Luft in den Pleuraspalt geschehen (**Pneumothorax**).

In den **Alveolen** erfolgt der Gasaustausch. Diese Räume sind durch dünne Interalveolarsepten voneinander getrennt. Sie stehen auch mit Poren untereinander in Verbindung.

Die **Alveolarepithelzellen** stammen wahrscheinlich aus

- **Typ-II-Pneumozyten**, rund bis prismatisch, die sich noch teilen können. Aus ihnen gehen Typ-I-Pneumozyten hervor. Sie liegen in den Nischen der Alveolen (»Nischenzellen«). Sie produzieren Surfactant.

Merke

Surfactant (surface acting agent) ist ein Lecithinhaltiges Phospholipid, ohne den die **Oberflächenspannung** die Alveolen wie ein schneebedecktes Dach kollabieren ließe (Atelektase). Surfactantassoziierte Proteine dienen u.a. der Opsonierung von pathogenen Keimen. Surfactant ist erst ab der 35. Schwangerschaftswoche ausreichend vorhanden.

- **Typ-I-Pneumozyten**, absolut flach und spezialisiert angeblich auf nichts anderes, als den Atemgasen eine möglichst geringe Diffusionsstrecke entgegenzustellen. Sie nehmen etwa 95% der Alveolaroberfläche ein und beteiligen sich an der Blut-Luft-Schranke (s. u.).
- **Alveolarmakrophagen**, freie Zellen, die zum MPS gehören. Sie wandern auf dem Epithel herum und beseitigen unverdauliche Staubpartikel oder in den Alveolarraum ausgepresste Blutbestandteile (z. B.

»Herzfehlerzellen«, d. h. mit Hämatin beladene Makrophagen, die bei Linksherzinsuffizienz ausgehustet und im Sputum nachgewiesen werden können). Abgefangenen Ruß nehmen sie mit in das Interstitium und deponieren es als anthrakotisches Pigment in den Septen oder Lymphknoten. Diese bleibenden Ablagerungen prägen das schwarze Lungenbild des Großstadtbewohners.

Weitere Zelltypen sind:
- **Clara-Zellen** liegen im Epithel des Übergangs von Bronchien zu Bronchioli. Aufgabe: Vorläuferzellen des Bronchialepithels, vermutlich Surfactant-Produktion.
- **Neuroendokrine Zellen**: sitzen einzeln oder als Cluster (Neuroepithelkörperchen, neuroepithelial bodies) an Verzweigungsstellen des Bronchialsystems. Sie messen die Sauerstoffkonzentration.

Blut-Luft-Schranke

Die Barriere zwischen Luft und Blut muss niedrig genug sein, um die Atemgase entlang ihren Konzentrationsgradienten hindurchzulassen. Sie ist zwischen 200 und 600 nm dick und besteht aus (◘ Abb. 7.8):
- **Alveolarepithelzellen** (Typ-I-Pneumozyten),
- **gemeinsame Basalmembran** mit
- **Kapillarendothel** (geschlossener Typ).

┌─ **KLINIK** ─────────────────

Lungenödem. Bei **erhöhtem kapillärem Perfusionsdruck** können Flüssigkeit oder feste Blutbestandteile in den Alveolarraum gelangen. Geschieht dies akut (z. B. dekompensierte Linksherzinsuffizienz), kann ein **Lungenödem** entstehen. Geschieht dies langsam, chronisch, halten Fibroblasten des Interstitiellen Bindegewebes dagegen und produzieren vermehrt Matrix. Dadurch kommt es zu einer Verbreiterung der Diffusionsstrecke für Atemgase.
└──────────────────────────────

Lungengefäße

Das Kapillarnetz, das die Alveolen umgibt, kommt aus der **A. pulmonalis.** Diese verlaufen immer mit den Bronchien, während die **Lungenvenen** immer zwischen den Segmentgrenzen als Vv. pulmonales zum linken Vorhof ziehen. Neben den o. g. **Vasa publica** gibt es ein innerbetriebliches Gefäßnetz, die **Vasa privata: Aa. bronchiales** kommen aus der Aorta thoracica bzw. den 3. oder 4. interkostalarterien (rechts). Hilumnahe **Vv. bronchiales** drainieren in die Vv. azygos und hemiazygos; die anderen münden in die Vv. pulmonales.

Lymphabfluss und regionäre Lymphknoten

Es gibt ein **subpleural** gelegenes Lymphgefäßnetz und ein **tiefes Lympfgefäßnetz,** das sich an den Bronchien

◘ **Abb. 7.8.** EM-Abbildung der Bestandteile der Blut-Luft-Schranke. Roter Pfeil: Typ-I-Pneumozyt, Blauer Pfeil: Endothelzelle. Länge des Doppelpfeils: ca. 200 nm; der Pinguin weist auf den myelinartigen Surfactant hin. EM-Abb. von Prof. Fehrenbach, Marburg (▶ farbige Abb. S. 336)

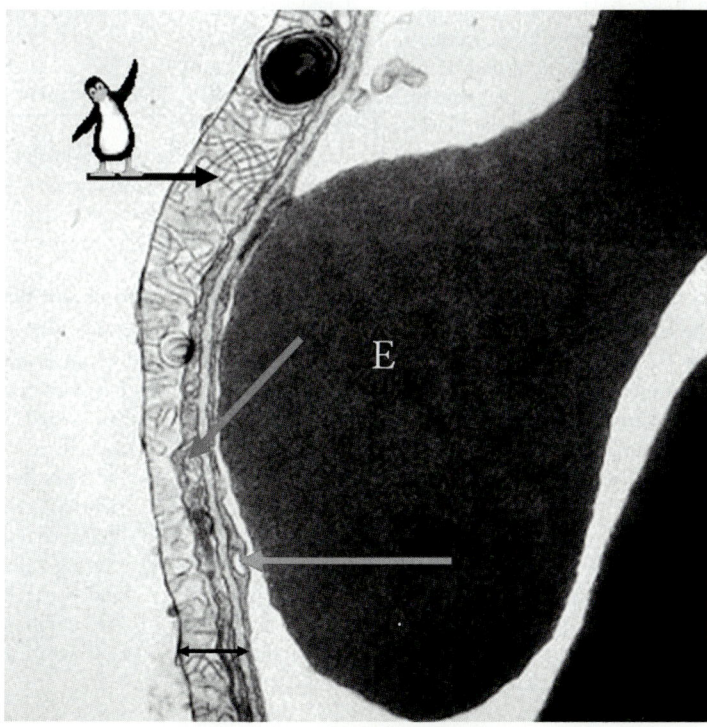

orientiert. Die Lymphe passiert folgende Lymphknoten:

- **Nll. pulmonales**: in den Segmentsepten.
- **Nll. bronchopulmonales**: im Bereich des Lungenhilum.
- **Nll. tracheobronchiales**: im Bereich der Bifurcatio tracheae.
- **Nll. tracheales**: entlang der Trachea zum Ductus thoracicus.

Vegetative Innervation

Durch den **Plexus pulmonalis** kommt die Lunge in den Genuss sympathischer und parasympathischer Innervation. Der N. vagus spendiert parasympathische Äste für die Muskulatur (Bronchiokonstriktion), zur Versorgung der Drüsen, sensible Fasern für Schmerz und Temperatur. Chemosensorische Afferenzen von den Neuroepithelialkörperchen laufen ebenfalls im Vagus. Sympathische Nerven sind für die Bronchodilatation verantwortlich.

7.2.3 Pleura

Die Pleura besteht aus Pleura visceralis und Pleura parietalis.

Wenn man die Faust in einen etwas schlaff aufgeblasenen Luftballon stülpt, dann ist die Schicht des Ballons, die den Fingern aufliegt, vergleichbar mit der Pleura visceralis, die die Lunge umkleidet. Die Luft im Luftballon entspricht dem Kapillarspalt zwischen den Pleurablättern, und der hintere, von der Faust unberührte Teil entspricht der Pleura parietalis. Am Handgelenk wäre die Umschlagstelle beider Blätter. Der Arm, an der die Faust hängt, ist das Lungenhilum mit den großen ein- und ausführenden Gefäßen.

Pleura parietalis

Die Pleura parietalis kleidet die innere Brustwand aus. Sie besteht aus:

- **Pleura mediastinalis**, nach medial zum Mediastinum.
- **Pleura costalis**; sie liegt verschieblich der Fascia endothoracica auf.
- **Pleura diaphragmatica**, sie liegt dem Zwerchfell auf.

Pleura visceralis (pulmonalis)

Wenn wir meinen, die Lunge zu sehen, sehen wir nur die Pleura visceralis, denn sie schmiegt sich der Lungenoberfläche an. Umschlagstellen beider Blätter gibt es am Lungenhilum und einer Duplikatur kaudal des Hilum, dem Lig. pulmonale.

Beide Pleurablätter umschließen den **Pleuraspalt** (Cavitas pleuralis), der mit einer serösen Flüssigkeit benetzt ist. Pleura parietalis und pulmonalis können sich aufgrund der Kapillarkräfte nicht voneinander abheben, sondern nur aneinander entlang gleiten (vergleichbar zweier aufeinander liegender flüssigkeitsbenetzter Glasplatten). Zudem herrscht ständig ein Unterdruck im Pleuraspalt. Da beide Blätter fest mit ihren Unterlagen verwachsen sind und sich andererseits nicht voneinander abheben können, bleibt der Lunge nichts anderes übrig, als bei Volumenvergrößerung des Thorax (Inspiration) dem Diktat der Pleurablattphysik nachzugeben, mitzugleiten und sich passiv mit Luft zu füllen.

Als einziger lungenbewehrter Vertebrat besitzt der **Elefant keinen Pleuraspalt**. Grund: Er benutzt seinen langen Rüssel gern als Schnorchel unter Wasser. Weitere Einzelheiten sind bitte nachzulesen in: News Physiol Sci 17: 47–50, 2002.

Recessus pleurales

Das Zwerchfell hinterlässt aufgrund seiner kuppelartigen Struktur im Brustraum jedoch einige Spalten, die bei tiefer Einatmung als Reserveräume (**Komplementärräume**) für die Ausdehnung der Lunge benutzt werden können. Es sind dies:

- Recessus costodiaphragmaticus,
- Recessus costomediastinalis und
- Recessus phrenicomediastinalis.

7.3 Ösophagus

Als Ösophagus bezeichnet man den muskulösen Schlauch, der im hinteren Mediastinum eingeklemmt zerkaute und mit Speichel versetzte Speisen vom Rachen in den Magen treibt.

Aufbau und Verlauf

Die Speiseröhre ist etwa 25–30 cm lang. Man kann 3 Abschnitte unterscheiden:

- Die **Pars cervicalis** (Halsteil) ist knapp 10 cm lang und liegt hinter der Trachea auf der Wirbelsäule zwischen C6 und Th1.
- Die **Pars thoracica** (Brustteil) ist etwa 16 cm lang, zieht zwischen Bifurcatio tracheae und Aorta nach links und überkreuzt die Pars descendens aortae.
- Die **Pars abdominalis** (Bauchteil) ist 2–3 cm lang und tritt durch den Hiatus oesophageus des Zwerchfells (in Höhe Th10/11), bis zum Ostium cardiacum, dem Mageneingang.

Der Ösophagus hat folgende **Krümmungen**:
- Im **Halsteil** liegt er leicht linksgerichtet,
- Im **Brustteil** durch den Aortenbogen nach rechts gedrängt, dann aber wieder nach links gebogen.

In der Sagittalebene passt er sich der Halslordose der Halswirbelsäule und der Brustkyphose der Brustwirbelsäule an.

Bedeutender sind die **Engstellen**, denn dort kann einem schon einmal ein Bissen im Halse (Fremdkörper) stecken bleiben:
- **Obere Ösophagusenge**: »Ösophagusmund«, hinter dem Ringknorpel, bedingt durch den Tonus der Ringmuskulatur und dem M. constrictor pharyngis inferior sowie die Füllung des submukösen Venenplexus Sie lässt sich auf etwa 15 mm weiten.
- **Mittlere Ösophagusenge** (»Aortenenge«), hinter der Bifurcatio tracheae: bedingt durch die Nähe der Aorta.
- **Untere Ösophagusenge** (»Zwerchfellenge«), im Hiatus oesophageus.

Außerhalb der Schluckphase sind die Engstellen geschlossen. Die obere Enge wirkt als echter Sphincter, während der Übergang zur Cardia durch spiralige Muskelfasern eher einem Schraubverschluss ähnelt (geht nur bei Längendehnung).

KLINIK

Falls der Übergangsbereich zum Magen nicht ausreichend verschlossen wird, kann Magensaft in den unteren Ösophagusabschnitt eindringen. Das mag die Schleimhaut nicht: **Refluxösophagitis**, **Sodbrennen**.

Gefäßversorgung, Innervation und regionäre Lymphknoten

Die arterielle Versorgung übernehmen Äste der:
- **A. thyroidea inferior** und A. subclavia (Halsteil),
- **Aorta** (Rr. oesophagei, Brustteil) und
- **A. phrenica inferior** und **A. gastrica sinistra** (Bauchteil).

Das venöse Blut wird über die **Vv. oesophageales** in die **V. azygos und V. hemiazygos** abgeleitet. Ein Teil gelangt über die kleinen Magenvenen oder die V. gastrica sinistra in die Pfortader.

KLINIK

Ösophagusvarizen. Die Vv. oesophageales haben nach lumenwärts kein ausreichendes Widerlager und können sich, ähnlich wie Unterschenkelvarizen, bei Druckerhöhung ausdehnen und platzen, wenn eine scharfe Kartoffel an ihnen kratzt. Die **Ösophagusvarizenblutung** ist lebensgefährlich (portocavale Anastomosen, ► Kap. 8).

Mikroskopische Anatomie

Die Wand des Ösophagus zeigt den typischen Wandaufbau des Intestinaltrakts (► Kap. 8), allerdings mit einigen Besonderheiten (◘ Abb. 7.9).

Tunica mucosa
Die Tunica mucosa setzt sich zusammen aus:
- **Lamina epithelialis mucosae**: Mehrschichtig unverhorntes Plattenepithel.
- **Lamina propria mucosae**: Wie üblich aus retikulärem Bindegewebe, hier und da eingestreute solitäre Lymphfollikel (die aber auch in anderen Schichten vorkommen können).
- **Lamina muscularis mucosae**: Außergewöhnlich dick! Bitte nicht mit der Tunica muscularis verwechseln!

Tela submucosa
Die Tela submucosa ist eine breite Schicht aus kollagenem Bindegewebe, Blutgefäßen, besonders ausgedehntem Venenplexus, Nerven, gelegentlich mit Ganglienzellen des **Plexus submucosus** (Meißner).

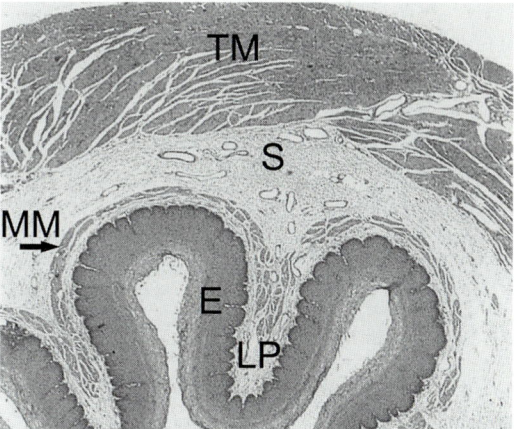

◘ **Abb. 7.9.** Querschnitt durch den Ösophagus, unteres Drittel, HE. E: Lamina epithelialis, LP: Lamina propria, MM: Lamina muscularis mucosae, S: Tela submucosa, TM: Tunica muscularis mit innerer Ring- und äußerer Längsmuskulatur. Ganglien sind nicht zu sehen, auch die Adventitia ist entfernt

Tunica muscularis

Im oberen Drittel besteht sie aus **Skelettmuskulatur**, in den unteren Abschnitten aus **glatter Muskulatur**. Diese gliedert sich in eine

- **Innere Ringmuskelschicht** (Stratum circulare) und eine
- **Äußere Längsmuskelschicht** (Stratum longitudinale). Zwischen beiden Schichten liegen Ganglienzellen des Plexus myentericus (Auerbach).

Tunica adventitia

Die Tunica adventitia besteht aus lockerem kollagenen Bindegewebe, das im Übergangsbereich zur Cardia des Magens von einer Serosa umgeben ist.

7.4   Thymus

Entwicklung

▶ Kap. 5.1.5, (◘ Abb. 7.10)

Lage, Größe, Nachbarschaftsbeziehungen

Der aus 2 Lappen bestehende Thymus liegt im oberen vorderen Mediastinum (**Trigonum thymicum**) zwischen dem Manubrium sterni und dem Herzbeutel. Bei der Geburt ist er etwa 5 cm lang und wiegt 10–15 g. Bis zur Pubertät erreicht er sein Höchstgewicht von etwa 40 g. Danach wird er nicht mehr gebraucht; es kommt zur **Involution**.

Mikroskopische Anatomie und Funktion

▶ Kap. 2.12.2.

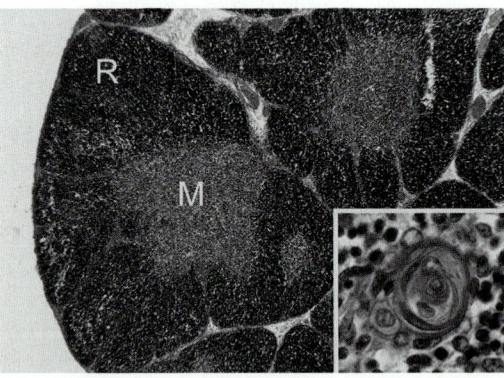

◘ **Abb. 7.10.** Fetaler Thymus, HE. Dunkle Rinde (R) mit T-Lymphozyten, helles Mark mit (epithelialen!) Thymozyten. Inset zeigt ein Hassall-Körperchen.

7.5   Herz

Das Herz (Cor) ist ein Hohlmuskel, dessen Hauptaufgabe darin besteht, Blut in den beiden Kreisläufen zu verschieben. Um ein effektives Pumpsystem aufrechtzuerhalten, hat es sich bewährt, diesen Muskel zu kompartimentieren und mit Ventilen auszustatten. Nicht zufällig ist das Herz den beiden metabolisch wichtigsten Organen in unmittelbarer Nähe zwischengeschaltet: der Lunge als Oxygenierungsorgan und der Leber als wichtigster Eiweißproduzent, Blutspeicher und Entgiftungsapparat. Liebhaber eher romantischer Konnotationen müssen an dieser Stelle (GK!) leider enttäuscht werden.

7.5.1   Gestalt, Bau, Lage

Lage, äußere Form, Größe

Der kegelförmige Herzmuskel liegt im **mittleren Mediastinum**. Die **Herzbasis** zeigt nach hinten oben, die **Herzspitze** nach vorn links unten und erreicht auf Höhe des 5. Interkostalraums die innere Brustwand. Die Herzachse verläuft somit schräg. Das Herz ist etwa so groß wie die Faust seines Inhabers, das Gewicht beträgt ca. 250–350 g. Allerdings sind Größe und Gewicht abhängig von der Belastung bzw. vom Trainingszustand. Das Gesamtauswurfvolumen pro Herzschlag beträgt etwa eine halbe Schnabeltasse (ca. 70 ml).

> ┌─ **KLINIK** ─
> Das **kritische Herzgewicht** beträgt etwa 500 g. Jenseits dieser Grenze kann die vergrößerte Muskelmasse von den Herzkranzgefäßen nicht mehr ausreichend mit Sauerstoff versorgt werden, weil die Diffusionsstrecke zu groß wird.

Herzoberflächen

Das Herz grenzt direkt an die vordere Brustwand, das Zwerchfell und die Lungen. Entsprechende Oberflächen heißen:

- **Facies sternocostalis**: Vorderfläche, zum größten Teil eingenommen vom rechten Ventrikel. Die Oberfläche des linken Ventrikels geht allmählich über in die
- **Facies pulmonalis**, also der linken Lunge zugewandt. Die rechte Facies pulmonalis belegt der rechte Vorhof.
- **Facies diaphragmatica**, Unterfläche zum Zwerchfell, gebildet vom rechten und linken Ventrikel.

Vorhöfe, Kammern

Das Herz hat 2 **Vorhöfe** (Atrium dextrum, Atrium sinistrum) und 2 **Kammern** (Ventriculus dexter, Ventriculus sinister). Ein- und Ausgang zu diesen Räumen liegen in einer Ebene, der **Ventilebene**. Beide Hälften des Herzens werden durch die **Kammerscheidewand** (Septum interventriculare, Kammerseptum) und die **Vorhofscheidewand** (Septum interatriale, Vorhofseptum) voneinander getrennt. Vorhöfe sind von den Kammern durch den **Sulcus coronarius** abgehoben, durch den die Stämme der Herzkranzgefäße verlaufen.

Von vorn betrachtet, liegt die rechte Kammer größtenteils vor der linken Kammer, der linke Vorhof liegt hinten, und der rechte Vorhof bildet die rechte Kontur des Herzens. Die rechte Kammer wird von der linken durch den **Sulcus interventricularis** abgegrenzt.

> **KLINIK**
>
> Bei Dilatationen oder Hypertrophie der linken Kammer oder des linken Vorhofs kann der Ösophagus komprimiert werden. Symptome können Schluckbeschwerden sein.

Blutstrom durch das Herz: Einstrom in den rechten Vorhof

Gefäße, die in den rechten Vorhof münden, sind:
- V. cava superior,
- V. cava inferior und
- Sinus coronarius.

Zur näheren Erkundung des Herzens werden wir jetzt dem Blut vom Einstrom in den rechten Vorhof folgen. Das Blut aus der **V. cava superior** strömt dabei direkt auf die Segelklappe zur rechten Kammer zu, während das Blut der **V. cava inferior** auf das Gebiet des ehemaligen Foramen ovale zuhält, der **Fossa ovalis**. Hier befinden sich Reste einer embryonalen Klappe, der **Valvula venae cavae inferioris**.

Ein weiteres in den rechten Vorhof einmündendes Gefäß ist der **Sinus coronarius**, der Venenstamm der Koronargefäße. Im rechten Vorhof liegt als blinde Ausstülpung noch das rechte Herzohr.

Nächste Station ist die **rechte Herzkammer**. Sie besitzt die Form einer dreiseitigen Pyramide. Das Blut strömt durch die Öffnung der dreizipfligen Segelklappe (s. u.) ein und beschreibt einen schleifenartigen Verlauf auf dem Wege zur anderen Öffnung, dem **Conus arteriosus**, der durch die Pulmonalklappe, einer Taschenklappe (s. u.), weiter vorn charakterisiert ist. Ein- und Ausstrombahn sind durch eine Leiste (Crista supraventricularis) voneinander getrennt.

Der sich anschließende **Truncus pulmonalis** verlässt die rechte Kammer und teilt sich in die beiden **Aa. pulmonalis dextra** et **sinistra** auf, die zur Lunge führen.

> **Merke**
>
> **Gefäße, die das Herz verlassen (Arterien):**
> 1. Aus der rechten Kammer: Truncus pulmonalis,
> 2. aus der linken Kammer: Aorta.
>
> **Gefäße, die zum Herz hinführen (Venen):**
> 1. In den rechten Vorhof: V. cava inferior, V. cava superior, sinus coronarius,
> 2. in den linken Vorhof: 4 Lungenvenen.

Blutstrom durch das Herz: Einstrom in den linken Vorhof

Gefäße, die in den linken Vorhof münden, sind die **Vv. pulmonales dextrae et sinistrae.** Nun ist das Blut in der Lunge frisch oxygeniert worden und kann dem Körperkreislauf zugeführt werden. Zunächst schleicht es sich über die paarigen Lungenvenen (**Vv. pulmonales dextrae et sinistrae**) von hinten an das Herz heran. Da diese fast horizontal verlaufen, bilden sie zu den beiden Vv. cavae des rechten Vorhofs das **Venenkreuz** des Herzens. Durch die 4 Eingänge strömt das Blut in den linken Vorhof (**Atrium sinistrum**). Dieser besitzt ebenfalls ein Herzohr.

Der Ausgang aus dem Vorhof geht über die zweizipflige Segelklappe (Mitralklappe, s. u.) in die **linke Kammer**. Diese ist erheblich dicker als die rechte, da hier mit höheren Drücken gearbeitet wird. In der **Einstrombahn** befinden sich kräftige Faserzüge der Papillarmuskeln (s. u.); die **Ausstrombahn** leitet das Blut durch die **Aortenklappe** in den **Sinus aortae** (Valsalvae), dem Anfangsteil der **Aorta ascendens**.

> **KLINIK**
>
> **Unterschätzt das Herzohr nicht!** Als schlecht perfundierter Blindsack kann Blut dort gerinnen (z. B. bei Vorhofflimmern). Herausgeschwemmte Thromben führen dann zu unangenehmen Embolien in Arterien des Körperkreislaufs (z. B. Gehirnembolie: **Schlaganfall**).

Wandbau, Konstruktion der Muskelwand, Herzskelett

Die Herzwand besteht, analog zu der Wand der Blutgefäße, aus 3 Schichten (von innen nach außen):
- **Endokard:** Endothel mit subendokardialem Bindegewebe. Es kleidet den gesamten Herzinnenraum aus.

- **Myokard**: Arbeitsmuskulatur des Herzens. Es besteht aus einer inneren Längsschicht, einer mittleren Ringschicht und einer äußeren Schrägschicht. Die äußeren Fasern biegen an der Herzspitze in die inneren Längsfasern um. Papillarmuskeln gehören zur inneren Längsschicht. Vorhof- und Kammermyokard sind durch eine bindegewebige Faserplatte, den **Anulus fibrosus**, vollständig voneinander getrennt. Dieses Bindegewebegerüst der Herzbasis dient gleichzeitig als Ursprung für die Kammermuskulatur, sodass bei jeder Kontraktion die Herzspitze zur Herzbasis hochgezogen wird.
- **Epikard**: Blatt des **Herzbeutels**, das der Herzwand aufliegt (viszerales Blatt). Es umgibt das gesamte Herz bis zu den Anfangsabschnitten von Aorta und Truncus pulmonalis. Im fettreichen subepikardialen Bindegewebe verlaufen die Herzkranzgefäße sowie Äste des autonomen Nervensystems (Plexus cardiacus).

Herzklappen (Taschenklappen, Segelklappen)

Herzklappen sind gefäßfreie Endokardduplikaturen, die in den bindegewebigen Faserringen des **Herzskeletts** befestigt sind. Sie liegen in einer Ebene, der **Ventilebene**. Man unterscheidet:
- **Segelklappen** (Valvae atrioventriculares): Ventile zwischen Vorhöfen und Kammern. Sie verhindern, dass Blut während der Systole aus den Kammern in die Vorhöfe zurückfließt.
- **Taschenklappen** (Valvae semilunares): Ventile zwischen Ausstrombahnen und Kammern. Sie verhindern, dass Blut während der Diastole aus den großen Ausstrombahnen in die Kammern zurückfließt.

Segelklappen

Segelklappen sind weitlumig. Durch sie wird das Blut in der Füllungsphase der Diastole in die Kammern eingesogen. In der Systole treibt der Blutdruck die Segel (2 oder 3) wieder in Richtung Anulus fibrosus zurück, wodurch sie sich schließen. Die Segel dürfen während der Systole jedoch nicht in den Vorhof zurückflattern. Deshalb sind sie an »Tampen«, Chordae tendineae (Sehnenfäden), befestigt, die wiederum an Deck der Ventrikelwände über Papillarmuskeln verankert sind.
- **Trikuspidalklappe** (Valva tricuspidalis, Valva atrioventricularis dextra). Sie trennt den rechten Vorhof von der rechten Kammer. Sie besteht aus 3 Segeln (Cuspis anterior, posterior, septalis).
- **Bikuspidalklappe** (Mitralklappe, Valva atrioventricularis sinistra). Sie trennt den linken Vorhof von der linken Kammer. Sie besteht aus 2 Segeln (Cuspis anterior und posterior). Angeblich sieht sie einer Bischofsmütze (Mitra) ähnlich.

Taschenklappen

Taschenklappen sind enger als Segelklappen. Während der Kammersystole strömt das Blut an ihnen vorbei in die Arterien. Beide Taschenklappen, die Valva pulmonalis und die Valva aortae sind gleich aufgebaut.

Sie arbeiten wie 3 Einkaufstaschen (Valvula semilunaris anterior, dextra, sinistra: Pulmonalklappe; Valvula semilunaris posterior, destra und sinistra: Aortenklappe), die ringförmig arrangiert sind. In der Mitte kann man sich y-förmig das Lumen der Ausstrombahn vorstellen, das durch die Henkel (in Wirklichkeit: Noduli valvularum semilunarium) verstärkt wird. Kommt Blut aus den Kammern hindurch, öffnen sie sich; strömt jedoch ein Teil des Bluts während der Erschlaffungsphase, Diastole, zurück, füllen sich die 3 Tüten und machen das Lumen dicht. Einkaufstaschen können nicht in die Kammer durchschlagen.

Mikroskopische Anatomie
▶ Kap. 2.6.2

7.5.2 Erregungsleitungssystem

Das Erregungsleitungssystem gewährleistet die elektrische Autonomie des Herzens. Grundlage sind spezifische Muskelzellen, aber keine Nerven! Das Erregungsleitungssystem besteht aus folgenden Stationen:
- **Sinusknoten** (Keith-Flack-Knoten), liegt im Dach des rechten Vorhofs, zwischen dem Herzohr und der Einmündung der V. cava superior. Er gilt als **Schrittmacher** (Frequenz: 70 Pulse/min).
- **Atrioventrikularknoten** (AV-, Aschoff-Tawara-Knoten), liegt am Boden des rechten Vorhofs, an der Vorhof-Kammer-Grenze. Die Erregung vom Sinusknoten wird wahrscheinlich über das Arbeitsmyokard, möglicherweise aber auch über spezifische internodale Fasern zum AV-Knoten geleitet. Da Vorhof- und Kammermuskulatur durch den Anulus fibrosus voneinander getrennt sind, erfolgt die Überleitung vom AV-Knoten auf das Kammermyokard durch spezifische Fasern des
- **His-Bündels** (Truncus fasciculi atrioventricularis). Dies liegt im Kammerseptum und zieht vom unteren Anteil des AV-Knotens im subendokardialen Bindegewebe und teilt sich in
- **Rechten** und **linken Kammerschenkel** (Crus dextrum/sinistrum fasciculi atrioventricularis). Der rechte Kammerschenkel zieht im Septum zur Spitze des rechten Ventrikels. Der linke Kammerschenkel gelangt über 2 Äste zu den Papillarmuskeln des linken Ventrikels. Diese Fasern verzweigen sich zu

— **Purkinje-Fasern**, die sich im Arbeitsmyokard verzweigen.

┌─ **KLINIK** ─────────────────────────────

Bei **Ausfall** des Sinusknoten oder einer Blockade der Erregungsleitung zwischen Sinusknoten und AV-Knoten springt der letztere selbst an, allerdings mit einer sehr niedrigen Frequenz: 40–60 Pulse/min. Dies muss, wenn es länger besteht, durch einen Schrittmacher korrigiert werden. Selten kann es eine zusätzliche Verbindung zwischen Erregungszentren des Vorhofs zur Kammer geben. Ein solches zusätzliches Bündel kann kreisende Erregungen und **Tachyarrhythmien** hervorrufen (Wolff-Parkinson-White-Syndrom; WPW).

└──

Mikroskopische Anatomie

Die **Purkinje-Myozyten** haben keine Glanzstreifen. Die Zellen enthalten viel Glycogen und wenig Myofibrillen, sind daher blasser (◘ Abb. 7.11). Sie werden folgenderweise aneinander gekoppelt:
— **mechanisch** mit Desmosomen,
— **elektrisch** mit Gap junctions (Nexus).

7.5.3 Gefäße

Da die Ventrikelwand selbst nur zu einem Teil mit dem Sauerstoff des Bluts der Kammern versorgt werden kann, muss eine weitere Unterstützung her, die den Vasa vasorum der großen Arterien entspricht: die Herzkranzgefäße (Koronararterien).

◘ **Abb. 7.12.** Herzkranzarterien. Ansicht von vorn (Mod. nach Tillmann 2005) (▶ farbige Abb. S. 337)

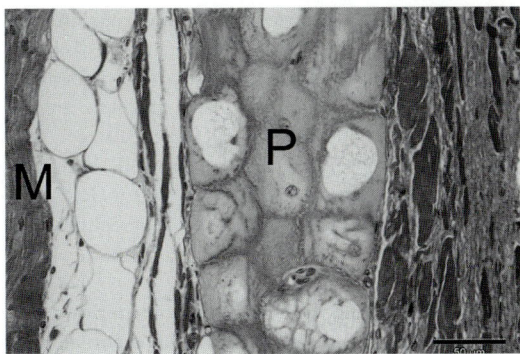

◘ **Abb. 7.11.** Herzmuskel. P: blasse Purkinje-Fasern in der subendokardialen Schicht, M: Arbeitsmyokard (▶ farbige Abb. S. 337)

Koronararterien

Die beiden Koronararterien sind Arterien vom muskulären Typ. Beide entspringen im Sinus aortae unmittelbar über der Aortenklappe (◘ Abb. 7.12). Wenn also die Blutsäule während der Diastole durch die verschlossene Klappe daran gehindert wird, in die linke Kammer zurückzufließen, wird wenigstens ein Teil in die Eingänge der Koronararterien abgelenkt.

┌─ **Merke** ─┬──────────────────────────┐

In der **Diastole** kann der Herzmuskel selbst am besten mit Sauerstoff versorgt werden, weil der Muskeltonus reduziert und die Perfusion der Kranzarterien aus der Aorta am höchsten ist. Jede Verkürzung der Diastole (z. B. bei Tachykardie oder Kammerflimmern) geht auf Kosten der Eigenversorgung des Herzens mit Sauerstoff.

└──┘

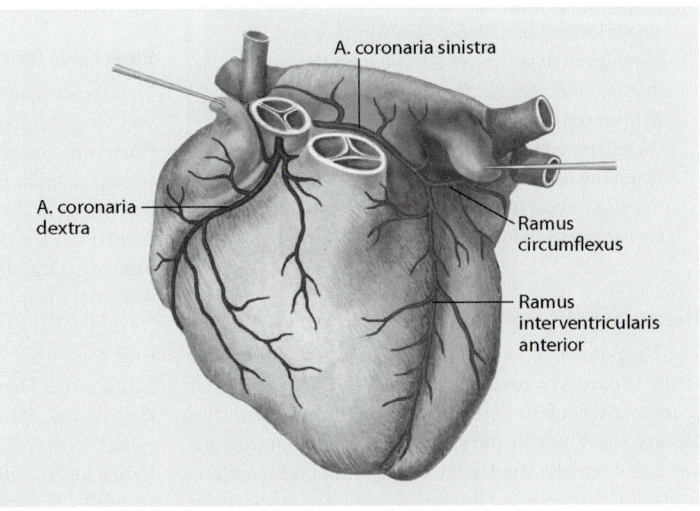

Die **linke Herzkranzarterie (Arteria coronaria sinistra)** teilt sich in 2 Stämme:

- **R. circumflexus** zieht im Sulcus coronarius sinister zur Unterseite des Herzens und gibt Äste an den linken Vorhof und die linke Kammer ab.
- **Ramus interventricularis anterior** (RIVA) zieht im Sulcus interventricularis anterior zur Herzspitze und gibt Äste zum größten Teil des Septums und zur Vorderwand der linken Kammer ab.

Die **rechte Herzkranzarterie (Arteria coronaria dextra)** entspringt aus dem rechten Teil des Sinus aortae unter dem rechten Herzohr im **Sulcus coronarius** um die rechte Herzhälfte herum. Ihr Hauptast, **R. interventricularis posterior**, verläuft im Sulcus interventricularis posterior nach hinten. Äste der A. coronaria dextra versorgen den größten Teil der rechten Herzhälfte, einschließlich des Erregungsleitungssystems.

Versorgungstypen

Die Versorgungsgebiete unterliegen großen interindividuellen Schwankungen. Neben dem oben skizzierten »**Normaltyp**« gibt es einen »**Rechtstyp**«, bei dem die Versorgung auch größerer Teile des linken Herzens von der A. coronaria dextra übernommen wird. Beim »**Linkstyp**« jedoch dominiert die A. coronaria sinistra. Die Versorgungstypen dürfen nicht verwechselt werden mit den Lagetypen des Herzens, die mit dem EKG erfasst werden können!

KLINIK

Herzinfarkt. Die Herzkranzarterien sind **funktionelle Endarterien.** Sie können im Allgemeinen keine Umgehungskreisläufe bilden, wenn irgendwo eine Einengung des Gefäßlumens auftritt. Die Folgen einer längeren Passagehinderung des Bluts sind lokaler oder globaler Sauerstoffmangel, abhängig von dem Ort des Geschehens, das man Infarkt nennt. Am häufigsten betroffen ist der **R. interventricularis anterior** (Vorderwandinfarkt). Da sich Herzmuskelzellen nicht mehr teilen können, reagieren die umliegenden überlebenden Zellen mit einer Hypertrophie, und das untergegangene Gewebe wird bindegewebig ersetzt (Narbe).

Herzvenen (Vv. cordis)

Die Herzvenen verlaufen mit den Arterien. Die größte ist die **V. cordis (= cardiaca) magna**, als Fortsetzung der V. interventricularis anterior (also von links). Weiterhin steuern die **V. cordis parva** (am rechten Herzrand) sowie die **V. cordis media** (aus der V. interventricularis posterior) zur venösen Entsorgung bei. Sie münden im

Sinus coronarius, der wiederum in den rechten Vorhof zieht.

7.5.4   Nerven, Hormone

Nerven. Im Prinzip ist das Herz autonom. Die Erregung des Kammermyokards erfolgt über spezifische Herzmuskelzellen (s. o.). Jedoch haben vegetative Fasern die Möglichkeit, die Schrittmacherfrequenz und die Fortleitungsgeschwindigkeit zu erhöhen (der **Sympathikus** ist positiv chronotrop und dromotrop) oder zu erniedrigen (der **Parasympathikus** ist negativ chronotrop und dromotrop).

Hormone: Vorhofmyozyten synthetisieren das **atriale natriuretische Peptid (ANP)**, das eine periphere Vasodilatation bewirkt und das Herz entlastet. Ein ähnlich wirkendes Peptid wird in der Kammer gebildet: **Brain natriuretic peptide (BNP)**.

7.5.5   Herzbeutel

Zur spannungsfreien rhythmischen Bewegung erfreuen sich das Herz und die unmittelbar herznahen Abschnitte der großen Gefäße einer eigenen serösen Höhle, des Herzbeutels (**Cavitas pericardialis**). Das Prinzip ist das gleiche wie bei Lunge und Bauchorganen. Ein **viszerales Blatt**, **Epikard**, liegt dem Herzen unmittelbar auf. Es ist vom **parietalen Blatt**, dem eigentlichen **Perikard**, durch einen kapillären Spalt getrennt, in dem sich ca. 20 ml seröser Flüssigkeit befinden. Beide Blätter werden als **Pericardium serosum** zusammengefasst. Die submesothelialen Gewebe dieser Blätter enthalten viel Fett und sind stark kapillarisiert.

Parietales Blatt, Perikard

Der seröse Überzug des parietalen Blatts wird außen von einer bindegewebigen Schicht, dem **Pericardium fibrosum**, umgeben und stabilisiert. Diese bindegewebige Schicht ist im Bereich des Centrum tendineum fest mit dem Zwerchfell verwachsen. Nach lateral verwächst es mit der Pleura mediastinalis zum **Septum pleuropericardiale**. Hinten gerät es an das Bindegewebe des Ösophagus.

Die **Übergänge** des parietalen in das viszerale Blatt sind durch die getrennten Einstrom- und Ausstrombahnen des Herzens charakterisiert. Öffnet man den Herzbeutel, kann man einen Finger in den Raum zwischen den oben liegenden Arterien und den unteren Venen legen (**Sinus transversus pericardii**). Eine blind endende Nische entsteht durch die länglich schräg

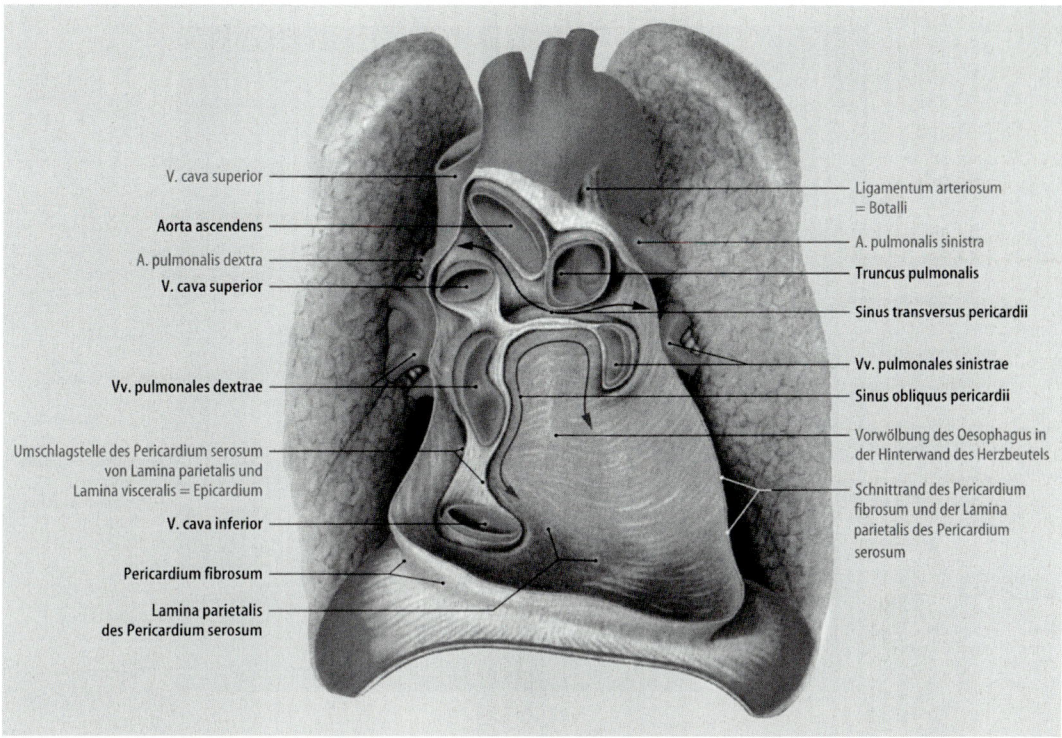

Abb. 7.13. Umschlagfalten des Perikards. Ansicht von vorn. Der obere Pfeil zeigt den Sinus transversus pericardii, der untere Pfeil den Sinus obliquus pericardii. (Tillmann 2005)

nach unten laufenden Umschlagfalten zwischen der rechten V. pulmonalis und V. cava inferior einerseits und den linken Lungenvenen: **Sinus obliquus pericardii** (■ Abb. 7.13).

Intraperikardiale Gefäßabschnitte

Innerhalb des Perikards liegen:
- **Truncus pulmonalis**, bis zur Aufzweigung in die rechte und linke Lungenvene,
- **Lungenvenen**; über das gemeinsame Septum pleuropericardiale reicht das Perikard direkt an das Lungenhilum heran.
- **Pars ascendens aortae**,
- die kurzen Endabschnitte der **Vv. cava superior und inferior**.

KLINIK

Perikarderguss: Seröse Flüssigkeit kann sich im Herzbeutel sammeln (z. B. Tumorexsudat, bei Nierenerkrankungen) und das Herz komprimieren.

7.6 Arterien, Venen und Lymphgefäße des Thorax

7.6.1 Aorta im Thorax

Die **Pars ascendens aortae** befindet sich noch im Herzbeutel. Im Anfangsteil hinter der Aortenklappe ist sie zum **Sinus aortae** erweitert. Sobald sie den Herzbeutel verlässt, biegt sie nach links um und heißt nun Aortenbogen (**Arcus aortae**). Dieser zieht dann nach links und reitet auf dem linken Stammbronchus. Auf seiner konvexen Seite entspringen die großen Gefäße: nach rechts der Truncus brachiocephalicus, nach links die A. carotis communis sinistra und die A. subclavia (■ Abb. 7.14). Vom darunter liegenden Truncus pulmonalis und seiner linken Lungenarterie zieht das **Lig. arteriosum** (der ehemalige Ductus arteriosus) zur Aorta.

Die sich anschließende **Pars thoracica aortae** (Aorta descendens) nähert sich von links wieder der Wirbelsäule und hält hinter dem Ösophagus auf das Zwerchfell zu. Etwa in Höhe von Th12 verschwindet sie durch den **Hiatus aorticus** im Retroperitoneal-

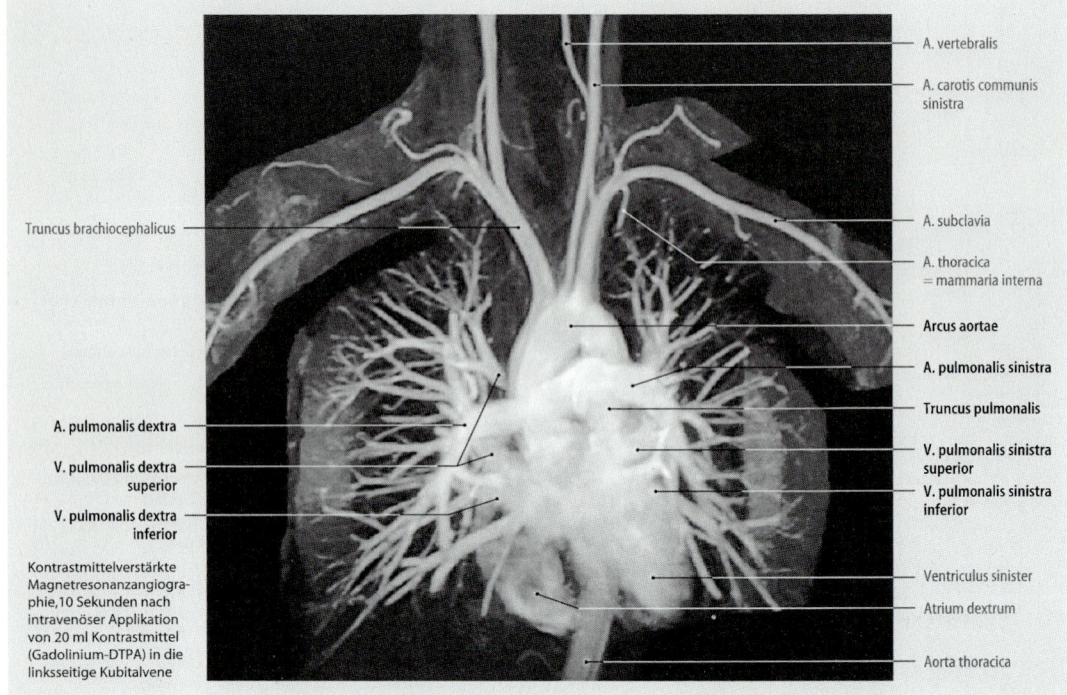

A. vertebralis

A. carotis communis sinistra

Truncus brachiocephalicus

A. subclavia

A. thoracica = mammaria interna

Arcus aortae

A. pulmonalis sinistra

Truncus pulmonalis

A. pulmonalis dextra

V. pulmonalis sinistra superior

V. pulmonalis dextra superior

V. pulmonalis sinistra inferior

V. pulmonalis dextra inferior

Kontrastmittelverstärkte Magnetresonanzangiographie,10 Sekunden nach intravenöser Applikation von 20 ml Kontrastmittel (Gadolinium-DTPA) in die linksseitige Kubitalvene

Ventriculus sinister

Atrium dextrum

Aorta thoracica

◻ Abb. 7.14. Kontrastmittelverstärkte Magnetresonanzangiographie der großen Gefäße im Brustraum. (Tillmann 2005)

raum als Aorta abdominalis. Auf dem Wege dorthin gibt sie Äste ab

- an die Lunge (Rr. bronchiales),
- den Ösophagus (Rr. oesophagei),
- das Perikard (Rr. pericardiaci) und
- weitere mediastinale Äste.

Weiterhin gibt sie 10 dorsale Interkostalarterien sowie die A. subcostalis und die Aa. phrenicae superiores ab.

7.6.2   V. cava superior und inferior

Die **V. cava superior** sammelt das Blut der gesamten oberen Körperregion. Sie entsteht aus dem Zusammenfluss der beiden **Vv. brachiocephalicae**. Kurz vor ihrer Einmündung gesellt sich von unten die V. azygos dazu. Die Vv. brachiocephalicae sammeln das Blut der **V. jugularis interna** und **V. subclavia**. Dabei überkreuzt die linke V. brachiocephalica den Aortenbogen. Sie ist etwa 5 cm länger als die rechte.

Weitere Venen, die direkt in die V. brachiocephalica einmünden, sind: V. vertebralis, V. thyroidea inferior, Vv. thoracicae internae.

Die **V. azygos und V. hemiazygos** laufen als Verlängerung der **Vv. lumbales ascendentes** des Bauchraums parallel zur Wirbelsäule nach kranial. Sie nehmen das Blut der Interkostalvenen und der Wirbelsäule auf. Die **V. azygos** mündet rechts in Höhe von Th4 in die V. cava superior. Die **V. hemiazygos** verläuft auf der linken Seite, überkreuzt die Wirbelsäule in Höhe von Th7–10 und mündet in die V. azygos. Die oberen linken Interkostalvenen sammeln ihr Blut in der V. hemiazygos accessoria, die es wiederum in die V. hemiazygos abliefert.

Die **V. cava inferior** mündet unmittelbar nach dem Durchtritt durch das Foramen venae cavae des Zwerchfells in den rechten Vorhof.

7.6.3   Pulmonalgefäße

Der Truncus pulmonalis zieht aus dem rechten Ventrikel vor der Aorta ascendens hinweg in die Aa. pulmonalis dextra und sinistra. Von der **linken A. pulmonalis** zieht noch das Lig. arteriosum zur Aorta. Sie begibt sich oberhalb des linken Stammbronchus in das Lungenhilum.

Die etwas längere **rechte A. pulmonalis** zieht unter der Pars ascendens aortae nach rechts zum Lungenhilum unterhalb des Stammbronchus.

Die Vv. pulmonales dextrae und sinistrae führen das sauerstoffreiche Blut aus der Lunge zum linken Vorhof des Herzens.

7.6.4 Lymphgefäße

Die Hauptgefäße für den Lymphtransport sind der **Ductus thoracicus** (links) und der **Ductus lymphaticus dexter** (rechts).

Ductus thoracicus

Der Ductus thoracicus (»Milchbrustgang«) empfängt die Lymphe des Bauchraums (Chylus), aus den Trunci lumbales dexter et sinister und den Trunci intestinales in Höhe des Hiatus aorticus und zieht im hinteren Mediastinum auf der Wirbelsäule zwischen der Aorta und der V. azygos hinter dem Ösophagus nach kranial. Im oberen Mediastinum wittert er den linken Venenwinkel und zieht daher bogenförmig über die linke Pleurakuppel hinweg. Kurz vor der Einmündung nimmt er noch folgende Lymphstämme auf:

- Truncus bronchomediastinalis sinister,
- Truncus subclavius sinister und
- Truncus jugularis sinister.

Die Wand des Ductus thoracicus ist dünn, besitzt zirkulär angeordnete glatte Muskulatur und Klappen. Die Namen »Milchbrustgang« und »Chylus« deuten auf die milchig trübe Natur der Darmlymphe hin, die auf den hohen Gehalt von Chylomikronen (Weihnachtsgans) zurückgeht.

Ductus lymphaticus dexter

Der Ductus lymphaticus dexter ist nur etwa 1 cm lang. Er bildet sich aus der Vereinigung von:

- Truncus jugularis dexter,
- Truncus subclavius dexter und
- Truncus bronchomediastinalis dexter.

7.7   Nerven

N. phrenicus

Die Nn. phrenici gleiten auf dem M. scalenus anterior des Halses in die obere Thoraxapertur. Zwischen Herzbeutel und Pleurahöhle verläuft er beidseits in einem dünnen bindegewebigen Blatt, dem Septum pleuropericardiale, zum Zwerchfell. Er innerviert motorisch das Zwerchfell und sensibel Perikard, Pleura mediastinalis et diaphragmatica, parietales Peritoneum nahe der Leber und der Gallenblase.

N. vagus

Der N. vagus verlässt die Gefäß-Nerven-Scheide des Halses und zieht medial vom N. phrenicus ins Mediastinum. Links zieht er über den Aortenbogen, rechts über der A. subclavia zum Ösophagus. Dort verliert sich der Stamm, es bildet sich ein Nervengeflecht, aus dem weiter kaudal der **Truncus vagalis anterior** und **Truncus vagalis posterior** hervorgehen. Beide Trunci flüchten durch den Hiatus oesophageus zum Magen.

Der linke **N. laryngeus recurrens** verlässt den N. vagus unmittelbar distal des **Lig. arteriosum** und zieht unter dem Aortenbogen zum Larynx. Der rechte N. laryngeus recurrens täte das am liebsten auch, aber da es rechts keine Aorta mehr gibt, zieht er unter der A. subclavia entlang. Er führt parasympathische Fasern für die Drüsen von Trachea und Ösophagus und motorische Fasern für die Kehlkopfmuskulatur.

Truncus sympathicus

Der Truncus sympathicus des Brustraums besteht aus etwa 10–13 Ganglien, die mit **Rami interganglionares** untereinander verbunden sind. Das erste thorakale Ganglion ist mit dem unteren Halsganglion zum **Ganglion stellatum** (Ggl. thoracocervicale) verschmolzen.

Grenzstrangganglien enthalten die zweiten Neurone (d. h., erste Umschaltung) sympathischer Efferenzen. Postganglionäre, markscheidenlose adrenerge Fasern ziehen mit den Arterien in die Peripherie. Einige postganglionäre Fasern ziehen als **Rami communicantes grisei** mit den Spinalnerven zur Haut und innervieren Gefäße, Drüsen und Mm. arrectores pilorum (Gänsehaut).

Zu den Bauchorganen ziehen:

- **N. splanchnicus major** von den thorakalen Ggl. 5–9. Er zieht mit der V. azygos zwischen dem medialen und lateralen Schenkel des Zwerchfells und begrüßt die Ggl. coeliaca sowie das Ggl. mesentericum superius.
- **N. splanchnicus minor** vom thorakalen Ggl. 10 und 11. Er nimmt den gleichen Unterschlupf wie der N. splanchnicus major.

7.8   Angewandte und topografische Anatomie

7.8.1   Oberflächenanatomie

Tastbare Skelettanteile sind Rippen und Sternum an der Vorderwand sowie die Dornfortsätze der Wirbel an der Rückseite. Die Vertebra prominens (7. Halswirbel) ist der zweite tastbare Dornfortsatz.

◻ Tab. 7.1. Lungengrenzen und Pleuragrenzen

	Sternallinie	Medioklavikularlinie	Mittlere Axillarlinie	Scapularlinie
Lungengrenze	6. Rippe	6. Rippe	8. Rippe	10. Rippe
Pleuragrenze	6. Rippe	7. Rippe	9. Rippe	11. Rippe

Orientierungslinien des Thorax sind:
- **Vordere Medianlinie**: Vordere Mittellinie,
- **Sternallinie**: Linie am seitlichen Sternalrand,
- **Medioclavicularlinie** (kann mit der Mammillarlinie zusammenfallen): vertikale Linie, die in der Mitte des Schlüsselbeins nach unten zieht,
- **Parasternallinie**: Linie in der Mitte zwischen Sternallinie und Medioclavicularlinie,
- **vordere Axillarlinie** liegt auf der vorderen Achselfalte (M. pectoralis major),
- **mittlere Axillarlinie**: In der Mitte zwischen vorderer und hinterer Axillarlinie,
- **hintere Axillarlinie** liegt auf der hinteren Achselfalte (M. teres major und M. latissimus dorsi),
- **Scapularlinie**: vertikale Linie durch den Angulus inferior scapulae,
- **hintere Medianlinie**: Rumpfmittellinie durch die Dornfortsätze der Wirbel.

7.8.2 Projektion der Thoraxorgane auf die Thoraxwand (Skeletotopik)

Lunge

Die Projektionslinien der Pleura liegen etwas weiter kaudal als die der Lunge (◻ Tab. 7.1). Pleuragrenzen sind fixiert, während die Lungengrenzen sich um 2–4 Querfinger verschieben können. Die Lunge ist innerhalb der Recessus verschieblich. Die praktisch wichtigste Verschieblichkeit kann in der Scapularlinie durch Perkussion festgestellt werden.

Die **Lungenspitzen** und die **Pleurakuppeln** ragen aus der oberen Thoraxapertur in Höhe von Th1, etwa 2 cm über dem Schlüsselbein heraus, liegen streng genommen also im seitlichen Halsdreieck.

Auf die dorsale Thoraxwand projizieren sich nur der obere und untere Lungenlappen. Die **Fissura horizontalis** folgt etwa der 4. Rippe, die **Fissura obliqua** projiziert sich etwa vom Ansatz der 3. Rippe bis zur 5. Rippe. Der Mittellappen projiziert sich keilförmig mit der Spitze nach hinten auf die Mitte der seitlichen rechten Brustwand.

Zwerchfellkuppeln und Atemverschieblichkeit

Die rechte Zwerchfellkuppel steht durch die Leber etwa einen Interkostalraum höher als die linke (5. ICR). Bei tiefer Inspiration senken sich die Kuppeln um bis zu 8 cm. Bei maximaler Einatmung steht die rechte Zwerchfellkuppel in Höhe der 7. Rippe, bei maximaler Ausatmung auf Höhe der 4. Rippe.

Herz und große Gefäße

Da das Herz im Allgemeinen nicht mit Luft, sondern mit Flüssigkeit gefüllt ist, hinterlässt es einen gedämpften Klopfschall gegenüber dem sonoren Klopfschall der Lungen. Die **absolute Herzdämpfung** umfasst das Gebiet, das nicht von Lungengewebe bedeckt ist. Die **relative Herzdämpfung** erklingt etwas heller, da sich Lungengewebe überlagert.

Herzkonturen im Röntgenbild

Der linke Herzrand zeigt folgende Bögen (◻ Abb. 7.15):
- **Aortenbogen** (Aortenknopf),
- **Truncus pulmonalis** (Pulmonalisbogen),
- **linkes Herzohr** (linker Vorhofbogen) und
- **linker Ventrikel** (Ventrikelbogen).

Der rechte Herzrand zeigt folgende Konturen (◻ Abb. 7.15):
- **Rechter Vorhof** (rechter Vorhofbogen) und
- **V. cava superior** (Cava-Bogen).

Der rechte Ventrikel ist nicht konturbildend.

Herztöne

Man kann durch die Auskultation zwei Herztöne erlauschen:
- **1. Herzton**: Ton der Kammerkontraktion.
- **2. Herzton**: Verschlusston der Taschenklappen. Wenn man genau hinhört, ist der Ton gespalten, da die Pulmonalklappe sich etwas später schließt als die Aortenklappe.

Projektionsstellen der Herzklappen

Die Herzklappen liegen in der **Ventilebene** (◻ Abb. 7.16). Die Projektionsorte sind jedoch nicht identisch mit den Auskultationsstellen (◻ Tab. 7.2). Sie werden mit dem Blutstrom fortgetragen und sind an den Orten nah der Brustwand besonders gut zu hören (»punctum maximum«), an denen der Strom Turbulenzen verursacht, an denen also die Flussrichtung umgelenkt wird.

Im 3. ICR parasternal (Erb-Punkt) können alle Klappen auskultiert werden (◻ Abb. 7.16).

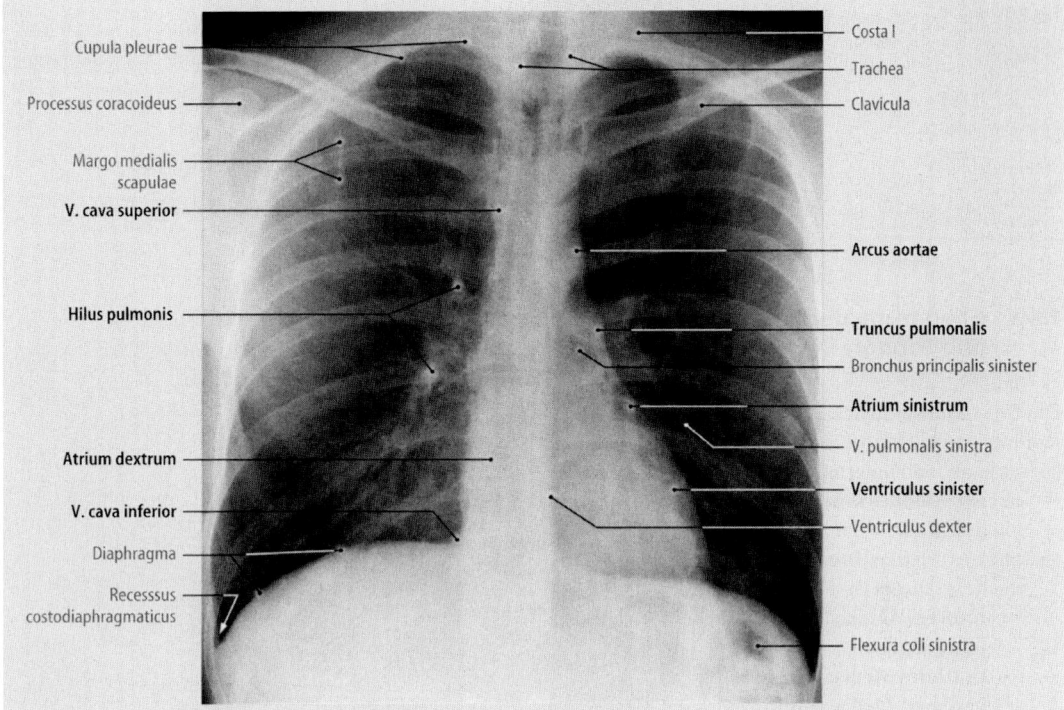

Abb. 7.15. Röntgenaufnahme des Thorax eines 35-jährigen Mannes, anterioposteriorer Strahlengang. (Tillmann 2005)

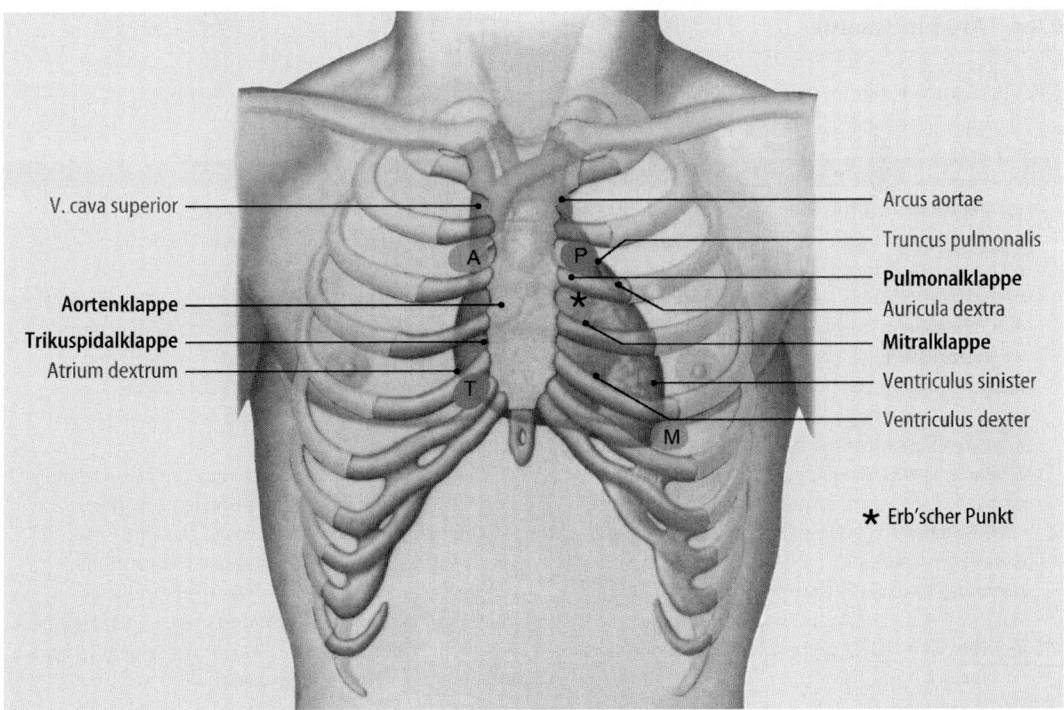

Abb. 7.16. Projektion der Herzklappen und ihrer Auskultationsstellen auf die vordere Brustwand. (Mod. nach Tillmann 2005)

◻ Tab. 7.2. Herzklappen mit Projektions- und Auskultationsorten

Klappe	Projektionsort	Auskultationsort (punctum maximum)
Aortenklappe	linke Sternalhälfte in Höhe des 3. ICR	2. ICR rechts parasternal
Pulmonalklappe	linker Sternalrand in Höhe des 3. ICR	2. ICR links parasternal
Mitralklappe	linker Sternalrand in Höhe der 4. Rippe	5. ICR links Medioklavikularlinie
Trikuspidalklappe	Mitte des Sternums in Höhe der 5. Rippe	5. ICR rechts parasternal

7.8.3 Gliederung der Thoraxhöhle und Topografie der Thoraxorgane

Die Brusthöhle besteht aus 2 Pleurahöhlen und einem sagittal gestellten Bindegewebsraum, dem Mediastinum. Dieses kann man unterteilen in

- **oberes Mediastinum**: oberhalb der Bifurcatio tracheae und
- **unteres Mediastinum**: unterhalb der Bifurcatio tracheae. Dieses lässt sich weiter unterteilen in
  - **hinteres Mediastinum**, zwischen Wirbelsäule und Herzbeutel,
  - **mittleres Mediastinum:** Herz,
  - **vorderes Mediastinum:** zwischen Herzbeutel und Sternum.

7.8.4 Atemmechanik

GK Physiologie ▶ Kap. 5.4.

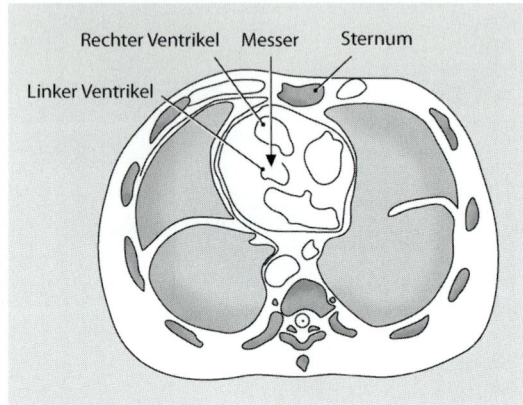

◻ Abb. 7.17. Schemazeichnung des Stichkanals des Messers. Ansicht entgegen der Konvention von kranial. Einzelheiten im Text (Fallbeispiel)

Fallbeispiel

Während eines Ehestreits versetzt eine 29-jährige Sparkassenangestellte ihrem 44-jährigen Mann (Hartz IV) mit einem 9 cm langen Küchenmesser eine lang herbeigesehnte, aber kaum blutende **Wunde im 4. ICR links parasternal**. Nach dem ersten Schock verständigt die Ehefrau den Rettungsdienst, der den Patienten ins Krankenhaus bringt. Während des Transports ist er noch bei vollem Bewusstsein. In der Klinik angekommen, wird er somnolent, zeigt das Bild eines Kreislaufschocks und schnappt nach Luft. Trotz sofort eingeleiteter medikamentöser und Volumentherapie sowie Intubation und Reanimation erlangt der Patient das Bewusstsein nicht mehr wieder und stirbt. Für die Behandler (und die Ehefrau sowie die Staatsanwaltschaft) stellen sich folgende Fragen:
- **Was** wird das Messer an dieser Stelle durchtrennt haben?

- **Wohin** wird sich die Blutung erstreckt haben?
- **Was** wird den Tod herbeigeführt haben?

Die durchgeführte **Sektion** ergibt folgende Aufschlüsse: An dieser Stelle folgt keine Verletzung der Lunge. Das Messer penetrierte den Conus arteriosus des rechten Ventrikels und das Vestibulum aortae des linken Ventrikels direkt unterhalb des Ostium aortae (◻ Abb. 7.17).

Das Blut lief in die Perikardhöhle und verursachte eine schwere Kompression des Herzens und der zuführenden Venen (Herztamponade). Der Druck stieg, bis er den Venendruck übertraf und so ein Nachströmen von Blut ins Herz verhinderte. Dies verhinderte ein normales Ausstoßvolumen in die Lungen und in den großen Kreislauf, sodass der Patient vor seinem Tod in den Schock und in Atemnot geriet.

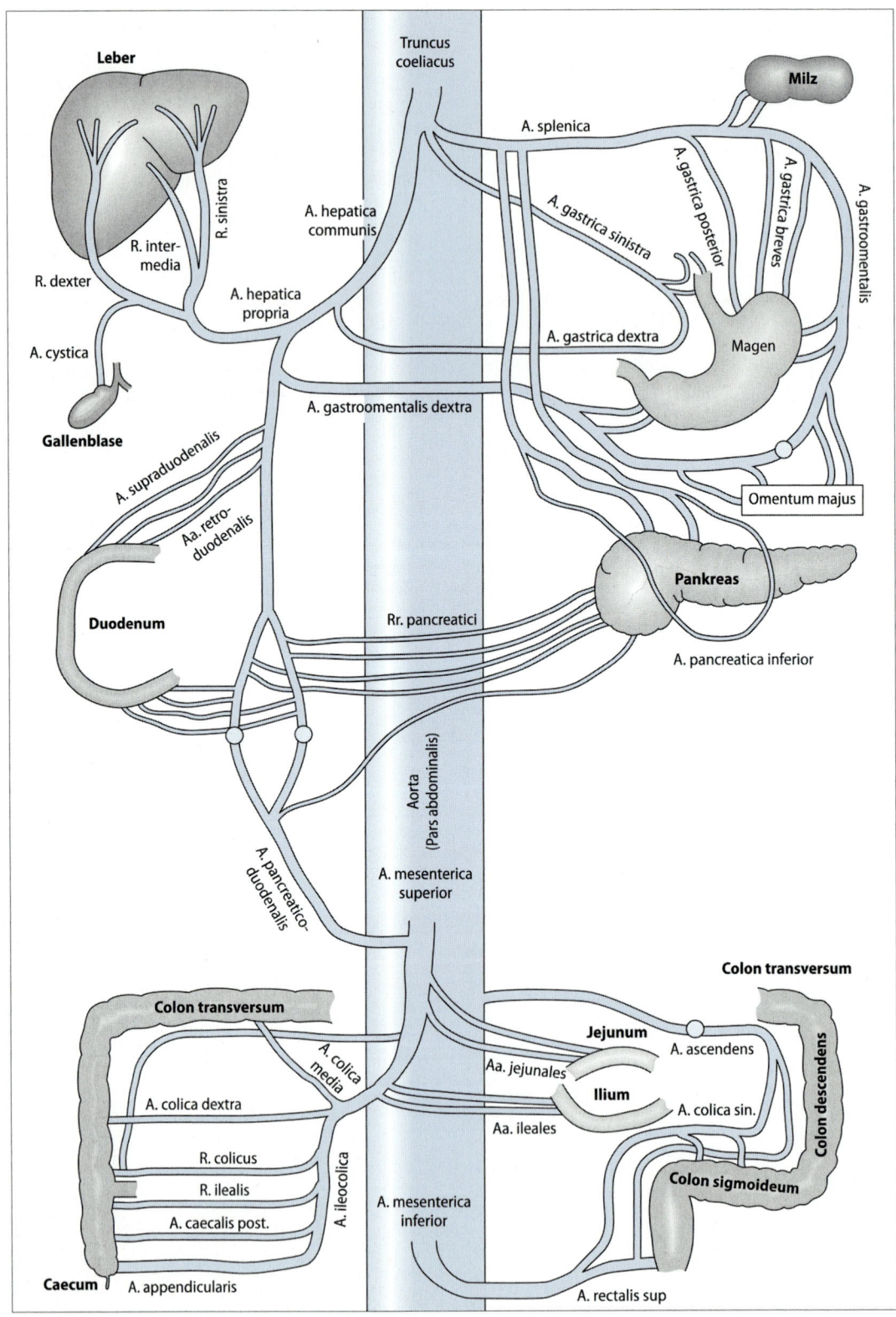

8 Bauch- und Beckeneingeweide

Mind Map

Der **Bauchraum** (Cavitas abdominis) ist ein Container für eine ganze Reihe von unterschiedlichen Organen. Er ist nach kranial vom **Zwerchfell** begrenzt, wölbt sich also tief bikonkav in den Thorax hinein. Seitlich kaudal begrenzt der knöcherne **Beckengürtel** den anschließenden Beckenraum (Cavitas pelvis). Zudem ist das kompliziert konstruierte muskuläre Plattensystem des Beckenbodens (**Diaphragma pelvis et urogenitale**) für den kontrollierten Verschluss zur Außenwelt zuständig. Die meisten Organe, die auch die Fülle des Abdomens ausmachen, widmen sich der Verdauung. Von Ausnahmen abgesehen, schwimmen sie im Meer der von **Peritoneum** ausgekleideten Peritonealhöhle (Cavitas peritonealis). Sie sind nur durch schmale Stege (Mesenterien) mit dem Ufer der dorsal liegenden Versorgungswege verbunden. Diese großen **Leitungsbahnen** sowie die **Nieren** liegen im **Retroperitonealraum** (Spatium retroperitoneale). **Reproduktionsorgane** sind recht heterogen verteilt: die der Frau liegen noch weitgehend intraperitoneal, während sich die männlichen auf und davon gemacht haben.

8.1 Entwicklung von Darmtrakt, Harn- und Sexualorganen

8.1.1 Verdauungsorgane

Entwicklung des Intestinaltrakts

Am **Anfang** war das Darmrohr. Es ging aus Anteilen des sekundären Dottersacks hervor, der in der 4. Woche in den Körper mit einbezogen wurde. Zunächst war das primitive Darmrohr ein blindes Rohr, da es kranial durch die Rachenmembran und kaudal durch die Kloakenmembran verschlossen war. Da es bis zum Ende des Wachstums auf fast 8 m Länge expandieren wird, war eine Abweichung aus der Medianebene und eine komplizierte Drehung notwendig, ohne dass es den Kontakt zu den dorsalen Versorgungsbahnen in den Mesenterien verlieren durfte.

> **Merke**
>
> Das Oberflächenepithel des primitiven **Darmrohrs** entsteht aus dem Entoderm. Der Peritonealüberzug, Muskulatur und Bindegewebe stammen aus dem Mesoderm.

Der Darm gliedert sich in:
- **Vorderdarm**, aus ihm entstehen: Pharynx, Ösophagus, Trachea, Bronchialbaum, Duodenum superius, Pankreas, Leber und Gallengänge.
- **Mitteldarm**, aus ihm entstehen: Rest des Duodenums, Jejunum, Ileum, Caecum mit Appendix vermiformis, Colon ascendens, rechter Teil des Colon transversum.
- **Enddarm**, aus ihm entstehen: linke Hälfte des Colon transversum, Colon descendens, Colon sigmoideum, Rectum bis zum Analkanal.

Entwicklung der Mesenterien

Man kann sich den Darm (und seine Aussprossungen) wie eine Insel in der Nordsee vorstellen, die von Deichen oder Sandstrand (Peritoneum) umgeben ist und noch eine Dammverbindung zum Festland unterhält. Die Straßen, Feldwege und Eisenbahnschienen (Sylt!) entsprechen den Mesenterien, die während der Sturmfluten der Entwicklung außerordentlich flexibel sein mussten, um nicht weggespült (abgewürgt) zu werden.

Die breiten sagittal gestellten **Mesenchymblöcke** verbinden das Darmrohr mit der hinteren und zum Teil auch vorderen Leibeswand.

Das **Mesenterium dorsale** bedient alle Darmabschnitte, vom Ösophagus bis zum Rectum. Das **Mesenterium ventrale** reicht nur bis zur Nabelvene, die im freien Rand des späteren Lig. falciforme hepatis verläuft.

Das **Mesenterium ventrale** gliedert sich in:
- **Mesooesophageum ventrale** (geht in das Lig. pulmonale im Mediastinum über),
- **Mesogastrium ventrale** und **Mesoduodenum ventrale** entwickeln das **kleine Netz** (zwischen Leber und Magen), den Peritonealüberzug der Leber und das Lig. falciforme hepatis. Es endet an dessen Unterrand, der Nabelvene, dem späteren Lig. teres hepatis. Durch die Drehung der kleinen Kurvatur des Magens nach rechts gelangt das kleine Netz von der zunächst sagittalen in eine frontale Position.

Das **Mesenterium dorsale** untergliedert sich in
- **Mesooesophageum dorsale**: wird zum hinteren Mediastinum,
- **Mesogastrium dorsale**: verbindet die große Kurvatur des Magens mit der hinteren Leibeswand, gelangt durch die Magendrehung nach links. Aus ihm gehen das große Netz und die **Bursa omentalis** hinter dem Magen hervor. Die Milz teilt das Mesogastrium dorsale in ein Lig. gastrosplenium und ein Lig. splenorenale.
- **Mesoduodenum**: Hier sprießt die Bauchspeicheldrüse. Sie verliert ihren primären Sitz in der Bauchhöhle dadurch, dass das Mesoduodenum mit dem parietalen Peritoneum verschmilzt: Dadurch nimmt sie eine **sekundär retroperitoneale** Lage ein.
- **Mesenterium der Nabelschleife**: Achsenstruktur ist die A. mesenterica superior, die Dünndarm und Dickdarm bis zur Flexura coli sinistra versorgen wird.
- **Mesenterium des Enddarms**: hier verläuft die A. mesenterica inferior. Das Mesenterium wird während der Darmdrehung nach links verlagert. Im Bereich des späteren Colon descendens verwächst es mit der hinteren Leibeswand, im späteren Sigmoid und oberen Teil des Rectum bleiben Mesenterien bestehen.

Lageentwicklung des Magens

Die längliche Auftreibung des proximalen Darmrohrs, später Magen genannt, macht folgende Veränderungen durch:
- **Drehung** von 90° um seine **vertikale Achse** nach rechts: Dadurch verlagert sich das Mesogastrium dorsale nach vorn links, und der Hinterrand wird zur großen Kurvatur. Das Mesogastrium ventrale wird zur kleinen Kurvatur und wandert nach rechts. Dadurch wird übrigens der linke Ast des N. vagus nach vorn (Truncus vagalis anterior) und der rechte Ast (Truncus vagalis posterior) nach hinten gezogen.

- **Drehung** um eine **sagittale Achse** (Kippung), d. h. der Eingang wird nach links unten, und der Ausgang nach rechts oben gezogen.

> **Merke**
>
> **Praktische Übung** zu den Magendrehungen: Man halte beide Handflächen aneinandergelegt vor den Bauch, die Daumen nach vorn, die Fingerspitzen nach unten. Dann drehe man die Daumenseite nach rechts, sie werden plötzlich zur kleinen Kurvatur, die kleinen Finger werden zur großen Kurvatur. Dann ziehe man die Fingerspitzen nach oben: sie können nur nach rechts driften, Richtung Leber.

Duodenum

Aufgrund der sagittalen Magendrehung wird der Anfangsteil des sich anschließenden Darmrohrs (präpapillärer Abschnitt) ein Stück nach rechts hochgezogen. Dieser Anteil wird auch durch Magengefäße (Truncus coeliacus) versorgt. Der postpapilläre Abschnitt wächst auch und haut nach links ab, bis zur Flexura duodenojejunalis. Das Mesoduodenum kommt in eine Frontallage, verschmilzt mit der Hinterwand und ist ab dann **sekundär retroperitoneal**. In der Nähe der Papilla duodeni wird es aber spannender:

Leber

Die Leberknospe startet als Leberdivertikel aus dem Duodenum. Ein kurzer Abschnitt verläuft als Ductus hepatopancreaticus, der sich alsbald teilt in die ventrale Pankreasanlage und das **Leberdivertikel,** deren Zellstränge nach kurzem Lauf im Ductus heptopancreaticus auf das Septum transversum zuhalten. Diese Wanderwege bleiben später als extrahepatische Gallenwege erhalten. Die Hepatozyten der Leber entstehen aus Entoderm, der Peritonealüberzug sowie mesenchymale Komponenten wie Zellen der Blutbildung stammen aus dem Mesoderm. Aus dem distalen Teil des Leberdivertikels entsteht der Ductus cysticus mit Gallenblase.

Pankreas (Bauchspeicheldrüse)

Die Bauchspeicheldrüse hat 2 Anteile:

- **Ventrale Pankreasanlage.** Sie zweigt aus dem Leberdivertikel ab, umschlingt das Duodenum von hinten und legt sich an die
- **Dorsale Pankreasanlage.** Diese ist größer; aus ihr entsteht der größte Teil des Pankreas: Caput, Corpus, und Cauda pancreatis. Allerdings bildet sich der Einmündungsgang (Ductus pancreaticus minor) meist zurück.

Das **endokrine Pankreas** (Inselorgan) entwickelt sich in der 10. Woche aus Abschnitten des exokrinen Ausführungsgangssystems.

Darm

Der Mitteldarm wächst mit affenartiger Geschwindigkeit zur Nabelschleife, und findet bald (6. Woche) keinen Platz mehr im intraembryonalen Zölom, sodass Darmschlingen in das extraembryonale Zölom herausbrechen: Zur Zeit dieses **physiologischen Nabelbruchs** beginnt die Darmdrehung. Nach 10–12 Wochen ist offensichtlich wieder genug Platz, sodass die Migranten in die Bauchhöhle zurückgeholt werden.

Am Scheitelpunkt der Nabelschleife besteht vorübergehend Kontakt mit dem Dottergang (Ductus omphaloentericus).

> **KLINIK**
>
> Der **Ductus omphaloentericus** kann selten offen bleiben. Ein Relikt kann als Divertikel des Ileum (ca. 80 cm proximal der Ileocaecalklappe) verbleiben (**Meckel-Divertikel**). Es wird bei Appendektomien mit entfernt, wenn es da ist.

Darmdrehung

Die Nabelschleife dreht sich gegen den Uhrzeigersinn um etwa 270°. Achse der Drehung ist die A. mesenterica superior. Dadurch rutscht das Caecum zunächst unter die Leber. Durch den Abstieg an seine definitive Position fasst das gesamte Colon das Dünndarmkonvolut wie ein Bilderrahmen ein.

8.1.2 Organe im Retroperitonealraum

Die **Urogenitalorgane** entwickeln sich zum Teil gemeinsam in enger topografischer Nähe an der hinteren Leibeswand. Ihre endgültigen Positionen nehmen sie erst nach ganz unterschiedlichen Wanderungsbewegungen ein. Die definitive **Nierenanlage** wandert nach oben und landet im Retroperitonealraum. Die **weiblichen Keimdrüsen** (Ovarien) wandern nach vorn unten und werden intraperitoneal, während die **männlichen Keimdrüsen** (Hoden) ganz aus dem Bauchraum auswandern und extraperitoneal im Hodensack Platz nehmen.

Entwicklung der Niere

Die Entwicklung der Niere zeichnet sich durch ein aufeinander folgendes Auftreten von 3 Organanlagen aus: **Vorniere, Urniere und Nachniere.** Während die ersten beiden nur vorübergehende Zeitgeister sind, bleibt die

Nachniere als Anlage für die definitive Niere übrig. Alle 3 nephrogenen Komponenten entstehen im **nephrogenen Strang**, den fusionierten Ursegmentstielen an der dorsalen Leibeswand. Dieser Strang wölbt sich zusammen mit der Gonadenanlage zum **Urogenitalwulst** auf. Gemeinsamer Nenner aller dieser Komponenten ist der **Wolff-Gang (Urnierengang)**.

Vorniere (Pronephros)
Die Vorniere entsteht in der 3. Woche im Zervikalbereich. Sie ist unproduktiv und wird in der 5. Woche abgewickelt. Einzig der Vornierengang geht als Erbmasse in den Wolff-Gang ein.

Urniere (Mesonephros)
Die lang gestreckte Urniere entwickelt sich in der 4. Woche kaudal der Vorniere im thorakalen und lumbalen Bereich. Etwa 80 Urnierenkanälchen vereinigen sich nach lateral zum **Wolff-Gang**. In die medialen Blindsäcke dieser Kanälchen stülpen sich von der Aorta kommend kleine Gefäße ein, die Vorgänger der **Glomeruli**. Diese Anlage ist **teilfunktionsfähig**, gibt aber am Ende der Embryonalperiode (8. Woche) auf und verschmilzt mit der Keimdrüsenanlage zur **Urogenitalleiste**.

Nachniere
Der dritte Versuch ist von Erfolg gekrönt. Die Nachniere entsteht auf Höhe des unteren Lumbal- und ersten Sakralsegments aus 2 Anteilen:
- **Ureterknospe** (epithelial) und
- **metanephrogenes Blastem** (mesenchymal).

Die **Ureterknospe** wächst aus dem distalen Abschnitt des Wolff-Gangs nach hinten oben. Hieraus entwickelt sich ein drüsenähnliches **Ausführungsgangsystem** mit Ureter, Nierenbecken und Kelchen, und den Sammelrohren. Die Ureterknospe induziert die Differenzierung des **metanephrogenen Blastems**. Um sie »wuchern« mesenchymale Zellen, die sich zunächst als Bläschen verdichten und dann als Tubuli mit den Sammelrohren fusionieren. Die Kapillarknäuel der Aortenabgänge stülpen sich in die beginnenden Tubuli hinein und kreieren die Bowman-Kapsel (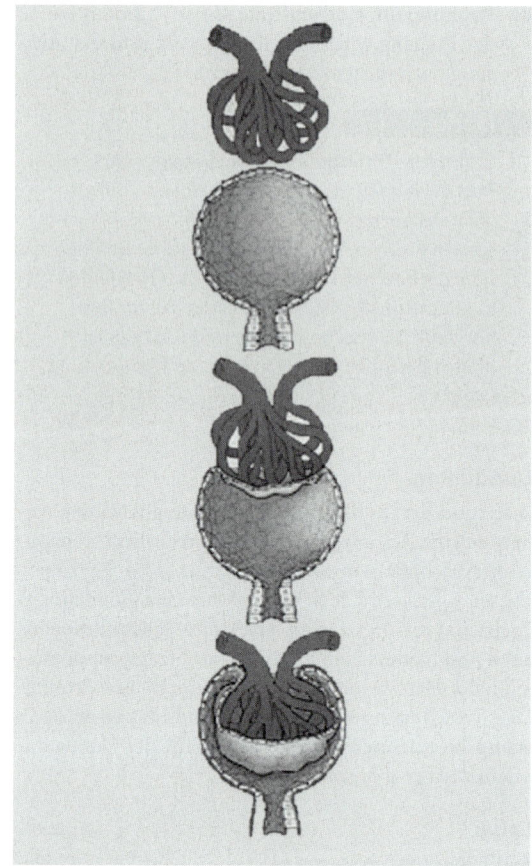 Abb. 8.1). Die viszerale Membran dieser Mesothelzellen besteht aus den späteren Podozyten.

> **Merke**
>
> Das Epithel der Tubulusabschnitte der definitiven Niere ist daher mesenchymalen Ursprungs, das Epithel der Sammelrohre aber entodermalen. Die
> ▼

Abb. 8.1. Einstülpung der Glomerulusschlingen in den Tubulus: Es entsteht das Nierenkörperchen (Malpighi).

> Definition »**Nephron**« (Gangabschnitte vom Glomerulus bis zum Verbindungstubulus) weicht aus embryologisch-morphologischer Sicht daher von der physiologischen Sichtweise ab (Achtung: mündliche Prüfung!).

Die Niere beginnt ihre Funktion ab der 8. Woche. Zunächst wird der Harn in die Amnionflüssigkeit abgegeben.

Ascensus der Nieren
Zwar entsteht die Nachniere im unteren Lumbalsegment, jedoch kommt sie durch das Längenwachstum des Feten und Säuglings definitiv am oberen Lenden- und unteren Brustwirbelbereich zu liegen. Diese relative Verschiebung nennt man Ascensus (Aufstieg). Auf diesem Wege werden neue Gefäßverbindungen gelegt.

Dies ist auch der Grund für die zahlreichen Varianten und Fehlbildungen im Harnsystem.

Harnblase und Harnröhre

Aus dem Sinus urogenitalis gehen Harnblase und Harnröhre hervor. Er ist der terminale Anteil der **Kloake**, in die 3 Gänge einmünden:

- Allantoisdivertikel,
- Wolff-Gang und
- Schwanzdarm, eine Ausstülpung des Enddarms.

Zwischen Enddarm und Allantois bildet sich bis zur 7. Woche eine mesodermale Leiste, das **Septum urorectale**. Damit wird die Kloake in 2 Abschnitte getrennt:

- Sinus urogenitalis und
- Canalis anorectalis (Anorektalkanal).

Aus dem **Sinus urogenitalis** entstehen

- Pars vesicalis: Harnblase und Urachus (Relikt aus dem Allantois-Divertikel),
- Pars pelvica: **Harnröhre** und **Prostata** (Mann) und
- Pars phallica: **Bartholindrüsen, Scheidenvorhof** (Frau), Pars spongiosa der **Harnröhre** und **Cowper-Drüsen** (Mann).

Aus dem **Anorektalkanal** entstehen:

- Rektum und
- obere zwei Drittel des Analkanals.

Nebenniere

Die Nebenniere besteht aus 2 entwicklungsgeschichtlich völlig verschiedenen Anlagen:

- **Nebennierenrinde** (Cortex glandulae suprarenalis) und
- **Nebennierenmark** (Medulla glandulae suprarenalis).

Die **Nebennierenrinde** (NNR) entsteht in der 5. Woche aus dem intermediären Mesoderm. Die primäre fetale NNR ist bereits ab der 8. Embryonalwoche endokrin aktiv. Die massive Steroidproduktion lässt nach der Geburt nach, sodass sich die fetale NNR zurückbildet (Involution). Erst mit Abschluss der Pubertät erreicht sie ihr definitives Volumen.

Das **Nebennierenmark** (NNM) ist als ein sympathisches Paraganglion aufzufassen, dessen Zellen in der 7. Woche aus der Neuralleiste in die Anlage der NNR eingewandert sind. Sie stehen mit präganglionären sympathischen Efferenzen in Verbindung und produzieren Adrenalin (80%) und Noradrenalin (20%).

KLINIK

Da sich die chromaffinen Ganglienzellen des NNM im Unterschied zu »gemeinen« sympathischen Nervenzellen noch teilen können, sind hier auch Tumoren möglich: Beispiel: **Phäochromozytom**.

8.1.3 Geschlechtsorgane

Obwohl das genetische Geschlecht bereits durch das fehlende oder vorhandene Y-Chromosom bei der Befruchtung determiniert ist, ist die sexuelle Differenzierung zunächst nicht erkennbar. Man spricht daher von einem indifferenten Stadium (5.–7. Woche).

Indifferente Gonadenanlage

Die **indifferenten Gonaden** bilden sich aus:

- **Zölomepithel**: Entwicklung der primären Keimstränge,
- subepithelialem Mesenchym und
- **Primordialen Geschlechtszellen**, die aus der Hinterwand des Dottersacks in die Keimstränge des Zölomepithels einwandern.

Histogenese von Ovar und Hoden

Schlüssel zur Geschlechtsdifferenzierung ist die Expression des testisdeterminierenden Gens (SRY) auf dem Y-Chromosom. Falls es fehlt, wird der ursprüngliche Weg der weiblichen, ovariellen Entwicklung eingeschlagen.

Entwicklung des Hodens

Die primären Keimstränge verzweigen sich und verbinden sich zum Rete testis. Über die Urnierenkanälchen (jetzt wissen wir, wozu die **Urniere** gut ist!), die späteren Ductuli efferentes testis, bekommen sie Anschluss an den Wolff-Gang, dem späteren Ductus deferens. Die anderen Enden der Hodenstränge sind Anlagen für die **Tubuli seminiferi**. Diese beherbergen:

- Primordiale Geschlechtszellen und
- Vorläufer der **Sertoli-Zellen**. Einige von ihnen bilden **Anti-Müller-Hormon**, um sicherzugehen, dass in der Hodenanlage das Weibliche mit Stumpf und Stiel ausgerottet wird (d. h. Rückbildung der Müller-Gänge).

Im **Interstitium** entwickeln sich aus Mesenchym ab der 8. Woche die **Leydig-Zellen**. Diese bilden Testosteron für die Umdifferenzierung des Wolff-Gangs in den Ductus deferens sowie die Entwicklung der sekundären männlichen Geschlechtsorgane.

8

> **Merke**
>
> Achtung! Nach der Geburt fallen die **Leydig-Zellen** in einen Testosteron-Tiefschlaf, bevor sie in der Pubertät wachgeküsst werden.

Descensus testis

Während des schnellen Skelettwachstums wandert der Hoden entlang des kaudalen Keimdrüsenbands (Gubernaculum) zunächst ins kleine Becken, und dann durch den Leistenkanal ins Skrotum. Dieser **Abstieg** ist hormonell gesteuert (zunächst über Anti-Müller-Hormon, dann über Androgene). Der Hoden schleppt einen Teil seiner epithelialen Zölomhülle mit sich, das Epiorchium. Dies bildet eine Aussackung, den Processus vaginalis peritonei in der Leistengegend. Dieser relative Abstieg des Hodens soll bei der Geburt vollständig abgeschlossen sein (Reifezeichen!).

Entwicklung des Ovars

Die Keimstränge der weiblichen Gonaden lösen sich nicht vom Epithel ab, sondern degenerieren allmählich. Sie werden ab der **10. Woche** durch eine neue Generation von Keimsträngen ersetzt, die aber in der Rindenzone liegen bleiben. Hier wandern dann die primordialen Geschlechtszellen ein und bilden die Primordialfollikel (▶ Kap. 1).

Descensus ovarii

Auch das Ovar hält es nicht an der hinteren Leibeswand. Es schnappt sich das »kraniale Keimdrüsenband« und steigt ab, allerdings nur bis knapp unter die spätere Beckeneingangsebene, bleibt also im kleinen Becken liegen. Das Gubernaculum wird durch das Lig. latum in 2 Abschnitte geteilt:

- kranial: Lig. ovarii proprium,
- kaudal: Lig. teres uteri.

Zu guter Letzt dreht sich die Gonade noch um 90°, sodass die Längsachse schließlich horizontal in der Beckenhöhle (also intraperitoneal) zu liegen kommt.

Embryonale Genitalgänge (Wolff- und Müller-Gänge)

Die paarigen Geschlechtsgänge bestehen in der indifferenten Phase aus

- **Wolff-Gang** (Ductus mesonephricus) und
- **Müller-Gang** (Ductus paramesonephricus) (▫ Tab. 8.1).

Der Wolff-Gang bleibt nach dem Untergang der Urniere erhalten. Der Müller-Gang entsteht aus einer Einstülpung des Zölomepithels und verläuft parallel zum Urnierengang. Er bleibt distal offen (spätere Tuba uterina).

> **KLINIK**
>
> Eine inkomplette Verschmelzung beider **Müller-Gäng**e zum Canalis uterovaginalis (aus dem später Uterus und Vagina entstehen) kann zu einer Verdopplung bzw. Septierung der Uterusanlage führen (z. B. Uterus duplex, Uterus bicornis, Uterus septatus).

Äußere Genitalorgane

Die äußeren Geschlechtsorgane leiten sich aus der Pars genitalis des **Sinus urogenitalis** ab. Es kommt zur Ausbildung der zunächst paarigen **Genitalhöcker**.

Männliche Differenzierung

Der Genitalhöcker verlängert sich zum **Phallus primitivus**, der späteren Eichel (glans penis). Seitlich ziehen sich die **Urogenitalfalten** aus und werden zur Harnröhre im Penis. Lateral bildet sich der **Genitalwulst**, aus dem das Scrotum entsteht.

Weibliche Differenzierung

Der Genitalhöcker bleibt im Wachstum zurück und entwickelt sich zur **Clitoris**. Die **Urogenitalfalten** verschmelzen nicht, sondern bilden die kleinen Schamlippen (Labia minora). Die **Genitalwülste** mausern sich zu den großen Schamlippen (Labia majora) und überdecken schließlich die kleinen Schamlippen (Reifezeichen bei der Geburt!).

▫ **Tab. 8.1.** Ausdifferenzierung von Wolff- und Müller-Gang

Mann	Indifferentes Stadium	Frau
Ductus epididymidis Ductus deferens, Vesicula seminalis, Ductus ejaculatorius	**Urnierengang (Wolff-Gang)**	Evtl. Epoophoron, Gartner-Gang (Ductus deferens paravaginalis)
		Ureter, Pelvis renalis, Calices renales, Sammelrohre
Ureter, Pelvis renalis, Calices renales, Sammelrohre		
Evtl. Appendix testis, Utriculus prostaticus	**Müller-Gang**	Tuba uterina, Uterus, Vagina

8.2 Organe des Magen-Darm-Kanals

8.2.1 Allgemeiner Schichtenaufbau der Darmwand

Die Organe des Magen-Darm-Trakts sind nach einem allgemeinen Bauplan konstruiert, der von Organ zu Organ etwas abweicht. Wir haben es im Prinzip mit einem muskulären Schlauchsystem zu tun, dessen innere Oberfläche epithelial ausgekleidet ist. Damit kein Malheur passiert, sind an den Ein- und Ausgängen des Schlauchs Sphinktersysteme angebracht (Mundverschluss, Analverschluss).

Selbstverständlich muss der Nahrungsbrei transportiert, aufbereitet, resorbiert werden. Was das System nicht braucht, wird ausgeworfen. Histologie-Experten sehen der Darmwand diese anspruchsvolle und sensible Tätigkeit auf ersten Blick an. Man unterscheidet die in ◘ Abbildung 8.2 schematisch dargestellten Wandschichten.

Die **Tunica mucosa** umfasst:
- **Lamina epithelialis**: Oberflächenauskleidung. Sie ist nach spezifischer Aufgabe des jeweiligen Darmabschnitts spezialisiert (Aufgabe: z. B. Resorption, Sekretion, Oberflächenvergrößerung).
- **Lamina propria**: Schicht retikulären Bindegewebes mit vielen freien Zellen (Aufgabe: Abwehr, GALT, ► Kap. 2), Blutkapillaren und glatten Muskelzellen.
- **Lamina muscularis mucosae**: Ein bis zwei Schichten glatter Muskulatur. Aufgabe: Muskelpumpe der Schleimhaut.

Die **Tela submucosa** ist eine relativ dicke Schicht lockeren kollagenen Bindegewebes. Hier liegen die größeren Blutgefäße sowie der Plexus submucosus. Aufgabe: Logistische Unterstützung, zusammenhalten, was zusammengehört.

Die **Tunica muscularis** besteht aus 2 Schichten, einer **inneren Ringmuskelschicht** und einer **äußeren Längsmuskelschicht** glatter Muskulatur. Zwischen beiden sind die Ganglienzellen des Plexus myentericus aufzufinden. Aufgabe: Lumenverengung, Gesamtverkürzung des Darmrohrs (»Peristaltik«).

Die **Tunica serosa** liegt **nur intraperitoneal** oder teilweise intraperitoneal liegenden Darmabschnitten auf. Sie besteht aus:
- **Lamina propria serosae**, sowie der äußeren
- **Lamina epithelialis serosae**, ein einschichtiges Mesothel (Peritoneum viscerale). Aufgabe: schmerzfreie Verschieblichkeit der Darmschlingen, Resorption und Sekretion des serösen Flüssigkeitsfilms, evtl. Phagozytose durch Makrophagen.

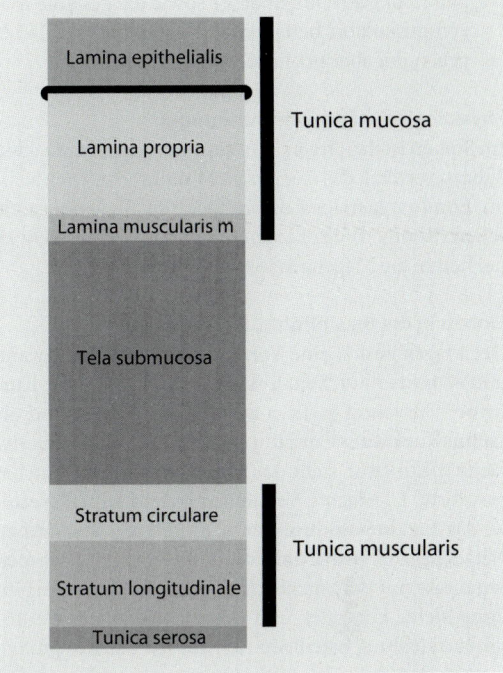

◘ **Abb. 8.2.** Schichten der Darmwand; oben wäre das Darmlumen

8.2.2 Magen

Der Magen (gaster, ventriculus) ist der erste Zwischenspeicher des Nahrungsbreis. Er ist aber nicht faul, sondern beginnt mit der Verdauung der Proteine (Pepsin, Kathepsin). Desinfektion (pH 1–1,5 durch hohe Protonensekretion) ist im Preis inbegriffen. Er gibt die Speise kontrolliert in Schüben an das Duodenum weiter.

Lage und Aufbau

Der Magen liegt im linken Oberbauch und erfreut sich einer intraperitonealen Lage. Er projiziert sich auf die Regio epigastrica und die Regio hypochondriaca sinistra. Der Hauptanteil des Magens liegt zwischen L2 und L3 links der Wirbelsäule. Man kann ihn einteilen in:
- **Pars cardiaca** (Ösophagusmündung, Mageneingang). Das untere Verschlusssegment verhindert einen Reflux von Speisebrei in den Ösophagus.
- **Corpus gastricum**, eigentlicher Speisesaal mit heterokriner Schleimhaut (s. u.). Die Muskulatur ist erschlafft, wenn neue Speise über den Ösophagus nachgefüllt wird.
- **Pars pylorica**, die wiederum eingeteilt wird in ein **Antrum pyloricum** und einen **Canalis pyloricus**. Dieser ist durch einen Ringmuskel (M. sphincter

pyloricus) verschließbar. Er sowie die gesamte Magenmuskulatur behalten den Speisebrei für 2–3 h, geben ihn aber portioniert ins Duodenum ab.

Physiologische Formveränderungen

Im Stehen ist das Organ lang gestreckt, die Magenachse nahezu vertikal, das Corpus steht senkrecht. Kranial ist im **Fundus gastricus** die luftgefüllte Magenblase zu sehen (Röntgen). Im Liegen hängt der Magen nicht so tief herab, die Magenachse steht schräger.

Einbau in die Bauchhöhle, Nachbarschaft

Der Magen besitzt eine Vorderwand, eine Hinterwand und ist gekrümmt. Sein linker Rand ist die **große Kurvatur** (Curvatura gastrica major), der rechte Rand die **kleine Kurvatur** (Curvatura gastrica minor). Von der kleinen Kurvatur zieht das **Omentum minus** zur Leberpforte. Die rechte Verstärkung des kleinen Netzes ist das **Lig. hepatoduodenale**. Unterhalb des kleinen Netzes liegt die **Bursa omentalis**, die über das **Foramen omentale** mit der eigentlichen Bauchhöhle in Verbindung steht. Ventrales und dorsales Blatt der Peritonealauskleidung beteiligen sich am Aufbau des großen Netzes, das vom Colon transversum herabhängt. Die große Kurvatur dient als Ansatz des **Lig. gastrocolicum**, das wiederum in das **große Netz** (Omentum majus) übergeht.

Innervation

Sympathische Fasern (postganglionär) kommen aus dem Ggl. coeliacum, das präganglionäre Fasern aus den Nn. splanchnici erhält.

Parasympathische Fasern stammen aus dem Truncus vagalis anterior (für die Vorderwand) und Truncus vagalis posterior (für die Hinterwand).

Parasympathische Stimulation verstärkt die Drüsentätigkeit und die Peristaltik, umgekehrt wird diese vom Sympathikus gehemmt.

Blutgefäßversorgung

Der Magen erhält sein **arterielles Blut** aus dem **Truncus coeliacus** (A. gastrica sinistra, A. splenica, A. hepatica communis).

- **A. gastrica sinistra** (an der kleinen Kurvatur),
- **A. gastrica dextra** (aus der A. hepatica communis; ebenfalls an der kleinen Kurvatur, sie anastomosiert mit der A. gastrica sinistra),
- **A. gastroomentalis sinistra**, aus der A. splenica, linke Hälfte der großen Kurvatur. Diese anastomosiert mit der
- **A. gastroomentalis dextra**, aus der A. gastroduodenalis (aus der A. hepatica communis; rechte Hälfte der großen Kurvatur).

Als **unpaares Bauchorgan** liefert er sein **venöses Blut** an die **Pfortader** ab. Genauer:

- V. gastrica sinistra,
- V. gastrica dextra,
- V. gastroomentalis sinistra (zur V. splenica) und
- V. gastroomentalis dextra (auch zur V. splenica).

Inneres Oberflächenrelief und mikroskopische Anatomie

Wenn man den Magen aufschneidet, sieht man die längsorientierte Faltenstruktur der Innenauskleidung (Plicae gastricae). Allerdings sind dies keine permanente, sondern dynamische Strukturen, die aufgrund der Kontraktion der Tunica muscularis und Lamina muscularis mucosae zustande kommen und variabel sind.

Von den **Areae gastricae** (pflastersteinartige Areale) der Oberfläche ziehen schlitzförmige Magengrübchen (**Foveolae gastricae**) als Ausführungsgänge der verzweigt-tubulären Magendrüsen (**Gll. gastricae**) in die Tiefe. Das Besondere am Magen ist der spezielle Aufbau der Mucosa sowie die muskuläre Auskleidung des nicht-tubulären Hohlkörpers. Die Magenwand des Corpus ist folgendermaßen aufgebaut (◘ Abb. 8.3, ◘ Abb. 8.4):

Mucosa

Das **Oberflächenepithel** der Areae gastricae ist hochprismatisch, produziert hochmolekulare Mucine als Anti-Säure-Bollwerk. Den Bereich der Aufzweigung bezeichnet man als Drüsenhals. Dort liegen gehäuft:

- **Nebenzellen**, die einen etwas alkalischen Schleim produzieren. Weiter distal liegen
- **Belegzellen** (Parietalzellen). Sie sind rund bis polygonal, eosinophil und produzieren Protonen (H+) und den Intrinsic Factor. Letzterer ist für die Resorption von Vit. B12 im Jejunum wichtig.
- **Hauptzellen** sind, wie der Name sagt, die Hauptzellen der Schleimhaut. Sie liegen vornehmlich am Drüsengrund, sind blässlich, etwas basophil (RER!) und produzieren u. a. Pepsinogen für die Eiweißverdauung.
- **Endokrine Zellen** sind ebenfalls in die Schleimhaut eingestreut. Sie gehören dem gastroenteropankreatischen System an und sezernieren ihre Hormone über die Lamina propria in Blutgefäße. Die meisten dieser Zellen befinden sich im Antrum/Pylorus. Man unterscheidet:
  - G-Zellen (für die Anregung der Säureproduktion durch Gastrin),
  - D-Zellen (für Somatostatin, das die Freisetzung von Gastrin hemmt),
  - D1-Zellen (VIP).

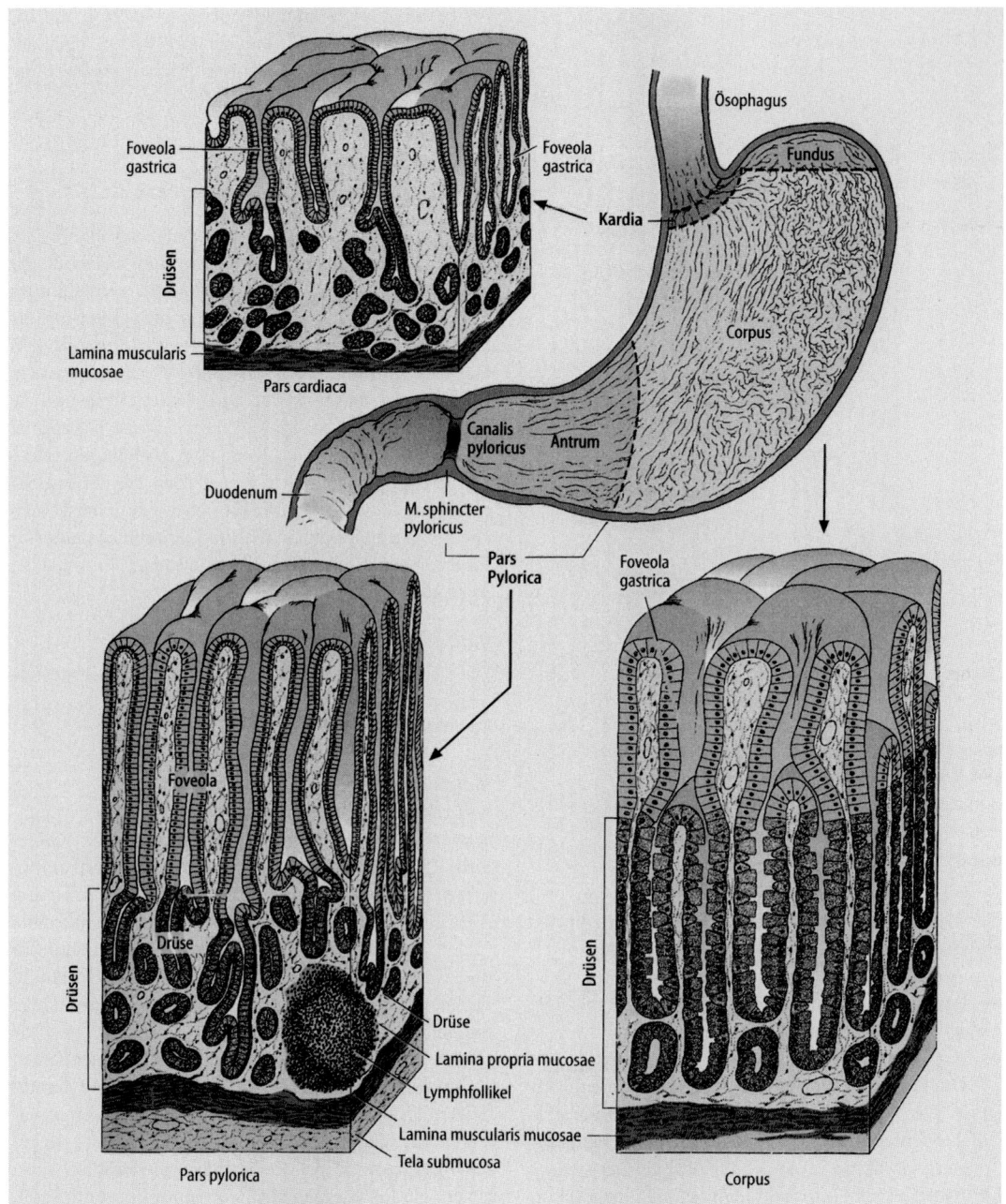

◩ Abb. 8.3. Die Abschnitte des Magens und ihr histologischer Aufbau. (Junqueira 2005)

Die Mucosa des Pylorus und der Cardia sind homo-
krine Drüsen, d. h. sie haben sich im Gegensatz zu der
heterogenen Vielfalt der Corpus- und Fundusdrüsen
auf die Herstellung eines protektiven Schleims spezialisiert, und nichts sonst.

Die **Lamina propria mucosae** besteht aus retikulärem Bindegewebe und enthält einige solitäre Lymphfollikel. Unterhalb der Muscularis mucosae schließen
sich die Tela submucosa und die Tunica muscularis an.
Diese ist im Corpus dünn, aber im Pylorus gewaltig.

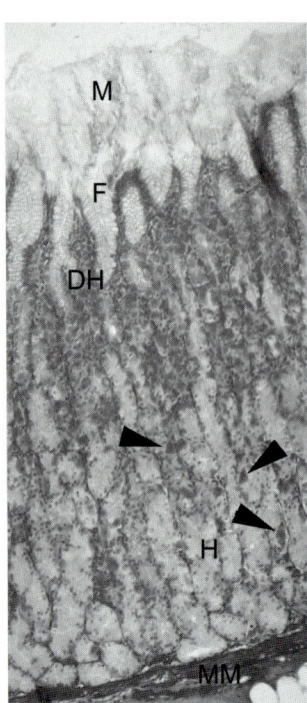

◘ Abb. 8.4. Magenfundus, Azan. Die Schleimdrüsen produzieren Mucine (M), am Drüsenhals (DH) liegen die Nebenzellen. Hauptzellen (H) sind blass und liegen hauptsächlich basal, Pfeilköpfe zeigen auf einige azidophile Belegzellen. MM: Muscularis mucosae

8.2.3 Duodenum

Der Dünndarm (Intestinum tenue) beginnt mit dem Duodenum (Zwölffingerdarm). Es besteht aus folgenden Abschnitten:

- **Pars superior**: Übergang vom Magenpförtner. Dieser Teil ist noch intraperitoneal.
- **Pars descendens**: In der Mitte hinten münden der Ductus pancreaticus sowie der Ductus choledochus in die Papilla duodeni major (Vater). Die Papilla duodeni minor mit dem akzessorischen Pankreasgang ist häufig etwas weiter oral gelegen. Dieser Anteil bis zur Flexura duodenojejunalis liegt sekundär retroperitoneal.

 Pars horizontalis zieht nach links über die V. cava inferior.

 Pars ascendens mit Übergang in das Jejunum (Flexura duodenojejunalis): Hier erblickt der Dünndarm die freie Bauchhöhle und nennt sich jetzt **Jejunum**. Zwei Bauchfellfalten (Plica duodenalis superior und inferior) garnieren den Übergang links der Flexur. Dadurch kommt es zu Nischen-

bildungen (Recessus duodenalis superior und inferior), in die sich, wenn sie groß sind, Anteile des Jejunums einstülpen können (sog. innere Hernien, Treitz-Hernie).

8.2.4 Jejunum, Ileum

Da Jejunum und Ileum frei in der Bauchhöhle liegen, brauchen sie ein eigenes **Meso**. An ihrem etwa 20 cm langen Mesenterium (Radix mesenterii) wurzeln etwa 4 m Darm! Man bezeichnet dies despektierlich als Dünndarmkonvolut. Die Grenze zwischen beiden Darmabschnitten ist makroskopisch nicht erkennbar. Das Ende des Ileums ist durch das Ostium ileale und die Ileozäkalklappe (Bauhin) gegeben. Diese Klappe ist eine Art Ventil, die den Kolibakterien-haltigen Dickdarminhalt nicht mehr in den sterilen Dünndarm zurücklässt. Dieser Ort projiziert sich etwa auf der halben Länge zwischen Bauchnabel und Spina iliaca anterior superior auf die Bauchdecke (McBurney-Punkt, s. u., Appendektomie).

Mikroskopische Anatomie

Die Effizienz des Dünndarms wird nur durch die wahnsinnige Vergrößerung der Resorptionsoberfläche möglich. Dies geschieht durch folgende Tricks:

Mucosaebene

Apikale Differenzierung der Enterozyten. Die hochprismatischen Epithelzellen haben zahlreiche **Mikrovilli**, die lichtmikroskopisch als **Bürstensaum** imponieren (◘ Abb. 8.5). Das Zytoskelett der Mikrovilli (u. a. Aktinfilamente) trägt zur Kontraktilität bei. Mikrovilli tragen Transmembranproteine, d. h. Ektoenzyme für die Aufspaltung von Dipeptiden, Disacchariden und Fettsäuren. Transporter können dann die Monomere in die Zelle einschleusen.

Bildung von **Zotten und Krypten**. Dies sind Ausstülpungen der Lamina propria nach luminal (Zotten) bzw. nach basal bis zur Lamina muscularis mucosae (Krypten, Glandulae intestinales, Lieberkühn-Krypten). Die Lamina propria enthält freie Bindegewebszellen, glatte Muskelzellen (Zottenpumpe) und Kapillaren, die die resorbierten Nahrungsbestandteile via Pfortader zur Leber tragen. Fettsäuren werden als Chylomikronen dem Lymphsystem zugeführt.

In den Kryptengründen findet die **Erneuerung der epithelialen Zellpopulationen** aus Vorläuferzellen statt. Ein differenzierter Enterozyt lebt etwa 3–5 Tage; ebenso lange braucht eine frisch gebackene Epithelzelle auf der Wanderschaft vom Kryptengrund zu Zottenspitze.

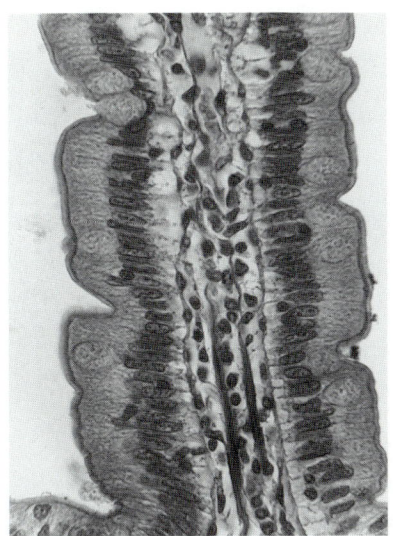

Abb. 8.5. Dünndarmzotte, Azan. Zwischen Enterozyten liegen Becherzellen, die gerade kotzen. Der Bürstensaum ist deutlich zu sehen. In der Lamina propria liegen Kapillaren und Blutgefäße (▶ farbige Abb. S. 338)

Submucosaebene
Oberflächenvergrößerung durch die Bildung von Kerckring-Falten. Diese bezieht die Tela submucosa ein. Nach distal werden die Falten niedriger und verschwinden im späten Ileum ganz.

Histologischer Steckbrief der Dünndarmabschnitte

Duodenum
Mucosa: Hohes, einschichtiges prismatisches Epithel: Enterozyten mit Mikrovilli (Bürstensaum), Becherzellen, Paneth-Körnerzellen (Lysozym-Produktion), endokrine Zellen (basal granulierte Zellen; Peptidhormone, biogene Amine, z. B. Serotonin).

Submucosa: muköse **Brunner-Drüsen** (Glandulae duodenales; HCO3- zur Neutralisierung des sauren Magensaftes, Trypsinaktivator, Muzine). Hohe, dicke Falten, solitäre Lymphfollikel.

Das Duodenum hat bis auf den Anfangsteil (Pars superior) **keine Serosa**.

Jejunum
Hohe, etwas schlankere Zotten als das Duodenum. Die Wand wird zunehmend dünner.

Ileum
Die Zotten werden niedriger und plumper, auch die Falten dünnen sich aus. Dafür finden sich vermehrt

lymphatische Follikel (Folliculi lymphatici aggregati), die z.T. konfluieren und alle Wandschichten durchwandern können. Man bezeichnet diese plattenförmigen Areale als **Peyer-Plaques**.

Enteroendokrine Zellen
Der Gastrointestinaltrakt besitzt ein dichtes Netz endokriner Zellen. Da diese diffus verteilt sind, heißen sie disseminierte endokrine Zellen. Sie werden als **Gastroentero-pankreatisches endokrines System** zusammengefasst. Sie sezernieren ihre Sekrete parakrin und sind an der Feinsteuerung der Motilität des Darmrohrs beteiligt.

Eine alte Systematik erfasste nur die Amine (APUD-System; **A**mine **p**recursor **u**ptake and **d**ecarboxylation), es gibt aber auch Peptidhormon-bildende Zellen. Im Prinzip sind diese nicht nur auf den Gastrointestinaltrakt beschränkt, sie kommen auch in anderen Systemen vor (z. B. Respirationsorgane, Paraganglien, Hormondrüsen, Gehirn, chemosensorische Sinneszellen).

8.2.5 Colon, Dickdarm (Intestinum grassum)

Der Dickdarm ist etwa 1,5 m lang und umzingelt das Dünndarmkonvolut (obwohl dies, durch die Mesenterialwurzel gefesselt, bekanntlich nicht entkommen kann). Er besteht aus:

- **Caecum:** meist frei beweglich, medial hängt der **Wurmfortsatz**.
- **Colon ascendens**, mit der Rückwand verwachsen. Seine Vorderwand ist von Peritoneum überzogen. Unterhalb der Leber befindet sich mit der Flexura coli dextra der Übergang in das
- **Colon transversum:** Quer verlaufender Abschnitt, der vom Mesocolon transversum daran gehindert wird, ins Becken zu rutschen. An seinem unteren Rand beginnt das große Netz (Omentum majus), das alles hübsch abdeckt. Das Quercolon liegt vollständig intraperitoneal und geht mit der Flexura coli sinistra über in das
- **Colon descendens:** Hier haben wir wieder dieselben Peritonealverhältnisse wie am Colon ascendens. Die Rückseite ist mit der hinteren Bauchwand verwachsen. Man kann von einer teilweisen intra- und teilweisen retroperitonealen Lage sprechen. Die interindividuellen Unterschiede sind groß. Links unten, im Bereich des linken M. iliacus, beginnt das
- **Colon sigmoideum**, das wieder vollständig in der Bauchhöhle liegt. Es windet sich wie eine S-Kurve ins kleine Becken hinein und geht über ins
- **Rectum** (das gar nicht »gerade« ist) und den Darm mit dem Anus terminiert.

8

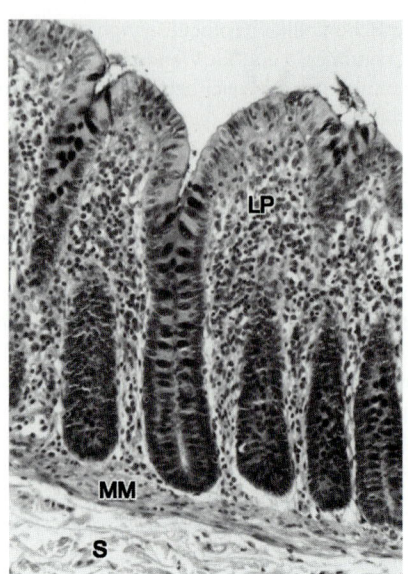

□ **Abb. 8.6.** Colonwand, Haematoxylin-Safranin. Es gibt keine Zotten, nur Krypten mit vielen Becherzellen (hier dunkelrot). Die Lamina propria (LP) ist zellreich, die Lamina muscularis mucosae (MM) ist relativ dick

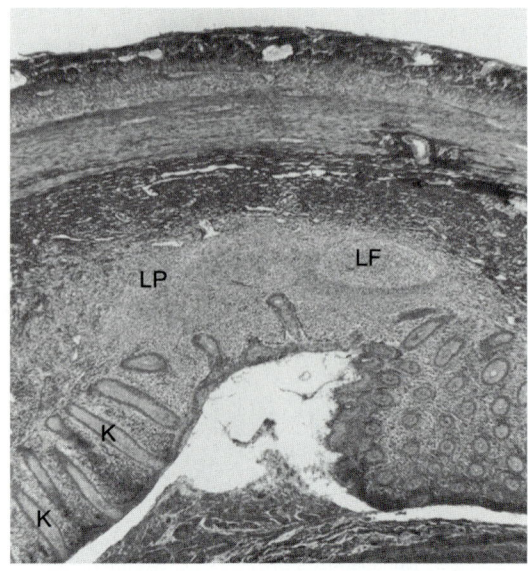

□ **Abb. 8.7.** Wand der Appendix, Azan. Einige Krypten (K) sind erhalten, sonst ist die Lamina propria (LP) von Lymphozyten durchwandert (LF: Lymphfollikel) und unscharf gegen die Submucosa abgegrenzt (▶ farbige Abb. S. 338)

Die Tätigkeit des Dickdarms besteht darin, dem nunmehr ausgelaugten Speisebrei das Wasser abzugraben und die zunehmend festere Säule einzuschleimen. Diese Bemühungen prägen folgende Strukturänderungen gegenüber dem Dünndarm:
- Die **Schleimhaut** kommt ohne Zotten aus. Die Krypten enthalten überwiegend Becherzellen (□ Abb. 8.6).
- Die **Muskulatur** ist wesentlich kräftiger. Als besondere Modifikation der Längsmuskulatur sind 3 **Taenien** eingebaut: längsverlaufende Muskelstränge. Zwischen ihnen gibt es zudem **Haustren**, Vorwölbungen, die durch Einschnürungen der Ringmuskelschicht zustande kommen. Getrennt sind diese durch sichelartige Falten, **Plicae semilunares**. Als Schmuckstücke hängen an der Außenseite (an der Taenia libera und Taenia omentalis) von Serosa überzogene Fettläppchen herab, die **Appendices epiploicae**. Am Rectum und Appendix vermiformis gibt es diese Besonderheiten nicht.

8.2.6   Caecum und Appendix vermiformis

Das Caecum (Blinddarm) schließt sich als erster Dickdarmanteil dem Ileum an. Es ist ballonartig erweitert und meist frei beweglich (Caecum mobile). An der medialen Seite dieses Sacks befindet sich die Einmün-

dungsstelle des Wurmfortsatzes, **Appendix vermiformis** (□ Abb. 8.7).

Lagevariabilitäten, Längenvariabilität der Appendix vermiformis

Der Wurmfortsatz ist ein lymphatisches Organ mit dem Wandaufbau des Dickdarms (□ Abb. 8.7). Er ist zwischen 4 und 30 cm lang, im Mittel 8 cm. Er hängt an einem eigenen Meso mit einer eigenen Arterie (A. appendicularis). Seine Funktion ist unklar, meist lästig (»Darmtonsille«). Wichtig sind aus chirurgischer Sicht folgende Lagevarianten:
- Lage im kleinen Becken (30%),
- retrozäkal, aufsteigend in Richtung Leber (65%).

Mikroskopische Antomie

Der Wurmforsatz zeigt prinzipiell den charakteristischen histologischen Aufbau der Darmwand, jedoch ist die Schleimhaut geprägt von lymphozytären Infiltraten, die die Grenzen zwischen Lamina epithelialis, Lamina propria und Lamina muscularis mucosae schwer erkennen lassen; zum Teil sind sie auch aufgehoben. Im Lumen befinden sich oft Reste von Darmmaterial (Kotsteine).

8.2.7 Rectum

Das Rectum reicht bis hin zum Anus. Er enthält den abgearbeiteten Darminhalt und sorgt für seine zivilisierte Entsorgung.

Es besitzt kein Meso, sondern legt sich an der Rückwand dem Kreuzbein an. Das Rectum ist nicht gerade, sondern in der Sagittalebene zweifach gekrümmt:

- Flexura sacralis, und
- Flexura perinealis.

Die **Flexura sacralis** entspricht der erweiterungsfähigen **Ampulla recti**. Nur der obere Bereich in Höhe der **Kohlrausch-Falte** (der mittleren von 3 stationären Plicae transversales recti) etwa 5–8 cm distal der Analöffnung, ist noch von Bauchfell umgeben. Beim Mann legt sich das Bauchfell nach vorn auf die Harnblase (Excavatio rectovesicalis), bei der Frau stört der Uterus, also legt es sich auf den Uterus (Excavatio rectouterina; tiefster Punkt der Bauchhöhle).

An der **Flexura perinealis** beginnt der **Analkanal**. Er ist in den Beckenboden eingefügt und mit einem komplizierten Sphinktersystem ausgestattet. Hier mutiert das hochprismatische Epithel der Dickdarmschleimhaut zunächst in mehrschichtig unverhorntes Plattenepithel, das schließlich nach außen in die Epidermis übergeht.

Diese mukokutane Übergangszone besteht aus:

- Zona columnaris,
- Zona alba und
- Zona cutanea.

Analverschluss und Defäkation

Das Rectum ist ein Hochsicherheitstrakt. Das unerwünschte Ausbrechen von Darminhalt verhindern Muskeln und die als Schwellkörper funktionierenden Schleimhautfalten:

- **M. sphincter ani internus.** Autonom arbeitender glatter Schließmuskel. Er besiedelt die oberen zwei Drittel des Analkanals. Er ist als Hauptmuskel für die Kontinenz ständig geschlossen, außer in der Defäkationsperiode.
- **M. sphincter ani externus**: Äußerer, willkürlicher, quergestreifter Schließmuskel. Er ist etwa 4 cm lang und umgreift den gesamten Analkanal. Er wird vom N. pudendus innerviert.
- **M. puborectalis**, ist ein Teil des M. levator ani und unterstützt die »Feinkontinenz« des M. sphincter ani externus. Er wird vom Plexus coccygealis innerviert. Damit der Verschluss auch gasdicht wird, gibt es zusätzlich einen
- **Corpus-cavernosus-Zylinder** (»anal cushion«), eine Aufwerfung mehrerer längsstehender Schleim-

hautfalten (Columnae anales), deren Blutgefäße zu einem Schwellkörper aufgefüllt werden können (aus Ästen der A. rectalis superior). Arteriovenöse Anastomosen leiten das Blut in den Plexus venosus recti ab.

> **KLINIK**
>
> So nützlich die Columnae anales auch sein mögen, sie münden in die **Zona haemorrhoidalis** (→Haemorrhoiden): ein Selektionsnachteil für Beamte.

Während der **Defäkation** muss der Analverschluss kurzzeitig überwunden werden. Druck in der **Ampulla recti** (Bauchpresse) sorgt für Aktivierung **parasympathischer Fasern** aus dem **Plexus pelvicus** sowie intramuraler Ganglien, die den M. sphincter ani internus erschlaffen und die anderen Rektummuskeln kontrahieren lassen. Zur perfekten Defäkation sollte die **Epiglottis** geschlossen sein (ausprobieren!).

Mikroskopische Anatomie des Dickdarms

Der Dickdarm kennt keine Zotten, die Becherzellen in den Krypten grassieren; zur Muskulatur s. o. Die Mucosa des Rectums verändert sich derart, dass in der Zona alba das hochprismatische Darmepithel von mehrschichtig unverhorntem Plattenepithel verdrängt wird.

Enterales Nervensystem

Das **intramurale Nervensystem** sorgt für die ausgewogene Regulation der Darmmotilität und die sekretorische Aktivität. Der Plexus submucosus (Meissner) liegt in der Tela submucosa, und der Plexus myentericus (Auerbach) zwischen Ring- und Längsmuskulatur der Tunica muscularis (◘ Abb. 8.8). Hinsichtlich der Motilität unterscheidet man **Segmentationsbewegung**: abwechselnde Abschnürungen des Darminhalts durch die Ringmuskulatur:

- **Pendelbewegung**: Hin- und Herschieben des Inhalts, wie beim Waschprogramm einer Waschmaschine.
- **Peristaltik**: gerichtete Fortbewegung von oral nach anal.

> **KLINIK**
>
> Bei der **Hirschsprung**-Erkrankung (Megacolon congenicum) fehlt das intramurale Nervensystem in Abschnitten des Colons oder Rectums. Dadurch gibt es keine Peristaltik und es kommt zur Aufweitung (Megacolon) dieser Darmabschnitte.

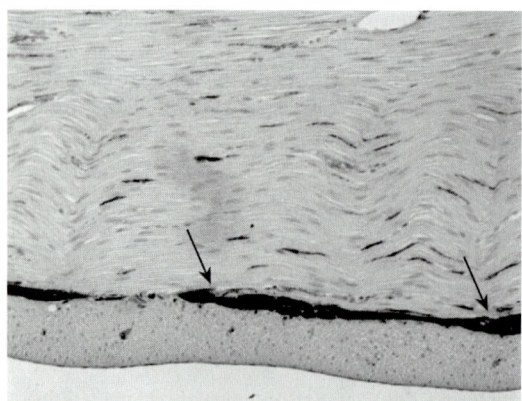

◘ Abb. 8.8. Immunhistochemische Darstellung des enterischen Nervensystems der Katze mit Protein-gene-product 9.5 (PGP 9.5), einem neuronalen Marker. Deutliche Markierung des Plexus myentericus zwischen den beiden Muskellagen (Pfeile). Zahlreiche Nervenfasern im (oberen) Ringmuskel

8.3   Leber, Gallenblase, Pankreas

8.3.1   Leber (Hepar)

Die Leber ist des Körpers größte Drüse. Sie wiegt etwa 1,5 kg und breitet sich vom rechten Hypochondrium bis ins linke Hypochondrium aus. Als Intermediärorgan zwischen Darm und Herz ist sie der Zensor für die Darmprodukte, d. h. alle resorbierten Nahrungsbestandteile passieren über die Pfortader zunächst die Leber (Ausnahme: langkettige Fettsäuren), bevor sie über den Kreislauf im Gesamtorganismus verteilt werden. Sie resynthetisiert die Monomere zu Proteinen, Glycogen, Phospholipiden. Weiter inaktiviert bzw. detoxifiziert sie allerlei Gifte, Hormone und Fremdstoffe. Als fetales Organ ist die Leber Hauptagent der Blutbildung (hepatolienale Phase). Eines ihrer bekannteren Produkte ist die giftgrüne Galle, die in der Gallenblase (Vesica fellea) zwischengelagert und eingedickt wird.

Form, Aufbau

Die Leber ist rostbraun und glänzt vor Glück. Die konvexe **Facies diaphragmatica** liegt dem Zwerchfell an, die konkave **Facies visceralis** zahlreichen anderen Organen, die **Impressionen** hinterlassen: Impressio renalis, colica, duodenalis, gastrica, oesophagea, suprarenalis. Der untere Leberrand ist scharfkantig, kann nur, wenn überhaupt, bei tiefer Inspiration getastet werden, da die Unterkante der normalen Leber vom Rippenbogen bedeckt ist.

Die Leber leistet sich **4 Lappen**:
- **Lobus hepatis dexter**, getrennt durch das Lig. falciforme hepatis vom kleineren
- **Lobus hepatis sinister**,
- **Lobus hepatis quadratus**, und
- **Lobus hepatis caudatus** (kranial des Lobus quadratus).

Die sichtbaren Lappen entsprechen jedoch nicht dem funktionellen Aufbau der Leber. Von operationstechnischer Bedeutung ist die Verästelung der Lebergefäße (insbesondere der V. portae, s. u.), die das Organ in **8 Segmente** gliedert, ähnlich wie bei der Lunge, die ebenfalls als Aussprossung des Darmrohrs angefangen hatte.

Peritonealverhältnisse

Die Leber liegt fast vollständig intraperitoneal, ist aber mit einem Teil ihrer konvexen Kuppel fest mit dem Zwerchfell verwachsen (**Area nuda**). Dort liegt die Umschlagstelle des Peritoneum viscerale in das Peritoneum parietale: Dieses auch als **Lig. coronarium hepatis** bezeichnete Band besteht aus dem:
- Lig. triangulare sinistrum und dem
- Lig. triangulare dextrum.

Die vordere Fortsetzung des Lig. coronarium ist das **Lig. falciforme hepatis**, an dessen Unterrand eine bleistiftdicke Verstärkung als archäologische Stätte der ehemaligen **V. umbilicalis** Zeugnis ablegt und jetzt **Lig. teres hepatis** heißt.

Leberpforte (Porta hepatis)

Das Lig. teres hepatis bildet eine Fissur und zieht zur **Leberpforte**, die quer in der Facies visceralis der Leber verläuft (**◘** Abb. 8.9). Nach links wird die Leberpforte durch die **Fissura lig. teretis hepatis** und **Fissura lig. venosi** begrenzt, nach rechts durch die **Fissura sagittalis dextra**, an der die Gallenblase fixiert ist sowie den **Sulcus venae cavae** für die untere Hohlvene.

Mit der nötigen Fantasie kann man an der viszeralen Seite ein H erkennen, das folgenden Strukturen entspricht: Der Querbalken zeichnet die Gefäße der Leberpforte nach. Der rechte vertikale Balken ist der Sulcus venae cavae, und der linke entspricht der Fissura lig. teretis und Fissura lig. venosi (**◘** Abb. 8.10).

Abb. 8.9. Viszerale Seite der Leber mit Leberpforte und Darstellung der Lebersegmente. 1: Segmentum posterius, 2: Segmentum anterius, 3: Segmentum medium, 4: Segmentum laterale. (Schiebler 1997)

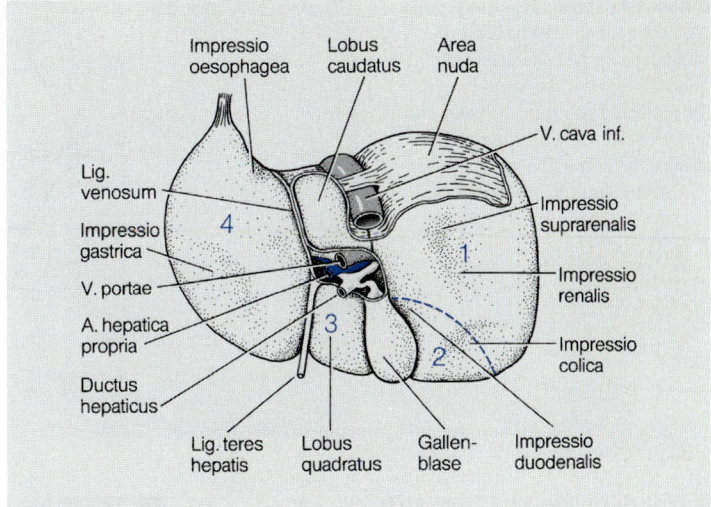

Abb. 8.10. Viszerale Seite der Leber. Die H-Strukturen sind markiert (Erklärung im Text). (Tillmann 2005)

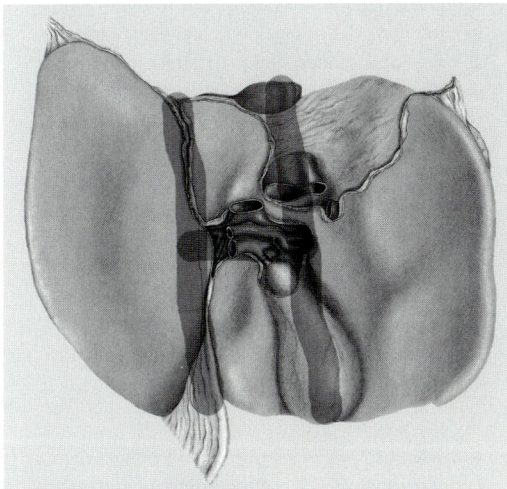

> **Merke**
>
> Die Gefäße der Leberpforte verlaufen im **Lig. hepatoduodenale**, dem rechten (freien) Rand des Omentum minus. Von rechts nach links sind dies
> - **A. hepatica propria** (aus der A. hepatica communis aus dem Truncus coeliacus), die sich aufteilt in einen R. dexter und R. sinister,
> - **V. portae** und
> - **Ductus choledochus**, der die Galle des Ductus hepaticus communis und des Ductus cysticus aufnimmt.

Mikroskopische Anatomie

Die Kohabitation der Gefäße in der Leberpforte setzt sich im Inneren des Organs fort und bestimmt ihre mikroskopische Anatomie. Kernstück ist die **Glisson-Trias** (Periportalfeld), die sich zusammensetzt aus Ästen (Vasa interlobularia) der

- **V. portae** (Aufbau einer Venenwand, weitlumig, kaum Muskulatur in der Gefäßwand), sie münden in die Leber-Sinusoide,
- **A. hepatica propria** (relativ dicke Muskelwand, enges Lumen), münden ebenfalls in die Leber-Sinusoide, ihr Blut mischt sich mit dem der Pfortader.
- **Gallengänge** (isoprismatisches Epithel, kein Endothel wie bei Blutgefäßen!). Die Gallenflüssigkeit ist strikt getrennt vom Blutgefäßsystem.

Dogma der mikroskopischen Architektur I: Klassisches Leberläppchen

Arrangiert man etwa 6 Periportalfelder in einem 6-Eck, dann definiert man den Raum, den sie einschließen, als ein Leberläppchen (Lobulus) (**Abb. 8.11**). Auf ein zentral liegendes Gefäß, der Zentralvene (V. centralis), führen etliche sinusoidale Kanäle zu, die Lebersinusoide, die von balkenartig angelegten Epithelzellen, den Hepatozyten, gesäumt sind. Die funktionelle Betrachtungsweise dieses Aufbaukonzepts ist einfach: Das Mischblut, das aus der Peripherie, also den Blutgefäßen der Glisson-Trias, kommt, wird auf dem Passageweg in Richtung Herz langsam an den Hepatozyten vorbeigeführt, dort metabolisiert und dann über die V. centralis in die Lebervenen und von dort in die V. cava inferior abgeführt.

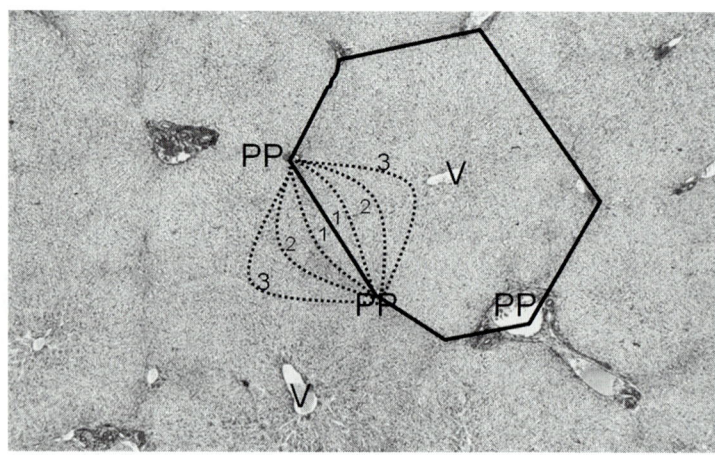

◘ Abb. 8.11. Leber, Schwein, Azan. Das Leberläppchen ist hexagonal nachgezogen, die Leberacini entsprechen einer Achse von einem Periportalfeld (PP) zum nächsten und sind je nach Entfernung von der terminalen Strombahn in drei Zonen (1, 2, 3) eingeteilt. V: »Zentralvene«

Dogma der mikroskopischen Architektur II: Leberacinus

Dieses Konzept ist etwas komplizierter und betrachtet den Leberacinus als funktionelle Einheit: Endverzweigungen der periportalen Gefäße sind die Achse, um die die hepatozytären Versorgungs- und Metabolisierungszonen 1, 2 und 3 liegen (◘ Abb. 8.11). Die Hepatozyten liegen also entlang einem Versorgungsgradienten (mit Sauerstoff bzw. Nährstoffen der zuführenden Gefäße), der von der Zone 1 bis 3 abnimmt. Die »V. centralis« ist nun nicht mehr zentral gelegen, sondern eine periphere efferente Venole.

Perisinusoidaler Raum: Endothel, Makrophagen und Hepatozyten

Die Lebersinus sind weite kapillarähnliche Räume, die von weit gefenstertem Endothel ohne Diaphragma ausgekleidet sind. Es gibt keine Basalmembran. Die Hepatozyten grenzen nicht direkt ans Endothel, sondern sind durch einen schmalen Raum, dem Disse-Raum, vom Endothel getrennt. Die Anrainer dieses perisinusoidalen Raums sind folgende Zellen:

- **Endothelzellen**,
- **Makrophagen (Kupffer-Zellen)**, Mitglieder der Partei des monocytären Phagozytosesystems, sowie
- **Ito-Zellen** (Fettspeicherzellen, bedeutsam zur Speicherung von Vitamin A und Initiatoren der Leberzirrhose),
- **Hepatozyten**, die eigentlichen Leberzellen, besitzen einen bis zwei Zellkerne, sind di-, tetra,- oder polyploid. Blut- und Gallepol sind räumlich voneinander getrennt. Hepatozyten sind reichlich ausgestattet mit allen üblichen Zellorganellen, z. B. Syntheseapparat für Proteine (RER) sowie Lipide und Gallensäuren (sER). Die Leberzellen können fast alles, man muss ihnen nur sagen, was sie tun sollen.

Merke

Man kann sich die Lebersinus so vorstellen wie Abschnitte einer Stadtautobahn (z. B. Mittlerer Ring in München), die von kleinen parallelen Niedergeschwindigkeitszonen, Geschäftsstraßen, begleitet werden. Wer in einem Geschäft (Hepatozyt) etwas verstoffwechseln will, muss von der Autobahn runter und kann in einer Tempo-30-Zone (Disse-Raum) langsam nach einer Parklücke suchen. Wer allerdings unberechtigt parkt oder durch unangebrachte antigene Determinanden auffällt, wird von Politessen (Kupffer-Zellen) aufgefressen. Diese lungern zwar vorwiegend im Sinus selbst herum, können aber mit Ausläufern in den Disse-Raum hineinfingern (und ihr Unwesen treiben, oder für Ordnung sorgen, jenachdem.).

KLINIK

Leberzirrhose. Bei der Leberzirrhose wird das Drüsenparenchym der Leber allmählich gegen funktionell minderwertiges Bindegewebe ersetzt. Pioniere der bindegewebigen Degeneration sind die Ito-Zellen (s. o.). Häufigste Ursache ist chronischer Alkoholabusus.

Gallenkapillaren

Die Produktion von giftgrüner Galle findet in glänzender Isolation von Blutkompartimenten in den Leberzellen statt. Gallenkapillaren besitzen keine eigene Gefäßauskleidung, sondern sind Ausstülpungen der Hepatozytenmembranen. Sie sind durch Tight junctions abgedichtet. Die Galle fließt zentripetal, also dem Blutstrom entgegen, in Richtung der Periportalfelder, sammelt sich in Hering-Kanälen und gelangt dann über Ductuli interlobulares, Ductuli biliferi in den Ductus hepaticus dexter/sinister und in den Ductus hepaticus communis aus der Leberpforte heraus zur Gallenblase.

8.3.2 Gallenblase

Die Gallenblase ist ein etwa 10 cm langes Säckchen, das an der Unterfläche der Leber mit derselben bindegewebig verwachsen ist. Sie dient der Speicherung und Eindickung der Galle. Wie so viele Hohlkörper teilt man auch die Gallenblase in ein Corpus, Collum und Fundus ein. Sie überragt mit dem Fundus den unteren Leberrand in der Medioklavikularlinie und kann dann unmittelbar unter der Bauchdecke liegen. Eine Schleimhautfalte (Plica spiralis Heisteri) am Gallenblasenhals sorgt dafür, dass die Galle nur bei Kontraktion der Gallenblasenmuskulatur (auf Cholecystokinin-Befehl) in den Ductus cysticus entweichen kann.

KLINIK

Gallensteine, besonders gern Cholesterinsteine, können die **Gallenwege** kolikschmerzhaft verlegen. Der charakteristische Gallenkolikschmerz wandert vom Epigastrium ins rechte Hypochondrium. Gelegentlich projiziert sich der Schmerz auch in die rechte Schulter. Dieser typische Projektionsschmerz wird mit einer Head-Verschaltung erklärt, da die Wurzeln des N. phrenicus in C3–C5 (für die sensible Gallenblaseninnervation) denken, die Ursache der Irritation lägen im Schulterbereich, deren Afferenzen ebenfalls in C5 ankommen. Wenn die Steine Schmerzen bereiten, müssen sie herausoperiert werden. Bei Steinen in der Gallenblase wird diese entfernt, bei Steinen in den Gallenwegen versucht man mittels **ERCP** (**e**ndoskopische, **r**etrograde **C**holangio**p**ankreatikographie) die Steine zu entfernen und/oder die Papille zu erweitern.

Mikroskopische Anatomie

Die Schleimhaut der Gallenblase besteht aus sehr schönem hochprismatischen Epithel ohne irgendeine lichtmikroskopisch sichtbare Oberflächendifferenzierung. Besonders sind aber die unterschiedlich hohen Schleimhautfalten und -krypten, die bis zur Tunica muscularis hineinreichen. Sie imponieren als Schleimhautbrücken (Rokitanski-Aschoff-Krypten). Eine Lamina muscularis mucosae fehlt ebenso wie eine klare Grenze zwischen Lamina propria und Submucosa (die hier Adventitia heißt) (◘ Abb. 8.12).

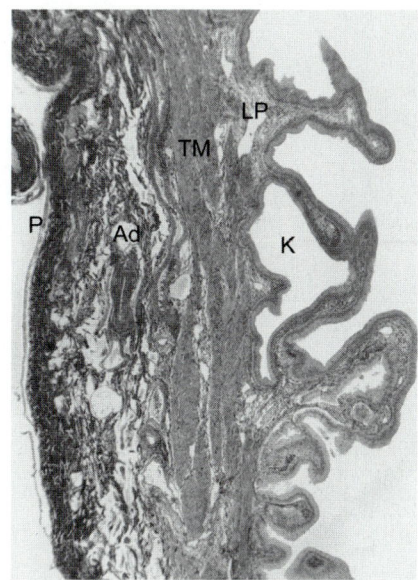

◘ Abb. 8.12. Wand der Gallenblase, Azan. LP: Lamina propria, K: Krypte der Mucosa, TM: Tunica muscularis, Ad: Adventitia mit Peritonealüberzug der leberabgewandten Seite (P)

8.3.3 Extrahepatische Gallenwege

Die extrahepatischen Gallenwege führen die Galle aus Leber und Gallenblase in die Pars descendens des Duodenums. Zu ihnen gehören der:

- **Ductus cysticus** und
- **Ductus choledochus**: Er läuft hinter dem Pankreaskopf zur Vater-Papille des Duodenums und trifft sich dort mit dem Ductus pancreaticus zur Ampulla hepatopancreatica, der durch den M. sphincter ampullae hepatopancreaticae (Odd-Sphincter) verschlossen wird.

Enterohepatischer Kreislauf

Unter dem enterohepatischen Kreislauf versteht man ein Recycling-System von Substanzen, die gemeinsam mit der Galle in den Darm **ausgeschieden** werden. Diese können dann erneut der Leber zugeführt werden (z. B. Gallensäuren, Bilirubin).

8.3.4 Pankreas (Bauchspeicheldrüse)

Die Bauchspeicheldrüse liegt hinter der Bursa omentalis und dem Magen im Retroperitonealraum. Das Organ ist etwa 20 cm lang und 80–120 g schwer und besteht aus 3 Teilen:

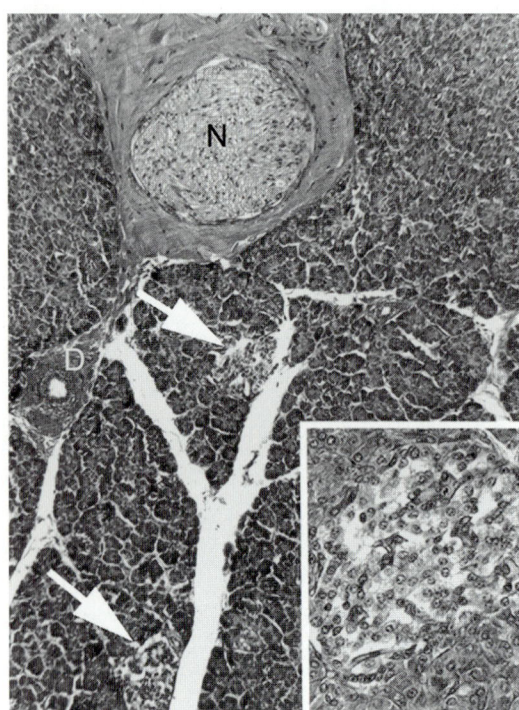

Abb. 8.13. Pankreas, HOPA-Färbung, Zwischen den exokrinen Läppchen mit zum Teil Schrumpfräumen liegen interlobuläre Ausführungsgänge (D). Pfeile markieren zwei Inseln (endokriner Teil). Ausschnitt unten rechts: Insel mit zahlreichen Kapillaren und helleren Zellen (► farbige Abb. S. 338)

- Der **Pankreaskopf** (Caput) liegt im sicheren nach links offenen C des Duodenum, sein Processus uncinatus tritt zwischen A. und V. mesenterica superior.
- Der **Körper** (Corpus) zieht bei L1/L2 über die Wirbelsäule, kreuzt mit dem Tuber omentale die Aorta und geht über in den schlaffen
- **Schwanz** (Cauda), der sich in das Milzhilum schmiegt.

Mikroskopische Anatomie

Das Pankreas (zu deutsch: »alles Fleisch«) ist eine **überwiegend exokrine Drüse**, deren Endstücke seröse Acini besitzen. Kurze Schaltstücke wölben sich in das Lumen der Acini hinein, sodass die organtypischen »**zentroacinären Zellen**« erscheinen. Kurze interlobuläre Ausführungsgänge münden in den Ductus pancreaticus, der die zentrale Achse des Organs bildet und in der Papilla Vateri mündet. Das Pankreassekret (ca. 2 l/d) besteht überwiegend aus Bicarbonat, in das inaktive Vorstufen der Pankreasenzyme gemischt sind (Amylase, Trypsinogen, Chymotrypsinogen, Lipase).

Endokriner Teil: ► Kap. 8.5.

Operative Zugangswege zum Pankreas

Zugangswege zum Pankreas laufen:
1. durch das Omentum minus,
2. durch das Lig. gastrocolicum (häufigster operativer Zugang) und
3. durch das Megacolon transversum.

8.4   Milz

8.4.1   Aufbau

Die Milz (Lien, Splen) ist ein bohnenförmiges Organ von etwa 150 g Gewicht. Sie ist 4 cm dick, 10 cm lang, 7 cm breit und liegt intraperitoneal im linken Oberbauch unter den Rippenbögen 9–11 versteckt. Daher ist sie nicht tastbar. Sie besitzt folgende Flächen:
- **Facies diaphragmatica**: konvexe Fläche, die unter der Zwerchfellkuppel liegt.
- **Facies renalis**: unteres Ende, das die linke Niere touchiert.
- **Facies gastrica**: oberes Ende, das den Magen berührt.
- **Facies colica**: mediale Fläche, die dem linken Colon ins Auge sieht.

Die Milz ist folgendermaßen im Bauchraum aufgeknüpft:
- **Lig. gastrolienale** (gastrosplenicum): Verbindung des Milzhilum mit der großen Kurvatur des Magens. In ihm verläuft die A. gastroomentalis sinistra.
- **Lig. phrenicolienale** (phrenicocolicum): Verbindung des Milzhilum mit der dorsalen Bauchwand und dem Zwerchfell. In ihm verlaufen A. und V. splenica (lienalis).
- **Lig. phrenicocolicum**: Verbindung zwischen der Flexura coli sinistra und dem Zwerchfell.

8.4.2   Gefäßversorgung

Das **Milzhilum** ist die Ein- und Austrittspforte für Gefäße und Nerven. Die **A. splenica** kommt aus dem **Truncus coeliacus** und läuft geschlängelt hinter dem Magen. Die **V. splenica** ist in der Rückseite des Pankreas vergraben und mündet in die **Pfortader**.

8.4.3 Mikroskopische Anatomie

Das Organ ist von einer Bindegewebskapsel umgeben, von der aus Trabekel (Septen) ins Innere ziehen. Sie führen die Blutgefäße. Grundgewebe ist das retikuläre Bindegewebe (Milzpulpa). Darin unterscheidet man folgende funktionelle Räume:

- **Rote Pulpa:** Gesamtgebiet des retikulären Maschenwerks, vorgesehen für den TÜV der Erythrozyten (daher **rote** Pulpa, s. u.: Milzkreislauf).
- **Weiße Pulpa:** Gesamtgebiet der lymphozytären Einheiten. Milzfollikel (Malpighi-Körperchen; B-Lymphozyten-Zonen) und periarterielle lymphatische Scheiden (PALS; T-Lymphozyten-Zonen).

Die Milz ist als lymphatisches Organ in den Blutkreislauf geschaltet. Ihre Aufgaben bestehen in

- **Immunkompetenten Aktivitäten** (weiße Pulpa; besonders Schutz vor septischem Schock) und
- **Mauserung roter Blutkörperchen** (rote Pulpa).

Beide Bereiche, weiße und rote Pulpa, sind in der Milz funktionell hintereinandergeschaltet. Am besten folgt man einfach dem Blutstrom aus der Trabekelarterie: Das Blut erreicht also aus den Trabekelarterien erst die T-Zell-Domänen des PALS, dann die überwiegend B-Zell-dominierte Zone einschließlich der Marginalzone der Follikel (Abb. 8.14). Erst danach wird das Blut in das retikuläre Maschenwerk der roten Pulpa geleitet.

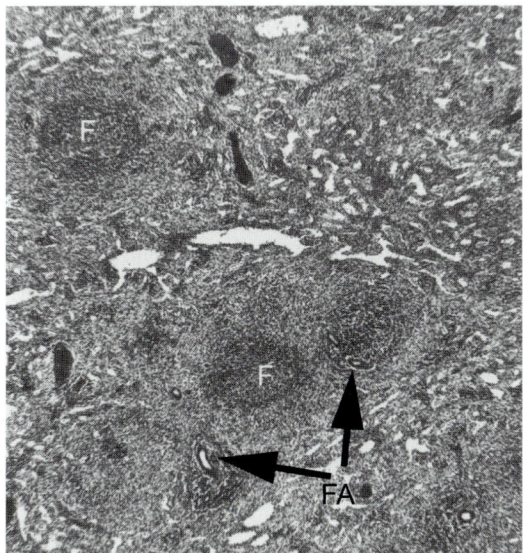

Abb. 8.14. Milz, Azan. F: Milzfollikel, Pfeile weisen auf Follikel (= Zentral)arterien (FA). Die weißen Spalten sind Milzsinus, die blauen Areale sind Anschnitte kleiner Trabekel (▶ farbige Abb. S. 338)

Die Sequenz im Einzelnen verläuft folgendermaßen: **A. splenica** → **A. trabecularis** → **Pulpaarterien** (von PALS umgeben) → **Follikelarterie** (»Zentral«-arterien: parazentral von Follikeln) → **Pinselarteriolen** (in roter Pulpa) → **Hülsenkapillaren** (umgeben von Schweiger-Seidel Hülle aus Fibroblasten und Makrophagen).

Milzkreislauf

In der roten Pulpa bekommen die Erythrozyten die Gelegenheit zu einem Gesundheits-Check: es werden Form und altersabhängige, biochemische Oberflächenstruktur überprüft. Hierzu wird ein Teil des Blut in einen

- **offenen Kreislauf**, außerhalb von Blutgefäßen, geschickt. Hier haben Retikulumzellen und Makrophagen direkten Kontakt zu den Erythrozyten.
- Der **geschlossene Kreislauf** besteht aus weitlumigen **Milzsinus**, d. h. weiten kapillarähnlichen Räumen mit Endothelzellen, zwischen denen Schlitze ausgebildet sind. Die Basalmembran ist nur abschnittweise vorhanden und umgibt die Sinus reifenartig.

Differenzialdignose zu Lymphknoten: Die Milz besitzt **keinen Randsinus** und keine »High endothelial Venules« (HEV) zur Lymphozytenrezirkulation.

8.5 Endokrine Organe

Zu den endokrinen Organen des Bauchraums gehören:

- Nebenniere,
- Paraganglien,
- endokrines Pankreas (Langerhans-Inseln),
- gastro-entero-pankreatisches endokrines System,
- Ovarien und
- Hoden (außerhalb der Bauchhöhle).

8.5.1 Nebenniere

Die Nebenniere besteht aus 2 völlig verschiedenen Anteilen, die nur durch die Mikrozirkulation aneinander gekoppelt sind (s. u.):

- **Nebennierenrinde** (Cortex suprarenalis): NNR und
- **Nebennierenmark** (Medulla suprarenalis): NNM.

Lage, Form

Die beiden Nebennieren liegen im Retroperitonealraum den oberen Nierenpolen an. Sie befinden sich in der Fettkapsel der Nieren. Die rechte Nebenniere ist platt und dreieckig, sie sitzt der rechten Niere auf. Die linke ist eher kappenförmig und liegt zwischen Aorta und dem oberen linken Nierenpol. Alle beide besitzen eine Vorderfläche (Facies anterior), eine Hinterfläche (Facies posterior) und eine Basis (Facies renalis). Sie wiegen etwa 10 g pro Stück.

Innervation, Gefäßversorgung

Die Nebennieren werden parasympathisch durch den Plexus suprarenalis aus dem Truncus vagalis posterior versorgt. Die sympathische Innervation erfolgt über die Nn. splanchnici.

Die arterielle Versorgung übernehmen
- **A. suprarenalis superior** (aus der A. phrenica inferior),
- **A. suprarenalis media** (aus der Aorta) und
- **A. suprarenalis inferior** (aus der A. renalis).

Venöse Entsorgung. Aus dem Hilum kommt nur eine Vene, die V. centralis. Sie mündet als V. suprarenalis links in die linke Nierenvene und rechts in die V. cava inferior.

Mikrozirkulation der Nebenniere

In der Kapsel verlaufen lediglich Arteriolen und Lymphgefäße, die sich kapillarisieren und entlang den epithelialen Parenchymsäulen der NNR in das Innere des Organs ziehen. Im NNM sammeln sich die Gefäße in Markvenen, die Längspolster aus glatter Muskulatur besitzen (**Drosselvenen**).

Mikroskopische Anatomie

Unterhalb der bindegewebigen Kapsel befindet sich die **Nebennierenrinde**. Blastemzellen unterhalb der Kapsel sorgen für Regeneration. Die NNR enthält hormonbildende Zellen und gliedert sich in
- **Zona glomerulosa**: knäuelartige Anlagerung der Zellen, die Mineralocorticoide (z. B. Aldosteron) produzieren.
- **Zona fasciculata**: helle, wabige Zellen, die entlang den Kapillaren säulenförmig aneordnet sind. Sie produzieren Glucocorticoide (z. B. Cortisol).
- **Zona reticularis**: Netzförmige kleine, dichtere Zellen, die Geschlechtshormone (Androgene, Östrogen) produzieren.

Das **Nebennierenmark** besteht aus Zellen der Neuralleiste, ist also ein abgenabeltes Paraganglion. Die chromaffinen Zellen bilden Adrenalin und Noradrenalin.

Regulation der Hormonausschüttung. Die Hormone der NNR unterliegen dem adenohypophysären Feed-back-Mechanismus. Sie sind abhängig von der Corticotropin(ACTH-)-Ausschüttung des Hypophysenvorderlappens (Ausnahme: Aldosteron, das vom Renin-Angiotensin-System reguliert wird).

Paraganglien

Ähnlich wie das Nebennierenmark synthetisieren noch andere Paraganglien Katecholamine. Sie bilden eine Brücke zwischen dem autonomen Nervensystem und dem Endokrinen System. Hierzu gehören
- **Glomus caroticum** (O_2-Sensor, ▸ Kap. 5),
- **Glomera aortica**, im Aortenbogen,
- **Paraganglion aorticum abdominale** (Zuckerkandl-Organ), in der Nähe des Abgangs der A. mesenterica inferior.

8.5.2 Inselorgan (endokrines Pankreas)

Das Inselorgan der Bauchspeicheldrüse besteht aus etwa 2 Mio (ca. 2 g) versprengter Gewebsinseln, die nach dem Medizinstudenten Langerhans (1. Semester) benannt worden sind. Sie sind ungleichmäßig verteilt. Die meisten befinden sich im Köper und Schwanzanteil des Pankreas. Folgende hormonproduzierende Zellen sind erwähnenswert:
- **A-Zellen** (10–20% aller Inselzellen) produzieren **Glucagon**, ein kataboles Hormon, das die Gluconeogenese und die Glycogenolyse stimuliert. Es erhöht die Konzentration von Glucose im Blut.
- **B-Zellen** (80%): **Insulin**, anaboles Hormon, Antagonist des Glucagon, »Blutzucker-senkendes Prinzip«, fördert in den Leberzellen die Aufnahme von Glucose, stimuliert die Glycogen- und Triglyceridsynthese.
- **D-Zellen** (5%): **Somatostatin**, reduziert allgemein die Darmresorption, möglicherweise inhibitorische Wirkung auf A- und B-Zellen.
- **PP-Zellen** (1%): Pankreatisches Polypeptid, hemmt die exokrine Sekretion des Pankreas, Antagonist von Cholecystokinin.

> **Merke**
>
> Die Hormone des Inselorgans unterliegen nicht der Kontrolle der Adenohypophyse. Adäquater Reiz für die Ausschüttung von Insulin ist die Blutglucose.

◘ Tab. 8.2. Einige Zellen des Gastro-entero-pankreatischen Systems

Zelltyp	Hormon	Ort	Wirkung
A	Glucagon	Inselorgan	Erhöhung des Blutzuckerspiegels
B	Insulin	Inselorgan	Senkung des Blutzuckerspiegels
D	Somatostatin	Inselorgan, Magen, Darm	Hemmung anderer endokriner Zellen
Entero-chromaffin	Serotonin et al.	Inselorgan, Magen, Darm	Erhöhung der Darmmotilität
Entero-chromaffin-like	Histamin	Magen	Erhöhung der Kapillarpermeabilität
G	Gastrin	Pylorus (Magen), Duodenum	Erhöhung der Magensäureproduktion
I, CCK	Cholecystokinin	Duodenum	Pankreas: Erhöhung der Enzymsekretion, Magen: Erhöhung der Pepsinogensekretion, Gallenblase: Kontraktion
K	Glucose-dependent insulin-releasing peptide (gastric inhibitory peptide, GIP)	Duodenum	Insulinfreisetzung, Hemmung der Darm-motilität
NPY	Neuropeptide Y	Hypothalamus, Darm	Erzeugung von Hungergefühl
PP	Pankreatisches Polypeptid	Inselorgan	Hemmung der Pankreassaftsekretion
S	Sekretin	Duodenum	Stimulation von Galle (Leber), und HCO3-(Pan-kreas, Duodenum)
VIP	Vasoactive intestinal peptide	ZNS, Magen, Darm	Vasodilatation, Erschlaffung des Ösophagusver-schlusses, Erschlaffung der Magenmuskulatur

8.5.3 Gastro-entero-pancreatico-endo-krines System (GEP)
(▶ Endokrines Pankreas und ▶ Kap. 8.2.3)

Die Zellen des GEP sind (mit Ausnahme der des Insel-organs) diffus in der Schleimhaut verstreut. Ihre Auf-gabe ist im Wesentlichen mit der Modulation der Nah-rungsaufnahme verknüpft (◘ Tab. 8.2).

8.6 Harnorgane

Das harnbereitende Organ ist die Niere, die den Harn nach der Blutwaschung den harnableitenden Organen (Nierenbecken, Ureter und Harnblase) übergibt.

8.6.1 Niere

Lage, Form, Größe

Die Nieren sind nierenförmig. Sie liegen im Retroperi-tonealraum und sind 3 Hüllen umgeben.

— **Fascia renalis**, hüllt die Niere in ein vorderes und hinteres Blatt ein, ist jedoch nach medial und unten offen.
— **Capsula adiposa renalis**, der Nierenfettkörper, der das Organ wärmeisoliert.
— **Capsula fibrosa**, eine derbe bindegewebige Faszie, die unmittelbar dem Organ aufliegt und leicht ab-geschält werden kann.

Die Nieren sind je etwa **4 cm dick**, **7 cm breit** und **11 cm lang** (»4711«) und wiegen soviel wie das Herz (150 g). Sie liegen auf Höhe von Th12–L3. Die rechte Niere steht wegen der dicken Leber um etwa 3 cm tiefer, ist auch atemverschieblich. Die Längsachsen durch beide Nieren konvergieren nach kranial. Weiterhin lassen sich folgende Nierenansichten beschreiben:
— Margo lateralis und medialis,
— Extremitas superior und inferior,
— Facies anterior und posterior.

Bedingt durch die Entwicklung (▶ Kap. 8.1.2) findet man bei Kindern noch ein mehr oder weniger stark gelapptes Organ. Die Lappung verstreicht aber im Laufe der Jahre. Der mediale Rand öffnet sich zum Hilum, aus dem die V. renalis und Ureter austreten, die A. renalis tritt ein. In der Tiefe erweitert sich der Sinus renalis, in der das Nierenbecken (Pelvis renalis) liegt. Im Hilum liegen die Gefäße ventral, der Ureter dorsal.

Nachbarn der Niere

Die Nieren lagern im Nierenlager, d. h. zwischen dem M. psoas major und dem M. quadratus lumborum. Die linke Niere kommuniziert oben mit der Milz, dem Magen und dem Pankreas, über der unteren Hälfte projizieren sich Jejunum-Schlingen. Der größte Teil der rechten Niere liegt unter dem rechten Leberlappen, der mediale Rand wird von der Pars descendens des Duodenums überschattet.

Mikroskopische Anatomie

Schon makroskopisch erkennt man eine Gliederung in Rinde (Cortex) und Mark (Medulla).
- **Cortex renalis**: hier liegen die 3 Mio **Glomeruli** (Nierenkörperchen), sowie der gewundene Anteil der Tubuli (Pars contorta). Die Rinde ist etwa 1 cm breit und reicht mit Ausläufern (Columnae renales) zwischen die Markpyramiden.
- **Medulla renalis**:das Mark besteht aus 8–10 Markpyramiden, deren Spitzen kegelförmig in die Nierenkelche ragen. Im Nierenmark liegen die geraden Abschnitte des tubulären Ausführungsgangsystems (Markstrahlen). Sie münden auf den Nierenpapillen in den Nierenkelchen. Man kann im Mark eine helle Innen- und eine dunkle Außenzone unterscheiden (■ Abb. 8.15).

Intrarenale Gefäßarchitektur

Ohne die hochdifferenziert verlaufenden Blutgefäße würde der wundervolle Ausscheidungs- und Wassereinsparungsmechanismus leider nicht funktionieren (zum **Gegenstromprinzip** GK Physiologie, ▶ Kap. 9.2). Die Blutgefäße passen sich in ihrer Architektur dem Verlauf der Tubuli an. Die A. renalis teilt sich in einen R. anterior und posterior, die je 5 Nierensegmente versorgen. Aus den Segmentarterien gehen dann die Aa. interlobares hervor, die die Grenzen der Lappen markieren. An der Rinden-Mark-Grenze gehen sie in die bogenförmig verlaufenden Aa. arcuatae über. Diese geben Äste zu den Glomeruli der Rinde (Rr. capsulares) sowie radiär verlaufende Aa. interlobulares ab, die im Mark parallel zu den Tubuli ziehen.

Glomeruli und Tubuli

Der **Glomerulus** ist das an einem eigenen Meso (=Mesangium) hängende kapilläre Gefäßknäuel aus

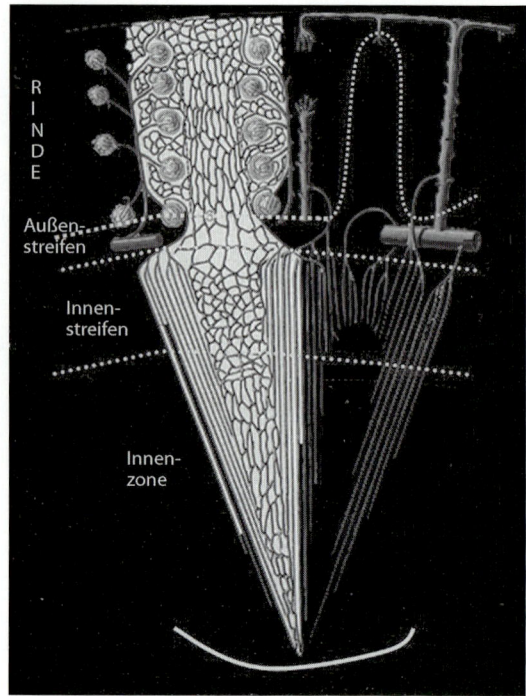

■ Abb. 8.15. Die **Aa. arcuatae** teilen sich an der Mark-Rinden-Grenze in besser durchblutete kortikale Gefäße und langsamer durchblutete medulläre Äste (vasa recta) auf (▶ farbige Abb. S. 339)

dem arteriellen Vas afferens, das in der **Bowman-Kapsel** etwa 30 Schlingen bildet und die Kapsel als arterielles Vas efferens am Gefäßpol wieder verlässt. Bowman-Kapsel und Glomerulus wird als Nierenkörperchen (**Corpusculum renale**) bezeichnet (■ Abb. 8.16a–c). Die **Bowman-Kapsel** besitzt ein parietales und ein viszerales Blatt von Mesothelzellen.

Die Zellen des viszeralen Blattes heißen **Podozyten**. Sie liegen dem Kapillarendothel an und bilden mit der gemeinsamen Basalmembran die Blut-Harn-Schranke, durch die das Blut filtriert wird. Durch die Kapillaren der Glomerulusschlingen wird die gesamte Blutmenge des Körpers alle 5 min hindurchgejagt (das sind 1800 l Blut am Tag). Dabei werden 10% des Blutvolumens filtriert, womit wir auf ein Primärfiltrat von 180 l pro Tag kommen (entspricht der glomerulären Filtrationsrate von 120 ml/min). Der Harnpol der Bowmankapsel fängt den Primärharn (Ultrafiltrat) auf, der in das Tubulussystem abgeleitet wird.

Blut-Harn-Schranke

Die Filtrationsbarriere besteht aus:
- gefenstertem **Kapillarendothel**: dies ist größenselektiv, lässt Makromoleküle bis ca. 60.000 Dalton durch,

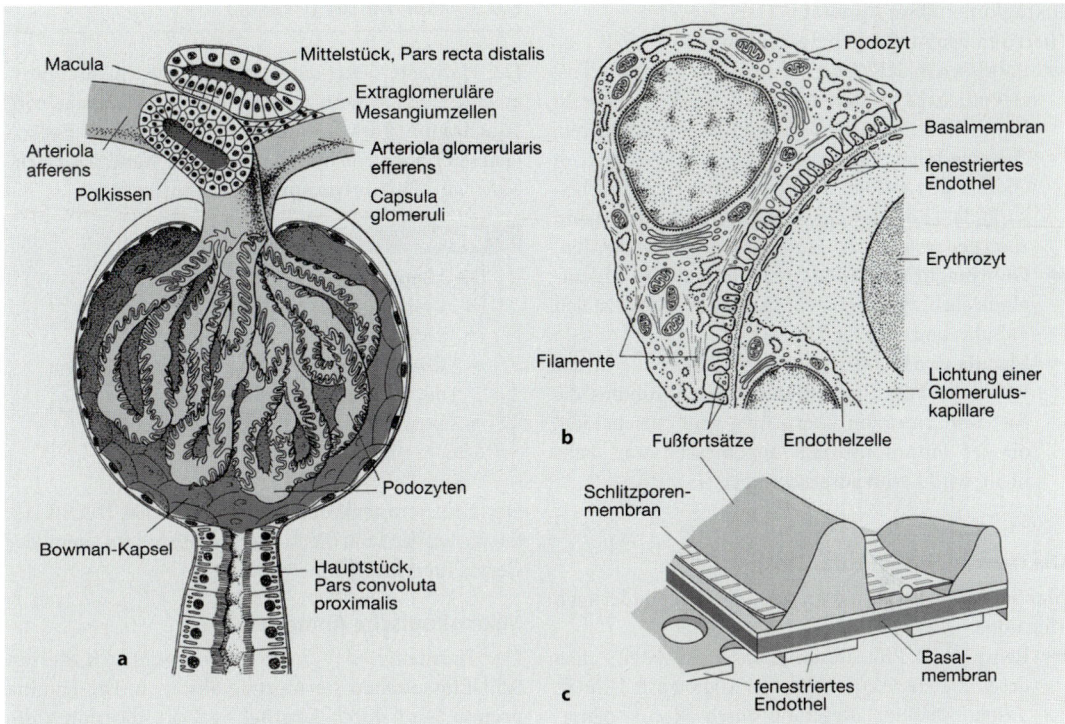

Abb. 8.16a–c. Nierenkörperchen (**a**), Wand eines Podozyten (Deckzelle) nach elektronenmikroskopischen Aufnahmen (**b**), Füßchen eines Podozyten mit Schlitzporenmembran (**c**). (Schiebler 2005)

- **Basalmembran**, entscheidender Faktor für die Ultrafiltration, sie ist ladungsselektiv (negativ geladen), behindert ebenfalls negativ geladene Plasmaproteine vor dem Durchtritt.
- **Podozyten**, befingern mit ihren Füßen die Basalmembran, lassen »Schlitzporen« mit Schlitzdiaphragma offen (**Abb. 8.16c**). Auch die Podozyten sind aufgrund ihres Reichtums an Sialinsäuren ladungsselektiv. Phagozytierende **Mesangiumzellen** sorgen dafür, dass die Filter nicht verstopfen.

Nephron

Nierenkörperchen und Tubuli werden bis zum Verbindungsstück (der Einmündung in das Sammelrohr) als **Nephron** bezeichnet.

Tubuli

Die Tubuli verlaufen zum Teil gewunden (**Pars contorta**) und zum Teil gerade (**Pars recta**). Gerade Anteile verlaufen in den **Markstrahlen**, gewundene in Rindenbezirken. Man kann folgende Abschnitte unterscheiden:

- **Proximaler Tubulus**: beginnend am Harnpol des Nierenkörperchens. Das Epithel ist prismatisch, die Oberfläche aufgrund der vielen resorptiven Mikro-

villi unruhig und verschwommen. Es kommen basale Invaginationen mit zahlreichen Mitochondrien vor. Der gerade Anteil sieht ebenso aus. Hier werden Glucose, Aminosäuren und Wasser zurückresorbiert, harnpflichtige Substanzen sezerniert.
- **Intermediärtubulus** (Überleitungsstück, Henle-Schleife), bestehend aus einem absteigenden und aufsteigenden Schenkel. Am Scheitelpunkt ist die Osmolarität des Harns am größten (1200 mosmol; Blut: 300 mosmol). Das flache bis leicht prismatische Epithel lässt sich verwechseln mit Kapillarendothel.
- **Distaler Tubulus**: Die Pars recta führt den Harn vom Mark in die Rinde zurück. Dort liegt der Tubulus als Pars convoluta dem juxtaglomerulären Apparat am Gefäßpol der Nierenkörperchen zur Kontrolle vor. Macula-densa-Zellen messen die Natriumkonzentration.
- **Sammelrohre** liegen im Mark und gehören nicht mehr zum Nephron. Sie sammeln den Harn aus mehreren Nephronen und leiten ihn zu den Nierenkelchen. In den Sammelrohren wird durch die Wirkung des **antidiuretischen Hormons** (ADH, Vasopressin) dem System noch einmal tüchtig (20%) Wasser entzogen.

Juxtaglomerulärer Apparat

Hierzu zählen im Bereich des Gefäßpols:

- **Polkissen** in der Wand der Arteriola (Vas) afferens, eigentlich Myozyten mit epithelhaftem Gesicht (Epitheloidzellen). Sie können Renin produzieren, das eine lokale blutdrucksteigernde Wirkung im Glomerulus auslöst. Über eine extrarenale Befehlskaskade (Renin-Angiotensin-Aldosteron) kann auch der systemische Blutdruck angeheizt werden.
- **Goormaghtigh-Zellen**, extraglomeruläre Mesangiumzellen, zwischen der Macula densa des distalen Tubulus und dem Gefäßpol.
- **Macula densa-Zellen**, etwa 30 Zellen, die in der Wand der Pars contorta des distalen Tubulus die Na^+-Konzentration überprüfen und entscheiden, ob der Filtrationsdruck angemessen war. Falls nicht, wird Renin ausgeschüttet.

Die Niere als endokrines Organ

Man sollte es nicht vermuten, aber die Niere bildet auch Hormone:

- **Renin (s. o.)**: Protease aus juxtaglomerulären Zellen des V. afferens. Aktivierung von Angiotensin I und II. Vasokonstriktion. Regelung durch Macula-densa-Zellen (N^+, Cl^-), Blutdruck und adrenerge Nerven.
- **Erythropoetin**: Glycoproteinhormon; gebildet wahrscheinlich von Fibroblasten der Nierenrinde. Steigerung der Erythrozytenbildung bei Hypoxie. Bei Einnahme zum Zwecke des Dopings verbessert es die Sauerstoffversorgung der Muskulatur durch verbessertes O_2-Angebot. Es lohnt sich, wenn man es geschickt macht.
- **Vitamin D**: 1,25-Dihydroxy-Cholecalciferol, wahrscheinlich produziert von proximalen Tubuluszellen. Steigerung der Ca^{2+}-Aufnahme im Darm, Verminderung der renalen Ausscheidung von Ca^{2+}.

8.6.2 Nierenbecken

Das Nierenbecken ist das Sammelbecken für den Endharn, der über die Kelche (Calices minores et majores) eingesammelt worden ist. Hinsichtlich der Kelche unterscheidet man einen

- dendritischen Typ (häufiger) von einem
- ampullären Typ.

Das Nierenbecken liegt im Sinus renalis. Es ist von Urothel (Übergangsepithel) ausgekleidet und geht in den Ureter über. An den Kelchenden sowie am Uretereingang befinden sich glattmuskuläre Sphinktersysteme, die den Harn schubweise in den Ureter entlassen.

8.6.3 Harnleiter (Ureter)

Der Harnleiter leitet den Harn in die Harnblase. Er ist etwa 25–30 cm lang und zieht retroperitoneal vom Bauchraum (**Pars abdominalis**) in das kleine Becken (**Pars pelvica**). Die Strecke durch die Wand der Harnblase wird **Pars intramuralis** genannt.

> **Merke**
>
> Die 3 **Engstellen** des Harnleiters sind:
> - **Ursprung** des Harnleiters aus dem Nierenbecken,
> - **Überkreuzung** der Vasa iliaca communia vor der Linea terminalis und
> - **Durchtritt** durch die Harnblasenwand.

Der Ureter **unterkreuzt** beim Mann den Ductus deferens, bei der Frau die A. uterina, etwa 1 cm lateral der Cervix uteri im Parametrium.

Mikroskopische Anatomie

Der Harnleiter ist ein muskulärer Schlauch, dessen Schleimhautfalten sternförmig aussehen. Die Lamina propria wird durch **Urothel** bedeckt, das durch die »Crusta« der apikalen Zellkompartimente vor dem hypertonen Harn schützen soll.

Die in der Pars abdominalis spiralig verlaufende Tunica muscularis besitzt eine **innere Längs-** und **äußere Ringmuskellage** (Achtung! Dies ist genau anders herum als beim Gastrointestinaltrakt!). Weitere Differenzialdiagnose: Der Ductus deferens, der ein hochprismatisches Epithel mit Stereozilien sein eigen nennt.

8.6.4 Harnblase

Die Harnblase fängt etwa 400 ml Harn auf. Sie liegt im kleinen Becken direkt hinter der Symphyse und vor dem Rectum bzw. dem Uterus. Bei Füllung steigt sie über den Symphysenoberrand auf (und lässt sich dann zur Not punktieren). Mancher suprasymphysärer Tumor hat sich schon als eine überfüllte Harnblase entpuppt. In gefülltem Zustand erkennt man folgende Anteile:

- **Blasenkörper** (Corpus vesicae),
- **Blasenscheitel** (Apex vesicae mit Ansatz des Lig. umbilicale medianum),
- **Blasengrund** (Fundus vesicae) und
- **Blasenhals** (Cervix vesicae).

Am Blasengrund befindet sich ein dreieckiges faltenarmes Areal, das **Trigonum vesicae**. Seine Ecken werden durch die Eingänge der Ureteren sowie den Ausgang der Urethra (Harnröhre) garniert. Die Ureteren verlaufen schräg durch die muskulöse Wand, was einen ventilähnlichen Verschluss gegen den Rückfluss von Harn aus der Harnblase in die Ureteren darstellt.

Nachbarn der Harnblase und Peritonealverhältnisse

Bei der Frau ist der Harnblasengrund mit der Cervix uteri verwachsen. Der Blasenscheitel ist von Peritoneum überzogen, das nach hinten über den Fundus des Uterus überschlägt und eine kleine Grube hinterlässt: Excavatio vesicouterina. Alle anderen Anteile der Harnblase liegen extraperitoneal. Beim Mann ist dies ähnlich, aber da man sich nur den Uterus wegdenken muss, heißt die Grube dann Excavatio vesicorectalis. Zusätzlich kommt die Fixierung des Blasengrundes am Diaphragma urogenitale durch die Prostata hinzu.

Gefäßversorgung

Die arterielle Versorgung der Harnblase erfolgt durch:
- **A. vesicalis superior** (aus der A. umbilicalis),
- **A. vesicalis inferior** (aus der A. iliaca interna) und
- Rr. vesicales der A. rectalis media (für die Hinterfläche).

Die venöse Entsorgung erfolgt über den **Plexus venosus vesicalis** in die V. iliaca interna.
Die **Lymphe** der Harnblase wird abgeleitet zu den:
- Nll. iliaci externi (oben und seitlich),
- Nll. iliaci interni (unten) und
- Nll. vesicales anteriores (Vorderwand).

Innervation

Der Plexus vesicalis sammelt Nervenfasern aus
- Nn. splanchnici lumbales (Th12–L3, sympathische Fasern) und
- Nn. splanchnici pelvici (S1–S3, parasympathische Fasern).

Mikroskopische Anatomie

Die Harnblasenwand besteht aus:
- **Tunica mucosa**, diese wiederum aus Übergangsepithel (Urothel) und Lamina propria.
- **Tunica muscularis:** diese ist nicht wirklich dreischichtig, sondern besteht aus kompliziert verwobenen Muskelfasern des **M. detrusor vesicae**. Im Bereich der Uretermündungen bildet er schlingenartige Muskelzüge zum Verschluss der Öffnungen aus. Im Blasenhals formiert er um das Ostium urethrae internum den **unwillkürlich** innervierbaren »**Lissosphinkter**«. Damit wir uns allerdings den Harndrang (ab 200 ml) verkneifen können, bilden Ausläufer des Diaphrgma urogenitale **willkürlich**

innervierbare Skelettmuskelfaserzüge als »**Rhabdosphinkter**« aus.
- **Tunica serosa** (Peritonealüberzug, nur Blasenscheitel) bzw. **Tunica adventitia** (extraperitonealer Rest).

Miktion

Bei der Blasenentleerung (Miktion) passiert folgendes: Die **Bauchpresse** sorgt für Druck, Auslöser ist die Dehnung des M. detrusor vesicae. Das Ostium urethrae internum wird **geöffnet** durch glattmuskuläre Faserzüge des M. pubovesicalis und M. rectovesicalis. Gleichzeitig müssen sich der Lissosphinkter und der Rhabdosphinkter entspannen; die Ostien der Ureteren schließen sich durch den Druck.

Die **autonome Regulation** ist ziemlich kompliziert. Man unterscheidet folgende Phasen:
- **Füllungsphase** mit Blasenverschluss: Sympathicus (L1–L3),
- »**Ich-merke-dass-ich-mal-muss-Phase**« (Bewusstwerden): Propriorezeptive Afferenzen aus der Adventitia der Blasenwand, parasympathische Nn. pelvici splanchnici (S2–S4) und
- **Miktion**: Parasympathikus aus dem pontinen Miktionszentrum, Efferenzen verlaufen im Tractus reticulospinalis nach S2–S4, von dort über (motorische) Fasern des Plexus hypogastricus inferior, Umschaltung auf postganglionäre cholinerge Fasern. (Alles klar?)

8.6.5 Weibliche Harnröhre

Die weibliche Harnröhre ist kurz (3–5 cm). Sie verläuft vor der Vagina und mündet im Scheidenvorhof (Vestibulum vaginae) hinter der Glans clitoridis. Sie ist anfangs noch mit Urothel, später mit mehrschichtigem unverhorntem Plattenepithel ausgekleidet.

KLINIK

Da die weibliche Urethra sehr kurz ist, ist das **Katheterisieren** technisch sehr einfach. Allerdings ist die Anatomie wohl auch ein Grund für die häufigeren **Entzündungen** im Harntrakt der Frau. Erschwerend kann hinzukommen, dass das mitunter in rauen Mengen vorliegende Progesteron (Schwangerschaft!) die glatte Muskulatur ruhigstellt und damit die physiologischen Verschlussmechanismen des ableitenden Harntrakts (Sphinkter, Peristaltik der Ureteren) beeinträchtigt.

Männliche Harnröhre ▶ Kap. 8.8.6

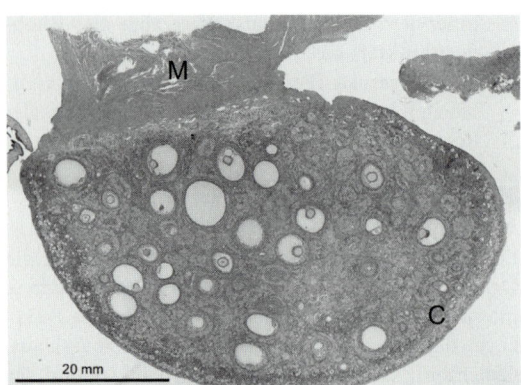

8

○ **Abb. 8.17.** Ovar der Katze, HE. Die blasigen Hohlräume sind Teritiärfollikel in der Rinde (C), M: Mark mit Mesovar. Die kleinen Primärfollikel ganz außen bitte nicht mit Spinalganglienzellen verwechseln!

8.7   Weibliche Geschlechtsorgane

Zu den inneren weiblichen Genitalorganen werden gerechnet:
- **Ovar** (Eierstock),
- **Tuba uterina** (Eileiter),
- **Uterus** (Gebärmutter) und
- **Vagina** (Scheide).

8.7.1   Ovar

Im Ovar schlafen die Keimzellen in ihren Follikeln (○ Abb. 8.17). Einige werden rhythmisch durch hormonellen Einfluss geweckt. Der Rest wird verworfen (Atresie). Weiterhin ist das Ovar der Hauptproduzent weiblicher Geschlechtshormone. Im Klinik-Jargon bezeichnet man Ovar und Tuba uterina auch als »Adnexe« (gemeint sind Anhangsgebilde des Uterus).

Lage, Form, Bänder

Das mandelförmige Ovar ist etwa 2 cm breit, 4 cm lang und 1 cm dick. Es ist an der Rückseite des Lig. latum am Rande des kleinen Beckens aufgehängt. Seine Aufhängung am Beckenrand sichert es durch das Lig. suspensorium ovarii, durch das auch die A. und V. ovarica verlaufen. Gegenüber dem Lig. latum ist es durch ein Meso (Mesovar) beweglich. Das horizontal verlaufende Band zwischen dem Ovar und dem Tubenwinkel des Uterus ist das Lig. ovarii proprium.

Das Ovar und sein Aufhängeapparat ist von Peritoneum überzogen.

Gefäßversorgung, regionäre Lymphknoten

Das Ovar bezieht **arterielles Blut** aus 2 Quellen:
- A. ovarica, aus der Aorta, verläuft im Lig. suspensorium ovarii. Sie anastomosiert mit dem
- R. ovaricus der A. uterina, die wiederum aus der A. iliaca interna kommt.

Die **venöse Entsorgung** wird über den Plexus pampiniformis um das Ovar herum abgewickelt. Sie folgt dann über die V. ovarica (links in die V. renalis, rechts in die V. cava inferior). Zusätzlich besteht eine Verbindung über die V. uterina in die V. iliaca interna.

Regionäre **Lymphknoten** sind Nll. lumbales.

Mikroskopische Anatomie

Die Rinde des Ovars fällt durch unruhiges, zellreiches (spinozelluläres) Bindegewebe auf. Im Prinzip sind alle Reifungsstadien anzutreffen, allerdings sind Sekundärfollikel selten (▶ Kap. 1.1.2, ○ Abb. 8.17).

8.7.2   Tuba uterina (Eileiter)

Der Eileiter dient der Aufnahme und Fortleitung potenziell befruchteter Eier gen Uterus. Konsequenterweise ist dieses 10–12 cm lange tubulöse Hohlorgan zwischen Ovar und Uterus in der Mesosalpinx, einer Abfaltung des Lig. latum, aufgehängt. Es besteht aus folgenden Abschnitten:
- **Infundibulum tubae uterinae**: Trichterförmige Saug- und Auffanganlage für Eier. Es ist nach lateral offen und ausgefranst (Fimbriae). Zur Zeit der Ovulation nähert sich der Fimbrientrichter dem perforierenden Ovarbezirk und verschluckt das herausgeschleuderte Ei wie ein Staubsauger. Der Saugeffekt kommt durch das Flimmern der Flimmerepithelzellen und die peristaltischen Bewegungen der Muskulatur zustande. Beide sind uteruswärts gerichtet.
- **Ampulla tubae uterinae**: Laterale Auftreibung der Tube. Hier finden die meisten Befruchtungsaktionen statt. Richtung Uterus wird das Lumen enger und die Muskulatur stärker.
- **Isthmus tubae uterinae**: Mediales, enges Drittel der Tube.
- **Pars uterina**: Hier tritt der Eileiter im Tubenwinkel durch die Uteruswand.

Gefäßversorgung und Innervation

Die **A./V. ovarica** sind für die Blutzufuhr/Entsorgung zuständig. Die **Lymphe** fließt entlang der Arterien zu den Nll. lumbales. Die **Parasympathische** Nervenversorgung wird über den sakralen Parasympathikus und den Plexus hypogastricus inferior organisiert. **Sympathische** Fasern gelangen mit der A. ovarica aus dem Aortenplexus zur Tuba uterina.

Mikroskopische Anatomie

Die Wand des Eileiters besteht aus den für ein muskuläres Hohlorgan typischen Schichten:

- **Tunica mucosa**: Reich gefaltete Schleimhaut mit einer Lamina epithelialis, die überwiegend zilientragende hochprismatische Epithelzellen besitzt. Bei Menschen jenseits der Menopause (auch schon davor) degenerieren diese Zellen jedoch (die Kurspräparate von der Katze mögen da ein zu optimistisches Bild abgeben).
- **Tunica muscularis**: Sie besteht aus einer inneren Ring- und äußeren Längsmuskelschicht, die allerdings spiralig verdrillt sind.
- **Tunica serosa**: Einschichtiges Plattenepithel (Peritoneum!) mit darunter liegender dünner Bindegewebsschicht.

8.7.3　Uterus

Der Uterus ist ein birnenförmiges Hohlorgan, das als Brutschrank für den Nachwuchs dient. Im Falle einer Schwangerschaft beeindruckt er durch außerordentliche Plastizität. Die normale Länge von etwa 7–9 cm vergrößert sich dann innerhalb weniger Monate unter Aufgabe der Birnenform auf bis zu 30 cm.

Form, Lage

Der Uterus liegt im kleinen Becken zwischen Rectum und Harnblase. Er besteht aus folgenden Abschnitten (◻ Abb. 8.18):

- **Fundus uteri**, Kuppel oberhalb der Tubeneinmündungen und
- **Corpus uteri**, Gebärmutterkörper zwischen Isthmus und Fundus,

Lageverhältnisse des Uterus. Ansicht von dorsal:

- **Isthmus uteri**, englumiger Übergangsbereich zum Gebärmutterhals, der Cervix, auch als unteres Uterinsegment bzw. »Innerer Muttermund« bekannt,
- **Cervix uteri**, Gebärmutterhals, nimmt etwa ein Drittel der Gesamtlänge des Organs ein und umgibt den etwa 3 cm langen Zervikalkanal (Canalis cervicis) und
- **Portio vaginalis**, Übergang zur Vagina, »äußerer Muttermund«. Sie stülpt sich in den Vaginalkanal ein.

Den inneren schlitzförmigen Hohlraum bezeichnet man als **Cavitas uteri**. Er wird durch die Uterusschleimhaut (Endometrium, s. u.) ausgekleidet. Die Achse des Corpus uteri ist gegenüber der Achse der Cervix leicht nach vorn geneigt: **Anteflexio uteri**. Dadurch legt sich der Uterus nach vorn auf den Scheitel der Harnblase. Die Achse der Cervix uteri wiederum ist gegenüber der Achse des Vaginalkanals ebenfalls nach vorn geknickt: **Anteversio uteri**.

◻ **Abb. 8.18.** Uterus mit Tuba uterina und Ovar. (Tillmann 2005)

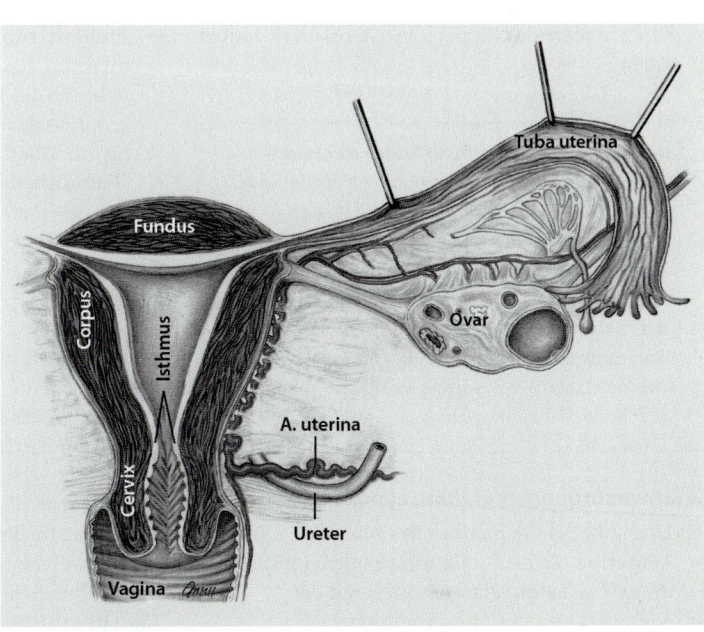

8

KLINIK

Eine **Retroversio uteri** ist zwar nicht pathologisch, kann aber beim Austragen eines Kindes problematisch werden, da der wachsende Fetus in der Excavatio rectouterina eingeklemmt werden kann.

Peritonealverhältnisse

Lediglich Fundus und Corpus uteri sind von Bauchfell überzogen. Nach vorn legt es sich über die flache Einsenkung zur Harnblase (**Excavatio vesicouterina**), nach hinten steigt es tiefer und kleidet mit der **Excavatio rectouterina** den tiefsten Punkt der Bauchhöhle aus. Dieser wird nur noch durch eine schmale bindegewebige Brücke vom hinteren Scheidengewölbe (Fornix posterior vaginae) getrennt. Die Cervix uteri liegt extraperitoneal.

Bänder

In Höhe der Cervix ist das Organ in allen 4 Himmelsrichtungen durch Bänder fixiert:
- **Lig. cardinale**, dies ist eine Verstärkung des **Lig. latum uteri** zur seitlichen Beckenwand. Im Lig. latum verlaufen die A./V. uterina, Lymphbahnen, und der Ureter, der die A. uterina unterkreuzt (s. o.). Dieser Raum wird auch **Parametrium** genannt.
- **Lig. rectouterinum** mit relativ viel glatter Muskulatur.
- **Lig. vesicouterinum**, das die Excavatio vesicouterina begleitet und das **Lig. teres uteri** (Lig. rotundum) enthält. Dieses zieht von den Tubenwinkeln durch den Leistenkanal in die großen Schamlippen. Es verhindert das Kippen des Uterus nach hinten unten.

KLINIK

Bei einer funktionellen **Insuffizienz der Haltestrukturen** kann der Uterus durch die Sicherungsstrukturen des Diaphragma urogenitale nach unten durchrutschen (»Gebärmuttersenkung«, **Descensus vaginae et uteri**). Da der Vaginalkanal bindegewebig nach vorn mit der Harnblasenwand und nach hinten mit dem Rectum verwachsen ist, kann es dann im Extremfall zum **Totalprolaps** kommen (inklusive Zystozele, Rektozele mit entsprechenden Inkontinenzen).

Gefäßversorgung, regionäre Lymphknoten

Der Uterus bezieht sein **arterielles Blut** aus 2 Quellen:
- **A. uterina**, aus der A. iliaca interna, die im Parametrium (Lig. latum) anastomosiert mit der
- **A. ovarica**, aus der Aorta abdominalis.

Die **venöse Entsorgung** erfolgt über den Plexus uterovaginalis in die V. iliaca interna.

Die **Lymphe** des Fundus und Corpus gelangt entlang den Vasa ovarica zu den abdominalen Lymphknoten. Die Lymphe der Cervix und unteren Corpusabschnitte fließt entlang dem Lig. cardinale zu den iliakalen und sakralen Lmyphknot en. Lymphe aus den Tubenwinkeln gelangt entlang dem Lig. teres uteri zu den oberflächlichen inguinalen Lymphknoten.

Veränderungen der Form und Lage während der Schwangerschaft

Der Uterus macht eine beträchtliche Veränderung während der Schwangerschaft durch. Durch **Hyperplasie** und **Hypertrophie** der glatten Muskulatur erhöht er sein Gewicht von 50 g auf etwa 1000 g netto. In den ersten Wochen ist der Uterus eher kugelig geformt, zwischen der 20.–30. SSW wächst er in die Länge. Während der Schwangerschaft spielen die muskulösen Bänder des Halteapparats eine besondere stabilisierende Rolle. Der **Isthmus uteri** bleibt bis zum Einsetzen der Wehen verschlossen, aber er verliert seine Kanalform bereits ab dem 4. Monat. Der **Zervixkanal** ist bei Erstgebärenden eng, bei Mehrgebärenden erweitert. Bis zum 9. Schwangerschaftsmonat wächst der **Fundus** der Gebärmutter bis zum rechten Rippenbogen heran. Im letzten Monat senkt er sich wieder nach unten, da der Kopf des Kindes oft schon ins kleine Becken eintritt.

Mikroskopische Anatomie

Die Wand des Uteruskörpers besteht aus 2 Anteilen:
- **Endometrium**: Die Lamina epithelialis des Endometrium besteht aus hochprismatischen Zellen, teilweise mit Kinozilien. In der zellreichen Lamina propria schlängeln sich verzweigt tubuläre Drüsen bis zur Oberfläche hoch. Das Stratum functionale (**Funktionalis**) des Endometriums ist zyklusabhängig (s. u.), das Stratum basale (**Basalis**) bleibt während der Menstruation erhalten und dient als Reservezone für die regenerierende Schleimhaut. Sie ist in der Muskelschicht, dem Myometrium, verankert.
- **Myometrium**, Uterusmuskulatur, die in spiraligen Lagen glatter Muskulatur vorliegt. Die mittlere Schicht enthält viele Gefäße, aus denen sich auch die Spiralarterien des Endometriums rekrutieren.

Überzogen wird der Uterus vom **Perimetrium** (anderes Wort für **Peritoneum** im Fundus- und Corpus-Bereich, es fehlt an der Vorderseite der Cervix). Nach lateral überzieht das Bauchfell das **Parametrium** (Lig. latum).

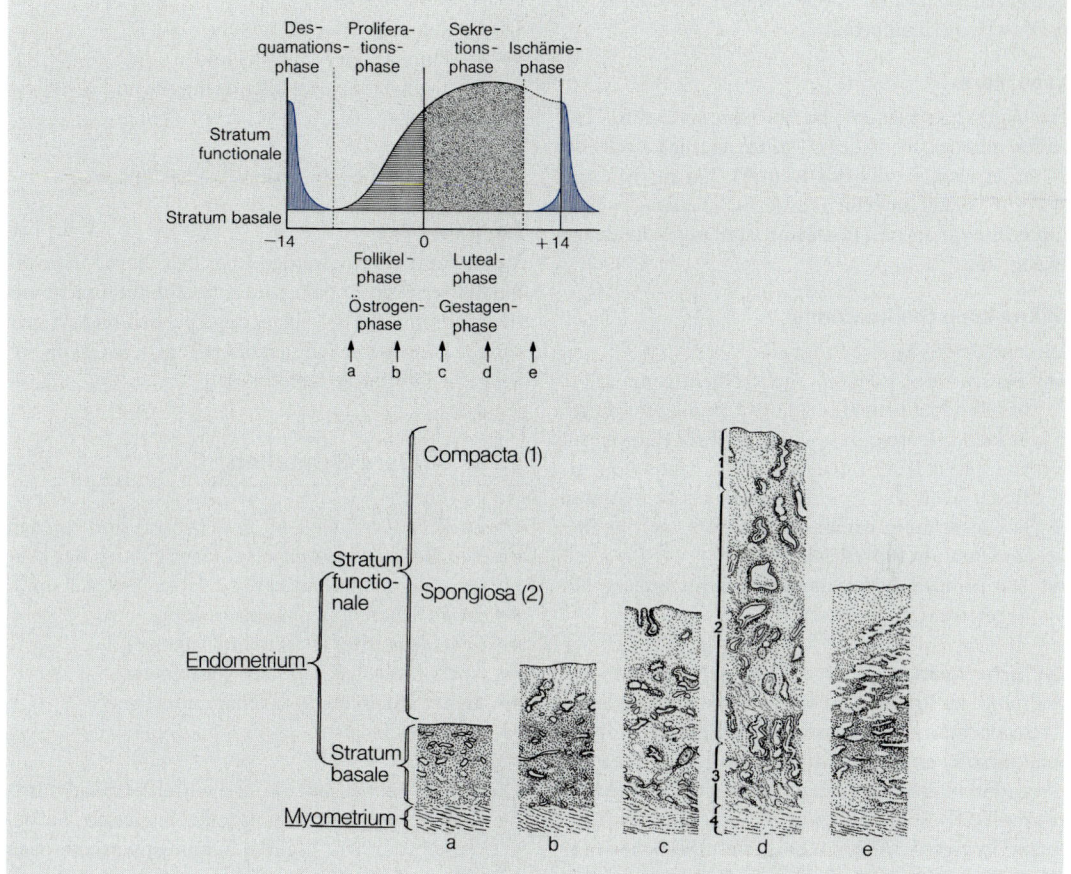

Abb. 8.19a–e. Schematische Darstellung der Zyklusveränderungen. Tag 0 ist der Tag des Follikelsprungs. (Schiebler 2005)

Menstruationszyklus

Die Schleimhaut macht zyklische Veränderungen durch, wofür schwankende Konzentrationen **hypophysärer Gonadotropine** und **ovarieller weiblicher Geschlechtshormone** verantwortlich gemacht werden. Der Sinn der Sache scheint darin zu liegen, zum Zeitpunkt der Heranreifung eines Tertiärfollikels und in Erwartung der Explosion desselben optimale Einnistungsbedingungen vorzubereiten. Der Uterus leistet sich den Luxus einer Schleimhaut mit besonderen trophischen Dienstleistungen nur dann, wenn auch ein befruchtetes Ei zu erwarten ist. Wenn sich der Erfolg nicht einstellt, wird abgewickelt. Im Einzelnen geschieht das so (■ Abb. 8.19a–e):

- **Desquamationsphase**, Menstruationsphase, Abbruchblutung: Tag 1–3 des Zyklus: Zerfall der Funktionalis, nur die Basalis überlebt das Inferno.
- **Proliferationsphase**: Zeit bis zur Ovulation, Tag 4–14, Regeneration der Schleimhaut, die Drüsen tendieren zur Schlängelung.

- **Sekretionsphase**: Differenzierungsphase, Tag 15–28, in der Frühphase Glycogenbildung, später **Sägeblatt-Form** der Drüsen, die von **Spiralarterien** begleitet werden. Die Fibroblasten hamstern Energievorräte für den zu erwartenden Gast: Glycogen, Lipide, Proteine, was sie blasig macht und sie zu Pseudo-Deciduazellen werden lässt. Im negativen Falle (keine Befruchtung) kommt es zu einem **Progesteronabfall**. Daraufhin drehen die Spiralarterien den Bluthahn zu (Dauerkonstriktion der glatten Muskelzellen), und die **ischämische Funktionalis** gibt auf: Menstruationsblutung.

8.7.4 Vagina (Scheide)

Die Vagina ist ein schwachwandiger, bindegewebiger, schwach muskulöser Schlauch, der im Normalfall kollabiert ist. Gelegentlich dient er als **Kopulationsorgan** und als **Geburtskanal**, regelmäßig aber als Auslassrohr für das Menstruationsblut.

Lage, Form

Die Vagina liegt zwischen Harnblase und Rectum. Nach außen mündet sie mit dem **Ostium vaginae**, nach etwa 10 cm erreicht sie die **Portio uteri**. Vor ihr wölbt sie sich zur **Fornix anterior** (vorderes Scheidengewölbe), hinter ihr zur **Fornix posterior** (hinteres Scheidengewölbe) aus.

Mikroskopische Anatomie

Die Wand der Vagina besteht aus:
- **Tunica mucosa** mit mehrschichtigem unverhornten Plattenepithel. In der Lamina propria gibt es keine Drüsen, das Scheidensekret stammt teils aus Zervixdrüsen, teils ist es ein Transsudat aus Blutgefäßen. Das Epithel besteht aus dem Stratum basale, Stratum parabasale, Stratum intermedium und Stratum superficiale.
- Die **Tunica muscularis** ist sehr dünn und von Bindegewebe durchwachsen.

Zyklische Veränderungen der Vaginalschleimhaut

Während der Proliferationsphase (also dominierender Östrogeneinfluss) proliferiert das Epithel. Die oberen Zellformationen lagern **Glycogen** ein. In der Progesteron-dominierten zweiten Zyklushälfte lösen sich die oberen Epithelschichten zum Teil auf, und das freigesetzte Glycogen wird durch **Döderlein-Stäbchen** (Lactobacillus vaginalis) in Laktat verhext. Die dahinter stehende Idee ist, das Scheidenmilieu in diesem Zyklusabschnitt sauer zu halten, um aufsteigende Infektionen und Spermien abzufangen, so gut es geht. Der Protektionismus wird gefördert durch den in dieser Phase ebenfalls zähen Zervixschleim.

Merke

Welche Mechanismen verhindern aufsteigende Infektionen durch den weiblichen Genitaltrakt?

Im Prinzip ist der weibliche Genitaltrakt ein offenes Tor in den Bauchraum für Fremdkörper, da die Eileiter offen in der Bauchhöhle enden. Folgende Mechanismen verhindern eine Invasion:

1. Uteruswärts gerichteter Flüssigkeitsstrom in den Tuben (durch Peristaltik der glatten Muskulatur und Flimmerepithelaktivität),
2. Schleimpfropf der Zervix. Der Zervixschleim ist zur Zeit der Ovulation »spinnbar«, d. h. nur um Tag 14 des Zyklus ist er leicht passierbar und
3. saures Scheidenmilieu (s. o.).

Gefäßversorgung

Die Vagina wird **arteriell** versorgt von:
- R. vaginalis der A. uterina und
- Rr. vaginales der A. pudenda interna und A. vesicalis inferior.

Die Lymphe entweicht in die Nll. iliaci interni.

Innervation

Vagina und Uterus werden über den Plexus uterovaginalis versorgt, in dem parasympathische Fasern aus dem Sakralmark (Nn. splanchnici pelvici) und sympathische Fasern (mit Schmerzfasern) aus dem Ggl. hypogastricus inferior verlaufen.

8.7.5 Äußere Genitalien

Die äußeren Genitalien der Frau (Vulva) sind von den inneren Geschlechtsorganen eindeutig durch das Diaphragma urogenitale abgegrenzt. Es handelt sich um:
- große Schamlippen (Labia majora),
- Scheidenvorhof (Vestibulum vaginae),
- Vorhofdrüsen (Glandulae vestibulares),
- kleine Schamlippen (Labia minora) und
- Kitzler (Clitoris).

Die großen Schamlippen sind 2 fettreiche Hautwülste, die die Rima pudendi (Schamspalte) begrenzen. Sie bedecken die dünnen, **kleinen Schamlippen**, die nach hinten durch das Frenulum labiorum pudendi miteinander verbunden sind. Vorn bilden sie das **Praeputium clitoridis**. Unter den kleinen Schamlippen kommt der **Scheidenvorhof** zutage. Hier münden die **Vorhofdrüsen**, die Urethra (Ostium urethrae externum) und unmittelbar darunter die Vagina (Ostium vaginae). Die **großen Vorhofdrüsen** (Glandulae vestibulares majores, **Bartholin-Drüsen**) sind kleine exokrine Drüsen am hinteren Ende beidseits des Scheideneingangs. Ihre kurzen Ausführungsgänge münden an der Innenseite der kleinen Schamlippen und entsprechen den männlichen Glandulae bulbourethrales (Cowper-Drüsen).

Der **Kitzler** (Clitoris) besteht aus 2 **Schenkeln** (Crura), die sich zu dem 4 cm langen **Körper** (Corpus clitoridis mit Corpora cavernosa: Schwellkörper) vereinigen. Der Anteil, der das Praeputium clitoridis überragt, heißt **Glans clitoridis**. Sie enthält zahlreiche sensible Nervenendingungen. Das Organ entspricht dem Penis.

Gefäßversorgung

Die **arterielle Versorgung** des äußeren Genitale erfolgt über Äste der **A. pudenda interna**. Entsprechend verläuft der venöse Abfluss.

Innervation

Die motorische Innervation der Schwellkörper erfolgt über **Nn. perineales** aus dem **N. pudendus**. Sensible Pudendusäste versorgen das gesamte äußere Genitale. Parasympathische Äste für die Blutgefäße der Schwellkörper kommen aus dem Plexus hypogastricus inferior (Sakralmark). Sympathische Fasern für die Schwellkörper stammen ebenfalls aus dem Plexus hypogastricus inferior (kommen aber aus den lumbalen Grenzstrangganglien).

8.8 Männliche Geschlechtsorgane

Die männlichen Geschlechtsorgane liegen außerhalb der Bauchhöhle. Es handelt sich um Keimdrüsen, spermienableitende Strukturen und assoziierte exokrine Drüsen:
- **Hoden** (Testis),
- **Nebenhoden** (Epididymis, Genitiv: Epididymidis; Entzündung: Epididymitis, Genitiv der Entzündung: Epididymitidis),
- **Samenleiter** (Ductus deferens),
- **Bläschendrüse** (Glandula vesiculosa) und
- **Vorsteherdrüse** (Prostata).

8.8.1 Hoden

Die Hoden sind die Keimdrüsen des Mannes. Zum einen produziert er Keimzellen (Spermatogenese, ► Kap. 1), zum anderen ist er als endokrines Organ für die Produktion männlicher Geschlechtshormone aktiv (Interstitielle Zellen, Leydig).

Lage, Form, Größe

Der pflaumenförmige Hoden ist etwa 5 cm lang und 3 cm breit. Sein Volumen beträgt ca. 25 ml. Beide Hoden liegen im Hodensack und sind durch eine bindegewebige Scheidewand (Septum scroti) voneinander getrennt. Der linke Hoden steht etwas tiefer als der rechte. Er besitzt eine derbe bindegewebige Kapsel (Tunica albuginea). Leitungsbahnen treten am Hinterrand durch das Mesorchium im Hodenhilum ein und aus (was ihn von einer Pflaume unterscheidet). Seitlich davon liegt der Nebenhoden, der das Organ mit dem Samenleiter (Ductus deferens) verbindet.

Hodenhüllen

Da der Hoden während der Entwicklungszeit aus dem Bauchraum durch den Leistenkanal in den Hodensack getreten ist (Descensus testis, ► Kap. 8.1), hat er eine ganze Reihe von Hüllen der Bauchdecke mitgenommen. Von außen nach innen handelt es sich hierbei um:

- **Tunica dartos**: Schicht glatter Muskelzellen im subkutanen Bindegewebe, machen das Scrotum runzelig.
- **Fascia spermatica externa**: Mitläufer der Fascia abdominalis superficialis.
- **M. cremaster** und **Fascia cremasterica**: Ausläufer des M. obliquus internus abdominis und M. transversus abdominis.
- **Fascia spermatica interna**: Mitläufer der Fascia transversalis.
- **Tunica serosa testis** mit einem parietalen (**Periorchium**) und einem viszeralen Blatt (**Epiorchium**). Dies sind Relikte aus dem teilweise mitgeschleppten Peritonealüberzug (Processus vaginalis peritonei), das in Höhe des Leistenkanals obliteriert ist. Der Spalt zwischen beiden Blättern heißt offiziell **Cavitas peritonealis** tunicae vaginalis testis (»Cavum serosum scroti«). Die Umschlagfalte beider Blätter liegt dorsal am Mesorchium.

Gefäßversorgung, regionäre Lymphknoten und Innervation

Hodenhüllen

Die Hodenhüllen werden wie folgt versorgt:
- **Arterien**: A. cremasterica (aus der A. epigastrica inferior).
- **Venöser Abfluss**: V. cremasterica.
- **Regionäre Lymphknoten**: Nll. inguinales superficiales.
- **Innervation**:
  - **motorisch** (für M. cremaster und Tunica dartos): R. genitalis n. genitofemoralis (Plexus lumbalis).
  - **sensibel**: R. genitalis n. genitofemoralis (Plexus lumbalis), Nn. scrotales anteriores (aus N. ilioinguinalis, Plexus lumbalis) und Nn. scrotales posteriores (aus N. pudendus).

Hoden

Die Hoden werden wie folgt versorgt:
- **Arterien**: A. testicularis versorgt das Hodenparenchym.
- **Venen**: Plexus pampiniformis, V. testicularis.
- **Lymphknoten**: Nll. lumbales.
- **Innervation**: Plexus testicularis: sympathische und parasympathische Versorgung aus dem Plexus renalis und Plexus aorticus.

Mikroskopische Anatomie

Das Läppchen (Lobuli) des Hodens werden durch Bindegewebssepten der Tunica albuginea voneinander abgegrenzt. Jeder Hoden besitzt etwa 300 solcher Läppchen, in denen die Hodenkanälchen liegen (Tubuli

◘ **Abb. 8.20.** Hodenkanälchen und Spermatogenese. Azan. (Präp. von Prof. Holstein, Hamburg)

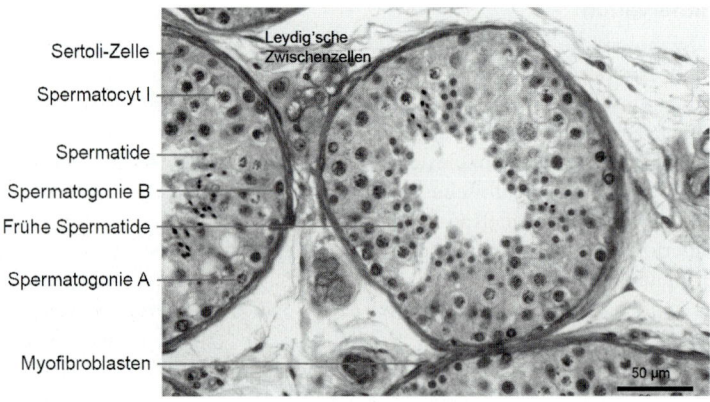

seminiferi) (◘ Abb. 8.20). In ihnen findet die Spermatogenese statt (► Kap. 1).

Tubuli seminiferi

Die Hodenkanälchen (Länge pro Stück: 30–60 cm, Durchmesser etwa 200 μm) werden von einer Lamina propria aus glatten Muskelzellen, Bindegewebszellen und kollagenen Fasern umgeben. Innerhalb dieser Hülle liegt das Keimepithel mit Keimzellen und Sertoli-Zellen (»Stützzellen«).

— **Keimzellen** bestehen aus Spermatogonien Typ A und B, Spermatozyten I. Ordnung, II. Ordnung und Spermatiden. Reife Spermatiden werden als (noch unbewegliche) Spermatozoen ans Lumen abgegeben und über das Rete testis in den Nebenhoden befördert.

— **Sertoli-Zellen** (Epithelzellen) sorgen für das geeignete Mikroklima der Spermatogenese. Sie haften auf der Basallamina und reichen bis zum Lumen, umwickeln dabei Keimzellen aller Differenzie-

rungsstadien. Ein **basales Kompartiment** wird von einem **apikalen Kompartiment** durch Ausbildung von Tight junctions zwischen benachbarten Sertoli-Zellen unterschieden (**Blut-Hoden-Schranke:** Immunreaktionen werden so vermieden, es entsteht kein Lymphozytenkontakt). Weiterhin produzieren sie **Androgen bindendes Protein** (**ABP,** bindet Testosteron und regt Keimzellproliferation an), **Inhibin** und bis zur 8. Entwicklungswoche das **Anti-Müller-Hormon**.

Interstitium

Der bindegewebige Raum zwischen den Hodenkanälchen birgt Blutgefäße, Nerven und die endokrinen clusterartig verteilten **Leydig-Zellen**. Diese produzieren Testosteron, das vom Androgen-bindenden Protein der Sertoli-Zellen gebunden wird und so ins Blut gelangt. Leydig-Zellen stehen unter Kontrolle des **luteinisierenden Hormons (LH)** der Adenohypophyse (◘ Abb. 8.21).

◘ **Abb. 8.21.** Endokriner Regelkreis für die männlichen Geschlechtshormone

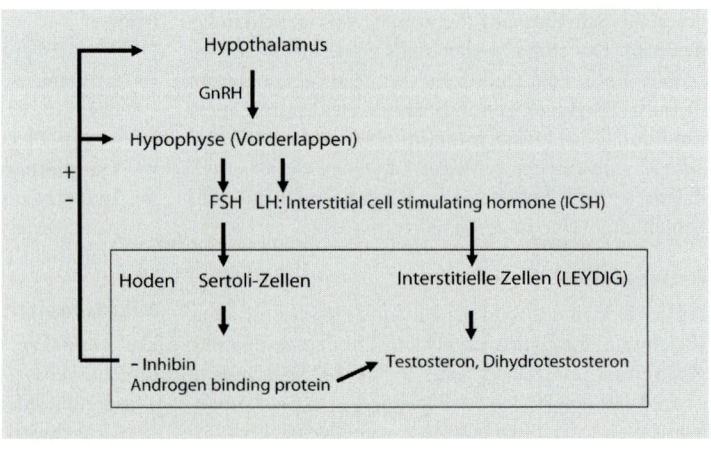

Ductus epididymidis   **Ductulus efferens testis**

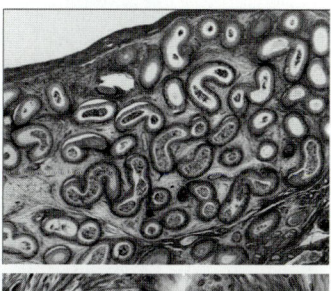
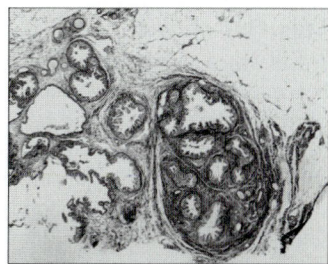
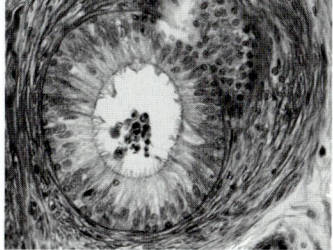
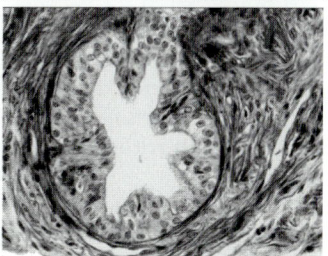

◻ **Abb. 8.22.** Ductuli efferentes testis (rechts) und Epididymis (links) in unterschiedlichen Vergrößerungen. Azan-Färbung

8.8.2 Nebenhoden

Der Nebenhoden liegt dorsal des Mesorchiums (◻ Abb. 8.22). Er besteht als 5–6 m langer Nebenhodengang aus folgenden Anteilen:
- **Kopf** (Caput epididymidis),
- **Körper** (Corpus epididymidis) und
- **Schwanz** (Cauda epididymidis).

Die Aufgabe des Nebenhodens besteht in der Speicherung und Reifung der Spermien, die ihm über etwa 20 Ductuli efferentes testis aus dem Rete testis zugeführt werden. Die Spermien werden allerdings erst durch das Prostatasekret funktionsfähig.

Mikroskopische Anatomie
Die Ductuli efferentes testis besitzen ein zweireihiges, unregelmäßig hohes Flimmerepithel.
Der Nebenhoden besitzt ein sehr regelmäßig hohes hochprismatisches Epithel mit Stereozilien. Die Muskulatur des Nebenhodengangs nimmt vom Kopf bis zum Schwanz (Übergang in den Ductus deferens) zu.

8.8.3 Ductus deferens

Der Samenleiter (Ductus deferens) ist etwa 40 cm lang und befördert das Ejakulat vom Nebenhoden in die Harn-Samen-Röhre.

Lage, Verlauf
Der Samenleiter zieht im Samenstrang (Funiculus spermaticus) durch den Leistenkanal in das Becken. Er unterkreuzt den Ureter und zieht zur Hinterseite der Harnblase. Kurz vor Eintritt in die Prostata erweitert er sich zur Ampulla ductus deferentis und nimmt den Ausführungsgang der Bläschendrüse auf. Von dort an durchbohrt er die Prostata als 2 cm langer Ductus ejaculatorius. Er mündet dann auf dem Colliculus seminalis (Samenhügelchen) beidseits des Utriculus prostaticus in die Urethra.

Mikroskopische Anatomie
Die Wand des Samenleiters besteht aus folgenden Schichten:
- **Tunica mucosa**, mit einem zweireihigen hochprismatischen Epithel. Im Anfangsteil ähnelt es noch dem Nebenhodengang, später verliert es die Stereozilien und wird prismatisch.
- Die **Tunica muscularis** besteht aus 3 Lagen spiralig angelegter glattmuskulärer Fasersysteme. Bei der Ejakulation erweitert sich zunächst der distale Abschnitt. Durch gleichzeitige Verkürzung saugt er dem Nebenhoden praktisch das Ejakulat heraus, das dann anschließend durch autonom (sympathisch) gesteuerte peristaltische Wellen zur Urethra transportiert wird.

8.8.4 Glandula vesiculosa (Bläschendrüse)

Lage, Form, Größe

Die Bläschendrüsen sind an der Hinterwand der Blase liegende, etwa 5 cm lange blasenförmige Gebilde. Sie liegen unterhalb der Excavatio rectovesicalis. Ihr stark gewundener Drüsengang ist etwa 10 cm lang und mündet in einen kurzen Ausführungsgang. Dieser erreicht den Ductus ejaculatorius knapp vor dessen Eintritt in die Prostata.

Mikroskopische Anatomie

Die Drüse besitzt weite Labyrinthgänge, die durch Bindegewebssepten gekammert sind. Die Drüsenzellen der Mucosa sind prismatisch. Muskelfaserzüge der Tunica muscularis reichen oft bis unmittelbar unter das Epithel.

Die Sekretbildung ist testosteronabhängig, die Fructose und der leicht alkalische pH (7,2) wecken den Geißelapparat der Spermien auf. Es trägt zu etwa 50–70% der Menge des Ejakulats bei.

8.8.5 Prostata

Lage

Die Vorsteherdrüse (Prostata) produziert etwa 30% des Ejakulats. Sie liegt unter der Harnblase auf dem Diaphragma urogenitale. Die Vorderfläche der Prostata liegt etwa 2 cm vor der Symphyse, die Hinterfläche ist vom Rektum aus tastbar. Die Harnröhre wird vom vorderen Anteil der Drüse umgeben, manchmal auch eingemauert.

Form, Größe, Zonen

Die Prostata ist etwa kastaniengroß (3×4×2 cm) und wiegt 30 g. Ihre Konsistenz entspricht etwa der eines gut trainierten Daumenballens. Sie ist von einer derben Kapsel umgeben und besteht aus etwa 30 tubuloalveolären Drüsen, die ihr Sekret über 10–20 Ausführungsgänge neben dem Colliculus seminalis in die Urethra entlassen. Die Prostata besteht aus 3 Zonen (Abb. 8.23):

- **Periurethrale Zone** enthält Urethraldrüsen (Littré).
- **Zentrale Zone** (Innenzone) umgibt die periurethrale Zone, enthält aufgezweigte Drüsenschläuche und macht etwa ein Drittel des Organs aus.
- **Periphere Zone** (Außenzone) enthält gestreckte Drüsengänge, wirkt aufgelockert und macht den größten Teil des Drüsenparenchyms aus.

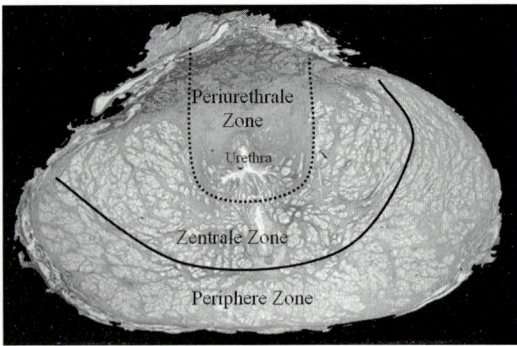

□ **Abb. 8.23.** Zonale Gliederung der Prostata

Sekret

Das Prostatasekret ist dünnflüssig, schwach sauer (pH 6,4); es enthält Zn, Amylase, saure Phosphatase und Proteasen zur Verflüssigung des Ejakulats. Prostaglandine stimulieren die glatte Muskulatur, auch die des Uterus.

Die alternde Prostata

Die Sekretion der Prostata ist testosteronabhängig. Vermutlich durch ungenügenden Abbau von Dihydrotestosteron, dem aktiven Metaboliten des Testosterons, kommt es bei älteren Herren (etwa ab dem 40. Lebensjahr) zu einer Hyperplasie der inneren Zone.

> **KLINIK**
>
> Prostatakarzinome entstehen dagegen meist in der äußeren Zone, die von rektal palpabel ist.

Gefäßversorgung und Innervation

Arteriell wird die Prostata von Ästen der A. rectalis media und A. vesicalis inferior versorgt. Der ausgedehnte Plexus vesicoprostaticus sammelt das venöse Blut wieder ein.

Die parasympathische Nervenversorgung kommt aus dem Plexus prostaticus (Nn. splanchnici pelvini), die sympathische Versorgung aus den Nn. splanchnici lumbales.

8.8.6 Äußere Geschlechtsorgane

Penis

Das männliche Glied ist das Kopulationsorgan des Mannes. Es besteht aus:

- **Penisschaft** (Corpus penis),
- **Peniswurzel** (Radix penis) und
- **Eichel** (Glans penis).

Der Penis ist im erigierten Zustand etwa 16 cm lang (die Angaben schwanken), der Durchmesser beträgt etwa 3–4 cm.

Schwellkörper

Der Penis besteht aus 3 Schwellkörpern: 2 Corpora cavernosa penis und ein Corpus spongiosum urethrae.

Maßgeblich für die Erektion sind die paarigen **Corpora cavernosa penis**. Sie sind mit je einem Schenkel an den unteren Schambeinästen fixiert. Beide Schwellkörper kommen am Unterrand der Symphyse zum Penisschaft zusammen, getrennt nur durch ein medianes Bindegewebsseptum.

Das **Corpus spongiosum urethrae** liegt an der Unterseite der beiden Penisschwellkörper. Es enthält die Harnsamenröhre und endet mit der Glans penis, die durch eine Hautduplikatur des Penisschafts bedeckt wird, dem Praeputium (Vorhaut).

Gefäße

A. profunda penis (aus der A. pudenda interna) versorgt die Penisschwellkörper.

Die **Vv. profundae penis** besorgen den tiefen Abfluss aus den Schwellkörpern, die **Vv. dorsales penis superficiales** sammeln das Blut zwischen den Penisfaszien (führen in die Vv. pudendae externae in die V. saphena magna).

Innervation

Parasympathische Fasern dirigieren die Erektion (aus den Nn. splanchnici pelvini und dem Plexus prostaticus, S3).

Sympathische Fasern dirigieren die Ejakulation (aus dem Plexus hypogastricus superior und inferior, L1–L3).

Erektion und Ejakulation

Die **Erektion** wird durch Änderungen des Blutdurchflusses eingeleitet. Dabei funktioniert der Penis wie eine Blutdruckmanschette. Die parasympathisch induzierte Vasodilatation der Aa. helicinae (aus der A. profunda penis) in den Corpora cavernosa penis führen zu einer Füllung der Schwellkörperräume und zur Kompression der abführenden Venen gegen die gespannten Bindegewebssepten (Fascia penis profunda und superficialis).

Solange der arterielle Blutdruck hoch genug ist, den Widerstand dieser Faszien zu überwinden, vergrößert und verhärtet sich das Glied. Übersteigt der Druck der Schwellkörperkavernen jedoch den arteriellen Blutdruck der A. profunda penis, hat das Wachstum ein Ende. Lässt dann der Parasympathikotonus nach, machen die Aa. helicinae wieder dicht, und das Blut aus den Schwellkörperkavernen fließt langsam ab.

KLINIK

Eine Möglichkeit, den parasympathisch induzierten erektilen Effekt der **Vasodilatation** durch Stickoxid (**NO**) zu verlängern, ist der pharmakologische Eingriff mit einem Inhibitor gegen die Phosphodiesterase-5 (PDE-5), die NO-Synthase abbaut. Mit anderen Worten: Sildenafil (**Viagra®, Levitra®**).

Die **Ejakulation** beginnt mit Vorboten in Form des Sekrets der **Cowper-Drüsen** (Gll. bulbourethrales) und der Littré-Drüsen (Ggl. urethrales). Sympathikusfasern sorgen für Freisetzung von Prostata- und Bläschendrüsensekret sowie Ejakulation von **Samenflüssigkeit.**

Bei der Ejakulation kontrahieren sich glatte Muskulatur des Ductus deferens und der akzessorischen Drüsen. Außerdem sorgt der M. bulbocavernosus dafür, dass die Flüssigkeit auch die Harnröhre verlässt, und zwar schnell.

Urethra masculina

Die männliche Harnröhre ist etwa 20 cm lang (gemessen vom Ostium urethrae internum der Harnblase bis zum Ostium urethrae externum an der Glans penis). Als Infektionsweg eignet sie sich weniger als die weibliche Harnröhre, dafür ist das Katheterisieren etwas schwieriger. Die Harn-Samen-Röhre hat folgende Abschnitte:

- Ostium urethrae internum,
- Pars intramuralis, innerhalb der Harnblasenwand,
- Pars prostatica, 4 cm langer Abschnitt innerhalb der Prostata,
- Pars membranacea, 1 cm langer Teil, der das Diaphragma urogenitale durchbohrt. Der willkürlich innervierbare »Rhabdosphinkter« der Urethra ist ein Teil des M. transversus perinei profundus.
- Pars spongiosa, 16 cm langer Abschnitt innerhalb des Corpus spongiosum penis und
- Ostium urethrae externum.

Krümmungen: Die Curvatura infrapubica ist unbiegsam, die Curvatura praepubica kann durch Aufrichten des Penis überwunden werden.

Engstellen: Ostium urethrae internum und externum, Pars membranacea.

8.8.7 Ejakulat

Das **Ejakulat** (ca. 4 ml) besteht aus:
- 300 Mio Spermien (<10% des Volumens; 24–72 h im weiblichen Genitaltrakt befruchtungsfähig),

- Sekret der **Gll. bulbourethrales** (Einleitung der Ejakulation),
- Sekret der **Vesicula seminalis** (50–80%; schleimig-klebrige Konsistenz),
- Sekret der **Prostata** (15–30%; Verflüssigung des Ejakulats durch Fibrolysin, Fructose, Lipide (Energie), Amine (Spermin: Geruch!), **Prostaglandine**: Stimulation der glatten Uterusmuskulatur, pH: 7,2–7,4).

8.9 Arterien

Die Organe des Bauchraums erhalten ihr Blut aus Ästen der Aorta abdominalis, die an der hinteren Rumpfwand knapp links neben der Wirbelsäule verläuft. Die intraperitoneal gelegenen Organe sind dabei auf Arterien angewiesen, die sich aus der Sicherheit des Retroperitonealraum in die jeweiligen Mesos bzw. »Ligamenta« herauswagen.

8.9.1 Pars abdominalis aortae

Die Bauchaorta beginnt mit dem Durchtritt durch das Zwerchfell in Höhe von Th12 und endet mit der Aufteilung in die Aa. iliacae communes in Höhe von L4 (Bifurcatio aortae). Auf ihrem Wege gibt sie **paarige Äste** zu den retroperitonealen Organen und zur dorsalen Leibeswand sowie **unpaare Äste** zu den unpaaren Bauchorganen ab.

Im Folgenden werden zunächst die unpaaren Abgänge für die Gastrointestinalorgane besprochen, die lateralen paarigen Abgänge folgen später.

8.9.2 Truncus coeliacus

Der Truncus coeliacus (auch trefflich Tripus Halleri genannt) verlässt die Aorta als ein kurzer Stamm etwa 1 cm kaudal des Hiatus aortae. Aus ihm entwickeln sich folgende Gefäße:

- **A. gastrica sinistra** zieht in der Plica gastropancreatica an der kleinen Kurvatur des Magens zur Cardia und anastomosiert mit der A. gastrica dextra (aus der A. hepatica communis).
- **A. splenica** ist der längste und kräftigste Ast und zieht stark geringelt an der Oberseite des Pankreaskörpers zum Milzhilum. Sie gibt zahlreiche kleine Äste zum Fundus des Magens ab (**Aa. gastricae breves**), versorgt das Pankreas (**A. pancreatica dorsalis** und **A. pancreatica magna**). Kurz vor der Einmündung in das Milzhilum gibt sie die

A. gastroomentalis sinistra ab, die an der großen Kurvatur des Magens im Lig. gastrocolicum verläuft und mit der A. gastroomentalis dextra (aus der A. pancreaticoduodenalis) anastomosiert.

- **A. hepatica communis** zieht nach rechts zur Leber. Vor dem Eintritt in das Lig. hepatoduodenale gibt sie die **A. gastroduodenalis** und die **A. gastrica dextra** ab. Als abgespeckte **A. hepatica propria** begibt sie sich nun mit der Pfortader und dem Ductus choledochus zur Leberpforte und teilt sich in einen R. dexter und R. sinister. Aus dem R. dexter entlässt sie die **A. cystica** für die Gallenblase. Achtung! Hier gibt es zahlreiche Varianten. Die **A. gastroduodenalis** verläuft hinter dem Pylorus und teilt sich in folgende Äste auf:
  - **A. pancreaticoduodenalis superior anterior**,
  - **A. pancreaticoduodenalis superior posterior** und
  - **A. gastroomentalis dextra**.

8.9.3 A. mesenterica superior

Die A. mesenterica superior zweigt in flachem Winkel etwa 1 cm kaudal des Truncus coeliacus ab. Zunächst verschwindet sie unter dem Pankreas und taucht dann im Mesenterium wieder auf. Sie ist die Hauptarterie für den Dünndarm. Ihr Versorgungsgebiet für den Dickdarm reicht bis zum Cannon-Böhm-Punkt (Flexura coli sinistra). Hier sind ihre Äste:

- **A. pancreaticoduodenalis inferior** geht hinter dem Pankreas ab; Äste anastomosieren zwischen Duodenum und Pankreaskopf mit den Aa. pancreaticoduodenales superiores anterior und posterior.
- **Aa. jejunales et ileales** verlassen den Stamm nach links und bilden vor dem Darm **Arkaden**, die im Mesenterium untereinander anastomosieren. In der Darmwand selbst sind ihre Endverzweigungen funktionelle Endarterien.
- **A. iliocolica** folgt der Achse der A. mesenteria superior nach unten rechts und gibt Äste für das Caecum (**A. caecalis anterior und posterior**) und die Appendix (**A. appendicularis**) ab.
- **A. colica dextra** zieht nach rechts und versorgt das Colon ascendens. Manchmal kommt sie auch aus der
- **A. colica media**, die im Mesocolon transversum zum Quercolon zieht. An der Flexura coli sinistra anastomosiert sie mit der A. coli sinistra (aus der A. mesenterica inferior).

8.9.4   A. mesenterica inferior

Die A. mesenterica inferior verlässt die Aorta in Höhe von L3–L4, kurz vor der Bifurcatio aortae. sie driftet nach links und versorgt Colon descendens, Colon sigmoideum, und Teile des Rectum. Ihre Äste sind:

- **A. colica sinistra** zieht nach links zum Colon descendens und anastomosiert mit der A. coli media (Riolan) in Höhe der Flexura coli sinistra.
- **Aa. sigmoideae**: 2–3 Äste, die in das Mesosigmoideum eintreten.
- **A. rectalis superior**: Endast der A. mesenterica inferior, zieht in das kleine Becken und anastomosiert mit der A. rectalis inferior (aus A. pudenda interna).

8.9.5   Paarige laterale Äste

Die **Aa. phrenicae inferiores** sind die ersten Äste der Bauchaorta. Sie versorgen die Pars lumbalis des Zwerchfells und geben die Aa. suprarenales superiores für die Nebennieren ab.

Die **Aa. suprarenales mediae** kommen direkt aus der Aorta und versorgen die Nebennieren.

Die **Aa. renales** (Nierenarterien) entspringen fast rechtwinklig in Höhe von L1 aus der Aorta. Jede A. renalis gibt noch eine A. suprarenalis inferior ab. Im Nierenhilum teilen sich die Nierenarterien in einen R. anterior und R. posterior für die vorderen und hinteren Nierensegmente. Hier gibt es viele Varianten.

Die **Aa. ovaricae/testiculares** entweichen unterhalb der Nierenarterien aus dem vorderen Umfang der Aorta. Sie ziehen auf dem M. psoas nach kaudal und überkreuzen die Ureteren. Die A. testicularis zieht als Bestandteil des Samenstrangs durch den Leistenkanal ins Mesorchium. Die A. ovarica schlüpft in das Lig. suspensorium ovarii.

Die 4 paarigen **Lumbalarterien (Aa. lumbales)** sind dorsale Äste der Bauchaorta, sie entsprechen den Interkostalarterien. Sie versorgen die Rückenmuskulatur, den Wirbelkanal und anastomosieren mit den Aa. epigastricae superiores und inferiores, den Aa. iliolumbales und den Aa. circumflexae ilium profundae.

8.9.6   Bifurcatio aortae

In Höhe von L4/5 teilt sich die Aorta in die paarigen **Aa. iliacae communes**, die sich vor den Iliosakralgelenken wieder aufteilen in je eine

- **A. iliaca externa**, die Transitstrecke für das Blut in die A. femoralis ist,
- **A. iliaca interna**, die die Beckenorgane versorgt.

8.9.7   A. iliaca externa

Die A. iliaca externa zieht am medialen Rand des M. psoas major entlang, blickt verstört an der Linea terminalis nach medial in die Tiefe des kleinen Beckens, widersteht ihm und verlässt den Bauchraum, so schnell es geht, über die Lacuna vasorum unter dem Leistenband. Ihre Äste sind:

- **A. circumflexa ilium profunda** verläuft an der inneren Bauchwand am Beckenkamm mit Ästen für die Bauchmuskeln. Ihr R. ascendens anastomosiert mit dem R. iliacus aus der A. iliolumbalis.
- **A. epigastrica inferior** durchbricht die Rektusscheide und zieht auf der Rückseite des M. rectus abdominis nach oben. Der R. pubicus zieht zum Os pubis und gibt den R. obturatorius ab, der wiederum mit dem R. pubicus aus der A. obturatoria anastomosiert. Diese nette Beziehung war früher die anatomische Ursache für Blutungen während Schenkelhernien-Operationen: Corona mortis, ▶ Kap. 4.

8.9.8   A. iliaca interna

Die A. iliaca interna gibt dorsale parietale, einen ventralen parietalen Ast und ventrale viszerale Äste ab.

Parietale Äste sind:

- **A. iliolumbalis** verläuft hinter der A. iliaca interna in die Fossa iliaca und versorgt den M. psoas und M. quadratus lumborum sowie den M. iliacus.
- **Aa. sacrales laterales** ziehen zu den Foramina sacralia pelvina.
- Die **A. glutea superior** zieht durch das Foramen suprapiriforme und versorgt mit dem R. superficialis den M. gluteus maximus und dem R. profundus die Mm. glutei medius und minimus. Sie ist der stärkste Ast der A. iliaca interna.
- Die **A. glutea inferior** verlässt das Becken durch das Foramen infrapiriforme. Sie kümmert sich um den unteren Anteil des M. gluteus maximus und die kleinen Hüftmuskeln.
- Die **A. pudenda interna** verlässt das Becken durch das Foramen infrapiriforme, überlegt es sich dann aber anders und kehrt zwischen dem Lig. sacrotuberale und Lig. sacrospinale wieder durch das Foramen ischiadicum minus ins Becken zurück. In der Fossa ischioanalis legt es sich an die Duplikatur der Faszie des M. obturatorius internus (Alcock-Kanal) und zieht zur Regio urogenitalis. Weitere Abgänge sind die **A. rectalis inferior** (Analkanal), Äste zum Penis bzw. Clitoris und Harnröhre sowie oberflächliche Äste für den M. bulbospongiosus und den M. ischiocavernosus (**A. perinealis**).

- Die **A. obturatoria** zieht nach ventral durch den Canalis obturatorius zu den Adduktoren. Vorher gibt sie den mit der A. epigastrica inferior anastomosierenden **R. pubicus** (s. o.) ab, sowie Äste zu den äußeren Hüftmuskeln und das Lig. capitis femoris.

Viszerale Äste sind:
- **A. umbilicalis** ist der proximale Rest der Nabelarterie, die ursprünglich im Lig. umbilicale mediale verlaufen ist. Ihre noch offenen Äste sind die **A. ductus deferentis** und die **Aa. vesicales superiores** zur Harnblase.
- **A. vesicalis inferior** zieht zum Harnblasengrund.
- **A. rectalis media** zieht zum Rectum, wo sie mit der A. rectalis superior und inferior anastomosiert. Sie gibt männliche Äste zur Prostata und Bläschendrüse und weibliche Äste zur Vagina ab.
- **A. uterina** entspricht der männlichen A. ductus deferentis und setzt den noch offenen Abschnitt der A. umbilicalis zum Uterus fort. Sie verläuft im Lig. latum über den Ureter zur Cervix. Dort sondert sie Äste ab zur Vagina (**Rr. vaginales**), zum Ovar (**R. ovaricus**) und zur Tuba uterina (**R. tubarius**).

8.10   Venen

Die Venen unterscheiden unterschiedliche Qualitäten des Bluts. Das Blut, das aus den unpaaren Bauchorganen des Verdauungstrakts stammt, wird zunächst über das **Pfortadersystem** der Leber zugeführt. Das venöse Blut der Beine und der paarigen Bauchorgane wird über das **V. cava-System** abgeleitet.

8.10.1   Vv. iliacae communis, externa, interna

Die V. iliaca communis setzt sich aus den Vv. iliacae externae und internae zusammen. Die letztere liegt medial und hinter der A. iliaca communis. Sie sammelt Zuflüsse aus den Plexus venosus rectalis, Plexus venosus prostaticus, Plexus venosus uterinus und Plexus venosus vesicalis.

8.10.2   V. cava inferior

Die V. cava inferior nimmt das Blut der paarigen Bauchorgane, der Beine und letztlich der Lebervenen auf. Sie entsteht rechts der Wirbelsäule in Höhe des 4./5. Lendenwirbels durch Vereinigung der beiden Vv. iliacae commu-

nes, zunächst noch verdeckt von der sie überkreuzenden rechten A. iliaca communis. Sie zieht dann rechts von der Aorta zum Centrum tendineum und verschwindet unmittelbar nach dem Durchtritt durch das Zwerchfell im Foramen v. cavae im rechten Vorhof des Herzens.

Auf dem Wege nach kranial nimmt sie die rechte V. testicularis/ovarica (die linke V. tesicularis/ovarica gelangt in die linke Nierenvene), und die Nierenvenen auf. Unter der Leber kriecht sie, umrandet von Leberparenchym, im Sulcus v. cavae nach oben und kassiert als letzte Zugänge die Lebervenen (Vv. hepaticae) und die Vv. phrenicae inferiores.

Cavocavale Anastomosen

Cavocavale Anastomosen sind Umgehungen zwischen der V. cava inferior und V. cava superior für den Fall, dass die Passage an der viszeralen Leberseite blockiert ist (z. B. Tumor). Das Blut sucht sich dann einen Weg über die:
- V. lumbalis ascendens in die V. azygos,
- Anastomosen zwischen den Vv. epigastricae inferiores und superiores/thoracicae internae und
- Anastomosen zwischen V. epigastrica superficialis und Vv. thoracoepigastricae.

8.10.3   V. portae hepatis

Die Pfortader (V. portae) sammelt das Blut aus den unpaaren Bauchorganen: Darm, Milz, Pankreas, Magen) und schafft es über die Leberpforte zur Leber. Sie rekrutiert sich aus folgenden Gefäßen:
- **V. splenica** aus der Milz, die eingefasst von der Rückwand des Pankreas über die Aorta nach rechts zieht und das Blut der
- **V. mesenterica inferior** (entsprechend dem Versorgungsgebiet der A. mesenterica inferior) aufnimmt. Hinter dem Pankreaskopf stößt dann noch die
- **V. mesenterica superior** aus dem Mesenterium hinzu, die das Blut aus dem Dünndarm, Dickdarm und Pankreas, entsprechend dem arteriellen Versorgungsmuster, mitbringt.

Portokavale Anastomosen

Portokavale Anastomosen werden benutzt, wenn das Blut der Pfortader aus irgendeinem Grunde (meist Leberzirrhose) aufgrund eines erhöhten Widerstandes nicht mehr durch die Leber fließen kann (portale Hypertonie). Der Rückstau führt allmählich zu vermehrtem Durchfluss folgender Gefäßabschnitte:
- Anastomose zwischen **V. rectalis superior** (Rückstau in die V. mesenterica inferior) in die **V. rectalis media bzw. inferior**. Folge können Hämorrhoiden sein.

- Anastomose zwischen den **Vv. gastricae breves** und **Vv. oesophageae**. Das Blut läuft dann über die V. azygos/hemiazygos ab. Komplikation: Ösophagusvarizen (▶ Kap. 5).
- Anastomose zwischen **Pfortader und Vv. epigastricae**. Hier werden periumbilikale Venen entlang des Lig. teres hepatis (alte V. umbilicalis) wieder aktiviert. Sichtbare Folge: Caput medusae.

8.11 Lymphgefäße und Lymphknoten

Lymphgefäße sammeln im Retroperitonealraum die Lymphe der Beine, der Beckenorgane und des Bauchraums. Es gibt 2 Hauptstämme der Entsorgung:
- **Trunci lumbales** für die Lymphe aus Becken und Beinen sowie der Darmregionen distal des Cannon-Böhm-Punkts, sowie
- **Truncus intestinalis**, unpaar, für die Lymphe der Bauchorgane proximal dieses Punkts.

Die Cisterna chyli sammelt die Lymphe aus den 3 Trunci und schafft sie im Ductus thoracicus in den Brustraum, wo sie im rechten Venenwinkel dem venösen System zugeführt wird.

Entlang der V. cava inferior und der Aorta liegen zahlreiche Lymphknoten: **Nll. lumbales**. Sie kontrollieren die Lymphe aus den inneren Geschlechtsorganen, den Beinen und der Bauch- und Beckenwand. Um den Truncus coeliacus liegen die **Nll. coeliaci** aus den unpaaren Bauchorganen.

8.12 Vegetatives Nervensystem

Fasern des vegetativen Nervensystems steuern die Funktionen der Bauch- und Beckenorgane. Ihre Ursprungsganglien kommen aus unterschiedlichen Strukturen (die herkömmlich und etwas polarisierend als sympathisch und parasympathisch bezeichnet wurden). Die makroskopisch unentwirrbaren Plexus enthalten also sympathische und parasympathische Fasern.

8.12.1 Pars sympathica

Ursprung der sympathischen Fasern ist der Truncus sympathicus, der zwischen dem medialen und lateralen Schenkel der Pars lumbalis des Zwerchfells den Retroperitonealraum betritt.

Pars abdominalis
Aus den 4 beidseits der Wirbelsäule liegenden sympathischen Ganglien gehen folgende Äste ab:
- Rr. communicantes grisei: unmyelinisierte Fasern zu den Spinalnerven des Plexus lumbalis,
- Plexus iliacus: Nervengeflecht, das sympathische Fasern entlang der großen Arterien des Bauch- und Beckenraums enthält,
- Nn. splanchnici lumbales füttern den Plexus coeliacus und Plexus hypogastricus superior für die Bauchorgane.

Pars sacralis
Aus den 4 Sakralganglien kommen folgende sympathischen Fasern:
- Rr. communicantes grisei ziehen zu den Spinalnerven des Plexus sacralis,
- Nn. splanchnici sacrales führen zum Plexus hypogasticus inferior für die Beckeneingeweide.

Die Pars sacralis führt keine Rr. communicantes albi (nur von C8–L3).

8.12.2 Pars parasympathica

Ursprungsganglien für die parasympathische Versorgung liegen in folgenden Strukturen:
- **Ncl. posterior nervi** vagi im Rhombencephalon, für das Gebiet proximal der Flexura coli sinistra (Cannon-Böhm-Punkt),
- **Ncl. parasympathici sacrales** von S2–S4 für das Gebiet distal der Flexura coli sinistra.

Präganglionäre Fasern aus der Pars sacralis ziehen als **Nn. splanchnici pelvici** zum **Plexus hypogastricus inferior**, wo sie auf postganglionäre Neurone umgeschaltet werden. Ein Teil wird auch erst in intramuralen Ganglien umgeschaltet.

8.12.3 Viszerale Nervengeflechte (Plexus)

In den Plexus mischen sich Fasern sympathischen (adrenergen), parasympathischen (cholinergen) sowie peptidergen und nitrergen Charakters. Folgende Plexus werden unterschieden:

Plexus aorticus abdominalis
Dieser liegt der ventralen Aortafläche auf. Er wird nochmals unterteilt in
- **Plexus coeliacus** (Plexus solaris, Sonnengeflecht). Er enthält Fasern aus den Nn. splanchnici majores,

minores, und dem N. vagus. Alle Oberbauchorgane werden von ihm beeinflusst. Er ist ein viszerales Reflexzentrum (Schlag auf den Bauch kann zu Atemnot und Blutdruckabfall führen).

- Zahlreiche Untergeflechte für die Organe des Bauchraums (z. B. Leber, Magen, Milz, Nieren).

Plexus hypogastricus superior
Dieser liegt in der Mittellinie und stellt die kaudale Fortsetzung des präaortalen Nervengeflechts dar. Er teilt sich in einen rechten und linken Strang, ebenfalls mit eingestreuten Ganglien. Einflussgebiete sind Colon, Hoden/Ovar.

Plexus hypogastricus unferior (Plexus pelvicus)
Dies ist ein ganglienreiches, sagittal im Becken liegendes Geflecht. Es liegt seitlich des Rectums, Bläschendrüse, Prostata (Mann) bzw. Rectum, Cervix uteri, Fornix vaginae (Frau). Es ist das Sammelzentrum für die vegetativen Fasern, die die Organe des kleinen Beckens versorgen. Sympathische Fasern kommen aus den Nn. hypogastrici und aus sakralen Grenzstrangganglien, parasympathische Fasern kommen aus den Nn. splanchnici pelvici.

8.12.4 Enterisches Nervensystem

Intramurale Ganglien des enterischen Nervensystems sind das dritte Standbein des autonomen Nervensystems. Zahlreiche Ganglienzellen (ca. 10^8) liegen in der Wand aller Darmorgane, einschließlich Gallenblase und Pankreas. Sie enthalten u. a. Stickstoffmonoxid-Synthase (NOS), Substanz P, Acetylcholin, VIP, Serotonin, Somatostatin, Opioide, GABA.

8.13 Peritoneum

Das Bauchfell besteht aus einem **Mesothel**, das von einer dünnen Bindegewebsschicht unterlegt ist. Die Lamina epithelialis (Serosa) sezerniert einen serösen Flüssigkeitsfilm, der dazu beiträgt, dass die von ihr überzogenen Organe gleitend gegeneinander verschieblich sind. Das Peritoneum ist auch ein wichtiges resorptives und immunkompetentes Organ. Es besteht aus:

- **Peritoneum parietale**, das die Wände der Bauchhöhle bedeckt und
- **Peritoneum viscerale**, das die intraperitoneal gelegenen Organe überzieht.

Es gibt zahlreiche Umschlagfalten zwischen beiden Blättern. Diese sind mit Bindegewebe und Fett gefüllt

und enthalten die Versorgungsstrukturen (Blutgefäße, Nerven, Lymphgefäße). Diese »Brücken« bezeichnet man als »**Meso**« (Gekröse). Die meisten Bauchorgane sind durch **dorsale** Mesos an der hinteren Bauchwand befestigt. Lediglich die **Leber** besitzt mit dem Lig. falciforme hepatis auch ein **ventrales Meso** (Entwicklung der Leber, ▶ Kap. 8.1.1).

8.13.1 Peritonealstrukturen

Je nach Bezug zum Peritoneum lassen sich Organe folgendermaßen beschreiben:
- **Intraperitoneale Organe** sind vollständig von Peritoneum überzogen. Sie ähneln einer Insel, die nur mit einem schmalen Damm mit dem Festland verbunden sind. Hierzu gehören: Magen, Leber, Pars superior duodeni, Jejunum, Ileum, Caecum, Colon transversum, Colon sigmoideum, Uterus mit Adnexen (außer Cervix).
- **Retroperitoneale Organe** sind hinter dem Bauchraum untergebracht und sind vom Bauchfell durch eine mehr oder weniger dicke Schicht von Bindegewebe getrennt. Hierzu gehören Nieren mit Nebennieren, große Leitungsbahnen.
- **Sekundär retroperitoneale Organe** sind solche, die während der Darmdrehung den Kontakt zur Bauchhöhle verloren haben, auch wenn ihre ventrale Flächen noch von Bauchfell überzogen sein mögen. Beispiele: Pankreas, Pars descendens und Pars horizontalis duodeni. Beim Colon ascendens und descendens kann man streiten, da diese Colonabschnitte individuell bis zu zwei Drittel ihres Umfanges intraperitoneal liegen können, vergleichbar mit einer Halbinsel.
- **Extraperitoneale Organe** sind Beckenorgane, die kaudal der Peritonealhöhle liegen: größter Teil der Harnblase, Prostata, Bläschendrüse, Cervix uteri, kaudale Rectumabschnitte, sowie die sie versorgenden Leitungsbahnen.

Omentum minus
Das **Omentum minus** verbindet die kleine Kurvatur des Magens mit der Leberpforte, heißt daher sinnvoller auch **Lig. hepatogastricum** (◻ Abb. 8.24). Seine rechte Begrenzung ist das **Lig. hepatoduodenale**, durch das die V. portae und A. hepatica propria die Leber erreichen und der Ductus choledochus dieselbe verlässt. Unter diesem Band befindet sich der natürliche Zugang zur Bursa omentalis, das Foramen omentale. Die **Bursa omentalis** ist ein frontal gestellter Nebenraum der Bauchhöhle über dem Pankreas der linken Nebenniere und dem Truncus coeliacus. Sie besteht aus:

◻ Abb. 8.24. Dorsale Wand der Bauchhöhle mit den Haftlinien der Mesenterien nach Entnahme der intraperitonealen Organe. (Schiebler 1997)

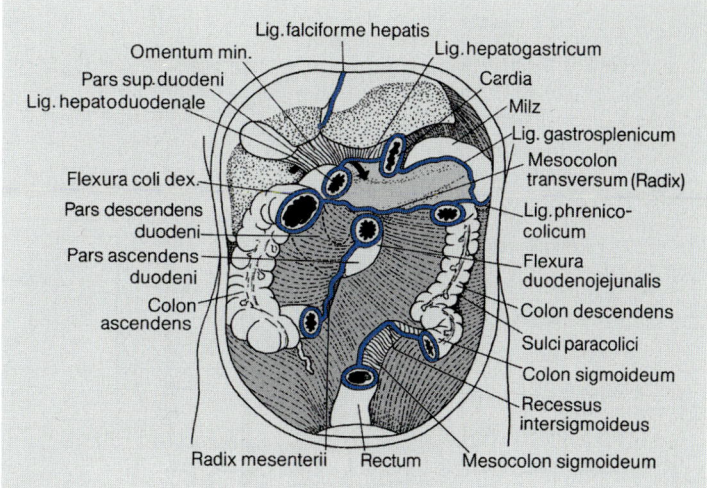

Lig. falciforme hepatis
Omentum min.
Pars sup. duodeni
Lig. hepatoduodenale
Lig. hepatogastricum
Cardia
Milz
Lig. gastrosplenicum
Mesocolon transversum (Radix)
Flexura coli dex.
Pars descendens duodeni
Pars ascendens duodeni
Colon ascendens
Lig. phrenico-colicum
Flexura duodenojejunalis
Colon descendens
Sulci paracolici
Colon sigmoideum
Recessus intersigmoideus
Radix mesenterii   Rectum   Mesocolon sigmoideum

- Vestibulum bursae omentalis: Abschnitt zwischen Foramen omentale und der Plica gastropancreatica,
- Hauptraum,
- Recessus superior omentalis: Aussackung nach kranial zwischen V. cava inferior und Ösophagus,
- Recessus inferior omentalis: Aussackung zwischen dem Lig. gastrocolicum und Mesocolon transversum und
- Recessus splenicus: Aussackung zwischen Lig. gastrosplenicum und Lig. splenorenale zum Milzhilum.

Omentum majus

Das große Netz entsteht aus Blättern des Lig. gastrocolicum und des Mesocolon transversum, es hängt schürzenartig vom Quercolon nach unten und überdeckt normalerweise alle Darmschlingen. Im oberen Bereich verbindet das Lig. gastrophrenicum den Fundus des Magens mit dem Zwerchfell, das Lig. gastrosplenicum den Anfangsteil der großen Kurvatur mit der Milz.

Mesenterium

Das Mesenterium ist das Gekröse, das Ileum, Jejunum an der hinteren Bauchwand befestigt. Die Mesenterialwurzel (Radix mesenterii) ist etwa 20 cm lang und verläuft von der Flexura duodenojejunalis schräg nach rechts unten in die Fossa iliaca dextra.

Mesocolon transversum

Das Mesocolon transversum fixiert das Quercolon quer an der hinteren Bauchwand, zieht also von der Flexura coli dextra zur Flexura coli sinistra. Durch sie erreicht man operativ die Bursa omentalis bzw. die Vorderfläche des Pankreas.

Mesocolon sigmoideum

Das Colon sigmoideum ist nach dem an der hinteren Bauchwand fixierten Colon descendens wieder vollständig intraperitoneal, also muss es auch ein eigenes Meso haben.

Lig. latum uteri

Das Lig. latum uteri ist ein schräg frontal gestelltes Band durch das weibliche kleine Becken, in das der Uterus eingefasst ist. Kraniale Abfaltungen für das Ovar und die Tuba uterina sind das Mesovarium und die Mesosalpinx. Die Excavatio rectouterina ist der tiefste Punkt der weiblichen Bauchhöhle zwischen Cervix uteri und Rectum (beim Mann wäre dieser die Excavatio rectovesicalis).

Innenrelief der vorderen Bauchwand

Die vordere Bauchwand wird geprägt von:
- **Plica umbilicalis mediana**: Falte zwischen Apex vesicae und Nabel, enthält das Lig. umbilicale medianum (Relikt des Urachus),
- **Plica umbilicalis medialis**. Falte zwischen Nabel und Seitenwand des kleinen Beckens, enthält die obliterierten Reste der A. umbilicalis,
- **Plica umbilicalis lateralis**: Falte mit den Vasa epigastrica inferiora.

Diesen Falten kann man Vertiefungen zuordnen:
- **Fossa inguinalis lateralis**: Grube lateral der Plica umbilicalis lateralis. Hier liegt der Anulus inguinalis superficialis.
- **Fossa inguinalis medialis**: Grube zwischen den Plicae umbilicales medialis und lateralis.
- **Fossa supravesicalis**: Bauchfellnische beiderseits der Plica umbilicalis mediana.

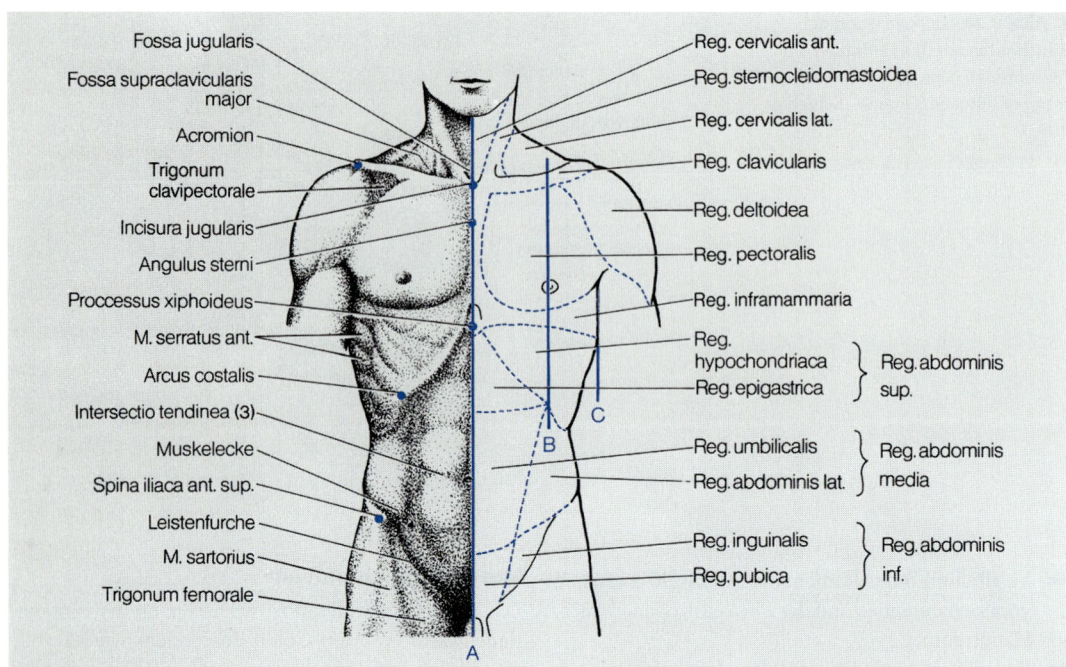

◻ Abb. 8.25. Körperoberfläche von ventral. Links: Projektionen von Muskeln, Knochenpunkten u. a. auf die Oberfläche.

Rechts: Regionengliederung. A: Medianlinie, B: Medioklavikularlinie, C: vordere Axillarlinie. (Schiebler 1997)

8.14   Angewandte und topografische Anatomie

8.14.1 Oberflächenanatomie, Abdomen

Das Abdomen wird nach kranial begrenzt durch den Proc. xiphoideus des Sternums, nach lateral durch den Rippenbogen. Kaudal begrenzt die Crista iliaca die seitliche Bauchwand. Nach vorn unten markiert das Lig. inguinale mit der Spinal iliaca anterior superior den Übergang zum Oberschenkel.

Die in der Medianlinie liegende Linea alba halbiert die Bauchdecke in 2 laterale symmetrische Hälften, lediglich unterbrochen durch den Nabel (Umbilicus).

Regionengliederung der Bauchwand
Man kann die Bauchregion auf zweierlei Weise einteilen:
- 4 Quadranten durch 2 Linien, die sich im Nabel treffen (einfache, praktische Variante) oder
- 9 Regionen, von denen jeweils 3 im Oberbauch (Epigastrium), Mittelbauch (Mesogastrium), Unterbauch (Hypogastrium) liegen. Die Vertikallinien sind die Medioklavikularlinien, die Horizontallinien markieren den Unterrand der Rippenbögen

und die Crista iliaca (akademisch-anatomische Variante) (◻ Abb. 8.25).

Natürlich halten wir uns an das zweite Koordinatensystem.

8.14.2 Organprojektionen auf die Bauchwand

Leber. Die Leber ist normalerweise nur schwer zu tasten. Der Oberrand projiziert sich auf Höhe des Processus xiphoideus, der rechte Unterrand knapp unter dem rechten Rippenbogen. Der linke Lappen liegt im epigastrischen Winkel kaudal des Processus xiphoideus.

Gallenblase. Der Fundus der Gallenblase liegt entlang der 9. Rippe in Höhe der Medioklavikularlinie.

Magen. Der Pylorus liegt rechts neben der Medianlinie in Höhe der Mitte des Rippenbogens, das Corpus in der Regio epigastrica am linken Rippenbogen.

Milz. Die Milz ist nicht tastbar. Sie liegt gefangen hinter den Gitterstäben des linken Rippenbogens im linken Hypochondrium, dorsal der hinteren Axillarlinie.

Duodenum. Das Duodenum projiziert sich wie folgt auf die Bauchwand:
- Pars superior: Mitte des Rippenbogens,
- Pars descendens: Seitenrand des M. rectus abdominis,
- Pars horizontalis: rechts vom Nabel und
- Flexura duodenojejunalis: Nabelhöhe.

Caecum, Appendix, McBurney- und Lanz-Punkt. Zu den Lagevarianten ► Kap. 8.2.6. Der Abgang der Appendix vom Caecum projiziert sich über dem McBurney-Punkt: dieser entspricht dem halben Weg zwischen Bauchnabel und Spina iliaca anterior superior. Die Spitze der Appendix ist wesentlich variabler. Richtwert kann der Lanz-Punkt sein, also die Grenze zwischen rechtem und mittleren Drittel einer Linie, die beide Spinae iliacae anteriores superiores verbindet.

Colon. Die Abschnitte des Colon liegen hinter folgenden Strukturen:
- Colon ascendens: rechte seitliche Bauchwand,
- Colon transversum: zwischen beiden Rippenbögen, variabel, kann manchmal tief wie eine schwangere Katze durchhängen,
- Colon descendens: linke seitliche Bauchwand und
- Colon sigmoideum: linke Regio pubica.

Harnblase. In gefülltem Zustand tritt der Scheitel der Harnblase über die Schambeinsymphyse.

**Schmerzprojektionen bei Nierenbecken-
und Harnleiteraffektionen**
Die Längsachse der linken Niere projiziert sich etwa auf die Mitte des linken Rippenbogens, die rechte liegt etwas tiefer. Schmerzprojektionen bei Nierenbeckenentzündungen (Pyelonephritis) in die Leistengegend werden darauf zurückgeführt, dass die hinteren Nierenflächen dem N. subcostalis und N. iliohypogasticus aufliegen.

**Rektale und vaginale Tastuntersuchung:
erreichbare Strukturen**
Die digitale rektale Untersuchung orientiert sich an der Kohlrausch-Falte. Dort sind die Prostata bzw. das hintere Scheidengewölbe tastbar.

8.14.3 Röntgenbilder, Tomogramme

8.14.4 Gliederung der Bauchhöhle, Topografie der Bauchorgane

► Kap. 8.14.1, ► Kap. 8.14.2

8.14.5 Gliederung des Cavum pelvis, Topografie der Beckenorgane

► Kap. 8.14.2, ► Kap. 8.6.4, ► Kap. 8.6.5, ► Kap. 8.7

8.14.6 Regio perinealis

► Kap. 6

8.14.7 Intraabdominaldruck

Der normale Bauchinnendruck beträgt etwa 0,2 kPa. Er wird von den Baucheingeweiden erzeugt und kann durch die Muskeln der Bauchwand, des Zwerchfells und des Beckenbodens verstärkt werden. Beim Pressen, Niesen oder Husten werden Drucke bis zu 20 kPa erreicht. Besondere Bedeutung hat die Bauchpresse bei der Defäkation, Miktion und bei der Geburt.

8.14.8 Schwangerschaft, Geburtsvorgang

Grundkenntnisse über Wachstum, Lage- und Form, ► Kap. 8.7.3.

Geburtsvorgang
Da das Becken einen querovalen Durchmesser hat, der Beckenausgang aber längsoval gestellt ist, muss der kindliche Kopf ganz geschickt eine 90°-Drehung durchführen. Beim Eintritt ins kleine Becken steht der Kopf also quer, und beim Durchtreten durch den Beckenausgang sieht die Nase nach hinten, und das Hinterhaupt nach vorn zur Symphyse. Diese vordere Hinterhauptslage ist die häufigste Geburtslage. Der Geburtsvorgang verläuft in 3 Phasen:
- **Eröffnungsperiode:** Der nun im kleinen Becken liegende Kopf des Kindes drückt gegen die Weichteile (Cervix und Beckenbodenmuskeln und erweitert mit den beginnenden Wehen (Oxytocin-Ausschüttung) den Cervikalkanal. Am Ende reisst die Fruchtblase ein, und die Amnionflüssigkeit fließt ab.
- **Austreibungsperiode:** Der Zervikalkanal öffnet sich vollständig, und der Kopf »schneidet durch«, d. h. er tritt durch den Geburtskanal (Cervix, Vagina, Levatorspalt, und Scheideneingang). Um ein zu schnelles Durchtreten des Kopfs und damit einen Einriss des Damms zu verhindern, schützt die Hebamme die Dammregion während der Austreibungswehen mit der flachen Handinnenseite (Dammschutz). Zusätzlich kann man mit einem

lateralen oder mediolateralen **Dammschnitt** den Geburtskanal erweitern.

— **Nachgeburt:** Etwa 10–45 min nach der Geburt löst sich die Plazenta unterhalb der Decidua basalis von der Uteruswand und wird abgestoßen. Man sollte nachsehen, ob sie vollständig ist (d. h. vollständige Plazenta und Eihäute).

Fallbeispiel

Eine blonde, adipöse 43-jährige Frau (Mutter von 8 Kindern) wird mit schweren kolikartigen Schmerzen im rechten Oberbauch ins Krankenhaus gebracht. Auf die Frage, wo sie zuerst Schmerzen verspürt habe, zeigt sie auf das Epigastrium. Dann sei der Schmerz am Rippenbogen entlang nach rechts (Hypochondrium) und nach hinten gewandert. Dabei zeigt sie auf den Angulus inferior scapulae. Weiter gibt sie an, den stechenden Schmerz nach einem guten Eisbein verspürt zu haben. Ihr sei schwindlig geworden, und sie habe sich übergeben müssen. Die Koliken seien alle 5–10 min gekommen und immer schwerer geworden, bis ihr Jüngster sie ins Krankenhaus gefahren habe. Bei Sonographie des Oberbauchs ist ein Steinreflex im erweiterten Ductus choledochus in der Nähe der Papilla Vateri zu sehen.

Probleme:
1. Was ist ein Gallenstein?
2. Erklären Sie die anatomische Ursache für die Schmerzlokalisation im Epigastrium, im rechten Hypochondrium und unterhalb des Schulterblatts.
3. Welche Behandlungsmöglichkeiten gibt es?
4. Welche Strukturen können bei einem operativen Eingriff verletzt werden?
5. Zeichnen Sie auf Ihren oder einen befreundeten Bauch die Projektion der Gallenblase ein.

Antworten:
1. Konkremente in Gallenblase, Ductus cysticus oder Ductus choledochus, meist bestehend aus Cholesterinkristallen.

2. **Epigastrischer Schmerz:** Der Stein hat sich von der Gallenblase (dort meist symptomlos) in den Ductus cysticus verlagert.

Rechtes Hypochondrium und Infrascapularregion: Entzündung der Gallenblase und Ausdehnung auf den Ductus cysticus. Schmerzimpuls wird über den N. splanchnicus major nach rechts geleitet, geht dann ins Rückenmark über die Spinalwurzel Th7/8. Dieser viszeral projizierte Schmerzimpuls wird über Zwischenneurone im Rückenmark auf sensible Hautäste »fehl«-verschaltet, sodass der Schmerz über der Haut unter der Scapula verspürt wird (so genannte **Head**-Zonen). Weiterhin kann das Peritoneum über der Gallenblase betroffen sein. Das Peritoneum, das das Diaphragma auskleidet, leitet den Schmerz über den N. phrenicus in die Schulterregion (die Haut über der Schulter wird über Supraclavicularnerven aus C3/4 innerviert, denselben Wurzeln, aus denen der N. phrenicus stammt; auch hier eine **Head**-Verschaltung).
3. Cholecystektomie, minimal-invasive (endoskopische) Cholecystektomie oder Endoskopische Retrograde Choledochotomie/-skopie (ERCP) bei Steinen nahe der Papilla Vateri.
4. Cave Varianten! Ein langer Ductus cysticus kann mit dem Ductus choledochus verwechselt werden (schwerer Ikterus und Tod bei chirurgischer Unterbindung, wenn keine Revision erfolgt); ungewöhnlich verlaufende oder akzessorische Äste der A. cystica (25%).

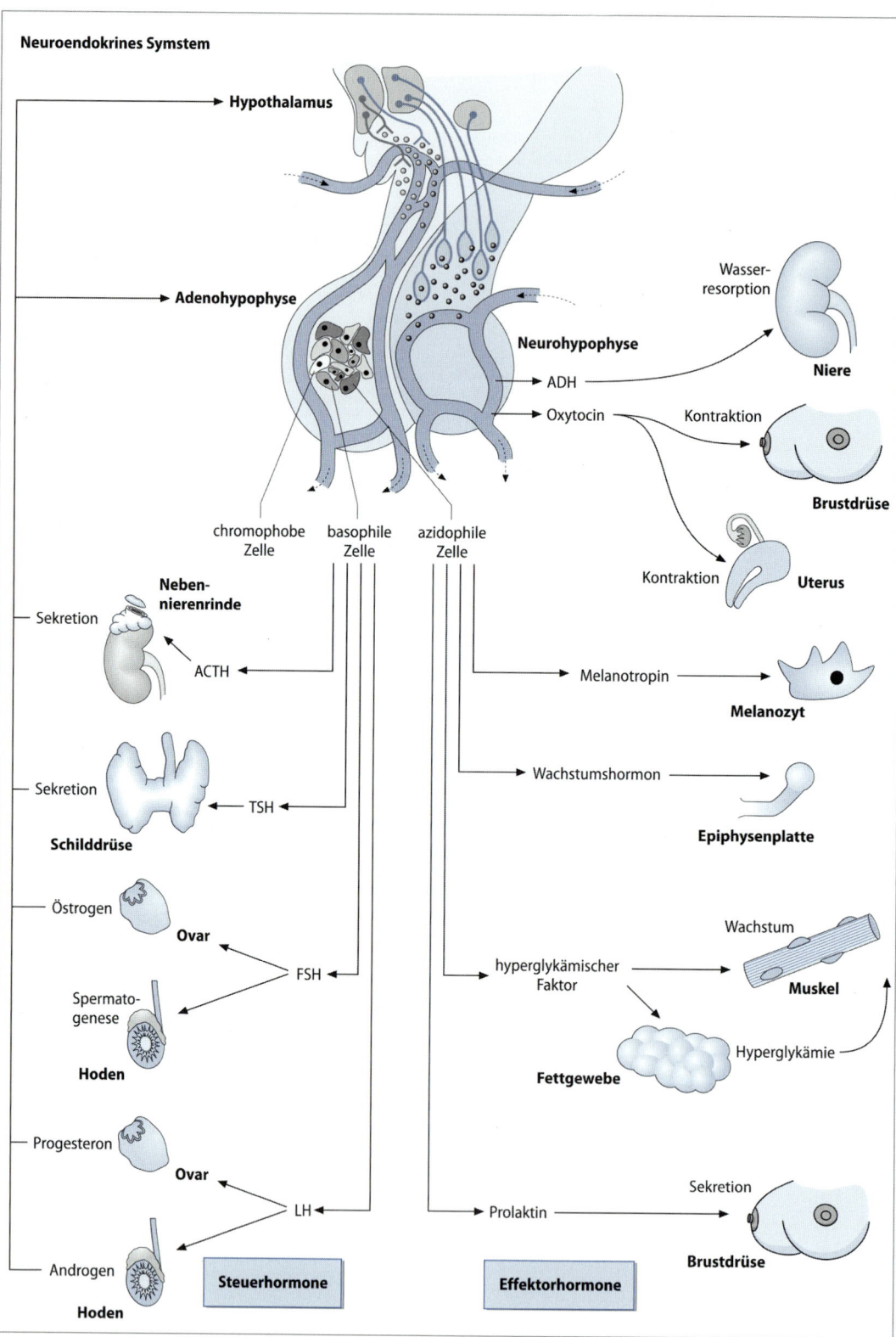

Neuroendokrines Symstem

Hypothalamus

Adenohypophyse

Neurohypophyse

ADH — Wasserresorption — **Niere**

Oxytocin — Kontraktion — **Brustdrüse**

Kontraktion — **Uterus**

chromophobe Zelle   basophile Zelle   azidophile Zelle

Sekretion — **Nebennierenrinde** — ACTH

Melanotropin — **Melanozyt**

Wachstumshormon — **Epiphysenplatte**

Sekretion — **Schilddrüse** — TSH

Östrogen — **Ovar**

Spermatogenese — **Hoden** — FSH

hyperglykämischer Faktor — Wachstum — **Muskel**

Hyperglykämie

Fettgewebe

Progesteron — **Ovar** — LH

Prolaktin — Sekretion — **Brustdrüse**

Androgen — **Hoden**

Steuerhormone

Effektorhormone

9

9   Zentralnervensystem

Mind Map

Das Zentrale Nervensystem (**ZNS**) besteht aus **Gehirn** (Cerebrum, Encephalon) und **Rückenmark** (Medulla spinalis). Beide Abschnitte entstehen aus dem Neuralrohr und gehen in Höhe des verlängerten Marks getrennte Wege. Gehirn und Rückenmark liegen gut geschützt innerhalb des knöchernen Schädels bzw. Rückenmarkkanals und schwimmen überdies in einem flüssigen Medium, dem **Liquor cerebrospinalis**. Das ZNS pflegt den **Datenaustausch** in den Beziehungen der Organe zueinander und reagiert auf entsprechende Herausforderungen der Außenwelt, aber manchmal fordert es auch die Außenwelt heraus.

Der größte Anteil zentralnervöser Instanzen arbeitet im Verborgenen und koordiniert die Geheimdienste des autonomen (vegetativen) und somatischen Nervensystems. Die damit assoziierten Strukturen sind im Rückenmark und im **Hirnstamm** (Truncus encephali) untergebracht. Gelegentlich wird der phylogenetisch jüngste Anteil, die **Großhirnrinde** (Cortex cerebri), im Nachhinein informiert, um dem Individuum eine beschränkte Menge von Daten bewusst werden zu lassen, auf die es im Rahmen einer formalen Entscheidungsfreiheit bestimmen kann, wie auf gewisse Reize zu reagieren sei. Der Einfluss dieser letzten Instanz wird von Homo sapiens allerdings maßlos überschätzt.

9.1 Entwicklung

Das Zentrale Nervensystem (ZNS: Gehirn und Rückenmark) entsteht aus dem **(Neuro)ektoderm**. Sein mit den Organen korrespondierender Erfüllungsgehilfe, das periphere Nervensystem (PNS), entsteht aus der **Neuralleiste**.

9.1.1 Ausgangsmaterial

Neuralrohr

Die Neuralplatte ist etwa in der 3. Woche die erste Erscheinung des sich entwickelnden Nervensystems. An den Seitenrändern wölbt sich das Ektoderm sodann zu Neuralfalten auf. Diese Falten wandern oben medial aufeinander zu, schließen sich und bilden somit das Neuralrohr. Das Rohr ist zunächst hinten und vorn noch offen. Die Neuropori anterior und posterior schließen sich aber schnell. Aus dem Neuralrohr entstehen die Ventrikel des Gehirns und der Zentralkanal des Rückenmarks.

Neuralleiste

Noch vor dem Verschluss des Neuralrohrs differenziert sich eine ektodermale Zone der Neuralfalte zur Neuralleiste. Aus ihr entstehen:
- das periphere Nervensystem,
- vegetative Ganglienzellen,
- Spinalganglienzellen,
- periphere Glia (Schwann-Zellen),
- Merkelzellen (umstritten!),
- Kopfmesenchym,
- Odontoblasten,
- Melanozyten und
- C-Zellen der Schilddrüse.

Histogenese und Differenzierung

Nervenzellen sind also ektodermalen Ursprungs, d. h. Nervengewebe ist ein besonderes Epithelgewebe. Die Epithelzellen, die das Neuralrohr auskleiden, können sich noch teilen (Neuroepithel). Sie heißen **Neuroblasten** und **Glioblasten**. Es hält sie jedoch nicht an ihrem Platz, sondern sie beginnen, nach einem determinierten Plan unter der Führung von Gliazellen zu wandern. Am Ziel bilden sie Fortsätze (Axon und Dendriten) aus. Die Jung-Neurone sind **postmitotisch**, d. h. sie können sich nicht mehr teilen, sondern kümmern sich um ihre Spezialisierung (**Differenzierung**).

> **Merke**
>
> Gliazellen können sich zeitlebens aus Vorläuferzellen teilen, bösartige Tumoren nennt man Glioblastome. Nervenzellen können sich meist nicht mehr teilen (Ausnahme: z. B. olfaktorische Rezeptorneurone).

9.1.2 Rückenmark

Aufbau

Neuralrohr

Folgende Zellen des späteren Rückenmarks bevölkern das Neuralrohr:
- **Neuroblasten**: sie umgeben das Neuralrohr als **Mantelzone**, die sich später als markscheidenfreie »graue Substanz« weiterentwickelt. Die langen Fortsätze der Neuroblasten ziehen in die Peripherie und werden in der **Marginalzone** später von Markscheiden umgeben. Sie bilden in ihrer Gesamtheit die »**weiße Substanz**«.
- **Glioblasten**: Sie kümmern sich um das Wohlergehen der Nervenzellen.
- **Ependymzellen** kleiden das Lumen des späteren Zentralkanals aus, des Überrests des Neuralrohrs. In ihrem hochprismatischen Epithel sieht man ihnen ihre epitheliale Vergangenheit auch später noch gut an.

Mantelzone

In der Mantelzone bilden sich beidseits des Neuralrohrs durch Zellproliferation vordere und hintere Zellsäulen, die vom Sulcus limitans voneinander getrennt sind. Das Gebiet der hinteren Säule (Flügelplatte) wird zum **Hinterhorn** (Columna posterior: somatoafferent: sensibel), und das der vorderen Säule (Grundplatte) zum **Vorderhorn** (Columna anterior: somatoefferent, motorisch). Im Bereich des thorakalen Rückenmarks differenziert sich noch ein **Seitenhorn** (Columna lateralis mit viszeroafferenten und viszeroefferenten Ganglien).

An der dorsalen und ventralen Wand des Neuralrohrs gedeihen keine Nervenzellen. Diese als Deck- und Bodenplatte bezeichneten Regionen dienen nur der Kreuzung von Nervenfasern von einer Seite auf die andere (◨ Abb. 9.1, ◨ Abb. 9.2).

Marginalzone

Die Marginalzone gliedert sich durch das Einwachsen von aufsteigenden und absteigenden Fortsätzen in 3 Bereiche (◨ Abb. 9.1):
- **Hinterstrang** (Funiculus posterior),
- **Seitenstrang** (Funiculus lateralis) und
- **Vorderstrang** (Funiculus anterior).

Aufstieg (Ascensus) des Rückenmarks

Zunächst macht sich das Rückenmark ganz gut, es füllt nahezu die gesamte Länge des Wirbelkanals aus. Mit zunehmendem Wachstum des Gesamtorganismus fällt es allerdings zurück, und es scheint, als ob es im Rückenmarkskanal hochgezogen würde. Bei der Geburt steht der Endzapfen des Rückenmarks (Conus medullaris) nur in Höhe von L3, die Wurzelfasern reichen allerdings weiter nach kaudal und werden auch heute noch als Pferdeschweif (Cauda equina) bezeichnet. Auch postnatal »rutscht« der Conus medullaris noch bis etwa L1 hoch.

> **KLINIK**
>
> Achtung **Lumbalpunktion bei Neugeborenen**! Der noch tiefe Stand des Conus medullaris macht eine tiefere Punktion als L3 (beim Erwachsenen wäre das hier möglich) erforderlich.

Bildung der Spinalganglien und der Spinalnerven

Spinalnerven bestehen aus einer (efferenten) **motorischen Radix anterior** (Vorderwurzel) und einer (afferenten) **sensiblen Radix posterior** (Hinterwurzel). In der 4. Woche sprossen die Axone der motorischen Vorderhornzellen aus der Vorderwurzel hinaus, suchen die Myoblasten, finden sie und bilden Synapsen mit ihnen. Aus ausgewanderten Neuralleistenzellen bilden sich die Kopfganglien und Spinalganglien. Von diesen wachsen etwa eine Woche später bipolare Axone sowohl in das Hinterhorn des Rückenmarks hinein als auch in die Peripherie hinaus. Das Perikaryon bleibt unschlüssig stehen und wird pseudounipolar. Eine kurze Strecke verlaufen vordere und hintere Wurzel in der Peripherie zusammen und heißen dann Spinalnerv.

> **Merke**
>
> Die **Radix anterior** des Spinalnerven entsteht aus dem Neuroektoderm, und die **Radix posterior** entsteht aus dem Spinalganglion (Neuralleiste).

9.1.3 Gehirn

Während das Neuralrohr des späteren Rückenmarks zu einem dünnen, langen Kanal, dem Zentralkanal wird, entstehen im kranialen Bereich **bläschenförmige Erweiterungen**, die unterschiedlich schnell wachsen, sich deswegen auch krümmen und **Beugen** verursachen. Wir unterscheiden 3 Bläschen und 3 Beugen:

- Prosencephalon (Vorderhirnbläschen),
- Mesencephalon (Mittelhirnbläschen) mit Flexura cephalica (Scheitelbeuge),
- Rhombencephalon (Rautenhirnbläschen) mit Flexura pontis (Brückenbeuge) und Flexura cervicalis (Nackenbeuge).

Prosencephalon

Das Prosencephalon (Vorderhirnbläschen) bläst sich beidseits nach lateral in 2 Hemisphärenbläschen (**Telencephalon**, Endhirn) auf. Die **Lamina terminalis** ist der vordere, unpaare Teil des Endhirns. Aus ihr entwickeln sich die Kommissuren (Commissura anterior, Commissura posterior, Corpus callosum); ein Rest bleibt als Septum pellucidum. Die Höhlen des Endhirns sind die Seitenventrikel. Sie kommunizieren jeweils mit dem Foramen Monroi mit dem Lumen des dazwischen liegenden Abschnitts, dem III. Ventrikel des **Diencephalon** (Zwischenhirn). Am Boden der Seitenventrikel liegen die Basalganglien (später: Corpus striatum). Die übrige Hemisphärenwand ist die Anlage des Großhirnmantels (**Pallium**). Das Pallium lässt sich einteilen in

- das **Palaeopallium** (Archipallium) und
- ein **Neopallium**.

Ein weiterer Teil des Prosencephalon ist das **Diencephalon** (Zwischenhirn): Die Deckplatte des Diencephalon wird zur Epiphyse. Boden- und Grundplatten fehlen. Aus den Flügelplatten entstehen Thalamus und Hypothalamus.

Mesencephalon

Das Mesencephalon (Mittelhirnbläschen) ist der kürzeste und primitivste Abschnitt. Die Grundplatte besitzt motorische und parasympathische Gruppen von Hirnnervenkernen, in der Marginalzone verlaufen die Crura cerebri. Aus der Flügelplatte entstehen die Vierhügelplatten. Das Neuralrohr des Mittelhirns wird zum Aquaeductus mesencephali, das den III. Ventrikel des Zwischenhirns mit dem IV. Ventrikel des Rautenhirns verbindet. Das Mesencephalon beugt sich stark nach dorsal (**Scheitelbeuge,** Flexura cephalica).

Rhombencephalon

Das **Rhombencephalon** (Rautenhirnbläschen) ist nach dem rautenförmigen Aussehen des IV. Ventrikels benannt, der Rautengrube. Das Rhombencephalon lässt sich durch die Rautenlippen in 2 Abschnitte differenzieren:

- Nachhirn (**Metencephalon**) und
- **Myelencephalon** (Medulla oblongata).

Im Metencephalon entwickelt sich nach ventral die **Brücke** (Pons, nach ventral gekrümmt: **Brückenbeuge,** Flexura pontis) und nach dorsal das **Kleinhirn** (Cerebellum: nach dorsal gekrümmt: **Nackenbeuge**, Flexura cervicalis). Die Kleinhirnanlage entwickelt sich aus der Rautenlippe und überdeckt die Rautengrube. Die beginnende Einfältelung der Oberfläche schafft mehr Platz für die Kleinhirnrinde. Da die seitlichen Anteile stärker wachsen als der mediane Anteil, wird dieser als Wurm (Vermis cerebelli) später von den Hemisphären teilweise überdeckt.

Ventrikelsystem und Plexus choroideus

Die 4 Ventrikel sind Erweiterungen des Neuralrohrs in der Gehirnanlage. An der **Deckplatte** der Ventrikel liegen keine Neuroblasten, sondern Ependymzellen, die zusammen mit gefäßreichem Mesenchym den späteren **Plexus choroideus** (für die Liquorproduktion) bilden.

KLINIK

Der **Hydrocephalus internus** beruht auf einer Zirkulationsstörung des intraventrikulären Liquor cerebralis, meist infolge einer Einengung oder Blockade des Aquaeductus mesencephali. Das Prinzip »überlaufende Badewanne« tritt in Kraft: es wird mehr Liquor produziert als im äußeren Liquorraum resorbiert werden kann. Folge ist Erweiterung des Neurocraniums (vor Verfestigung der Suturen) mit Kompressionsschäden der absteigenden motorischen Bahnen, Vigilanzstörungen, und abnormer Zunahme des Kopfumfangs. Nach Verfestigung der Suturen wirkt sich der gesteigerte Hirndruck nur noch auf das Gehirn selbst aus (mit Kompressionserscheinungen) und weniger auf den knöchernen Schädel.

Dagegen beruht der **Hydrocephalus externus** auf einer Zirkulationsstörung innerhalb des äußeren Liquorraums, also des Subarachnoidalraums.

Hypophyse

Die Hypophyse entsteht aus 2 Anteilen:
- **Neurohypophyse** (Hypophysenhinterlappen): Ausstülpung aus dem Diencephalon (mit Infundibulum).
- **Adenohypophyse** (Hypophysenvorderlappen): Ektodermale Abschnürung des Stomatodeum (unmittelbar vor der Rachenmembran, Rathke-Tasche) in der 3. Woche. Am Ende der Embryonalperiode verliert sie die Verbindung zur Mundhöhle und klammert sich mit der Pars tuberalis nur noch ans Infundibulum.

9.1.4   Angeborene Fehlbildungen

Anencephalus

Die Anencephalie ist häufig (1:1000) und beruht darauf, dass sich der kraniale Anteil des Neuralrohrs nicht verschließt. Damit fehlt das Schädeldach. Die Neugeborenen sterben in der Regel kurz nach der Geburt. Meist ist ein Anencephalus kombiniert mit zervikalen oder thorakalen Verschlussdefekten des Neuralrohrs.

Spina bifida

Der Spina bifida liegt ein Verschlussdefekt der Wirbelbögen zugrunde. Häufigster Ort ist der Lumbalbereich. Man unterscheidet:
- **Spina bifida occulta**: Der Spalt ist von Haut bedeckt. Rückenmark und Rückenmarkshäute sind nicht betroffen; es handelt sich oftmals um einen radiologischen Zufallsbefund.
- **Spina bifida aperta**: Der Defekt ist nicht von Haut bedeckt. Hier stülpen sich entweder Rückenmarkshäute (Meningozele) oder zusätzlich Rückenmark (Meningomyelozele) hinein (Häufigkeit 1:2000).

KLINIK

Beim **Arnold-Chiari-Syndrom** ist das gesamte Gehirn nach kaudal verlagert. Das Kleinhirn ist im Foramen magnum eingeklemmt. Dies ist meist begleitet von einem Hydrocephalus internus (s. o.).

9.2   Rückenmark

9.2.1   Gestalt, Gliederung, Lage

Das Rückenmark erstreckt sich über eine Länge von etwa 45 cm von der Medulla oblongata des Hirnstamms bis etwa L1/L2. Es endet hier im Conus medullaris, aus dem das aus Faserglia bestehende Filum terminale bis zum 2. Steißbeinwirbel folgt. Die Wurzeln der kaudalen Spinalnerven ziehen als Cauda equina zu ihren Austrittslöchern (bis Co1). Das Rückenmark ist nicht überall gleich dick, da in den verschiedenen Ebenen unterschiedlich viele Myotome und Dermatome zu versorgen sind. In Höhe der Extremitätenabgänge gibt es daher »Anschwellungen« (Intumescentiae) des Rückenmarks:
- Intumescentia cervicalis (C4-Th1) für die obere Extremität, und
- Intumescentia lumbosacralis (L2-S2) für die untere Extremität.

Gestalt

Im Querschnitt hat das Rückenmark eine ovale bis runde Form. Die beiden symmetrischen Hälften werden vorn durch die tiefe Fissura mediana anterior und hinten durch den flachen Sulcus medianus posterior abgegrenzt. Seitliche Einkerbungen sind der Sulcus posterolateralis und der Sulcus anterolateralis. Aus diesen Einkerbungen ziehen die Wurzelfäden (Fila radicularia anterioria und posterioria) heraus bzw. herein. 10–12 davon vereinigen sich zur

- **Radix anterior** (motoria): motorische Vorderwurzel,
- **Radix posterior** (sensoria): sensible Hinterwurzel.

Weiterhin ist auf dem Querschnitt zu erkennen (◘ Abb. 9.1):

- Ependymausgekleideter **Zentralkanal** (Fortsetzung des zerebralen Ventrikelsystems),
- **graue Substanz**: Schmetterlingsförmiges Areal der Kerngebiete der Nervenzellen. Sie sind in Hörnern organisiert: Vorderhorn, Hinterhorn, ggf. Seitenhorn,
- **weiße Substanz**: Markscheidenhaltige Zone auf- und absteigender Bahnen. Sie gliedert sich in **Vorderstrang** (Funiculus anterior), **Seitenstrang** (Funiculus lateralis), und **Hinterstrang** (Funiculus posterior) (▶ Kap. 9.2.3).

Gliederung

Das Rückenmark ist fein gegliedert in 31 Segmente, die 31 Spinalnervenpaare verlassen. Die Rückenmarkseg-

mente liegen im Halsbereich noch etwa auf gleicher Höhe mit den Wirbeln, aber nach kaudal verschiebt sich dies aufgrund des scheinbaren Ascensus des Rückenmarks. Das Rückenmarksegment L1 etwa liegt in Höhe des 10. Brustwirbels, verlässt den Wirbelkanal aber erst unter dem 1. Lendenwirbel. Man kann die Segmente folgenderweise einteilen:

- **Halsmark** (Pars cervicalis), C1–C8 (das liegt daran, dass je ein Spinalnerv das Halsmark über dem ersten und unter dem 7. Halswirbel verlässt: macht insgesamt 8),
- **Brustmark** (Pars thoracica), Th1–Th12,
- **Lendenmark** (Pars lumbalis), L1–L5,
- **Sakralmark** (Pars sacralis), S1–S5 und
- **Kokzygealmark** (Pars coccygealis), Co1–Co3.

9.2.2 Graue Substanz

Die graue Substanz ist gegliedert in paarig angelegte Vorder-, Seiten-, Hintersäulen, die auf Segmentebene im Querschnitt jeweils als »Hörner« (Cornua) erscheinen. Man unterscheidet in der grauen Substanz 3 verschiedene Gruppen von Nervenzellen:

- **Wurzelzellen** (Motoneurone) liegen im Vorderhorn und projizieren ihre Axone in die Vorderwurzel. Die größten sind die α-Motoneurone. γ-Motoneurone sind kleiner, ihre Axone enden in den Muskelspindeln. Präganglionäre Motoneurone des Sympathikus liegen in der Seitensäule von C8–L2. Präganglionäre Motoneurone des sakralen Para-

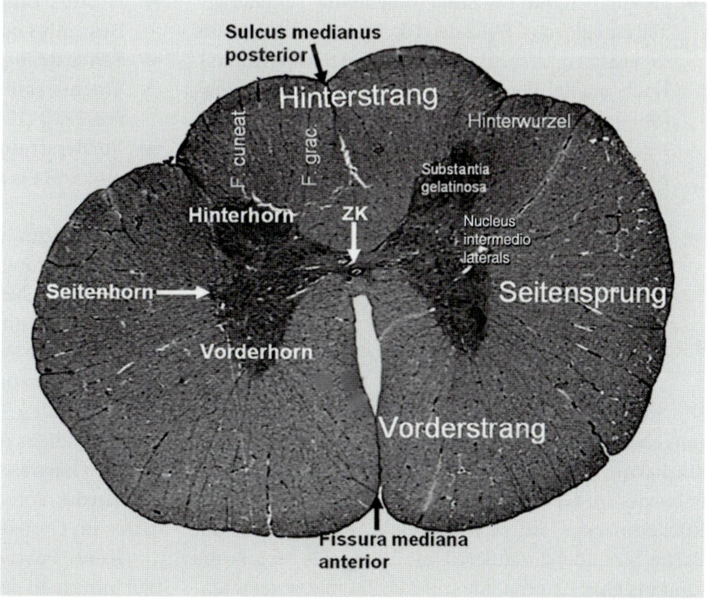

◘ **Abb. 9.1.** Querschnitt durch das Rückenmark mit Bezeichnung von Hinter-, Seiten- und Vorderstrang. ZK: Zentralkanal

sympathikus liegen in den Segmenten S2–S4. Beide Typen projizieren ihre Axone ebenfalls in die Vorderwurzel.

- **Binnenzellen**: Interneurone, deren Fortsätze die graue Substanz nicht verlassen und meist auf Segmentebene bleiben. Alle inhibitorischen Neurone sind Binnenzellen. Kommissurenzellen verbinden kontralaterale Neurone innerhalb eines Segments. Assoziationszellen verbinden Neurone mehrerer Segmente derselben Seite. Renshaw-Zellen dienen der negativen Rückkopplung. Sie können α-Motoneurone hemmen.
- **Strangzellen** liegen im Hinterhorn und in der Zona intermedia. Sie projizieren ihre Axone in die weiße Substanz und bilden damit die aufsteigenden Bündel des Seitenstrangs. Sie können als Kommissurenzellen auf die Gegenseite kreuzen oder als Assoziationszellen ipsilateral bleiben.

Zytoarchitektonische Gliederung

Form und Anordnung der Nervenzellen im Rückenmark lassen 10 zytoarchitektonische Zonen (Laminae nach Rexed) unterscheiden. Schicht I–IX werden von hinten nach vorn durchnummeriert, Schicht X liegt um den Zentralkanal (◘ Abb. 9.1). Hier eine Auswahl:

- Lamina II, **Substantia gelatinosa**. Hier erfolgt die Umschaltung der Schmerzafferenzen auf Neurone des Tractus spinothalamicus lateralis.
- Lamina III–VI bilden den **Nc. proprius**, der zahlreiche Binnenneurone enthält, und die Perikaryen der Strangzellen für die **Schmerzbahn** und **Tiefensensibilität** (Tractus spinocerebellaris anterior).
- Lamina VII und IX, **Zona intermedia**. Ihr lateraler Teil enthält von C8–L2 den **Nc. intermediolateralis** (Seitenhorn, Ursprungsganglien des **Sympathikus**). Nach medial liegt bei C8–L3 der **Nc. thoracicus** (Stilling-Clarke-Säule) mit den primären Afferenzen aus dem Bewegungsapparat der unteren Körperhälfte (Beginn des Tractus spinocerebellaris posterior).
- Lamina VIII und IX, Zone der großen α-Motoneurone, γ-Motoneurone und Renshaw-Zellen.

9.2.3 Weiße Substanz

Die weiße Substanz enthält die langen auf- und absteigenden Bahnen. Diese treten als markhaltige und markarme Nervenfasern auf. Die Perikaryen liegen entweder im Gehirn oder in der grauen Substanz des Rückenmarks. Natürlich ist auch Glia mit von der Partie. Sie bildet die äußere Umhüllung, die Membrana limitans gliae externa, die mit der Pia mater verwach-

sen ist. Von dort aus strahlen radiär Gliafasern auf die graue Substanz zu. Die weiße Substanz ist gegliedert in:

- **Vorderstrang** (Funiculus anterior) zwischen Fissura mediana anterior und der Vorderwurzel der Spinalnerven,
- **Seitenstrang** (Funiculus lateralis) zwischen Vorder- und Hinterwurzeln der Spinalnerven,
- **Hinterstrang** (Funiculus posterior). Er führt im Hals und oberen Brustmark den medialen **Fasciculus gracilis** (Goll-Strang, für Afferenzen der unteren Extremität) und den lateral gelegenen **Fasciculus cuneatus** (Burdach-Strang, für Afferenzen der oberen Extremität).

Leitungsapparat: aufsteigende Bahnen

Aufsteigende Bahnen enthalten Bahnen mit folgenden Qualitäten zum Gehirn (◘ Abb. 9.2):

- **Exterozeptive Wahrnehmung** (Oberflächensensibilität): Thermo-, Mechano-, Nozizeption, d. h. Berührung, Druck, Vibration, Wärme, Kälte, Schmerz. Grobwahrnehmung (**protopathische Sensibilität**) und Feinwahrnehmung (**epikritische Sensibilität**) wird von verschiedenen Fasern geleitet.
- **Propriozeptive Wahrnehmung** (Tiefensensibilität): Muskel- und Sehnenspindeln, Periost, Vibration.
- **Interozeptive Wahrnehmung**: Afferenzen aus den Eingeweiden, Blutgefäßen.

Aufsteigende Bahnen reisen im Rückenmark im

- **Hinterstrang** als Fasciculus gracilis (Goll) und Fasciculus cuneatus (Burdach),
- **Seitenstrang** als Tractus spinothalamicus lateralis, Tractus spinocerebellaris anterior (Gowers) und posterior (Flechsig) und
- **Vorderstrang** als Tractus spinothalamicus anterior und Tractus spinoolivaris.

Hinterstrangbahnen (Fasciculus gracilis et cuneatus)

Die Hinterstrangbahnen leiten die **epikritische Sensibilität**. Ihr **1. Neuron** liegt im Spinalganglion. Lange Fasern ziehen ungekreuzt zum Nc. gracilis und Nc. cuneatus in der Medulla oblongata. Dort werden sie auf das **2. Neuron** umgeschaltet und ziehen weiter zum kontralateralen Thalamus, d. h. sie wechseln im Lemniscus medialis die Seite.

Im Thalamus erfolgt dann die Umschaltung auf das **3. Neuron**. Von dort geht es als Tractus thalamocorticalis zum Gyrus postcentralis des Scheitellappens.

Kurze Fasern gehören zum Eigenapparat. Sie bleiben innerhalb der jeweiligen Rückenmarksegmente.

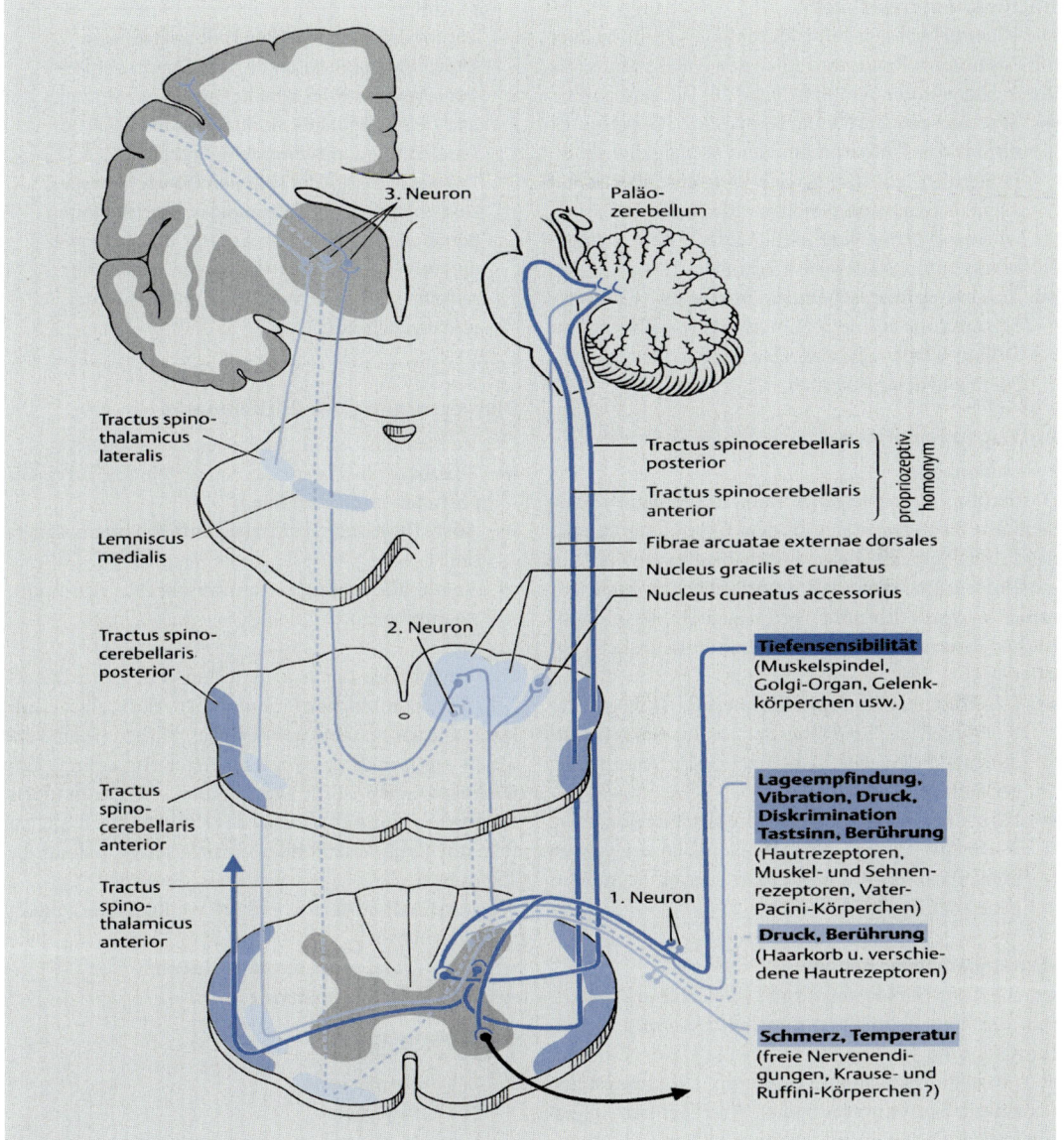

◘ Abb. 9.2. Übersicht über die aufsteigenden Bahnen des Rückenmarks. (aus Wagner; http://www.anatom.uni-tuebingen.de/docs/NeuroSinneSS2005/01-EntGeschRueckenmark.pdf)

Die Tractus spinothalamicus lateralis und anterior werden als **Vorderseitenstrang** zusammengefasst. Sie leiten die **protopathische Sensibilität**.

Tractus spinothalamicus lateralis
Der Tractus spinothalamicus lateralis führt **Schmerzbahnen** zum Thalamus. Das 1. Neuron (wie gewohnt im Spinalganglion) wird in der Substantia gelatinosa (s. o.) umgeschaltet. Das 2. Neuron kreuzt auf Segment-

ebene in den kontralateralen Seitenstrang. Im Thalamus wird es auf das 3. Neuron umgeschaltet, das in den Gyrus postcentralis zieht.

Tractus spinothalamicus anterior
Der Tractus spinothalamicus anterior leitet das Grobe, Protopathische, zum Gehirn. Ebenso wie der Tractus spinothalamicus lateralis kreuzt er schon auf Segment-ebene.

Tractus spinocerebellares

Die Kleinhirnbahnen informieren das Kleinhirn über die Position im Raum und über den Muskeltonus. Sie liegen lateral unter der Oberfläche des Rückenmarks.

- **Tractus spinocerebellaris anterior** (Gowers): Er nimmt das 1. Neuron aus dem Spinalganglion im Hinterhorn auf. Die Axone kreuzen teilweise auf Segmentebene und ziehen zur Rinde des Kleinhirnwurms (Vermis cerebelli), andere ziehen ungekreuzt zum ipsilateralen Kleinhirn.
- **Tractus spinocerebellaris posterior** (Flechsig): Seine Axone aus dem Hinterhorn (Nc. thoracicus, Stilling-Clarke-Säule) steigen ungekreuzt zum ipsilateralen Kleinhirnwurm.

Absteigende Bahnen

Pyramidenbahn

Die berühmteste absteigende Bahn ist die sog. Pyramidenbahn. Sie führt Fasern aus dem Gyrus praecentralis des Frontallappens (Area 4 nach Brodmann) zu den α-Motoneuronen bzw. den sie umgebenden Interneuronen im Vorderhorn. Er wird begleitet von inhibitorischen Fasern, die zu hemmenden Interneuronen projizieren.

- Der **Tractus corticospinalis lateralis** ist ihr größter Faseranteil, der in Höhe der Decussatio pyramidum auf die Gegenseite kreuzt und im Seitenstrang verläuft.
- Fasern des **Tractus corticospinalis anterior** (etwa 5–10% der Fasern) ziehen vorn neben der Fissura mediana anterior und kreuzen erst auf Segmentebene zur Gegenseite.

»Extrapyramidale« Bahnen

Unter extrapyramidalen Bahnen versteht man Efferenzen, die nicht zum Pyramidenbahnsystem gehören. Ihre Neurone steuern die unbewusste Koordination von Bewegungsabläufen, reagieren auf Sinnesreize (akustisch, optisch, vestibulär). Ihre Zentren liegen subcortical. Die Fasern enden meist an den γ-Motoneuronen des Vorderhorns. Zu ihnen zählen:

- **Tractus tectospinalis**: Seine Fasern ziehen vom Dach des Mesencephalon (Colliculus superior) und kreuzen auf die Gegenseite in Richtung Halsmark, sie sind zuständig für die Koordination von Augen- und Kopfbewegungen.
- **Tractus reticulospinalis**: Ursprung in der Formatio reticularis,
- **Tractus vestibulospinalis**: Ursprung in den Kernen des N. vestibularis.

Reflexbögen: Eigen- und Fremdreflexe

(GK Physiologie ▶ Kap. 15.4.2)

> **KLINIK**
>
> Das Syndrom der **spinalen Halbseitenläsion** (Brown-Sequard) kommt vor bei Tumorkompression. Symptome: Ipsilateraler Ausfall der Motorik und Tiefensensibilität. Kontralateraler Ausfall der Temperatur- und Schmerzempfindung.
>
> Das Syndrom der **spinalen Querschnittsläsion** entspricht der vollständigen Durchtrennung der Rückenmarksbahnen. Es führt, abhängig von der Höhe der Läsion, zu Verlust von Sensibilität, schlaffer Parese der Muskulatur und Verlust der spinalen Reflexe.

Blutversorgung des Rückenmarks

Das Rückenmark erhält arterielles Blut aus der:

- **A. subclavia** (Halsmark: Aa. vertebralis, cervicalis profunda und ascendens),
- **Aorta thoracalis** (Brustabschnitt: Aa. intercostales) und
- **Aorta abdominalis** (lumbosakraler Abschnitt: Aa. lumbales).

Die Rr. spinales der o. g. Arterien geben die eigentlichen Rückenmarksarterien ab: **Aa. radiculomedullares anteriores** und **posteriores** bilden einen vorderen und mehrere hintere Arterienstämme. Ein wichtiges Gefäß ist die (lumbosakrale) **A. radicularis magna**. Unmittelbar um das Rückenmark geben folgende längsverlaufenden Spinalarterien Äste in die Tiefe ab:

- **A. spinalis anterior**, verläuft vor der Fissura mediana anterior.
- **2 Aa. spinales posterolaterales** und
- **2 Aa. spinales posteriores.**

> **Merke**
>
> **Zusammenfassung:**
> Das Rückenmark
> - wird in folgende Abschnitte eingeteilt: 8 Cervikal-, 12 Thorakal-, 5 Lumbal-, und 5 Sakral-Segmente.
> - erhält Afferenzen aus Haut, Muskeln und Eingeweiden (Extero-, Proprio-, Interozeption). Diese ziehen über die Hinterwurzeln ins Rückenmark und werden im Hinterstrang zum Gehirn geleitet.
> - sendet Efferenzen (im Befehlston, d. h. schnell) an Muskeln und Eingeweide. Diese verlassen das Rückenmark über die Vorderwurzeln (aus dem Vorderhorn bzw. Seitenhorn).
>
> ▼

- enthält Interneurone für den Eigenbedarf (z. B. Hemmung, Reflexbögen).
- beherbergt Bahnen mit Afferenzen zum Gehirn (Kleinhirn oder Thalamus)
- und Bahnen mit Efferenzen aus dem Gehirn. Diese sind sortiert in Hinterstrang, Seitenstrang und Vorderstrang.

9.3   Hirnstamm

Der Hirnstamm (Truncus encephali) ist der Mittler zwischen dem Rückenmark und Gehirn bzw. Kleinhirn. Zu ihm gehören:
- **verlängertes Mark** (Medulla oblongata),
- **Brücke** (Pons) und
- **Mittelhirn** (Mesencephalon).

Die Aufgaben dieser Bestandteile sind: sie stellen Transitwege für die großen auf- und absteigenden Bahnen dar, sind Ursprungsgebiete der »eigentlichen« Hirnnerven (III–XII) und dienen der Koordination lebenswichtiger Funktionen (z. B. Atemzentrum, Kreislaufzentrum).

9.3.1   Gestalt, Gliederung, Lage

Oberflächenstrukturen

Ventralseite

An der **Ventralseite** des Hirnstamms liegen die **Pyramiden**, der **Brückenfuß** und die **Hirnschenkel**. Hier kommen auch die Hirnnerven III, V–XII ans Tageslicht (◘ Abb. 9.3). Die Pyramiden liegen beidseits der Fissura mediana anterior des Rückenmarks. Seitlich der Pyramiden befinden sich die **Oliven** (Nucleus olivaris inferior). Damit endet die Medulla oblongata.

Kranial grenzen sich die querverlaufenden Fasern des Brückenfußes ab. Sie gehen nach lateral in den Brückenarm über. In der längsverlaufenden medianen Rinne der Brücke verläuft die A. basilaris. Am Unterrand der Brücke entspringt lateral der Komplex der Hirnnerven VII und VIII (N. facialis und N. vestibulocochlearis), die es sich im **Kleinhirnbrückenwinkel** bequem machen.

--- KLINIK ---

Tumoren im Kleinhirnbrückenwinkel (z. B. Akustikus-Schwannome) können Gleichgewichtsstörungen oder Hörstörungen (N. VIII) provozieren.

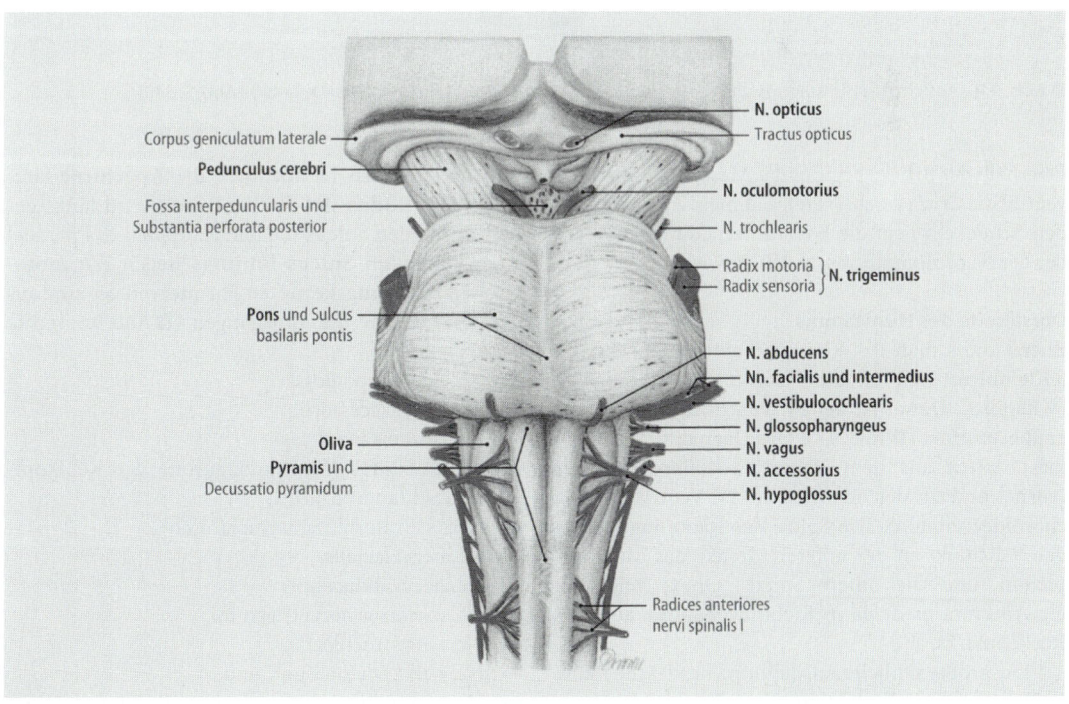

◘ **Abb. 9.3.** Ansicht des Hirnstamms und des Zwischenhirns von ventral. (Tillmann 2005) (► farbige Abb. S. 339)

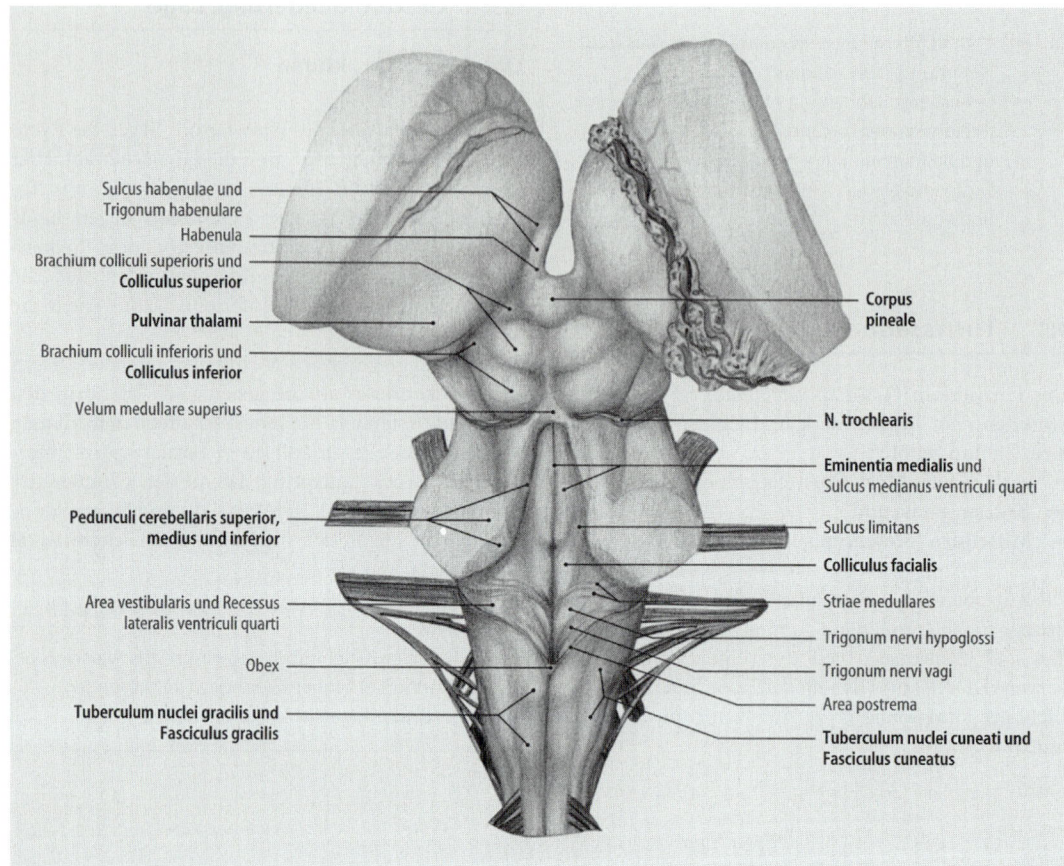

Sulcus habenulae und
Trigonum habenulare
Habenula
Brachium colliculi superioris und
Colliculus superior
Pulvinar thalami
Brachium colliculi inferioris und
Colliculus inferior
Velum medullare superius
**Pedunculi cerebellaris superior,
medius und inferior**
Area vestibularis und Recessus
lateralis ventriculi quarti
Obex
**Tuberculum nuclei gracilis und
Fasciculus gracilis**

Corpus
pineale
N. trochlearis
Eminentia medialis und
Sulcus medianus ventriculi quarti
Sulcus limitans
Colliculus facialis
Striae medullares
Trigonum nervi hypoglossi
Trigonum nervi vagi
Area postrema
**Tuberculum nuclei cuneati und
Fasciculus cuneatus**

Abb. 9.4. Ansicht des Hirnstamms und des Zwischenhirns von dorsal. (Tillmann 2005) (► farbige Abb. S. 340)

Oberhalb der Brücke beginnt das **Mesencephalon**, das ventral die Crura cerebri vereinnahmen. Zwischen beiden Schenkeln liegt die Fossa interpeduncularis, aus der der N. oculomotorius, N. III, entwischt.

Dorsalseite des Hirnstamms

Zuerst muss man das Kleinhirn abtrennen, das mit 3 Kleinhirnstielen mit dem Hirnstamm verbunden ist (► Kap. 9.5). Damit ist der IV. Ventrikel, die **Rautengrube**, eröffnet (Abb. 9.4). Das Dach des IV. Ventrikels besteht aus dem Velum medullare superius (vorne) und aus der Aderhaut des IV. Ventrikels (Tela choroidea, hinten). Die Spitze der Raute ragt bis an den Aquädukt an der unteren Grenze des Mesencephalon, und die untere Spitze (Obex) zeigt auf die Apertura mediana in Richtung Zentralkanal des Rückenmarks.

Die größte seitliche Ausdehnung besitzt die Raute im Recessus lateralis. In dieser Region liegen die Vestibulariskerne und die Verbindungen zwischen äuße-

rem und inneren Liquorraum, die **Aperturae laterales**. Der **Boden des IV. Ventrikels** wird längs geteilt durch den Sulcus medianus. Medial des parallel dazu laufenden **Sulcus limitans** liegen die **motorischen Ursprungskerne** der Hirnnerven. Sie sind aus der Grundplatte hervorgegangen (Abb. 9.5, rechte Seite):

— Nc. nervi hypoglossi,
— Nc. nervi accessorii,
— Nc. dorsalis nervi vagi,
— Nc. ambiguus (für Motoneurone der Kehlkopf- und Schlundmuskeln),
— Ncc. salivatorii (parasympathisch),
— Nc. nervi facialis,
— Nc. nervi abducentis,
— Nc. motorius nervi trigemini,
— Nc. nervi trochlearis,
— Nc. nervi oculomotorii und
— Nc. accessorius nervi oculomotorii (Edinger-Westphal; parasympathisch).

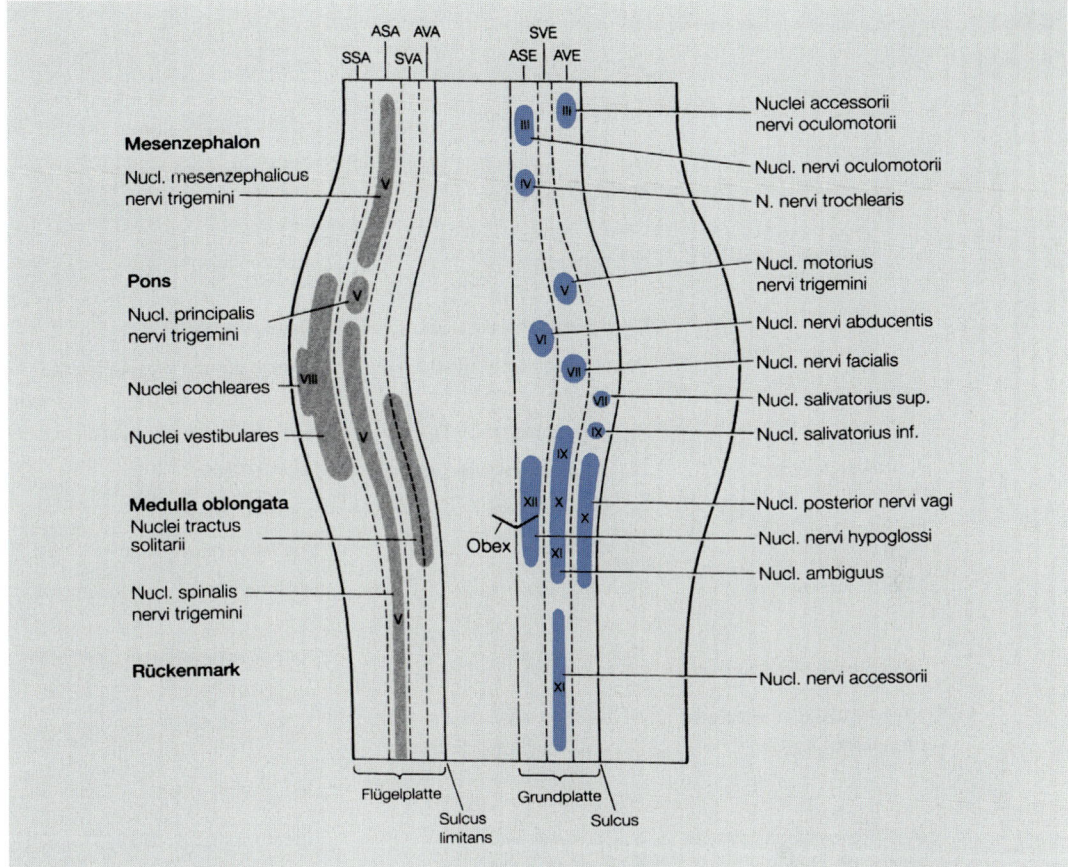

Abb. 9.5. Lage und Anordnung der Hirnnervenkerne III–XII; sie bilden 7 längsorientierte Reihen. Auf der linken Seite sind die afferenten Kerne dargestellt, auf der rechten Seite die efferenten Kerne. (Schiebler 2005)

Aus der **Flügelplatte, lateral des Sulcus limitans**, entstehen die **afferenten** Kerngebiete (speziell und allgemein somatoafferent, sowie speziell und allgemein viszeroafferent) (■ Abb. 9.5 linke Seite):
— Nc. spinalis nervi trigemini,
— Nc. tractus solitarii,
— Ncc. vestibulares,
— Ncc. cochleares,
— Nc. principalis nervi trigemini und
— Nc. mesencephalicus nervi trigemini.

Hirnnervenkerne und Austrittsstellen

Die Kerngebiete der Hirnnerven III–XII, ihre Austrittsstellen und Innervationsgebiete stellt ■ Tabelle 9.1 dar.

9.3.2 Innere Gliederung

Der Hirnstamm ist die Heimat der Formatio reticularis, der (echten) Hirnnervenkerne (s. o.), akustischer und optischer Schaltzentren, extrapyramidal-motorischer Kerngebiete sowie der großen Transitwege auf- und absteigender Bahnen.

Formatio reticularis

Die Formatio reticularis ist ein netzförmiges Areal von Kernen und Faserbündeln, das sich zwischen Medulla oblongata und dem Thalamus (Zwischenhirn) erstreckt. Es ist ein Koordinationszentrum für lebenswichtige vegetative Aufgaben.

▢ Tab. 9.1. Hirnnerven III–XII: Kerngebiete, Austritt aus dem Hirnstamm und Versorgungsgebiete

Hirnnerv		Name des Kerns	Qualität
Mesencephalon	N. III (N. oculomotorius)	Nc. nervi oculomotorii	somatoefferent
		Ncc. accessorii nervi oculomotorii (Edinger-Westphal)	viszeroefferent
	N. IV (N. trochlearis)	Nc. nervi trochlearis	somatoefferent
Brücke	N. V (N. trigeminus)	Nc. mesencephalicus nervi trigemini	viszeroafferent
		Nc. principalis nervi trigemini	somatoafferent, viszeroafferent
		Nc. spinalis nervi trigemini	somatoafferent, viszeroafferent
	N. IV (N. abducens)	Nc. motorius nervi trigemini	viszeroefferent
		Nc. nervi abducentis	somatoefferent
	N. VII (N. facialis)	Nc. nervi facialis	speziell viszeroefferent
	N. VII (N. intermedius)	Nc. salivatorius sup.	viszeroefferent (parasympathisch)
		Nc. solitarius ant.	speziell viszeroafferent (Schmecken)
	N. VIII (N. vestibulocochlearis) (Vestibularis-Anteil)	Nc. vestibularis sup. (Bechterew), Nc. vestibularis med. (Schwalbe), Nc. vestibularis lat. (Deiters), Nc. vestibularis inf. (Roller)	speziell somatosensibel
	N. VIII (N. vestibulocochlearis) (Cochlearis-Anteil)	Nc. cochlearis ant., Nc. cochlearis post.	speziell somatosensibel
	N. IX (N. glossopharyngeus)	Nc. spinalis nervi trigemini	viszeroafferent
		Nc. solitarius	speziell viszeroafferent (Schmecken)
		Nc. salivatorius inf.	viszeroefferent (parasympathisch)
		Nc. ambiguus	viszeroefferent
	N. X (N. vagus)	N. spinalis nervi trigemini	viszeroafferent
		Nc. solitarius	speziell viszeroafferent (Schmecken)
		Nc. dorsalis nervi vagi	viszeroefferent (parasympathisch)
		Nc. ambiguus	viszeroefferent
Medulla oblongata	N. XI (N. accessorius)	Nc. nervi accessorii	viszeroefferent
	N. XII (N. hypoglossus)	Nc. nervi hypoglossi	somatoefferent

Austritt aus dem Hirnstamm	Innervationsgebiet
Fossa interpeduncularis	M. levator palpebrae sup., alle äußeren Augenmuskeln außer M. obliquus sup. und M. rectus lateralis
dorsal! unterhalb des Colliculus inferior, seitlich des Velum medullare sup.	M. obliquus sup.
seitlich in Höhe der Brückenmitte	Muskelspindeln der Kaumuskulatur
	Berührung, Vibration der Gesichtshaut, Bindehaut und Hornhaut des Auges, Schleimhaut der Nasen- und Mundhöhle, Zähne
	Schmerz, Temperatur im Kopfbereich
zwischen Hinterrand der Brücke und der Pyramide	Kaumuskeln, Mundbodenmuskeln, M. tensor tympani
	M. rectus lateralis
Kleinhirnbrückenwinkel	mimische Muskulatur von Kopf und Hals
	Gl. lacrimalis, Drüsen des Nasen-Rachen-Raums, Gll. sublingualis und submandibularis
	Geschmacksknospen der vorderen 2/3 der Zunge (Chorda tympani) und des Gaumens (N. petrosus major)
Kleinhirnbrückenwinkel	Sinneszellen der Macula utriculi, Macula sacculi, Cristae ampullares
	Haarzellen des Corti-Organs
Sulcus posterolateralis der Medulla oblongata	Schleimhaut des Gaumens, Rachens
	Geschmacksknospen des hinteren Zungendrittels
	Gl. parotidea
	Pharynxmuskulatur
Sulcus posterolateralis	Äußerer Gehörgang
	Geschmacksknospen des Rachens, Schleimhaut der Brusteingeweide und Oberbauchorgane
	Brusteingeweide, Oberbauchorgane und Intestinaltrakt bis Cannon-Böhm-Punkt
	Larynxmuskulatur, Pharynxmuskulatur
Sulcus posterolateralis	M. trapezius, M. sternocleidomastoideus
Sulcus anterolateralis zwischen Olive und Pyramide	Zungenmuskulatur

---

9

Merke

In der **Formatio reticularis** liegen Atemzentrum, Kreislaufzentrum, Brechzentrum. Schlaf- und Wach-rhythmus, Aufmerksamkeit, Bewusstseinslage werden hier in Funktionseinheiten kontrolliert.

Wichtige monoaminerge Kerne (Ncc. reticulares) sind:

- **Nc. gigantocellularis**, Ausgang für den Tractus re-ticulospinalis,
- **Raphe-Kerne** bilden **Serotonin**, das von hier aus das ganze Gehirn erreicht,
- **Locus caeruleus**, wichtigster **Noradrenalin**-pro-duzierender Kern,
- **Area tegmentalis ventralis**, versorgt Großhirn-rinde und Nc. accumbens mit **Dopamin** und
- **Substantia nigra**, versorgt das Striatum (im Zwi-schenhirn) mit **Dopamin** (s. u.).

Wichtige Bahnen der Formatio reticularis sind:

- **Mediales Vorderhirnbündel** (Fasciculus medialis telencephali): Hier werden die aufsteigenden Bah-nen der monoaminergen Kerne gebündelt.
- **Mediales Längsbündel** (Fasciculus longitudinalis medialis): Hier werden Augenmuskelkerne und Vestibulariskene untereinander und miteinander verbunden. Es ist wichtig für den vestibulookulären Reflex.
- **Schütz-Bündel** (Fasciculus longitudinalis dorsalis) verbindet vegetative Kerne des Hypothalamus mit vegetativen Zentren des Hirnstamms und Rücken-marks.
- **Zentrale Haubenbahn** (Tractus tegmentalis centra-lis) durchzieht die Formatio reticularis, sie enthält vom Tegmentum ausgehende Bahnen, insbesondere vom Nc. ruber zur Olive (Bewegungskoordination).

Mesencephalon

Kranial der Brücke befindet sich der schmale Abschnitt des Mesencephalon. Es wird nach kranial vom Dience-phalon begrenzt. Auf Querschnitten ist es dreigeteilt. Berühmteste dorsale Struktur und absolut nicht zu übersehen ist die **Lamina tecti (Vierhügelplatte**, La-mina quadrigemina). Ventral schließt sich der größte Teil des Mesencephalon, das **Tegmentum mesencepha-licum** (Haube) an. Basal (ventral) verlaufen die Groß-hirnschenkel (Crura cerebri).

Kerngebiete des Mesencephalon sind:

- **Ncc. colliculi inferiores**: Schaltstation für die Hör-bahn. Von hier aus zieht das Brachium colliculi interioris zum Corpus geniculatum mediale des Thalamus ab.

- **Ncc. colliculi superiores**: Laminiertes optisches Reflexzentrum. Hier werden u. a. Augen- und Kopf-bewegungen koordiniert. Das Brachium collliculi superioris zieht zum Corpus geniculatum laterale des Thalamus.
- **Substantia grisea centralis** (zentrales Höhlengrau) legt sich um den Aquädukt und ist ein kaudaler Teil vegetativer diencephaler Zentren im Mittelhirn (u. a. Nociception).
- **Oculomotoriuskerne** liegen ventral des Aquädukts (s. o., ◧ Tab. 9.1).
- **Substantia nigra.** Unter der medialen Schleifen-bahn (s. u.) breitet sich ein schwarzes Kerngebiet ab, das in eine **Pars compacta** und eine **Pars reti-cularis** unterschieden wird. Die Ganglienzellen der Pars reticularis produzieren **Dopamin** und schaf-fen es zum Striatum. Die schwarze Färbung beruht auf Melaninpigmenten, einem Nebenprodukt der Dopaminsynthese. Unter anderem hemmt Dopa-min die Hemmung der striatalen Neurone auf die motorische Aktivität der Großhirnrinde.
- **Nucleus ruber**: Dieser im Querschnitt runde Kern ragt von den Colliculi superiores bis ins Zwischen-hirn hinein. Er besteht aus 2 Anteilen, einer **Pars magnocellularis** (große Zellen) und einer **Pars parvocellularis** (kleine Zellen, größte Ausdeh-nung). Wie beim Mars, ist auch seine rote Farbe auf eisenhaltige Pigmente zurückzuführen. Er ist Teil-haber am **extrapyramidalen** Schenkel des moto-rischen Systems. Er reguliert maßgeblich den Mus-keltonus und die unbewusste Koordination von Bewegungen. Der Nc. ruber erhält Afferenzen vom Kleinhirn (kontralateral), und von der Großhirn-rinde (ipsilateral). Er schickt Efferenzen v. a. zu den γ-Motoneuronen des Vorderhorns, an die Forma-tio reticularis und zur Olive.
- **Nc. interpeduncularis**, gehört zum limbischen Sys-tem (▶ Kap. 9.8.3).

Merke

Im Querschnitt sieht das **Mittelhirn** aus wie der Kopf von Mickey-Maus: Die Ohren sind die Crura cerebri, die Augen die Ncc. rubri.

Aufsteigende Bahnen des Hirnstamms

Aufsteigende Bahnen des Hirnstamms sind:

- **Lemniscus medialis** (mediale Schleifenbahn): führt somatosensible Afferenzen zum kontralate-ralen Thalamus.
- **Lemniscus lateralis** (laterale Schleifenbahn): Teil der Hörbahn, deren Fasern er zum Colliculus infe-rior der Vierhügelplatte führt (▶ Kap. 11).

- **Tractus spinocerebellaris anterior** (Gowers; ▶ Kap. 9.2.3).
- **Tractus spinocerebellaris posterior** (Flechsig; ▶ Kap. 9.2.3).

Absteigende Bahnen

Absteigende Bahnen des Hirnstamms sind:
- Pyramidenbahn (▶ Kap. 9.2),
- **Fibrae corticonucleares** kommen aus dem motorischen Cortex der Großhirnrinde und ziehen durch die Capsula interna zu den somatomotorischen Hirnnervenkernen. Sie verlaufen zum Teil gekreuzt und zum Teil ungekreuzt.
    - **Partiell gekreuzt** ziehen die Bahnen für die Hirnnerven N. III, V, VII (nur Stirn- und Lidmuskulatur), IX, X, XII.
    - **Ungekreuzt** verlaufen Bahnen für den N. IV und XI (nur Sternocleidomastoideus-Anteil).
    - **Gekreuzt** verlaufen Bahnen für die Hirnnerven N. VI, VII (ventraler Teil, für die Mundmuskulatur), XI (Trapezius-Anteil).
- **Tractus corticopontinus** zieht hauptsächlich vom Stirn- und Scheitellappen zu den Brückenkernen. Von hier aus gelangen motorische Impulse zu den Kleinhirnhemisphären.
- **Bahnen** des extrapyramidal-motorischen Systems (▶ Kap. 9.2).

9.3.3 Funktionelle Anatomie

Kornealreflex

Der **Kornealreflex** ist ein indirekter Reflex: bei Berührung der Cornea schließen sich die Augenlider.
- **Afferenz**: N. nasociliaris n. ophthalmici (V_2) zum sensiblen Trigeminuskerngebiet in der Medulla oblongata.
- **Efferenz**: N. facialis zum M. orbicularis oculi.

> **Merke**
>
> Der Kornealreflex erlischt im Koma oder während der Narkose als letzter und spiegelt damit zuverlässig die Tiefe der Bewusstlosigkeit wider.

Schluck- und Würgereflex

Der **Schluckakt** verläuft in mehreren Phasen (▶ Kap. 5). Gerät der Bissen an die hintere Rachenwand, wird der Reflex ausgelöst.
- **Afferenz**: N. glossopharyngeus und N. vagus, führt zum Schluckzentrum der Formatio reticularis in der Medulla oblongata.

- **Efferenzen**: Motorische Fasern der N. IX, X, N. hypoglossus (Zungenbinnenmuskeln), N. mandibularis (V_3: Mundbodenmuskeln), Plexus cervicalis (infrahyale Muskeln).

Adäquater Reiz für den **Würgereflex** ist die Berührung der Rachenhinterwand. Der Reflexbogen ist der gleiche wie beim Schluckreflex.

Optische Reflexe
Pupillenreflex

Der Pupillenreflex dient der Anpassung der Pupillenweite an die herrschenden Lichtverhältnisse. Bei Lichteinfall wird die Pupille desselben Auges (direkte Lichtreaktion) enger. Da retinopraetektale Fasern gekreuzt und ungekreuzt durch das Chiasma opticum laufen, verengt sich auch die Pupille des anderen Auges (konsensuelle Lichtreaktion). Bei Zyklopen entfällt die konsensuelle Lichtreaktion.
- **Afferenz**: N. opticus, Area praetectalis.
- **Efferenz**: N. oculomotorius (access. Kern Edinger-Westphal), Umschaltung im Ggl. ciliare, Nn. ciliares breves, M. sphincter pupillae.

Konvergenz

Unter Konvergenz versteht man die Einstellung der Blicklinien beider Augen. Zur Verschaltung siehe Akkomodation.

Akkommodations-Schaltapparat

Bei der Naheinstellung (Fixierung eines nahen Gegenstandes) kommt es zu einer Krümmung der Linsen, zu einer Konvergenz der Augen und zu einer Verengerung der Pupillen.
- **Afferenz**: Gesamte Sehbahn vom N. opticus bis zu Sehrinde.
- **Efferenz**: Von der Sehrinde zur Area praetectalis, dann weiter wie beim Pupillenreflex (Innervation des M. ciliaris und M. sphincter pupillae) durch den N. oculomotorius (Edinger-Westphal-Kern). Oculomotoriuskerne steuern die für die Konvergenz verantwortlichen Mm. recti mediales.

9.4   Mesencephalon

▶ Kap. 9.3

Merke ▪

Zusammenfassung:

Der **Hirnstamm** enthält:

- Hirnnervenkerne (III-XII),
- Formatio reticularis mit:
  - Kerngebieten für die Regelung autonomer Funktionen,
  - Kerngebieten mit Projektionen modulatorischer Transmitter für weite Teile des ZNS (**A**ktivierendes **R**etikuläres **A**ufsteigendes **S**ystem = ARAS) und
  - zentralem Höhlengrau (Nociception).
- Medulla oblongata
  - motorische und sensible Koordination von Kopf und Hals,
  - enthält Zentren für vitale autonome Funktionen (Verdauung, Atmung, Kreislauf, Schlaf/Wachzustand).
- Pons
  - leitet Informationen der Motorik von den Großhirnhemisphären zum Kleinhirn (und zurück über den Thalamus),
  - enthält Kerngebiete (Fortsetzung aus der Medulla oblongata).
- Mesencephalon
  - oberster Teil des Hirnstamms,
  - kontrolliert motorische und sensorische Funktionen wie Augen(Kopf-)Bewegungen und die Koordination von visuellen und akustischen Reizen.

9.5   Cerebellum (Kleinhirn)

Das Kleinhirn dient der Bewegungsplanung und der Feinabstimmung von Bewegungsabläufen. Es gehört zum Metencephalon und hat sich dorsal der Rautengrube entwickelt (▪ Abb. 9.6). Es hat folgende Bedeutungen:

- Es stellt phylogenetisch ein altes Kontrollorgan des **Gleichgewichtssystems** dar. Dieses **Vestibulocerebellum** ist weitgehend bedeutungsgleich mit dem **Archicerebellum**.
- Später kamen Koordinationsaufgaben für die Haltemotorik hinzu. Funktionell als **Spinocerebellum** benannt, deckt es sich weitgehend mit dem entwicklungsgeschichtlichen **Paleocerebellum**.

- Nach der Entwicklung der Großhirnhemisphären rüstet auch das Kleinhirn nach (z. B. in der Planung und Koordination der Willkürmotorik). Diese Teile werden als **Pontocerebellum** und entwicklungsgeschichtlich als **Neocerebellum** bezeichnet.

9.5.1   Gestalt, Gliederung

Lage

Das Organ besteht, ähnlich wie das Großhirn, aus corticalen Arealen, subcorticalen Kerngebieten und Bahnsystemen. Es liegt unter dem Hinterhauptslappen des Großhirns in der hinteren Schädelgrube, bedeckt vom Kleinhirnzelt (Tentorium cerebelli). Nach vorn oben bedeckt es die Rautengrube (IV. Ventrikel), nach unten hinten begrenzt es die Cisterna cerebellomedullaris.

Gliederung

Das Kleinhirn besteht aus drei Anteilen (▪ Abb. 9.7):

- 2 Kleinhirnhemisphären und
- Kleinhirnwurm.

Hemisphären

Die beiden Hemisphären sind ihrerseits durch Querfurchen in 3 Lappen unterteilt:

- **Lobus flocculonodularis**, der durch die Fissura dorsolateralis getrennt wird vom
- **Lobus posterior**, den wiederum die Fissura prima vom
- **Lobus anterior** abgrenzt. Lobus posterior und anterior werden zusammen als **Corpus cerebelli** bezeichnet.

Die Furchen (Fissurae cerebelli) und Windungen (Folia cerebelli) der Hemisphären geben dem Kleinhirn im Schnittbild das charakteristische Profil des Arbor vitae. Zu den Hemisphären zählt außerdem die Kleinhirnmandel (Tonsilla cerebelli), die am weitesten nach kaudal reicht und auch schon mal im Hinterhauptsloch eingeklemmt werden kann (untere Einklemmung).

Kleinhirnwurm

Der Wurm (Vermis cerebelli) ist der Anteil des Kleinhirns, der beide Hemisphären miteinander verbindet. er besteht aus:

- **Culmen** (Spitze),
- **Declive** (nach hinten absteigender Teil),
- **Uvula** (Anteil zwischen den Kleinhirntonsillen) und
- **Nodulus** (verbindet die Lobi flocculonodulares).

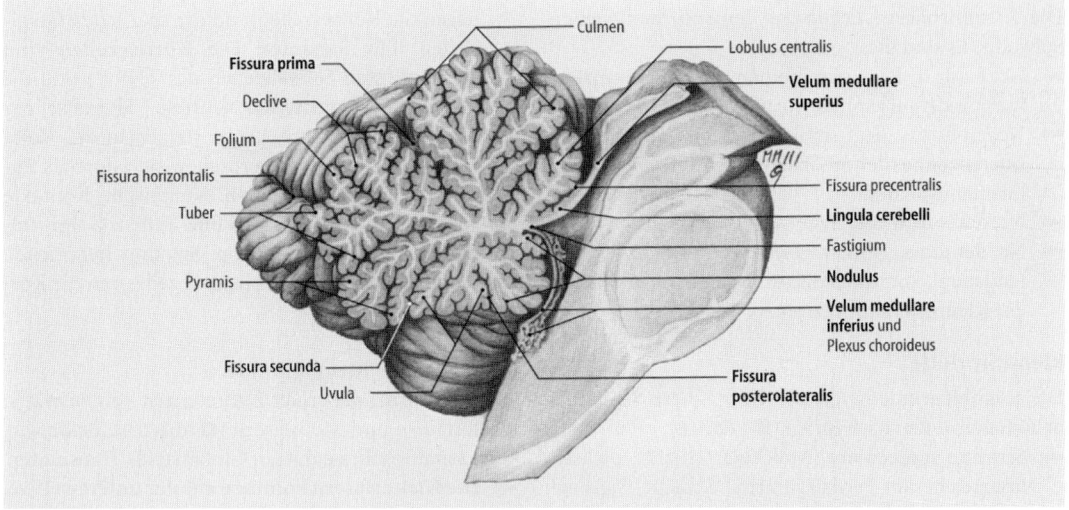

Abb. 9.6. Ansicht des Kleinhirns von medial. (Tillmann 2005)

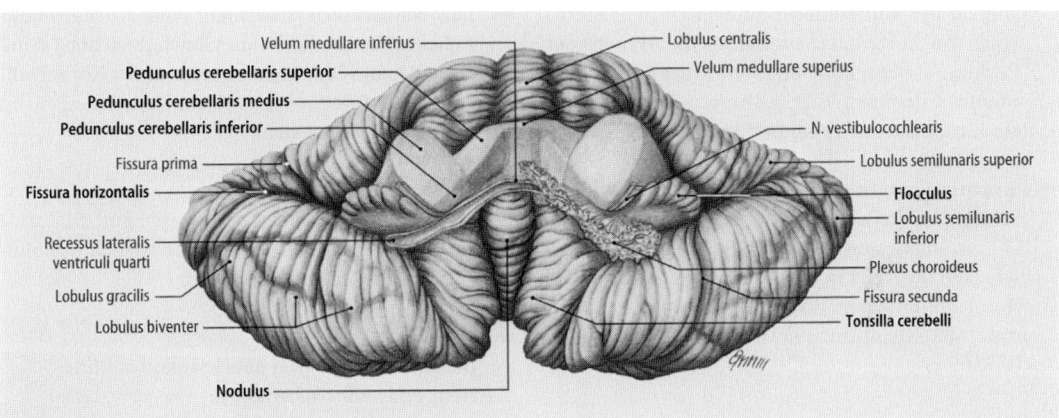

Abb. 9.7. Ansicht des Kleinhirns von ventral. (Tillmann 2005)

Kleinhirnstiele

Das Kleinhirn ist über 3 Säulen mit dem Hirnstamm verbunden. Die Kleinhirnstiele heißen:

- **Pedunculus cerebellaris superior** (oberer Kleinhirnstiel), er führt überwiegend Efferenzen des Kleinhirns (z. B. Tractus cerebellorubralis), die auf die Gegenseite kreuzen.
- **Pedunculus cerebellaris medius** (mittlerer Kleinhirnstiel), stärkster Stiel, mit Afferenzen von den Brückenkernen (daher der Spitzname »Brückenarm«).
- **Pedunculus cerebellaris inferior** (unterer Kleinhirnstiel), er führt überwiegend aufsteigende Bahnen vom Rückenmark (z. B. Tractus spinocerebellaris posterior) und der Olive, also Afferenzen und Efferenzen des Gleichgewichtssystems.

9.5.2 Innere Gliederung

Ähnlich wie das Rückenmark oder das Endhirn besteht auch das Kleinhirn aus weißer und grauer Substanz. Zur weißen Substanz zählen die myelinisierten Bahnen (Kleinhirnmark, Medulla cerebelli), die sich bis dicht unter die Rinde der Folia cerebelli und in die Kleinhirnstiele erstrecken. Zur grauen Substanz zählen die Rinde (Cortex cerebelli) und die im Mark liegenden Kleinhirnkerne.

Kleinhirnkerne

Die Kleinhirnkerne liegen im Zentrum der weißen Substanz. Es sind dies:

- **Nc. fastigii**, liegt paramedian, er kommuniziert nur mit dem Kleinhirnwurm,
- **Nc. globosus**, liegt seitlich des Nc. fastigii, erhält Efferenzen aus den medialen Abschnitten der Kleinhirnhemisphären,
- **Nc. emboliformis**, siehe Nc. globosus und
- **Nc. dentatus**, größter, gezackter Kern, am weitesten lateral, kommuniziert mit den lateralen Teilen der Kleinhirnhemisphären.

Kleinhirnrinde

Die Kleinhirnrinde ist dreischichtig. Diese Schichten heißen von außen nach innen (◘ Abb. 9.8):

- **Stratum moleculare** (Molekularschicht): dickste, faserreiche, an Perikarya arme Schicht. Sie liegt ganz an der Oberfläche und ist von Pia mater überzogen. Korallenfächerartige Dendriten der Purkinje-Zellen umnesteln die hier liegenden Somata der **Korbzellen** und **Sternzellen**. Sternzellen sind kurze Interneurone, die die Aktivität der Purkinje-Zellen kontrollieren. Korbzellen sind ebenfalls hemmende (GABAerge) Interneurone, die für die laterale Inhibition von Purkinje-Zellen zuständig sind.
- **Stratum ganglionare** (Pukinjense): Schmalste Schicht mit den wunderschönen großen Perikarya (70 μm Durchmesser!) der **Purkinje-Zellen**. Diese schicken ihr Axon in die Kleinhirnkerne und sind somit die **einzigen Efferenzen** (Projektionsneurone) der Kleinhirnrinde und wirken hemmend (GABA).

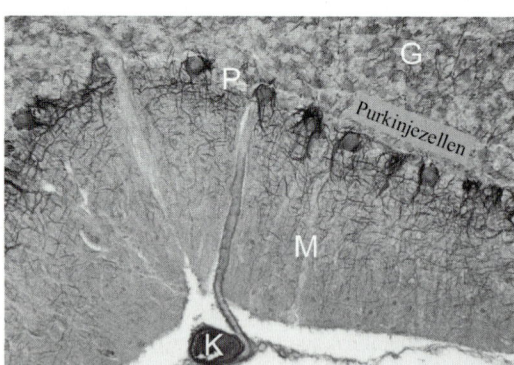

◘ **Abb. 9.8.** Kleinhirnrinde der Katze, Versilberungstechnik nach Cajal. M: Stratum moleculare, P, Stratum ganglionare (Purkinjense); G: Stratum granulosum; K: Kapillare in der etwas abgehobenen Pia mater, die einen Ast in die Kleinhirnrinde schickt

- **Stratum granulosum** (Körnerzellschicht). Hier liegen die Körnerzellen und die spärlichen Golgi-Zellen. Für Sammler: Die **Körnerzellen** sind die häufigsten Nervenzellen des ZNS (!) und die einzigen exzitatorischen Neurone (Glutamat) der Kleinhirnrinde. Ihre Axone steigen in die Molekularschicht auf und verbreiten sich dort als **Parallelfasern**. Diese bilden synaptische Kontakte zu den Dendriten der Purkinje-Zellen. **Golgi-Zellen** sind groß, aber knapp. Sie sind hemmende (GABAerge) Interneurone und zensieren die Körnerzellen.

Afferenzen der Kleinhirnrinde

Die Kleinhirnrinde erhält 2 Afferenzen von auswärts: Kletterfasern und Moosfasern (◘ Abb. 9.9). Beide wirken exzitatorisch; sie nutzen Glutamat als Transmitter.

- **Die Kletterfasern kommen aus der unteren Olive**. Jede einzelne klettert am Dendritenbaum einer Purkinje-Zelle in die Molekularschicht hinauf, um sie dort synaptisch zu küssen.
- **Die Moosfasern stammen vom Rückenmark, Brückenkernen und vom Gleichgewichtssystem**. Sie enden mit Moosfaserboutons in der Körnerzellschicht. Sie bilden exzitatorische Verbindungen mit mehreren Körnerzellen.

Efferenzen der Kleinhirnrinde

Die **einzige Efferenz** der Kleinhirnrinde sind die Axone der Purkinje-Zellen (◘ Abb. 9.9). Sie wirken inhibitorisch auf die Kleinhirnkerne.

> **Merke**
>
> **Das Kleinhirn arbeitet überwiegend inhibitorisch.** Erst wenn die hemmenden Purkinje-Zellen selbst inhibiert sind, kann überhaupt eine Erregung das Kleinhirn verlassen. An dieser **Feedforward Inhibition** sind maßgeblich die Parallelfasern der Körnerzellen in Zusammenarbeit mit den Sternzellen der Molekuarschicht beteiligt.

9.5.3 Kleinhirnbahnen

Afferente Bahnen

Afferente Bahnen erreichen das Kleinhirn vom/von:

- **Rückenmark**: Informationen über Tiefensensibilität kommen über die **Tractus spinocerebellaris anterior** und **posterior** als Moosfasern in das Spinocerebellum.
- **Brückenkernen (Ncc. pontis):** Afferenzen zur Koordination von Willkürbewegungen aus dem Groß-

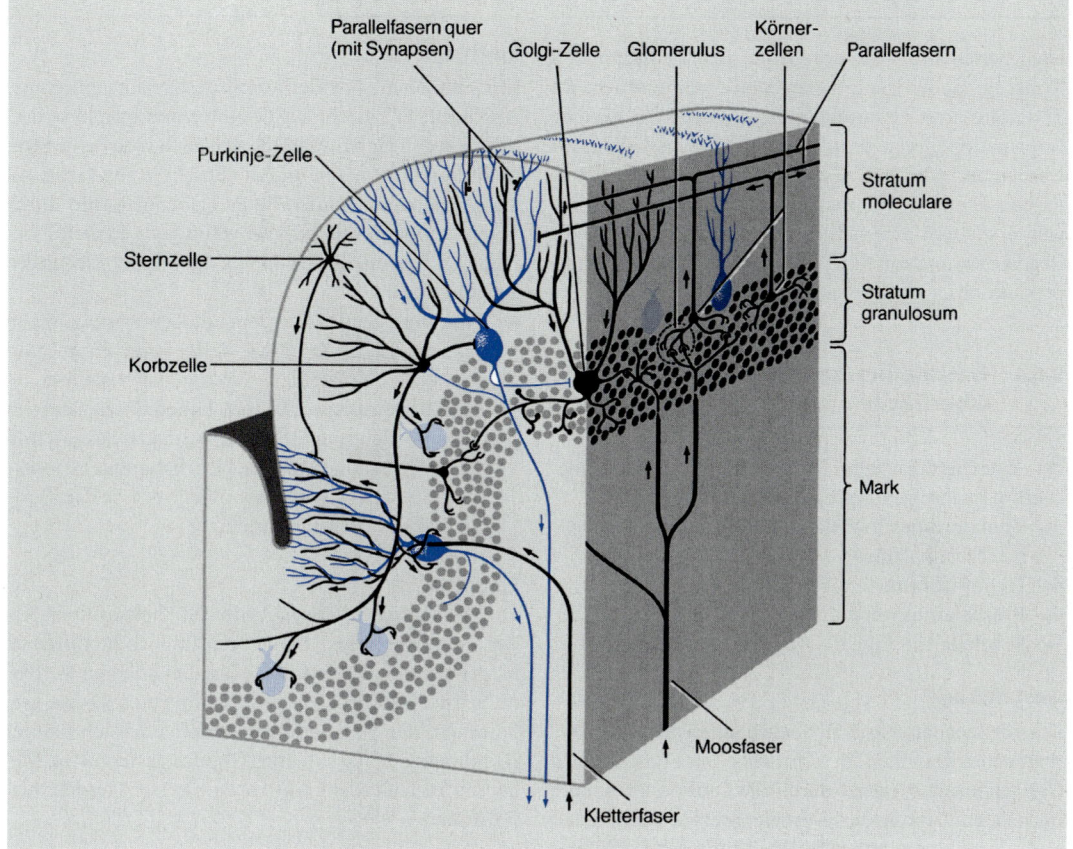

Parallelfasern quer
(mit Synapsen)   Golgi-Zelle   Glomerulus   Körnerzellen   Parallelfasern

Purkinje-Zelle

Sternzelle

Korbzelle

Stratum
moleculare

Stratum
granulosum

Mark

Moosfaser

Kletterfaser

Abb. 9.9. Kleinhirnrinde. Die Punktierungen an der Kleinhirnoberfläche markieren die Lage der Dendriten von Purkinje-Zellen, die im Schnitt nicht getroffen sind. (Schiebler 2005)

hirn: Tractus corticopontocerebellaris. Sie enden als Moosfasern in der Körnerzellschicht im Neocerebellum (Pontocerebellum).

— **Vestibulariskernen:** Signale aus dem Gleichgewichtsorgan enden als Moosfasern im Vestibulocerebellum.

Efferente Bahnen

Efferente Bahnen der Kleinhirnkerne verlassen das Kleinhirn über den Pedunculus superior:

— **Tractus cerebellothalamicus:** Vom Nc. dentatus zum kontralateralen Thalamus, dort Umschaltung auf den motorischen Cortex.
— **Tractus cerebellorubralis:** Fasern zum Nc. ruber.
— **Tractus cerebellovestibularis:** Fasern aus dem Nc. fastigii zu den Vestibulariskernen.
— **Tractus cerebelloreticularis:** Fasern zur Formatio reticularis; sie sorgen für eine ordentliche Augenmuskelkontrolle.

— KLINIK —
Zerebelläre Störungen. Kardinalsymptome bei Beschädigungen des Kleinhirns sind Störungen im Bewegungsablauf und der Koordination.
— **Ataxie:** Koordinationsstörungen im Bewegungsablauf.
— **Intentionstremor:** Grobschlägiges Zittern, das sich bei Nähern an das Ziel verstärkt.
— **Nystagmus:** Augenzittern, rhythmische oszillierende Augenbewegungen.
— **Dysdiadochokinese:** Störungen der schnellen Umschaltung von antagonistischen Bewegungen (z. B. Neurologengruß: Pronations-Supinationsbewegungen der Hand).

9.6   Diencephalon (Zwischenhirn)

Das Zwischenhirn ist der Große Bruder hinter den Kulissen. Seine Hauptkerngebiete, namentlich im Thalamus und Hypothalamus, entscheiden, welche Informationen von der Außenwelt bewusst gemacht werden und passieren dürfen. Nur wenige Daten, z. B. Riechafferenzen, können seiner Zensurschere entgehen. Weiterhin ist es Koordinator vieler endokriner Regelkreise und mischt als Drogenhändler mit (Opiatproduktion).

9.6.1   Gestalt, innere und äußere Oberfläche

Das Zwischenhirn liegt zwischen Großhirn und Hirnstamm. Zu ihm gehören zahlreiche Kerngebiete im:
- **Thalamus** (auch: »Thalamus dorsalis«) einschließlich Metathalamus,
- **Hypothalamus** mit Hypophyse,
- **Epithalamus** mit Epiphyse, und
- **Subthalamus** (auch: »Thalamus ventralis«).

Gestalt, Lage

Das Diencephalon liegt an beiden Seiten des schlitzförmig sagittal gestellten III. Ventrikels. Das Zwischenhirn ist nach vorne begrenzt durch die Lamina terminalis, nach lateral durch die Capsula interna, nach unten etwas unscharf durch den Oberrand des Colliculus superior des Mesencephalon, und nach vorn durch das Corpus mamillare.

Betrachtet man das Gehirn von **basal**, fällt als vorderste Struktur die Sehnervenkreuzung, das Chiasma opticum auf, das sich als Teil der Sehbahn in den Tractus opticus fortsetzt. Beide Tractus klammern in der Mitte das Infundibulum der Neurohypophyse ein. Als letzter sichtbarer Anteil des Diencephalon fallen die Corpora mamillaria ins Auge. Mehr kann man von ventral nicht sehen, ohne etwas zu beschädigen. Wenn man den Temporallappen herausbricht, sieht man die Fortsetzung des Tractus opticus, der uns um den Großhirnstiel herum zum Corpus geniculatum laterale des Thalamus (Pulvinar) verführt.

Wenn man von **dorsal** den Hinterhauptslappen etwas vom Kleinhirn abhebt, sieht man als hintersten Anteil des Diencephalon die Epiphyse in die Cisterna ambiens hereinragen. Sie liegt über der Vierhügelplatte des Mesencephalon.

9.6.2   Gliederung

Epithalamus

Der Epithalamus ist der am weitesten dorsal liegende Abschnitt. Er besteht aus der unpaaren **Epiphyse** und den paarigen **Habenulae**, die sich nach vorn in die **Stria medullaris** fortsetzen und die Epiphyse zügelartig mit den Thalami verbinden. Beide Habenulae sind durch eine Kommissur miteinander verbunden. In den Habenulae sind kleine Kerngruppen, die mit der Riechbahn assoziiert sind:
- **Ncc. praetectales** sind dem Edinger-Westphal-Kern (akzessorischer Kern des N. III) vorgeschaltet und verwalten den Pupillen-/Akkomodationsreflex.
- **Ncc. habenulae**. Die Ncc. habenulares laterales haben Bedeutung für Schlaf, Schmerz, Sexual- und Brutpflegeverhalten. Die Ncc. habenulares mediales mischen sich in autonome Prozesse der Kerngebiete des Hirnstamms ein.

Epiphyse

Die Zirbeldrüse (Corpus pineale), bekanntlich Sitz der Seele (Descartes), besaß ursprünglich modifizierte lichtempfindliche Rezeptorzellen. Bei höheren Vertebraten ist das Organ zu einer endokrinen Drüse verkommen, die Melatonin produziert und sich bei der Regulierung des zirkadianen Rhythmus hervortut. Melatonin ist außerdem ein Antagonist der Geschlechtshormone.

Thalamus (Thalamus dorsalis)

Der Thalamus (»Schlafkammer«) ist der größte Kernkomplex (an die 120 Kerne) des Zwischenhirns. Er bildet den größten Teil der Seitenwand des III. Ventrikels und einen Teil der Wand der Seitenventrikel. Am breiten Hintern des Thalamus (Pulvinar) liegen Kerngebiete der Sehbahn und Hörbahn (Corpora geniculata laterale und mediale, gemeinsam auch als Metathalamus bezeichnet). Die beiden Thalami plaudern nicht miteinander, denn sie besitzen keine Kommissur. Die Adhaesio interthalamica ist lediglich eine Brücke aus Gliagewebe, die durch den III. Ventrikel zieht. Nach vorn reicht der Thalamus an den Nc. caudatus (begrenzt durch die Stria terminalis), nach lateral an das Putamen und den Globus pallidus.

Hypothalamus

Der Hypothalamus ist eine Sammlung unterschiedlicher Kerngebiete unterhalb des Thalamus. Er ist die Zentrale der endokrinen Steuerung und spielt auch für das vegetative System eine herausragende Rolle. Die vordere Markierung ist das Chiasma opticum, weiter fallen auf:

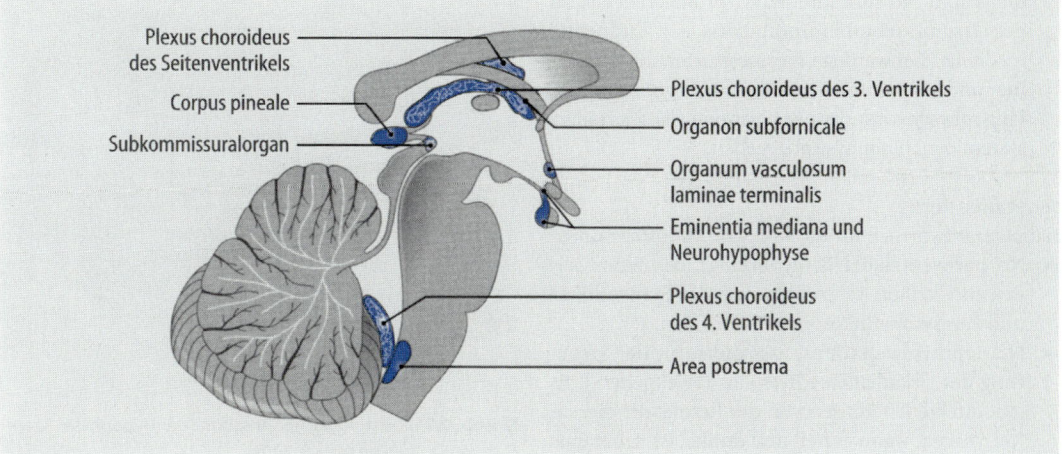

◨ Abb. 9.10. Zirkumventrikuläre Organe, Median-Sagittalschnitt. (Tillmann 2005)

— die **Corpora mamillaria**, Endstationen des Fornix, Bestandteil des limbischen Systems (▶ Kap. 9.8.3),
— das **Tuber cinereum** und
— die **Neurohypophyse** mit Infundibulum.

Zirkumventrikuläre Organe

Unpaare Anrainer der Ventrikel sind die zirkumventrikulären Organe (◨ Abb. 9.10). Sie widmen sich neuroendokrinen Aufgaben. Die Organe um den III. Ventrikel stammen vom Zwischenhirn ab (ein weiterer Abschnitt, die Area postrema, stammt aus der Medulla oblongata):

— **Organum vasculosum laminae terminalis**, stark vaskularisiert in der Lamina terminalis zwischen Chiasma opticum und Foramen interventriculare,
— **Subfornikalorgan**, liegt am Eingang zum Foramen interventriculare,
— **Subkommissuralorgan**, liegt unter der hinteren Kommissur am Eingang zum Aquädukt,
— **Neurohypophyse** und
— **Epiphyse.**

Subthalamus (Thalamus ventralis)

Der Subthalamus liegt an der Grenze zum Mesencephalon und ist nur auf Anschnitten zu sehen. Ihm werden folgende Kerngebiete des Basalgangliensystems (assoziiert mit dem extrapyramidalmotorischen System) zugerechnet:

— Nc. subthalamicus,
— Zona incerta und
— (Globus pallidus: entwicklungsgeschichtlicher Abkömmling des Subthalamus, später aber durch die Capsula interna ins Telencephalon abgedrängt).

9.6.3 Grundlagen der inneren und funktionellen Gliederung

Kerngebiete des Hypothalamus

Der Hypothalamus kontrolliert vegetative, sexuelle und reproduktive Funktionen des Körpers. Es gibt unterschiedliche topografische Gliederungen; funktionell werden folgende Kerngebiete unterschieden:

— **hypophysäre Kerne**: Neuronengruppen, die die Aktivität der Hypophyse steuern,
— **vegetative Kerne**: Kerne, deren Neurone vegetative Aktivitäten über den Tractus solitarius steuern und
— **limbische Kerne**: Kerne, deren Neurone über die Stria terminalis Informationen aus dem Rhinencephalon (olfaktorisches System) und limbischen Instanzen erhalten.

Hypophysäre Kerne

Hypophysäre Kerne produzieren **Liberine** und **Statine** für die Adenohypophyse sowie die **Effektorhormone** Oxytocin und Vasopressin für die Neurohypophyse.

— **Nc. paraventricularis** (großzellig), endokrine Zellen, die überwiegend **Oxytocin** (Wehenhormon) produzieren.
— **Nc. supraopticus** (großzellig), endokrine Zellen, die überwiegend **Vasopressin** (antidiuretisches Hormon, ADH) produzieren. Oxytocin und Vasopressin werden in der Neurohypophyse gespeichert.
— **Ncc. tuberales** (kleinzellig), produzieren Hormone, die Thyrotropin und Gonadotropine kontrollieren. Letztere sind sexuell dimorphe Kerne, da sie unterschiedliche Wirkungen bei den Geschlechtern ausüben. Von weiteren Kerngebieten (Nc. ventrome-

dialis und Nc. infundibularis) projizieren Fasern des Tractus tuberoinfundibularis zur Eminentia mediana. Hier werden Liberine und Statine (Releasing- und Inhibiting-Hormone) zur Regulierung der Hypophysenvorderlappenhormone ins Pfortadersystem der Hypophyse abgegeben.

Vegetative Kerne

Hauptverantwortlich für die Körperhomöostase sind:
- **Nc. paraventricularis** (großzellig), der neben seinen endokrinen Aktivitäten auch den Sympathiko- und Parasympathikotonus im Griff hat.
- **Nc. suprachiasmaticus**, assoziiert mit der Steuerung des zirkadianen Rhythmus (»Zeitgeber«). Es gibt direkte Afferenzen von der Retina, die diesem Kern sagen, wann es hell und dunkel ist. Über eine kollaterale Efferenz (sympathisch über das Ggl. cervicale superius verschaltet) wird die Epiphyse zur Ausschüttung von Melatonin bewegt.
- **Kerngebiete des lateralen Hypothalamus** für die Kontrolle der Atmung und des Kreislaufs.

Limbische Kerne

Limbisches Kerngebiet ist das
- **Corpus mamillare** (Mamillarkörper), Endpunkt des Papez-Neuronenkreises für Afferenzen aus dem Hippocampus. Im medialen Teil dieses Kerngebiets entspringt der Fasciculus mamillothalamicus (Vicq-D'Azyr-Bündel). Beide Anteile spielen für das Lernen und Gedächtnis eine Rolle.

Hypophyse

Die Hypophyse besteht aus der entodermalen Adenohypophyse (Hypophysenvorderlappen, HVL) und der diencephalen Neurohypophyse (Hypophysenhinterlappen, HHL) (◨ Abb. 9.11). Sie liegt in der Sella turcica des Os sphenoidale und ist von einem bindegewebigen Diaphragma sellae überzogen, das nur vom Infundibulum durchbrochen wird.

Adenohypophyse

In den strangartig angeordneten Zellen werden **glandotrope Hormone** und **Effektorhormone** gebildet (◨ Tab. 9.2). Die Synthese dieser Hormone wird von Releasing- und Inhibiting-Hormonen gesteuert. Am Infundibulum werden diese Oligopeptide an Kapillaren der A. hypophysealis superior abgegeben. Sie gelangen über ein zweites, hintereinander geschaltetes Kapillarnetz in den HVL: **Venöses Wundernetz** oder **Pfortadersystem** der Hypophyse.

Die ausgeschütteten Hormone des HVL gelangen dann über die Vv. hypophyseales superior und lateralis in den Sinus cavernosus. Der Sinn der Sache ist der,

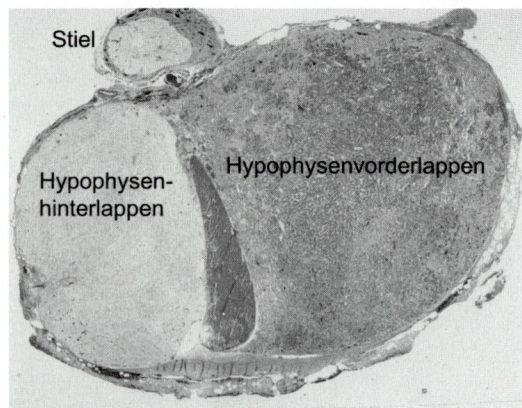

◨ **Abb. 9.11.** Histologischer Anschnitt der Hypophyse. Azan-Färbung (▶ farbige Abb. S. 340)

dass die Releasing-Hormone nicht systemisch im Körperkreislauf verdünnt zirkulieren müssen, sondern relativ hochkonzentriert lokal wirken. Es gibt im HVL keine Arterien.

Nach der konventionellen **Klassifizierung** nach Romeis (die dieser 1940 [!] etabliert hatte) werden die Zellen des HVL nach ihrer Affinität zu sauren oder basischen Farbstoffen eingeteilt (**acidophile** und **basophile** Zellen). Eine dritte Gruppe, die »**chromophoben**« Zellen, sind blass und hauptsächlich in der Pars tuberalis anzutreffen. Sie stellen vermutlich eine noch undifferenzierte Stammzellpopulation dar. Neuerdings (seit ca. 40 Jahren) stellen aber immunhistochemische Nachweismethoden eine entscheidende diagnostische Grundlage dar, z. B. bei der Einteilung der Tumoren der Adenohypophyse.

Neurohypophyse

Die Neurohypophyse enthält Nerventerminale aus dem Nc. supraopticus und Nc. paraventricularis. Oxytocin und Vasopressin wird in Auftreibungen dieser Nervenendigungen (Herring-Körpern) gespeichert. Die Gliazellen des HHL heißen Pituizyten (von »Glandula pituitaria«, Hypophyse).

> **Merke**
>
> In der Neurohypophyse werden keine Hormone gebildet.

Kerngebiete des Thalamus und funktionelle Gliederung

Anatomisch können die mehr als 120 Kerne des Thalamus in Territorien (Kerngruppen) gegliedert werden. Vordere, mediale, laterale und pulvinare (eigentlich:

Tab. 9.2. Hormone der Adenohypophyse

	Zelltyp	Hormon	Färbung/Anteil	Hauptwirkung
Effektorhormone	Somatotrope Zellen	Somatotropes Hormon (Wachstumshormon, STH, GH)	acidophil, 50%	wachstumsfördernd
	Mammotrope Zellen	Prolaktin (PRL)	acidophil, 10–30%	steuert die Laktation
Glandotrope Hormone	Gonadotrope Zellen	Follikelstimulierendes Hormon (FSH, Follitropin)	basophil, 10–20%	Stimulierung der Follikelwachstums bzw. der Spermatogenese
		Luteinisierendes Hormon (LH, Lutropin)		
	Thyrotrope Zellen	Thyroidea-stimulierendes Hormon (TSH, Thyrotropin)	basophil, 5%	Regulation der T3- und T4-Synthese der Schilddrüse
	Corticotrope Zellen	Pro-Opio-Melano-Cortin und seine Derivate: Adrenocorticotropes Hormon (ACTH, Corticotropin)	basophil, 10–20%	Stimulierung der Cortisolsynthese in der NNR
		α-Melanotropin (MSH)		Stimulation der Tyrosinase-Aktivität der Melanozyten der Haut (sehr gering)
		β-Endorphin		Bindung an Opiatrezeptoren im Gehirn
	Undifferenzierte Vorläuferzellen/ Stammzellen?		Chromophob, bis zu 50%	

metathalamische) Kernareale werden durch Marklamellen voneinander getrennt. Nach funktionellen Gesichtspunkten wird der Thalamus konventionell vereinfachend in spezifische und unspezifische Anteile eingeteilt (die Wirklichkeit ist komplizierter!). Projektionsneurone des Thalamus sind exzitatorisch (glutaminerg).

»Spezifische« Thalamuskerne: Afferenzen aus der Peripherie lassen sich bestimmten Kernen zuordnen (somatotope Gliederung). Diese Kerngebiete sind Punkt-zu-Punkt-förmig mit ganz bestimmten Großhirnarealen verbunden. Sie enden alle an kleinen Pyramidenzellen der Lamina IV der Großhirnrinde.

- **Nc. ventrales laterales (VL):** Afferenzen von Pallidum, Kleinhirn und Substantia nigra. Efferenzen ziehen zum Gyrus praecentralis und motorischen Assoziationsfeldern.
- **Ncc. ventrobasales (VP).** Hierzu gehört der **Nc. ventralis posterolateralis (VPL)** für Afferenzen aus den Hinterstrangbahnen. Afferenzen aus sensiblen Kernen des N. trigeminus und des Tractus solitarius geraten in den **Nc. ventralis posteromedialis (VPM).** Efferenzen ziehen in somatotoper Anordnung auf primäre und sekundäre **somatosensorische** Rindenfelder des Großhirns.

- **Corpus geniculatum mediale** und **laterale**, Stationen der Hör- und Sehbahn des Metathalamus.

»Unspezifische« Thalamuskerne: Dies sind Kerngebiete zu Assoziationsarealen (nicht Primärfeldern) der Großhirnrinde. Sie aktivieren weite Bereiche des Cortex über die Lamina I.

- **Ncc. anteriores.** Diese Kerngruppe erhält Afferenzen aus limbischen Kerngebieten (z. B. Fasciculus mamillothalamicus, Gyrus parahippocampalis). Die Bedeutung der anterioren Kerne liegt in der Regulation der Aufmerksamkeit, emotionalem Verhalten und Lernleistung.
- **Ncc. mediales**, Hauptkern ist der **Nc. mediodorsalis** (MD), der im Zusammenhang mit Angstverhalten, Aggression, Erinnerungsvermögen steht. Efferenzen ziehen zu orbitofrontalen Rindengebieten des Großhirns (assoziiert mit Bewusstwerdung von Riecheindrücken).
- **Nuclei intralaminares et reticulares**: **Nc. centralis lateralis (CL)**, intralaminares Kerngebiet, deren Neurone in fast alle corticalen Regionen projizieren. Sie stehen in nicht recht verstandenem Zusammenhang mit der Aktivierung der Aufmerksamkeit (Verbindung mit der Formatio reticularis). Der CL ist eine wichtige Station für die Schmerzbahn.

Globus pallidus

Weiteres Kerngebiet im Zwischenhirn ist der Globus pallidus (»**blasse Kugel**«), die in eine Pars externa (lateralis) und Pars interna (medialis) unterteilt werden kann. Als Schaltstelle für das extrapyramidal-motorische System wird er zu den Basalganglien gerechnet. Er liegt lateral der Capsula interna und medial des Putamen des Telencephalon. Zur Verbreitung von Verwirrung wird der Globus pallidus (»Pallidum«) leider mit dem ihm weder entwicklungsgeschichtlich noch funktionell gemeinsamen Putamen in einen Topf geworfen und als »Linsenkern« bezeichnet. Das wollen wir lieber vergessen.

- Die Pars lateralis projiziert zum Nc. subthalamicus,
- die Pars medialis projiziert zum Thalamus.

Merke

Zusammenfassung:
Die Kerngebiete des **Zwischenhirns** umzingeln den III. Ventrikel. Es liegt zwischen dem Endhirn und dem Mittelhirn.

Die Epiphyse ist der Hauptteil des **Epithalamus**, produziert Melatonin und steuert zyklische Aktivitäten, z. B. den Tag-Nacht-Rhythmus.

Der **Thalamus dorsalis** kümmert sich um die Verarbeitung der meisten Informationen, die die Großhirnrinde aus anderen Hirnarealen erreichen (Tor zum Bewusstsein).

Der **Subthalamus** ist ein Teil der Basalganglien und an der Steuerung und Initiierung von Bewegungen beteiligt.

Der **Hypothalamus** reguliert autonome, endokrine und viszerale Funktionen.

◻ **Abb. 9.12.** Gehirn eines 8 Wochen alten Embryos in der Ansicht von basal. Es gibt noch so gut wie keine Gyri; der Temporallappen hat die Insel noch nicht vollständig überwuchert. Beachte die noch relative Größe des Bulbus olfactorius (B.O.). Die Neurohypophyse (*) ist noch nicht voll ausgebildet

9.7 Telencephalon

Das Endhirn ist in der letzten Zeit am schnellsten gewachsen und überdeckt mit seinen Großhirnlappen nahezu das gesamte »Resthirn«. Die etwa 10–20 Milliarden Neurone des Endhirns liegen in der Großhirnrinde (Cortex cerebri) sowie in von ihr durch weiße Substanz getrennten Ganglien (z. B. telencephale Basalganglien).

9.7.1 Gestalt, Gliederung

Von außen betrachtet gliedert sich die Großhirnoberfläche in Lappen, Gyri und Sulci. Da diese Masse (ca. 80% der Gesamthirnmasse) entwicklungsgeschichtlich innovativ ist, bezeichnet man sie als **Neopallium**.

Vier Lappen prägen die Außenansicht:
- **Frontallappen** (Lobus frontalis),
- **Parietallappen** (Lobus parietalis, Scheitellappen),
- **Okzipitallappen** (Lobus occipitalis, Hinterhauptslappen) und
- **Temporallappen** (Lobus temporalis, Schläfenlappen) (◻ Abb. 9.12).

Von oben besehen, ist die Teilung des Gehirns durch die **Fissura longitudinalis cerebri** in die **Hemisphären** bis auf den Balken (**Corpus callosum**) sichtbar. Die Oberfläche ist in **Gyri** gefaltet, womit die Gesamtoberfläche enorm zunimmt; sie beherbergt etwa ein Drittel der Hirnrinde. Die dazwischen liegenden Furchen nennt man **Sulci**, an deren Seitenwänden etwa zwei Drittel der Gesamtoberfläche verborgen sind. Die Großhirnoberfläche hat 3 Flächen:

- Facies **superolateralis** (Lateralfläche): dem Schädeldach zugewandte Seite,
- Facies **basalis** (Basalfläche), der Schädelbasis zugewandte Seite,
- Facies **medialis** (Medialfläche); hier sehen sich die beiden Hemisphären an. In ihr liegt die Falx cerebri (Durablatt der Sichel), an deren Unterrand der Sinus sagittalis inferior und an deren Oberrand der Sinus sagittalis superior verläuft.

Den Übergang zwischen der Lateralfläche in die Seitenbegrenzung der Fissura longitudinalis cerebri nennt man **Mantelkante**.

Sulci

Es gibt konstante und sehr variabel verlaufende Sulci. Zu den konstanten Sulci gehören:
- **Sulcus lateralis** (Klinik-Jargon: Fissura Sylvii), grenzt Temporallappen vom Frontal- und Parietallappen ab.
- **Sulcus parietooccipitalis** zwischen Parietal- und **Okzipital**lappen.
- **Sulcus centralis** zwischen Gyrus prae- und postcentralis des Frontal- bzw. Parietallappens.
- **Sulcus calcarinus** liegt an der medialen Hemisphärenseite. Um ihn herum befindet sich die Sehrinde.
- **Sulcus corporis callosi und Sulcus cinguli** rahmen den Gyrus cinguli in longitudinaler Richtung ein.

Am variabelsten sind die Furchen zwischen den Gyri orbitofrontales.

Frontallappen

Der Frontallappen ist der größte von allen (50% der gesamten Großhirnoberfläche). Er enthält das **willkürmotorische Oberkommando**, beherbergt aber ansonsten eine Menge Rätsel, u. a. soll in ihm die Persönlichkeit untergebracht sein.

KLINIK

Einer flog übers Kuckucksnest: Zur Disziplinierung unangepasster Persönlichkeiten war es im ausgehenden letzten Jahrtausend Sitte, manche Patienten einer Leukotomie zu unterwerfen, d. h. bei ihnen wurden Frontalhirnareale durch chirurgische Durchtrennung der (weißen = leukos) Bahnverbindungen zu zentralen Kerngebieten »deaktiviert«. Das Ergebnis waren tiefgreifende, pazifizierende Änderungen der Persönlichkeitsstruktur, oft unter Verlust des eigenen Willens.

Der Frontallappen erstreckt sich vom **Polus frontalis** bis zum **Sulcus centralis**; zur Seite bis zum **Sulcus late-**

ralis. Vor dem Sulcus centralis befindet sich der Gyrus praecentralis (Area 4 nach Brodmann), Ausgangspunkt der willkürmotorischen Neurone (die sich in der Pyramidenbahn sammeln). Vor dem Gyrus praecentralis erstrecken sich von vorn nach hinten weitere 3 Gyri:
- Gyrus frontalis superior,
- Gyrus frontalis medius und
- Gyrus frontalis inferior, der sich von hinten nach vorne einteilen lässt in die Pars opercularis, Pars triangularis, und Pars orbitalis. Hier liegt links das Broca-Zentrum (Area 44 nach Brodmann, motorisches Sprechzentrum) (◨ Abb. 9.13).

An der Basalfläche des Frontallappens befinden sich medial des Gyrus frontalis inferior die **Gyri orbitales**, die der Orbita aufliegen. Zwischen ihnen und der Fissura longitudinalis cerebri liegt der **Gyrus rectus**. Im darunter liegenden **Sulcus olfactorius** liegen:
- der **Bulbus olfactorius** (erste Umschaltstelle für die Afferenzen des Riechepithels) sowie
- der **Pedunculus olfactorius** (der den Nucleus olfactorius anterior und den Tractus olfactorius enthält). Die Orbitofrontallappen dienen der Verarbeitung von Riechreizen. Der Tractus olfactorius wendet sich vor der Substantia perforata anterior nach lateral (Stria olfactoria lateralis) und gelangt zum entorhinalen Cortex des Temporallappens. Eine Stria olfactoria medialis gibt es beim Menschen nicht. Kontralaterale Bahnen (von Bulbus zu Bulbus) ziehen durch die vordere Kommissur.

Parietallappen

Der Scheitellappen liegt zwischen dem Sulcus centralis und dem Sulcus parietooccipitalis. Nach lateral geht er in den Temporallappen über. Die wichtigsten Gyri sind:
- **Gyrus postcentralis** (unmittelbar hinter dem Sulcus centralis), enthält das primäre Rindengebiet für die Somatosensibilität (Area 1–3 nach Brodmann). Hier enden der Tractus spinothalamicus anterior und lateralis (◨ Abb. 9.13);
- **Gyrus parietalis** superior und inferior stellen sekundäre somatosensible Rindengebiete dar.

Okzipitallappen

Der Hinterhauptslappen liegt hinter dem Sulcus parietooccipitalis. Vom Temporallappen trennt ihn die Incisura praeoccipitalis. Der hinterste Pol heißt Polus occipitalis. Entlang dem horizontal verlaufenden Sulcus calcarinus liegt der Ort der primären Sehrinde.

Temporallappen

Der Schläfenlappen liegt unter dem Sulcus lateralis und erstreckt sich vom Polus temporalis bis hinter den

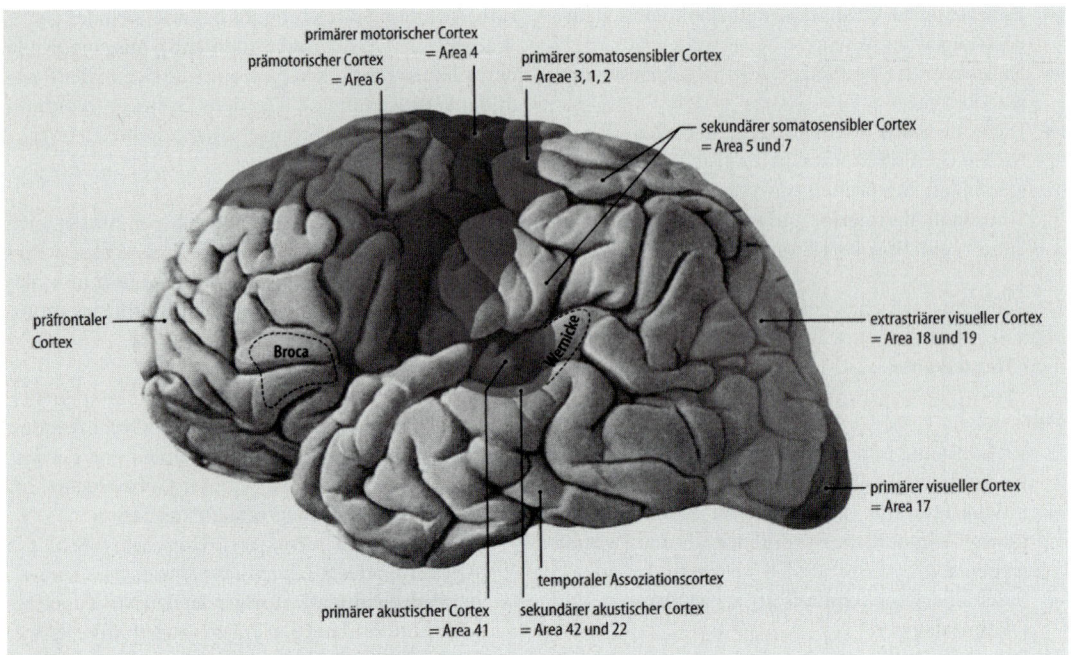

□ Abb. 9.13. Gliederung der Großhirnrinde; Ansicht von links-seitlich. (Tillmann 2005)

Sulcus lateralis. Die Grenze zum Scheitellappen ist nicht durch Furchen markiert. Drei parallel verlaufende Windungen sind:

- **Gyrus temporalis superior**: hier liegt das primäre Hörzentrum (Heschl-Querwindung, Area 41). Im hinteren Abschnitt befindet sich das sensorische Sprachzentrum (Wernicke-Zentrum, Area 22 und 42, nur links) (□ Abb. 9.13),
- **Gyrus temporalis medius** und
- **Gyrus temporalis inferior**.

An der Unterseite des Lobus temporalis sieht man lateral den Gyrus temporalis inferior, medial davon die Gyri occipitotemporales und den Gyrus parahippocampalis mit dem nach vorn medial reichenden Uncus. Manchmal werden diese Gyri jedoch auch eigenständig als »Limbischer Lappen« geführt.

Insel

Die Insel (Insula) ist ein altes corticales Gebiet, das durch das wuchernde Neopallium bedeckt worden ist und nun versteckt in der Tiefe des Sulcus lateralis sein Dasein fristet. Diese die Insel bedeckenden Anteile (Opercula) sind:

- Operculum frontale (vorne und oben),
- Operculum parietale (oben und hinten) und
- Operculum temporale (unten und oben).

Die Insel grenzt nach vorn an die Substantia perforata anterior. Sie ist funktionell assoziiert mit der Integration von chemischen Reizen (Riechen, Schmecken) sowie mit der Verarbeitung motorischer Automatismen.

9.7.2 Subcorticale Kerne des Telencephalon

Unter dem Begriff subcorticale Kerne verbergen sich Kernareale außerhalb der Großhirnrinde. Sie liegen an der Basis des Endhirns und werden, soweit sie mit motorischen Aufgaben assoziiert sind, auch als Basalganglien bezeichnet. Zu ihnen zählen:

- Nucleus caudatus,
- Putamen,
- Globus pallidus (eigentlich ein subthalamischer Kern),
- Claustrum und
- Corpus amygdaloideum (□ Abb. 9.14).

Nucleus caudatus und Putamen werden als Corpus striatum (Neostriatum) zusammengefasst. Der streifige Eindruck kommt dadurch zustande, dass der ursprünglich einheitliche Ganglienkörper während der Entwicklung durch die Capsula interna bis auf einige streifenförmige Verbindungen auseinander gedrängt wurde.

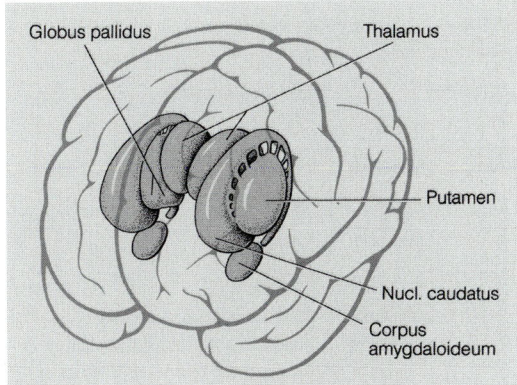

◻ Abb. 9.14. N. caudatus, Globus pallidus, Putamen und Corpus amygdaloideum in ihrer räumlichen Lage zueinander und zum Thalamus. (Schiebler 2005)

Nucleus caudatus

Der Nucleus caudatus legt sich wie ein Schweifkern um die Wand des Seitenventrikels herum. Er besteht aus einem Kopf (Caput), Körper (Corpus) und Schwanz (Cauda), der sich in das Unterhorn des Seitenventrikels hineinwölbt.

Claustrum

Das Claustrum ist ein schmaler grauer Bezirk zwischen Inselrinde und Putamen. Lateral liegt die Capsula extrema, und medial die Capsula externa. Die Funktion ist unbekannt.

Putamen

Das Putamen (Schalenkern) liegt medial des Claustrum und der Inselrinde, von denen es durch die Capsula externa bzw. Capsula extrema getrennt ist.

Globus pallidus

Das Pallidum liegt medial des Putamen. Da es heller ist als das lateral benachbarte Putamen, heißt er »Pallidum« (blasser Kern, ▶ Kap. 9.6.3).

Corpus amygdaloideum

Der Mandelkern (»Amygdala«) liegt an der medialen Spitze des Temporallappens vor dem temporalen Ende des Nc. caudatus. Er wird zum limbischen System gerechnet.

Basales Endhirn

Unter diesem Begriff werden Kerngebiete zusammengefasst, die die Grundaktivität des Organismus steuern. Sie liegen zwischen dem Hypothalamus und den basalen Bezirken des Endhirns:

- **Septumkerne.** Sie liegen median an der Lamina terminalis an der Basis des Septum pellucidum, das die beiden Vorderhörner der Seitenventrikel voneinander trennt. Funktionell sollen sie das Belohnungszentrum des Gehirns darstellen. Eine ähnliche Funktion, u. a. im Zusammenhang mit Drogenkonsum besitzt der benachbarte
- **Nc. accumbens.** Dieser Kern liegt am vorderen Pol des Basalganglienkomplexes, vor der vorderen Kommissur. Er ist der Vermittler positiver Schlüsselreize und stellt den Gegenspieler des Mandelkerns dar. Beim Spiel um Geld wird der Nc. accumbens aktiviert (wenn man Glück hat).
- **Ventrales Striatum.** Unter der **Substantia perforata anterior** liegt eine corticale Zone (fälschlich als »Tuberculum olfactorium« bezeichnet, die es u. a. bei Affen, Igeln und Schlangen gibt, aber nicht mehr beim Menschen), die olfaktorische Informationen aus dem Tractus olfactorius verarbeitet. Dieses Gebiet geht über in die Substantia innominata und in den **Nc. basalis Meynert.** Dieser Kern besitzt cholinerge Neurone und kontrolliert die Aufmerksamkeit beim Lernen (so auch jetzt, hoffentlich).

KLINIK

Bei der **Parkinson-Krankheit** sind der Nc. basalis sowie Gebiete des Hippocampus und Bulbus olfactorius meist als erste betroffen. Dies wird als Ursache dafür gewertet, dass der klinischen Manifestation (Rigor, Tremor, Akinese) oftmals jahrelang **Riechstörungen** vorausgehen.

9.7.3 Großhirnrinde

Die Großhirnrinde (Cortex cerebri) verbreitet sich auf der Oberfläche des Großhirns über 2300 cm^2 und ist etwa 3–5 mm dick. Entwicklungsgeschichtlich kann man die unterschiedlichen Gebiete aufteilen in

- **Paleocortex**, ältester Teil, zu dem z. B. die Strukturen der Riechbahn zählen,
- **Archeocortex**: Hippocampus und
- **Neocortex**, jüngster Teil, macht bei Säugern und Vögeln den größten Teil (>90%) aus.

Die Rindengebiete kann man histologisch differenzieren in:

- **Isocortex** (6-schichtiger Aufbau, findet sich im Neocortex), und
- **Allocortex** (nicht 6-schichtiger Aufbau, meist 3-schichtig) findet sich im Paleocortex und Archeocortex.

Schichten des Isocortex

Im Isocortex lassen sich folgende Schichten unterscheiden:

1. **Molekularschicht** (Lamina molecularis): zellarm, viele horizontal verlaufende Fasern.
2. **Äußere Körnerschicht** (Lamina granularis externa): Körnerzellen, dicht gelagerte, kleine Pyramidenzellen.
3. **Äußere Pyramidenschicht** (Lamina pyramidalis externa): locker angeordnete, kleine bis mittelgroße Pyramidenzellen und Nicht-Pyramidenzellen. Hier enden Assoziations- und Kommissionsneurone.
4. **Innere Körnerschicht** (Lamina granularis interna): dicht angeordnete, kleine Pyramidenzellen. Hier projizieren Afferenzen aus dem Thalamus, daher ist sie gut ausgeprägt im Gyrus postcentralis und kaum vorhanden im Gyrus praecentralis. In der Sehrinde so ausgeprägt, dass die querverlaufenden Fasern als Gennari-Streifen makroskopisch sichtbar sind (auch Viqu-D'Azur-Streifen).
5. **Innere Pyramidenschicht** (Lamina pyramidalis interna): locker sortierte Pyramidenzellen aller Größen. Ausgangsschicht für die Pyramidenbahnneurone.
6. **Multiforme Schicht** (Lamina multiformis): verschieden geformte Pyramidenzellen und Nicht-Pyramidenzellen.

Schichten des Allocortex

Im Allocortex lassen sich folgende Schichten unterscheiden:

1. **Molekularschicht** (Lamina molecularis),
2. **Pyramidenschicht** (Lamina pyramidalis) und
3. **Multiforme Schicht** (Lamina multiformis).

Primäre und sekundäre Rindenfelder (»Zentren«)

Primäre Rindenfelder sind über eine Punkt-zu-Punkt-Zuordnung mit entsprechenden peripheren Projektionsgebieten verbunden (Somatotopie). Diese primären Rindenfelder sind entweder motorisch oder sensibel/sensorisch:

- Primär sensorische Areae (somatosensibel) erhalten die Afferenzen aus dem Thalamus.
- Der primär motorische Cortex liegt v. a. im Gyrus praecentralis, aus ihm entspringen die Neurone der Pyramidenbahn.

Sekundäre Rindenfelder sind topografisch definiert, d. h. sie sind den primären Arealen direkt benachbart. Mit diesen und den Assoziationsfeldern sind sie funktionell über reziproke Bahnen verbunden.

Tab. 9.3. Funktionelles Mapping der Großhirnrinde nach Brodmann

Funktion		Brodmann Area
Sehen	primär	17
	sekundär	18, 19, 20, 21, 37
Hören	primär	41
	sekundär	22, 42
Somatosensibilität	primär	1,2,3
	sekundär	5: Interpretation und Identifikation nur aufgrund des Tastsinns 7: Synthese taktiler und visueller Informationen: Körper-Raum-Gefühl
	tertiär	7, 22, 37, 39, 40
Motorisch	primär	4
	sekundär	6
	Augenbewegungen	8
	Sprechen	44
	tertiär	9, 10, 11, 45, 46, 47

Frontallappen: Planen, zentrale motorische Ausführung
Parietallappen: Somatosensible Wahrnehmung, Integration visueller und räumlicher Information
Temporallappen: Sprachfunktionen und Hörverarbeitung, beteiligt bei Langzeitgedächtnis und Emotion.
Okzipitallappen: Visuelle Wahrnehmung und Verarbeitung.

Der prämotorische Cortex erhält zudem Afferenzen von den Basalganglien und dem Kleinhirn (natürlich ausgewählt vom Thalamus).

Assoziationsfelder füllen den Raum zwischen den Sekundärarealen. Sie sind multimodal und erhalten bzw. entsenden starke intracorticale Projektionen; zusätzlich sind sie mit den Basalganglien verbunden. Assoziationsfelder liegen präfrontal, orbitofrontal, limbisch und parieto-occipital-temporal.

Brodmann-Map

Eine funktionelle Gliederung der Rindenfelder stammt von Brodmann (◘ Tab. 9.3 und ◘ Abb. 9.15).

Lateralisation

Unter Lateralisation versteht man die Zuordnung verschiedener Funktionen zu jeweils einer Hirnhälfte.

Bekanntestes Beispiel sind die Sprachfunktionen. Diese werden bis zum 12. Lebensjahr auf der linken Hemisphäre ausgebildet. Durch funktionelle Untersuchungen (EEG, fMRT) wurden auch für limbische

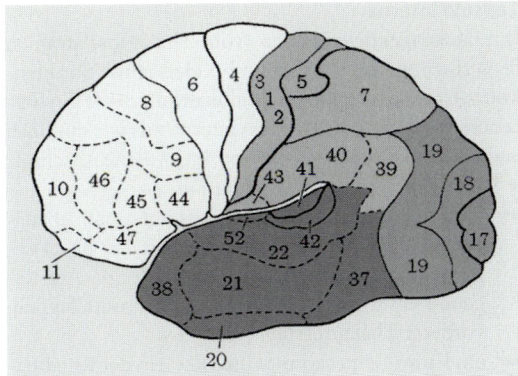

Abb. 9.15. Einteilung der Großhirnrinde nach Brodmann-Arealen (◻ Tab. 9.3) (▶ farbige Abb. S. 340)

KLINIK

Motorische Aphasie (Broca, Area 44): Bei Verletzungen des Broca-Zentrums ist das Sprechen gestört, das Sprachverständnis aber erhalten. Auch das Schreiben ist gestört (**Agraphie**).

Bei der **sensorischen Aphasie** (Wernicke, Area 22, 42) ist das Sprachverständnis schwer gestört, nicht jedoch das motorische Sprechen. Verletzungen des Wernicke-Zentrums führen auch zu **Alexie**.

Unter **Apraxie** versteht man die Unfähigkeit, bei intakter motorischer Funktion etwas Sinnvolles, Angemessenes, Zielgerichtetes zu tun (Beispiel: Patienten ziehen die Unterhose über die Straßenhose).

Weitere Einzelheiten zu Aphasien GK Psychologie, ▶ Kap. 1.

Funktionen erweiterte Lateralisierungshypothesen aufgestellt:

Linke Hemisphäre (Funktionen des Verstandes):
- analysierend,
- planvoll synthetisierend,
- sequenzierende Mechanismen und
- Verarbeitung der verbalen Artikulation.

Rechte Hemisphäre:
- zuständig für Emotionalität/Bilder,
- Entschlüsselung der Kommunikation wie Ton und Melodie und
- Mimik und Gestik.

9.7.4 Bahnen der Großhirnrinde

Die weiße Substanz ist der Hauptbestandteil des Marks (Medulla cerebri). Die von Rinde und Kerngebieten ausgehenden Neurone bündeln sich wie folgt:

Assoziationsfasern

Assoziationsfasern verbinden unterschiedliche Rindenareale derselben Seite. Es gibt kurze Bahnen und lange Bahnen (Fibrae arcuatae longae): Zu diesen zählen:

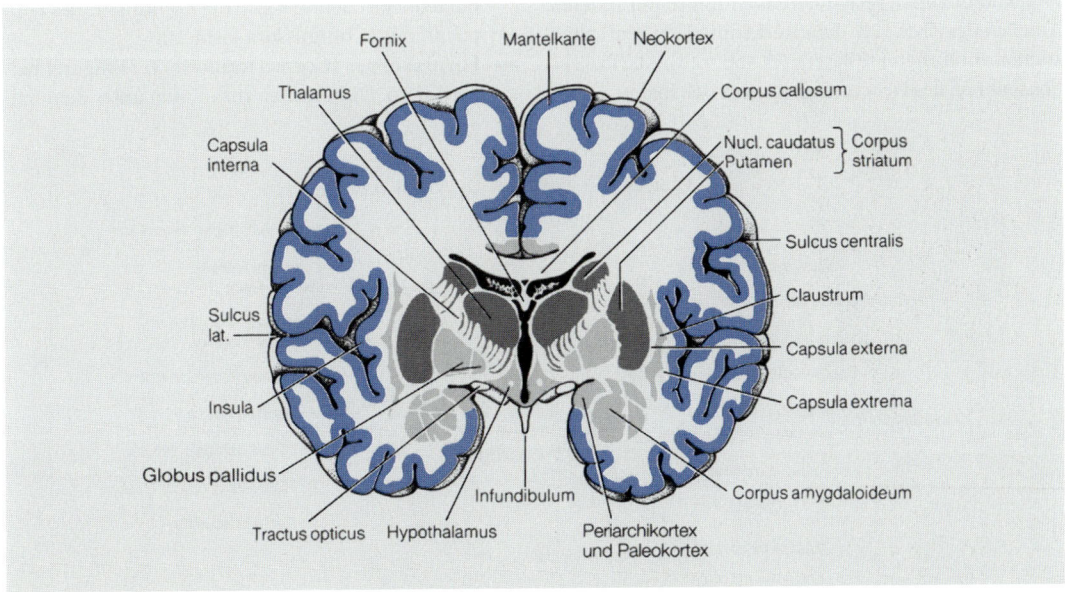

Abb. 9.16. Frontalschnitt durch das Telencephalon und Diencephalon mit basalen Kerngebieten. (Schiebler 2005)

- **Cingulum**: lokalisiert im Gyrus cinguli, der den Balken bedeckt. Er verbindet Frontal- und Parietallappen miteinander.
- **Fasciculi longitudinales** verbinden einzelne Hirnlappen miteinander.

Kommissurenfasern

Kommissurenbahnen verbinden homologe Areale unterschiedlicher Hemisphären. Zu diesen zählen:
- **Corpus callosum** (Balken), größte Kommissur, von der Nervenfasern fächerartig in die Rindengebiete einstrahlen. Der Balken besteht aus dem Rostrum (oberhalb der vorderen Kommissur), dem Balkenknie (Verbindungen der Frontallappen), dem Truncus (Mittelteil), und dem Splenium (Fasern des Okzipital- und Temporallappens) (◙ Abb. 9.16, ◙ Abb. 5.18).
- **Commissura anterior** (vordere Kommissur): in der Vorderwand des III. Ventrikels. Hier kreuzen zahlreiche Verbindungen des limbischen Systems und Fasern der Riechbahn.
- **Commissura posterior** (hintere Kommissur): enthält Fasern der Area praetectalis und des Colliculus superior (optische Reflexzentren des Mittelhirns).
- **Commissura habenularum**: einzige Kommissur des Zwischenhirns, zwischen den Habenulae des Epithalamus.
- **Commissura fornicis** ist die Kommissur des Hippocampus, die Fasern kreuzen im Bereich der Crura fornicis.

Projektionsfasern

Projektionsbahnen verbinden das Großhirn mit anderen Anteilen des ZNS, z. B. dem Rückenmark. Sie enthalten afferente und efferente Fasern (◙ Abb. 9.16). Alle Projektionsbahnen des Neocortex sammeln sich in der:

Capsula interna

Ihre aufsteigenden Bahnen (vom Thalamus) strahlen fächerförmig auseinander und bilden einen Strahlenkranz, Corona radiata, zur Großhirnrinde. Auf Horizontalschnitten sieht die Capsula interna aus wie ein nach lateral offener Bumerang (◙ Abb. 9.17). Seine Abschnitte lassen sich topologisch gliedern in:
- einen **vorderen Schenkel** (Crus anterius): Absteigende Fasern vom Frontallappen zu den Brückenkernen: Tractus corticopontinus anterior. Aufsteigende Fasern vom Thalamus zum Frontallappen: vorderer Thalamusstiel.
- ein **Knie** (Genu capsulae internae): In der Kniebeuge liegt lateral der Globus pallidus. Hier verlaufen Fasern der Pyramidenbahn für die Hirnnervenkerne: Tractus corticonuclearis.
- einen **hinteren Schenkel** (Crus posterius capsulae internae): Hier zieht die eigentliche Pyramidenbahn hindurch (Tractus corticospinalis). Der hintere Teil enthält den hinteren Thalamusstiel (Tractus corticopontinus posterior).

Fornix

Der Fornix ist eine Projektionsbahn des limbischen Systems. Er verbindet den Hippocampus mit den Corpora mamillaria des Zwischenhirns. Gelegentlich wird der Fornix auch als Assoziationsbahn betrachtet, das ist entwicklungsgeschichtliche Geschmackssache. Er besteht aus:
- **Fornixschenkel** (Crus fornicis) läuft von der Medialkante des Schläfenlappens nach oben bis zum Balken. Dort befindet sich die Kommissur des Hippocampus (Commissura fornicis).
- **Fornixkörper** (Corpus fornicis): Vereinigung beider Seiten. Diese ziehen zusammen unter dem Bal-

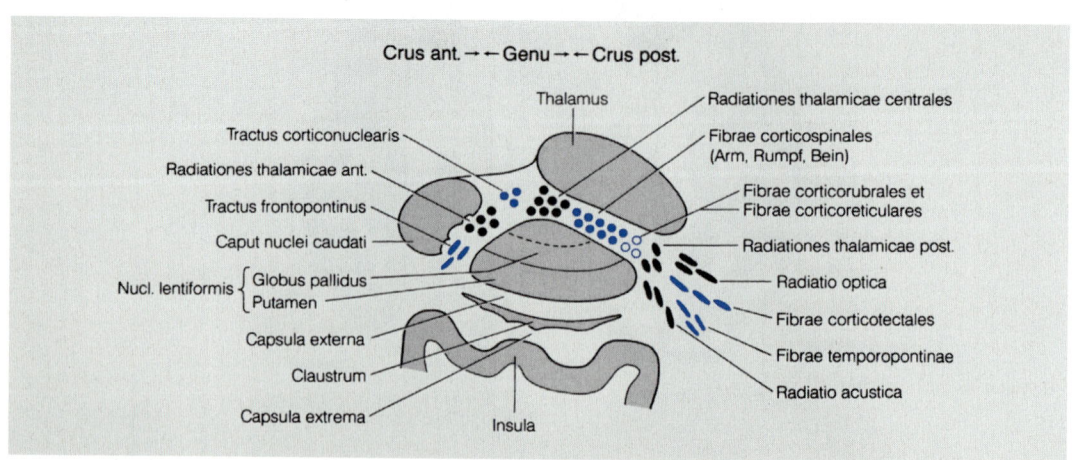

◙ Abb. 9.17. Capsula interna mit Projektionsbahnen, Horizontalschnitt! (Schiebler 1997)

ken schräg nach vorne unten. Beide Anteile trennen sich wieder und tauchen als

- **Fornixsäule** (Columna fornicis) nach unten ab, um im Hypothalamus zu verschwinden. Der größte Anteil zieht zum Corpus mamillare. Ein kleiner Teil zieht zu den Septumkernen. Man muss es präparieren, um es zu verstehen.

KLINIK

Schädigungen der Capsula interna sind sehr häufig. Populär sind Engpässe in der arteriellen Blutversorgung, meist **Ischämien**, seltener **Blutungen**. Das resultierende Bild nennt man **Apoplex**. Kardinalsymptome können sein:

- **kontralaterale Hemiplegie**: Schädigung der Pyramidenbahn,
- **kontralaterale Sensibilitätsstörungen**: Schädigung der thalamocorticalen Bahnen,
- **kontralaterale Hirnnervenausfälle**: Schädigung des Tractus corticonuclearis.

9.8 Systeme

Unter Systemen versteht man ortsübergreifende, überregionale Verbindungen, die aus mehreren Neuronenketten bestehen und spezifische Aufgaben erfüllen.

9.8.1 Afferente Systeme, neuronale Gliederung, Umschaltorte

Aufsteigende (afferente) Bahnen vermitteln sensible oder sensorische Qualitäten an die Großhirnrinde.

Mechanorezeption

Mechanorezeptoren bzw. -sensoren leiten Informationen über die Sensibilität der Haut (exterozeptive Sensibilität), der Eingeweide (enterozeptive Sensibilität) und der Tiefensensibilität (propriozeptive Sensibilität) zum Gyrus postcentralis des Parietallappens. Diese Bahnen werden entweder über den Hinterstrang der über den Vorderseitenstrang geleitet. Ursprungsganglion ist in beiden Fällen das Spinalganglion.

Hinterstrangsystem

Die meisten mechanorezeptiven Informationen geraten über den Hinterstrang (Funiculus posterior) zum:

- **Nc. gracilis** (untere Körperhälfte) und
- **Nc. cuneatus** (obere Körperhälfte).

Von dort führt der Lemniscus medialis zur Gegenseite und zieht zu den ventroposterioren (VP) Kernen des Thalamus. Die Nachricht, dass wir etwas fühlen, erreicht uns im Gyrus postcentralis über den Tractus thalamocorticalis. Hier wird geleitet:

- hoch auflösende Berührungen (epikritische Sensibilität) und
- Tiefensensibilität.

Vorderseitenstrangsystem

Ein weniger betretener Pfad für die Mechanorezeption ist der Vorderseitenstrang. Afferenzen landen nicht im Hinterstrang, sondern in der grauen Substanz des Rückenmarks, wo sie einige Segmente höher auf das 2. Neuron umgeschaltet werden. Hier kreuzen sie zum Teil auf die Gegenseite und ziehen im **Tractus spinothalamicus anterior** zum Thalamus. Ein Teil der Fasern verläuft ungekreuzt.

Die Fasern enden im Nc. ventralis des Thalamus (VPL). Allerdings gerät nur ein kleiner Teil dieser Information an den **Gyrus postcentralis**; die meisten Fasern ziehen zum Operculum parietale am Übergang des Lobus parietalis in den Lobus temporalis. Eine Querinformation erreicht das Kleinhirn über den Tractus spinocerebellaris anterior. Der Vorderseitenstrang leitet:

- den groben Berührungssinn (protopathische Sensibilität) und
- die Eingeweidesensibilität.

Corticale Repräsentation

Sensible Afferenzen werden im **Gyrus postcentralis (S1)** somatotop in **hoher Auflösung** abgelegt. Die kontralaterale Körperhälfte ist von medial nach lateral repräsentiert. Dabei richtet sich die Größe der repräsentativen Areale auf der Rinde nach der Größe des rezeptiven Feldes in der Peripherie. Kleine rezeptive Felder (z. B. Mund, Fingerspitzen) besetzen viel Speicherplatz auf der Festplatte des Großhirns. Im **Operculum parietale (S2)** werden Informationen über die Viszerosensibilität in **niedriger Auflösung** repräsentiert.

Nozizeption und Thermozeption

Schmerz- und Temperaturimpulse gelangen über den **Tractus spinothalamicus lateralis** (Seitenstrang) zum Thalamus.

Spezifische Temperatursensoren (Kälte, Wärme) sowie Schmerzreize werden über unterschiedliche Nervenfasern in die **Substantia gelatinosa** verfrachtet. Für den »schnellen« Schmerz wird Glutamat als Transmitter benutzt, für den langsamen, brennenden Schmerz Substanz P. Interneurone kontrollieren die Fortleitung des Schmerzes mittels Feedforward- oder Feedback-Inhibition. Als endogene schmerzhemmende Transmitter agieren das Opioid Met-Enkephalin und GABA. Auch das gute alte Opium wirkt hier agonistisch.

Jetzt wird auf die Gegenseite gekreuzt. Der resultierende Tractus spinothalamicus lateralis zieht zum Nc. ventralis posterolateralis (VPL), zum Nc. mediodorsalis (MD) und zum Nc. centralis lateralis (CL). Das 3. Neuron zieht dann wie üblich zum Gyrus postcentralis, aber auch zum Gyrus cinguli (limbische Verarbeitung) und zum frontalen Assoziationscortex.

KLINIK

Dissoziierte Empfindungsstörung: Ungekreuzte Fasern des Hinterstrangs und gekreuzte Fasern des Vorder(seiten)strangsystems können bei einer Läsion des Rückenmarks (Multiple Sklerose, Trauma) ein gemischtes Bild abgeben: Die aufgehobene Schmerzempfindung (Analgesie) ist **kontralateral**, der Tastsinn kann dann **ipsilateral** gestört sein.

Trigeminussystem

Die 3 trigeminalen somatosensiblen Kerne des Trigeminus (Ncc. mesencephalicus, principalis, spinalis nervi trigemini) erledigen das für den Kopf, was Hinterstrang und Vorderseitenstrang für den Rumpf besorgen. Auch hier gehen Tiefensensibilität, epikritische und protopathische Sensibilität (inklusive Schmerz) verschiedene Wege:

- **Tiefensensibilität:** Nc. mesencephalicus (1. Neuron) (Kollateralen an Nc. motorius zum Kleinhirn), Nc. principalis (2. Neuron), Thalamus (VPM, 3. Neuron), Gyrus postcentralis.
- **Epikritische Sensibilität:** Ggl. trigeminale (1. Neuron), Nc. principalis (entspricht Hinterstrangkernen, 2. Neuron), Lemniscus trigeminalis der Gegenseite, Thalamus (VPM, 3. Neuron), Tractus thalamocorticalis zum Gyrus postcentralis.
- **Protopathische Sensibilität:** Ggl. trigeminale (1. Neuron), Nc. spinalis (Fortsetzung der Substantia gelatinosa, 2. Neuron) kreuzen im Lemniscus trigeminalis, Thalamus (VPM, CL, MD; 3. Neuron), Gyrus postcentralis, Operculum parietale, präfrontaler Cortex, Cingulum.

Sensorische Afferenzen

Unter sensorischen Bahnen wollen wir die Bahnen der spezifischen Sinne (Riechen, Sehen, Hören und Schmecken) verstehen.

Riechbahn

Riechstimuli werden von den **(primären) olfaktorischen Rezeptorzellen** (1. Neuron) des Riechepithels der Nasenschleimhaut zum **Bulbus olfactorius** geleitet. Dort erfolgt die Umschaltung in Glomeruli auf Mitralzellen/Büschelzellen (2. Neuron). Die Weiterleitung als Tractus olfactorius landet in **sekundären olfaktorische Strukturen** (d. h. in Gebieten, die von Mitralzellen direkt erreicht werden): Nc. olfactorius anterior, piriformer Cortex (Archeocortex des medialen Temporallappens), entorhinaler Cortex, Teile der Amygdala, über die Stria olfactoria lateralis. Die sog. Stria olfactoria medialis gibt es beim Menschen genauso wenig wie das »Tuberculum olfactorium« (Igel!). Als homologe Struktur gilt die Substantia perforata anterior (ventrales Striatum, ▶ Kap. 9.7.2). Kreuzende Fasern erreichen den kontralateralen Bulbus olfactorius über die vordere Kommissur.

Als **tertiäre olfaktorische Strukturen** gelten Inselrinde (wo Riecheinzeleindrücke mit anderen Modalitäten, z. B. Schmecken, kombiniert werden), Hippocampus, Thalamus und orbitofrontaler Cortex (wo Riechen bewusst wird).

Merke

Als einziges afferentes System umgeht die Riechbahn den Thalamus. Althirnanteile (limbischer Cortex) werden vor ihm informiert. Auch neocortikale Areale (orbitofrontaler Cortex) werden unabhängig vom Thalamus informiert.

Hörbahn

Die Hörbahn besteht aus 5 Neuronen. Sie enthält auch efferente Neurone (Rasmussen-Bündel).

- Das **1. Neuron** liegt zwischen den Haarzellen des Corti-Organs und den Ncc. cochleares anterior und posterior. Von dort zieht das
- **2. Neuron** bis zum Nc. olivaris superior. Hier kreuzen einige Fasern über das Corpus trapezoideum.
- Das **3. Neuron** zieht im Lemniscus lateralis zum Colliculus inferior des Mesencephalon (auch hier schon wieder eine Kreuzungsmöglichkeit!), von wo das
- **4. Neuron** zum Corpus geniculatum mediale schwirrt. Das letzte,
- **5. Neuron**, projiziert als Hörstrahlung (Radiatio acustica) zum Gyrus temporalis transversus (Area 41, Heschl, ◻ Abb. 9.15, ◻ Abb. 9.18).

Gleichgewichtsbahn

Die Afferenzen der Gleichgewichtsbahn kommen aus Sacculus, Utriculus und den Bogengängen und informieren alle Instanzen des ZNS über Linear- und Drehbeschleunigungen. Die Perikaryen des **1. Neurons** liegen im Ganglion vestibulare. Gemeinsam mit dem

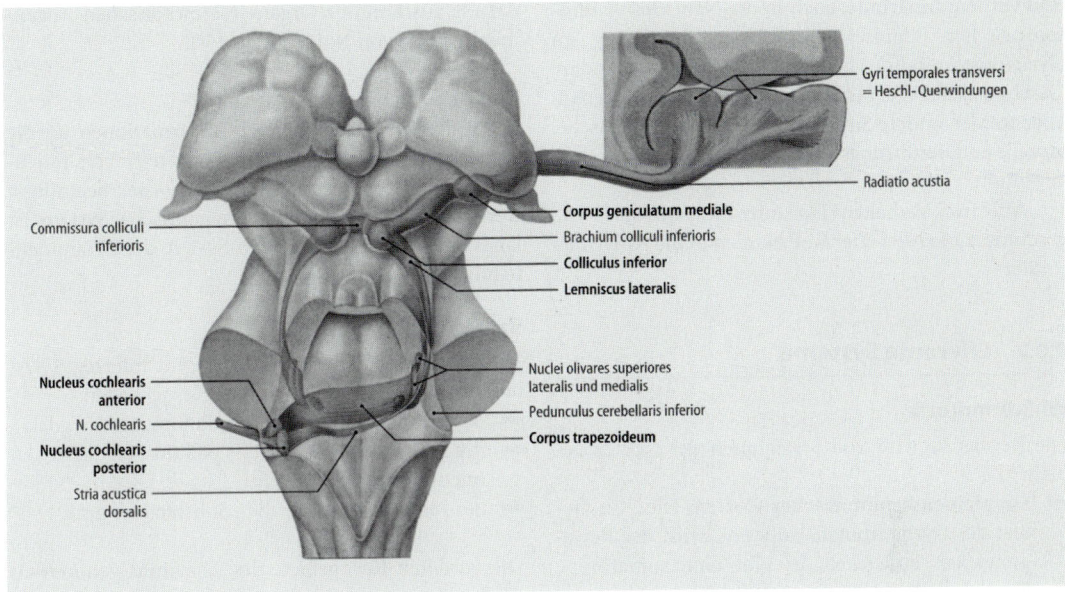

Labels in figure:
- Gyri temporales transversi = Heschl-Querwindungen
- Radiatio acustia
- Corpus geniculatum mediale
- Brachium colliculi inferioris
- Colliculus inferior
- Lemniscus lateralis
- Commissura colliculi inferioris
- Nuclei olivares superiores lateralis und medialis
- Pedunculus cerebellaris inferior
- Corpus trapezoideum
- Nucleus cochlearis anterior
- N. cochlearis
- Nucleus cochlearis posterior
- Stria acustica dorsalis

Abb. 9.18. Hörbahn: Nerven, Kerne und Bahnen des akustischen Systems, Ansicht von hinten. (Tillmann 2005)

N. cochlearis zieht der N. vestibularis aus dem Porus acusticus internus und verzieht sich im Kleinhirnbrückenwinkel in die Medulla oblongata. Gleich 4 (vier!) Vestibulariskerne pro Seite (Roller, Schwalbe, Bechterew, Deiters) beheimaten die Perkarya des **2. Neurons**, die Efferenzen entsenden:
- als Tractus vestibulocerebellaris (zum Vestibulocerebellum),
- zu den Augenmuskelkernen und
- als Fasciculus longitudinalis medialis (nach kaudal: Tractus vestibulospinalis medialis) zu den motorischen Segmenten für die Halsmuskulatur.

Sehbahn
In der Sehbahn werden visuelle Impulse von der Retina in die Area 17 der Sehrinde geleitet (◻ Abb. 9.15).
- **1. Neuron**: Photorezeptorzellen der Retina: Stäbchen und Zapfen,
- **2. Neuron**: Bipolarzellen der Retina,
- **3. Neuron**: Multipolare Ganglienzellen der Retina, deren Axone im N. opticus (ab Chiasma opticum heißen sie gebündelt »Tractus opticus) zum Corpus geniculatum laterale des Metathalamus ziehen (Relais-Kern der kognitiven Verarbeitung). Im Chiasma opticum kreuzen nasale Fasern; temporale verlaufen ungekreuzt. Einige Opticus-Ganglienfasern ziehen direkt in das optische Reflexzentrum (über den Colliculus superior und die Oculomotoriuskerne des Mesencephalon).

- Das **4. Neuron** beginnt im Corpus geniculatum laterale und projiziert über die Gratiolet-Sehstrahlung (Radiatio optica) zur Sehrinde (Area 17 im Sulcus calcarinus). Von dort gehen 2 unterschiedliche Datenströme zu nachgeschalteten Verarbeitungsarealen im Parietallappen (räumliche Zuordnung und Koordination) und Temporallappen (Identifikation von Objekten, einschließlich Verarbeitung der Farb-Kodierung).

Geschmacksbahnen
Die afferenten Nerven, die Signale der sekundären Sinneszellen der Geschmacksknospen ableiten, sind
- **Chorda tympani** (vordere zwei Drittel der Zunge). Die Perikarya des 1. Neurons liegen im Ganglion geniculi.
- **N. petrosus major** (Gaumen). Die Perikarya des 1. Neurons liegen ebenfalls im Ganglion geniculi.
- **N. glossopharyngeus** (hinteres Zungendrittel). Die Perikarya des 1. Neurons liegen im Ganglion inferius des N. IX.
- **N. vagus** (Kehlkopf). Die Perikarya des 1. Neurons liegen im Ganglion inferius des N. X.

Die Perikarya des **2. Neurons** liegen in den **Ncc. tractus solitarii** der Medulla oblongata. Von dort aus ziehen Projektionen im **Lemniscus medialis** ungekreuzt in den Thalamus (VPM). Das **3. Neuron** geht dann in den »Primären Geschmackscortex« (frontales Operculum und vordere Inselrinde, auch in die Nähe des viszero-sensorischen Repräsentationsgebiets der Zunge im Gyrus postcentralis). Von dort aus wird das »Sekundäre Geschmacksfeld« im orbitofrontalen Cortex angeregt. Hier werden andere Sinnesmodalitäten (olfaktorische, visuelle und Berührungssensibilität) mit gustatorischen verknüpft.

Affektives Verhalten (Ekel oder Frohsinn bei Fischgeschmack) werden über Kollateralen in die Amygdala initiiert.

9.8.2 Efferente Systeme

Willkürmotorik

Die Bewegung wird von 3 Regionen des Cortex geplant:
- **Supplementärmotorischer Cortex**: Hier, im Gebiet des Gyrus frontalis superior, wird der Bewegungsplan entwickelt, es gibt eine somatotope Repräsentation des corticalen Feldes.
- **Prämotorischer Cortex** (Area 6) grenzt an die Rinde des Cingulums, lateral vom supplementärmotorischen Cortex, ist assoziiert mit der Erstellung komplexerer Funktionen.
- **Hinterer parietaler Cortex** (sekundärer somatosensibler Cortex; Areae 5, 7) steuert die räumliche Koordination des Bewegungsablaufs.

Die 3 Rindenanteile beeinflussen beide Seiten der Peripherie. Die eigentliche Aktivierung einer Bewegung geht vom **somatomotorischen Primärfeld** (primärer Motorcortex; Area 4) aus, in der die peripheren Erfolgsorgane somatotop repräsentiert sind (somatomotorischer Homunculus). Diese Aktivität steuert nur eine Seite der Peripherie, d. h. Efferenzen kreuzen auf die Gegenseite.

> **Merke**
>
> Im **Gyrus praecentralis** fehlt die Lamina IV. Lamina V besitzt große Pyramidenzellen (Betz-Riesenzellen).

Pyramidenbahn (Tractus corticospinalis)

Wichtigste efferente Bahn der Willkürmotorik, ▶ Kap. 9.3.

Tractus corticonuclearis

Diese Verbindung stellt die corticale Kontrolle der motorischen Hirnnervenkerne dar. Erwähnenswert komplex ist die Steuerung der **Augenmuskelkerne**. Corticales Initiationszentrum ist das frontale Augenfeld der Area 8, ausführende Organe die motorischen Augenmuskelkerne von N. III, IV, und VI.

Tractus corticoreticularis

Diese Projektionsbahn liefert Informationen an die Formatio reticularis, von wo über den Tractus reticulospinalis die motorischen Vorderhörner beeinflusst werden können. Dieses polysynaptische System ist langsamer als das 2-Neuronen-System der Pyramidenbahn.

Basalganglienmotorik

Die sog. Basalganglienmotorik ist ein Interregio-System mit Verbindungen zwischen Kerngebieten
- des Endhirns (Nc. caudatus, Putamen, Amygdala),
- des Zwischenhirns (Globus pallidus, Nc. subthalamicus), und
- des Mittelhirns (Nc. ruber, Substantia nigra).

Die vorderen Kerngebiete des Thalamus gehören als Rückmelder zur Großhirnrinde zwar funktionell auch zu diesem System, dennoch wird der Thalamus offiziell nicht zu den »Basalganglien« gezählt. (Sie werden nirgendwo eine Definition für Basalganglien finden!).

Das dorsale Striatum (Nc. caudatus, Putamen, Pallidum) sind assoziiert mit motorischen Funktionen unter der Kontrolle des Isocortex, während das ventrale Striatum (u. a. Nc. accumbens, Nc. basalis Meynert) in enger Beziehung zum Allocortex und zum limbischen System steht.

Cortico-striato-pallido-thalamo-corticaler Schaltkreis (Thalamusschleife)

Über den Tractus corticostriatalis ziehen corticofugale Projektionen von präfrontalen und prämotorischen Regionen (Area 6) exzitatorisch zum Striatum (◘ Abb. 9.19). Von dort ziehen hemmende kurze Neurone zu medialen Anteilen des Pallidum. Das mediale Pallidum ist über ebenfalls inhibitorische Efferenzen über die Ansa lenticularis mit dem Thalamus (VLA) verbunden. Letzterer zieht mit exzitatorischen Fasern zur Area 6 (prämotorischer Cortex) zurück.

> ┌─ **KLINIK** ─
> │ Falls die inhibierenden Projektionsneurone des Striatum verloren gehen (Atrophie des Nc. caudatus!), kommt es zu einer Desinhibition motorischer Neurone, was zu einer Bewegungsunruhe führt. Im Extremfall äußert sich dies in der **Chorea** (Veitstanz). Die **Chorea Huntington** ist eine vererbte, nicht behandelbare Form dieses Leidens.

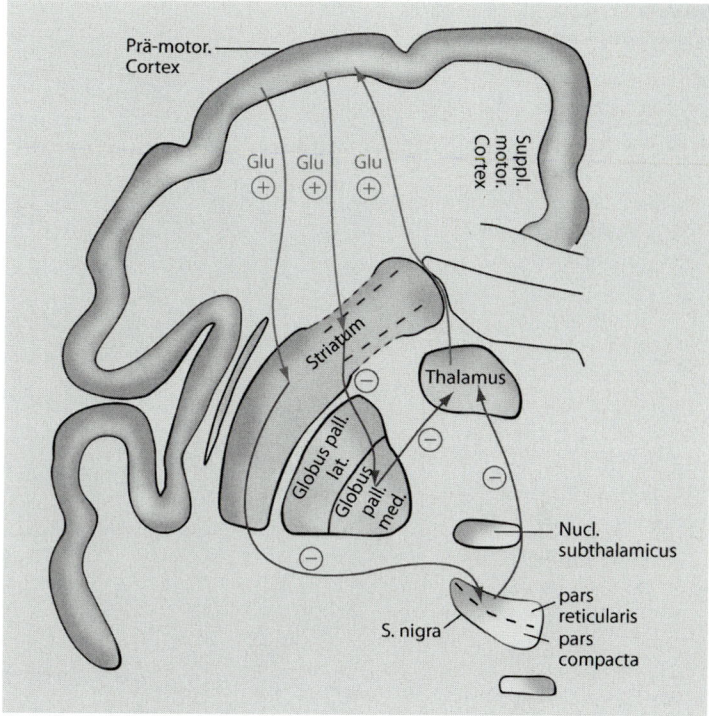

■ **Abb. 9.19.** Thalamus-Schleife (Erklärung im Text) (▶ farbige Abb. S. 341)

> **Merke**
>
> Man beachte das Prinzip der Hemmung der Hemmung (zwei hintereinander geschaltete GABAerge Neurone): Desinhibition!

Kortiko-striato-nigro/pallido-thalamischer Schaltkreis (Substantia-Nigra-Schleife)

Eine weitere Möglichkeit, Willkürbewegungen zu unterstützen, verbindet folgende Strukturen miteinander:

Aus dem präfrontalen Assoziationscortex ziehen glutamaterge Projektionen (Tractus corticostriatalis) zum Striatum. Von dort geht es zur Substantia nigra (Pars reticularis), die GABAerge Neurone zum Thalamus (MD) und medialen Pallidum loslassen (■ Abb. 9.20). Der Thalamus aktiviert dann (Glutamat) wieder weiträumig präfrontale und prämotorische Rindengebiete.

Die Pars compacta der Substantia nigra enthält dopaminerge Neurone, die im Nebenschluss zum Striatum zurückziehen. Dopaminerge Neurone werden disinhibiert. Ausgeschüttetes Dopamin erreicht das Striatum (Fibrae nigrostriatales), bindet an D1-Rezeptoren und erleichtert die glutamaterge Übertragung der Rindenareale.

Sinn dieses Kreises ist letztendlich, mit der Ausschüttung von Dopamin die Aufhebung der striatalen Hemmung des Thalamus zu erreichen (Hemmung der Hemmung).

> ┌─ **KLINIK** ──────────────
> Bei einem Mangel der Dopaminproduktion geht die durch Dopamin vermittelte Aktivierung verloren, und es kommt zur einer fehlenden corticalen Aktivierung der Willlkürmotorik. Die Akinesie beim Parkinson-Syndrom reflektiert die Unfähigkeit, Änderungen von Bewegungsprogrammen durchzuführen (Starten, Anhalten von Bewegungen).

Subthalamischer Regelkreis

Ein weiterer Regelkreis existiert unter Einbindung des Nc. subthalamicus (■ Abb. 9.21). Hier wendet sich der prämotorische Cortex (selbstverständlich mit Glutamat) direkt an den Nc. subthalamicus, der seinerseits exzitatorische Potenziale (auch Glutamat) generiert und damit sowohl Globus pallidus als auch Substantia nigra anregt. Hemmend reguliert wird dieser Weg durch das Striatum. Dort bindet Dopamin an D2-Rezeptoren (dämpfend), womit die hemmende Wirkung auf den Nc. subthalamicus reduziert wird. Damit kommt es zu einer Aktivierung des Thalamus.

■ **Abb. 9.20.** Nigra-Schleife (Erklärung im Text) (▶ farbige Abb. S. 341)

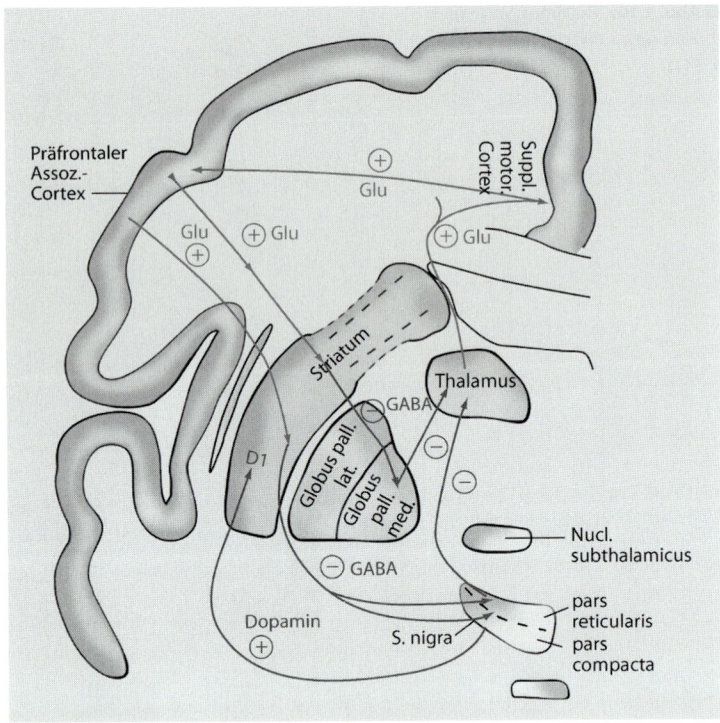

■ **Abb. 9.21.** Subthalamische
Schleife (Erklärung im Text) (▶ farbige
Abb. S. 342)

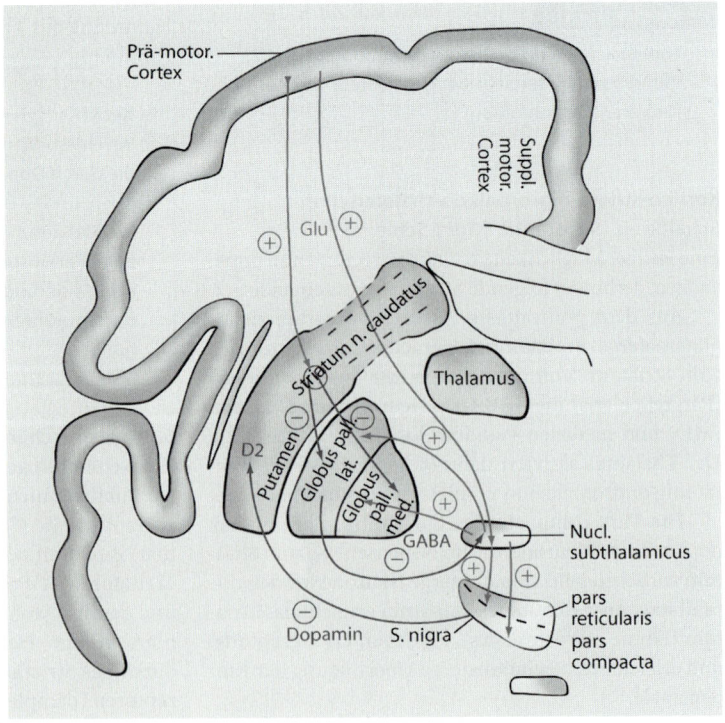

KLINIK

Eine wirksame Therapie der akinetischen Kompo-
nente der **Parkinson-Krankheit** ist neben der
Verabreichung von L-Dopa die hochfrequente
Stimulation des Nc. subthalamicus durch eine im-
plantierte Elektrode (»Deep brain stimulation«).
Offensichtlich wird hierdurch die Neurotransmit-
terfreisetzung beeinflusst.

9.8.3 Limbisches System

Die Bezeichnung »limbisches System« existiert erst seit
1957 (MacLean) und skizziert eine **funktionale Einheit**, an der hauptsächlich phylogenetisch alte Rinden-
bezirke, aber auch diencephale und mesencephale Ab-
teilungen beteiligt sind.

Das limbische System dient dem Überleben des Individuums und der Art dadurch, dass es viszerale Funktionen, affektives Verhalten integriert, einschließlich Ver-
teidigung, Kampf und Reproduktion (»sex and crime«).

> **Merke**
>
> Das limbische System ist älter (und erfolgreicher?)
> als Moral und Gewissen.

Um diese Strukturen sind zahlreiche Bahnen und Kerngebiete angeordnet, die den Balken saumförmig (limbisch) umgeben.

Telencephale Anteile (limbischer Cortex)

Strukturell gehören diesem telencephalen Gürtel (»**lim-
bischer Lappen**«) an:
- Gyrus cinguli,
- Gyrus parahippocampalis und
- Hippocampus.

Sie sind laminiert, gehören zum Archi- und Palaeocortex, histologisch zum Allocortex.

Kerngebiete sind:
- Mandelkern,
- Septumkerne,
- Nc. basalis Meynert,
- Nc. accumbens (ventrales Striatum) und
- olfaktorische Kerngebiete, z. B. Nc. olfactorius ante-
  rior (»Rhinencephalon«, nicht obligat, kann auch
  fehlen, z. B. bei Meeressäugern).

Funktion des Hippocampus

Morphologische Zentrale ist die Hippocampusformation. Hier werden zum Überleben wichtige Informa-

tionen als »Erinnerungen« gespeichert und mit neuen
Daten abgeglichen. Der Hippocampus ist die Zentrale
der räumlichen Erinnerung, besonders des Kurzzeitgedächtnisses.

KLINIK

Bei der **Alzheimer-Erkrankung** werden Amyloid-
Plaques zuerst in Neurone des Hippocampus,
später auch im Frontallappen und Bulbus
olfactorius eingelagert. Merkfähigkeit, räumliche
Orientierung und Riechvermögen lassen erheblich
nach.

Funktion des Mandelkerns

Der Mandelkern soll das emotionale Gedächtnis sein,
hier wird entschieden, welches Verhalten auf externe
Stimuli angemessen ist. Auch Agressivität/Defensivität
und Fressverhalten vor dem Futternapf werden hier
gesteuert.

Diencephale Kerngebiete

Diencephale Kerngebiete sind:
- Corpus mamillare (Hypothalamus),
- Nc. anterodorsalis (AD) des Thalamus und
- Habenula-Kerne.

Mesencephale Kerngebiete

Zu den mesencephalen Kerngebieten gehören:
- Area tegmentalis ventralis (dopaminerg),
- Raphekerne (serotonerg) und
- einige noradrenerge Kerne.

Afferenzen in limbische Strukturen

Afferenzen in limbische Strukturen (die meisten Verbindungen sind reziprok) verlaufen:
- aus dem gesamten Neocortex in Gyrus cinguli,
  Gyrus parahippocampalis,
- aus den primären olfaktorischen Strukturen (Bulbus olfactorius) und
- aus den »paralimbischen Cortices«: Inselrinde, orbitofrontaler Cortex (Vermarktung sensorischer
  Qualitäten).

Papez-Kreis

Der Papez-Kreis verbindet zentrale limbische Strukturen miteinander. Sein Beginn liegt im **Gyrus cinguli**,
der Afferenzen aus den sekundären Rindenfeldern über
das Cingulum an den entorhinalen Cortex und den
Gyrus parahippocampalis weitergibt. Diese Afferenzen
gelangen in den **Hippocampus**. Von dort geht es über
die größte limbische Projektionsbahn, den **Fornix**,
bogenförmig in das **Corpus mamillare**. Dies behält die

Infos auch nicht für sich, sondern schickt sie weiter an den Thalamus über den **Tractus mamillothalamicus**, wie der Name sagt. Im unspezifischen Thalamuskern (AD) schließt sich der Kreis durch Projektion in den **Gyrus cinguli** über die Thalamusstrahlung. Kreuzen können Daten innerhalb dieses Kreises über die **Commissura fornicis**.

KLINIK

Störungen des Kurzzeitgedächtnisses können durch Defekte im Papez-Kreis begründet sein. Die Erinnerung an die gute alte Zeit oder Konditionierungen sind eher nicht beeinträchtigt.

Amygdala und Septumkerne werden von manchen Autoren auch zum Papez-Kreis gezählt.

Merke

Zusammenfassung Telencephalon:
Das **Pallium** (Rindenareale und darunter liegende afferente und efferente Bahnen) ist der quantitativ dominierende Hirnteil (80%).

Der jüngere **Neocortex** ist das Zentrum für kognitive Bewertungen und Ausführung, Planung und Modulation motorischer Leistungen. **Archi- und Palaeocortex** dienen der überwiegend unbewussten Verarbeitung (Lernen, Emotionen).

Oberfläche: 2.200 cm^2 (Oberflächenvergrößerung durch Gyri und Sulci ; zwei Drittel der Rinde versteckt in Sulci).

Die **Rinde** enthält 10 bis 20 Milliarden Neurone, hat ein Volumen (inklusive weiße Substanz) von 1.300 ml und wird unterteilt in folgende Lappen: Frontal-, Parietal-, Okzipital-, Temporallappen. **Funktionelle Areale**: primäre, sekundäre, Assoziations-Areale.

Telencephale Basalganglien (Nc. caudatus, Putamen) helfen bei der motorischen Koordination.

Palaeopallium: Bulbus olfactorius, Gyrus piriformis; Amygdala. Das olfaktorische System umfasst bewusste und unbewusste Abschnitte. Die Amygdala ist am Ausdruck und der Interpretation von Emotionen beteiligt.

Archipallium: Hippocampusformation und benachbarte Strukturen, Septum-Region.

Mikroskopischer **Bau der grauen Substanz**:
- Isocortex: 6 Schichten mit örtlich funktionellen Unterschieden,
- Allocortex: meist 3 Schichten.
▼

Weiße Substanz: Assoziations-, Kommissuren-(Balken), und Projektionsbahnen (Capsula interna); komplexe interaktive **Neuronenschleifen** (Systeme).
Zu beachten ist die **Lateralisation** der Hemisphären.

9.9 Innere Liquorräume

Das Gehirn schwimmt im Liquor cerebrospinalis. Dadurch verringert sich allein schon das Gewicht, das auf die Schädelbasis drückt, auf etwa 50 g (in Worten: fünfzig).

Das Liquorsystem übernimmt zudem die Funktion des Lymphsystems im ZNS. Man unterscheidet:
- den **inneren Liquorraum**: Ventrikelräume, Ort der Liquorbildung vom
- **äußeren Liquorraum**: Zisternen, Subarachnoidalraum; Ort der Liquorresorption.

Merke

Warum bekommt der Specht keine Kopfschmerzen bei der Arbeit? (nicht-GK-pflichtig!)

Spechte besitzen etwa doppelt soviel Liquor wie normale gleichgroße Vögel. Außerdem ist der Schnabel elastisch an der außergewöhnlich dicken Schädelkapsel nicht mittig, sondern weit unten aufgehängt, so dass Stöße den Hirnschädel umgehen. Weiterhin besitzt die Mandibula einen Muskel, der als Stoßdämpfer wirkt. (http://www.loebf.nrw.de/static/infosysteme/naturerlebnisfuehrer/portraits/tiere/warum_kriegt_der_specht_keine_kopfschmerzen.htm)

9.9.1 Seitenventrikel

Gestalt, Gliederung, Lage

Die beiden Seitenventrikel sind aus den Endhirnbläschen des Prosencephalon hervorgegangen und liegen heutzutage im Telencephalon. Sie bestehen aus einem:
- zentralen Abschnitt (Pars centralis, »Cella media«),
- Vorderhorn (Cornu anterius): im Frontallappen,
- Hinterhorn (Cornu posterius): im Hinterhauptslappen und
- Unterhorn (Cornu inferius): im Temporallappen (◘ Abb. 9.22).

Über das Foramen interventriculare kommunizieren die beiden Seitenventrikel mit dem III. Ventrikel.

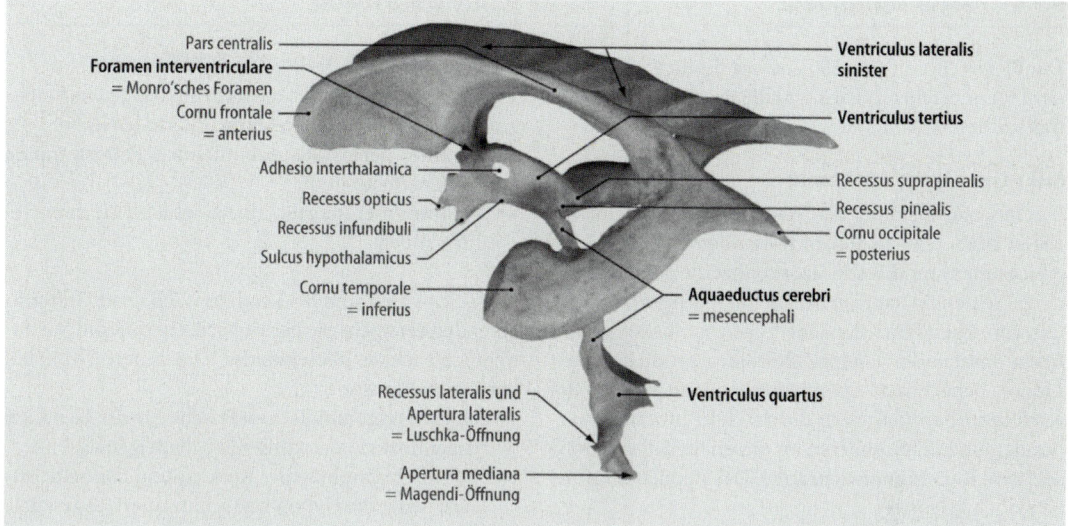

Abb. 9.22. Hirnventrikel, Ansicht von links-seitlich. (Tillmann 2005)

Tab. 9.4. Begrenzungen der Seitenventrikel

	Vorderhorn	Pars centralis	Hinterhorn	Unterhorn
Dach	Balken (Genu)	Balken (Truncus)	weiße Substanz	
Boden	weiße Substanz	Thalamus	weiße Substanz	Hippocampus
Mediale Wand	Septum pellucidum	Fornix mit Plexus choreoideus	Calcar avis (Vorwölbung des Sulcus calcarinus)	Fornix, Fortsetzung als Fimbria hippocampi mit Plexus choreoideus
Laterale Wand	Caput nuclei caudati	Corpus nuclei caudati	weiße Substanz	Cauda nuclei caudati

Wandbegrenzungen

Die Begrenzung der Seitenventrikel wird in **Tabelle 9.4** aufgeführt.

9.9.2 III. Ventrikel

Der III. Ventrikel ist ein sagittal gestellter Raum zwischen den beiden Thalami. Nach kaudal kommuniziert er über den Aquaeductus mesencephali mit dem IV. Ventrikel (**Abb. 9.22**). Vorn wird er begrenzt von der Lamina terminalis, nach unten in den Hypophysenstiel (Recessus infundibularis), nach hinten zur Epiphyse (Recessus pinealis). Unter dem Dach hängt der Plexus choreoideus.

9.9.3 IV. Ventrikel

Der IV. Ventrikel ähnelt einer 4-seitigen Pyramide, aber ohne Pharao. Den Boden bildet die Rautengrube, das

vordere Dach wird vom Velum medullare superius gebildet, das hintere Dach vom Kleinhirnwurm und Velum medullare inferius. Die Seiten werden als laterale Recessus ausgezogen.

Der IV. Ventrikel besitzt 3 **Öffnungen**, mit denen er mit den äußeren Liquorräumen kommuniziert (**Abb. 9.22**):

— Apertura mediana (Magendie) öffnet sich median in die Cisterna cerebellomedullaris,
— paarige Aperturae laterales (Luschka) öffnen sich in die Cisternae pontis.

Der Plexus choreoideus des IV. Ventrikels versucht, sich etwas aus dem Recessus lateralis in die Cisternen herauszudrängeln. Ein gewisser Bochdalek nannte dies »Blumenkörbchen«.

9.9.4 Plexus choroideus

Der Plexus choroideus (200 cm²) ist für die Produktion des Liquor cerebrospinalis und die Kontrolle des Hirnmilieus durch den Liquor zuständig.

Mikroskopische Anatomie

Die Innenauskleidung der Ventrikel durch Ependymzellen ist an einigen Stellen (besonders den kranialen Abschnitten) modifiziert. Dort bildet die gefäßführende Pia mater ein kapillarreiches zottenartiges Geflecht, das von Ependymzellen überzogen ist. Das prismatische Epithel der Lamina choroidea produziert den Liquor. Benachbarte Ependymzellen sind nur im Bereich der Choroidalzotten durch **Tight junctions** verbunden und determinieren an diesen Stellen die stoffselektive **Blut-Liquor-Schranke**. Das Kapillarendothel ist jedoch gefenstert.

Liquorbildung

> **Merke**
>
> Ein paar Daten zum Liquor:
> - Menge: 110–160 ml,
> - Neubildung: 280–500 ml/d,
> - Druck: 70–150 mmHg (im Liegen),
> - pH: ca. 7,5,
> - Eiweiß: 15–25 mg%,
> - Glucose: 40–80 mg%,
> - Zellen: 1–6 Zellen/mm³.

Die Resorption findet in den zottenartigen Ausstülpungen (Granulationes arachnoidales, Pacchioni) in den Sinus durae matris statt, hauptsächlich im Bereich des Sinus sagittalis superior. Weiterhin kann Liquor in den schmalen Spalträumen der Spinalnerven, insbesondere des Ganglion trigeminale, resorbiert werden.

9.10 Hirn- und Rückenmarkshäute, äußere Liquorräume

Die Hirnhäute sind bindegewebige Hüllsysteme für zentralnervöse Strukturen. Entsprechend ihrer Stabilität sind sie deskriptiv benannt worden in
- **Dura mater** (Harte Hirnhaut, Pachymeninx),
- **Arachnoidea mater** (Spinnwebhaut) und
- **Pia mater** (weiche Hirnhaut; zusammen mit Arachnoidea als Leptomeninx bezeichnet).

9.10.1 Dura mater

Aufbau der Dura mater des Schädelraums

Die Dura mater besteht aus derbem kollagenen Bindegewebe, das man in 2 Schichten unterteilen kann:
- **Stratum periostale**, eigentlich das Periost, innere Knochenhaut und
- **Stratum meningeale**, innere Schicht, die dem Gehirn anliegt.

Diese Schichten sind bei Kindern noch relativ fest miteinander verwachsen, bei Erwachsenen liegen sie zunehmend locker übereinander. Das innere Durablatt hat 3 Aussackungen:
- **Cavum trigeminale**: Duratasche für das Ganglion trigeminale in der mittleren Schädelgrube.
- **Cavum hypophyseale**: Auskleidung der Sella turcica, in der die Hypophyse schlummert, abgeschottet vom Schädelinnenraum durch das Diaphragma sellae.
- **Saccus endolymphaticus**: Cul de sac für den Ductus endolymphaticus, Hinterfläche des Felsenbeins.

In der Mediansagittalebene falten sich die nach median stehenden Durablätter beider Hemisphären nach unten in die Fissura longitudinalis cerebri ab und bilden die
- **Großhirnsichel** (Falx cerebri). Diese ist vorn an der Crista galli befestigt. Am Unterrand liegt der Sinus sagittalis inferior. Am oberen Abgang zieht sich als Duraduplikatur der Sinus sagittalis superior entlang. Nach dorsal geht die Sichel in ein weiteres Duraseptum über, das
- **Kleinhirnzelt** (Tentorium cerebelli). Es liegt horizontal und versteckt das Kleinhirn in der hinteren Schädelgrube. Nach vorn inseriert es an der Oberkante des Felsenbeins; der Hirnstamm rund um das Foramen magnum bleibt natürlich frei. Hinten geht es in die Großhirnsichel über. Dort verläuft der Sinus rectus.
- Die **Falx cerebelli** ist ein sagittal gestelltes Duraseptum zwischen den Kleinhirnhemisphären.

> **KLINIK**
>
> Die Kanten des Tentoriums sind scharf, sie können bei Raumforderungen (Blutungen, Ödeme) den Hirnstamm einklemmen.

Dura mater spinalis

Die Dura mater im Rückenmarkskanal lässt eine klarere Trennung in 2 Blätter erkennen. Zwischen dem periostalen und dem meningealen Blatt ist ein größerer Raum, der ein Venengeflecht (Plexus venosus vertebralis externus) und Fettgewebe enthält. Überall, wo Spinalnerven den Rückenmarkskanal verlassen, ziehen sie Dura mit sich, so weit es geht, sodass am Ausgang durch das Foramen intervertebrale kleine Ausziehungen entstehen.

Der Durasack endet etwa am 2. Sakralwirbel. Sein Rest zieht als Filum terminale zum Periost des Kreuzbeins.

Innervation und Blutversorgung

Die Dura enthält neben parasympathischen und sympathischen auch zahlreiche sensible Fasern (inklusive Schmerzfasern), die sich aus dem Trigeminus rekrutieren:
- R. tentorius N. ophthalmici (V_1),
- R. meningeus des N. maxillaris (V_2) und
- R. meningeus des N. mandibularis (V_3).

Epidurale Gefäße

Die Aa. meningeae versorgen das periostale und meningeale Blatt der Dura:
- **A. meningea media** kommt aus der A. maxillaris, schlüpft durch das Foramen spinosum in die mittlere Schädelgrube und steigt an der temporalen Schädelinnenseite mit einem Ast nach oben und einem anderen nach hinten.
- **R. meningeus anterior** (klein, aber fein), aus der A. ethmoidalis anterior (Ast der A. ophthalmica),

- **A. meningea posterior**, aus der A. pharyngea ascendens. Sie zieht durch das Foramen jugulare in die hintere Schädelgrube.

KLINIK

Epidurale Blutung. Bei Verletzung der **A. meningea media** läuft Blut zwischen die beiden Durablätter. Nach kurzer initialer Bewusstlosigkeit kommt es nach einiger Zeit klaren Bewusstseins zur Eintrübung durch zunehmenden Hirndruck.

9.10.2 Arachnoidea mater, Pia mater

Die **Arachnoidea** ist an der Pia mater durch feine Trabekel befestigt. Da die Arachnoidea mit Neurothel mit der Dura verbunden ist (einen natürlichen »Subduralraum« gibt es nicht), kann sie auch nicht, wie die Pia, in die Sulci hineinziehen. Sie überbrückt daher die Gräben und lässt damit den Spaltraum zur Pia relativ weit: Glück für den Liquor im **Subarachnoidalraum** (❏ Abb. 9.23). Größere derartige Räume heißen **Zisternen**.

Die **Pia mater** ist die gefäßführende Schicht und liegt der Gehirnoberfläche unmittelbar an. Außerdem besitzt sie zahlreiche sensible Nervenendigungen.

Im Bereich des Rückenmarks bildet die Pia mater eine frontal gestellte Bindegewebsplatte (Lig. denticulatum), die in 19–23 Zacken hinter der Dura herzieht, die

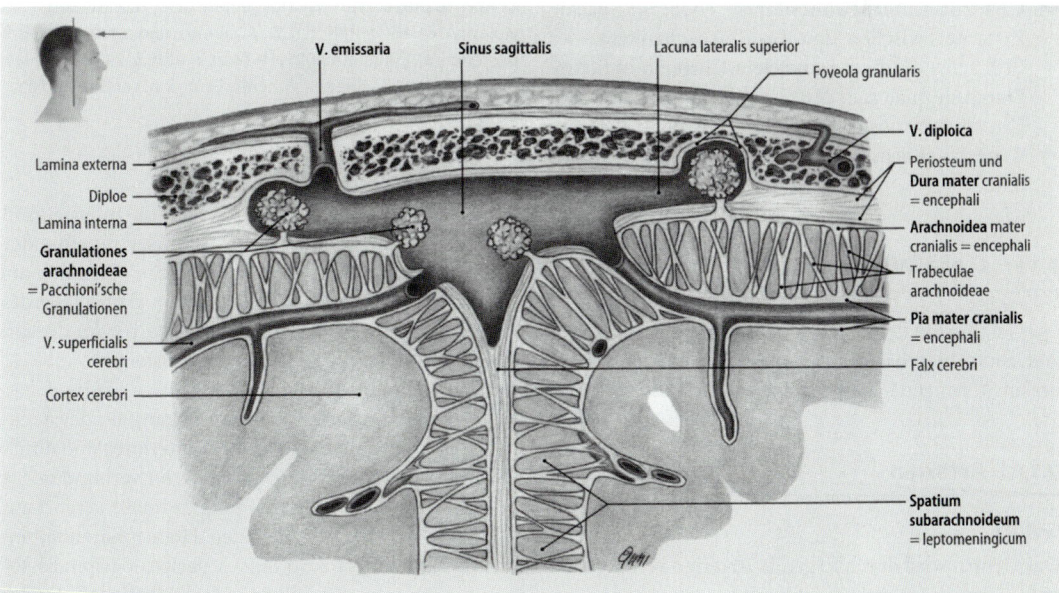

❏ **Abb. 9.23.** Hirnhäute und Subarachnoidalraum, schematische Darstellung. Frontalschnitt durch den Kopf im Bereich des Sinus sagittalis superior. (Tillmann 2005)

mit den Wurzelfäden das Rückenmark verlassen will (was ihr natürlich nicht gelingt).

KLINIK

Bei Verletzungen der Brückenvenen kann Blut in die Neurothelschicht zwischen Dura und Arachnoidea eindringen und ein **subdurales Hämatom** verursachen. Die Blutung verläuft langsamer als eine epidurale Blutung. Dennoch kann es durch Einklemmung von basalen Hirnarealen (Uncus des Gyrus parahippocampalis) in den Tentoriumschlitz zu lebensbedrohlichen Druckerscheinungen kommen.

9.10.3 Zisternen

Zisternen sind erweiterte Subarachnoidalräume. Zu ihnen gehören:

- **Cisterna cerebellomedullaris**: größte Cisterne, die zwischen der Medulla oblongata und der Kleinhirnunterseite liegt. Hier kann man Liquor cerebrospinalis abzapfen (suboccipitale Liqorpunktion).
- **Cisterna ambiens**: Raum, der zwischen der Kleinhirnoberseite, dem Okzipitallappen des Großhirns und dem Hirnstamm liegt. In sie ragt die Epiphyse hinein.
- **Cisterna pontis media**: basale Zisterne unter der Basalfläche der Brücke.
- **Cisterna interpeduncularis**: ebenfalls basale Zisterne zwischen den Großhirnschenkeln, der Brückenvorderfläche und dem Chiasma opticum. Durch sie quält sich der N. oculomotorius und der Circulus arteriosus (Willis).
- **Cisterna chiasmatis**: ruht vor dem Chiasma opticum.

9.11 Gefäßversorgung

Die Gefäße sind der Knackpunkt im reibungslosen Ablauf zentralnervöser Funktionen. Die meisten zerebralen Störungen haben eine vaskuläre Ursache.

9.11.1 Arterien

Gehirn

Das Gehirn wird durch folgende Arterien versorgt:
- **A. carotis interna** (paarig) und
- **A. basilaris** (unpaar; Zusammenfluss aus den paarigen Aa. vertebrales).

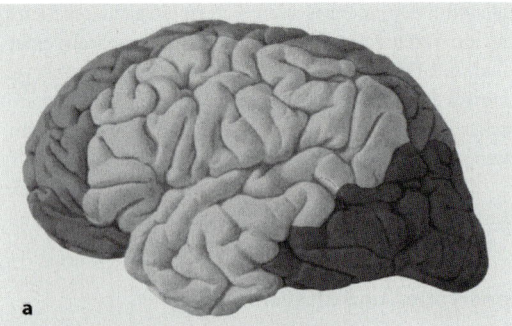

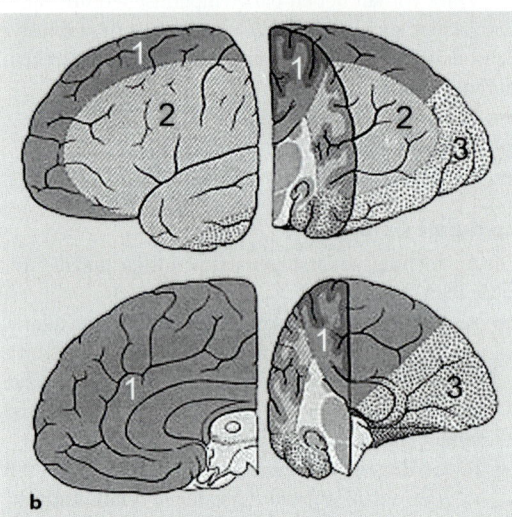

Abb. 9.24a, b. Versorgungsgebiete der 3 Hirnarterien; violett: A. cerebri anterior; rosa: A. cerebri media; rot: A. cerebri posterior (**a**). (Tillmann 2005) (▶ farbige Abb. S. 342). Schema der Versorgungsgebiete: 1 A. cerebri ant., 2 A. cerebri media, 3 A. cerebri post. (**b**)

Circulus arteriosus Willisii

Die Versorgungsgebiete der A. carotis interna und A. basilaris werden durch **Kurzschlüsse** miteinander zu einem Ringsystem an der Hirnbasis (**Circulus arteriosus Willisii**) verbunden, aus dem große Teile des Gehirns versorgt werden (◘ Abb. 9.24a, b). An diesem Ring haben die Ehre mitwirken zu dürfen:
- **A. cerebri media**,
- **A. cerebri anterior**: vorderer Abgang aus der A. cerebri media. Beide Aa. cerebri anteriores sind durch die kurze A. communicans anterior verbunden. Sie versorgt von der Fissura longitudinalis cerebri aus hauptsächlich die medialen Hemisphärenhälften von frontal bis zum Sulcus parieto-occipitalis sowie etwa 4/5 des Balkens (**A. pericallosa**). An der Mantelkante anastomosieren Endäste der **A. callosomarginalis** mit der A. cerebri media. Um das

Balkenknie biegt sie nach dorsal ab. Ein kräftiger Ast ist die **A. striata medialis distalis (Heubner-Arterie)** für den Pedunculus olfactorius, und den **vorderen Schenkel der Capsula interna** und **vordere Basalganglienabschnitte.**
- **A. cerebri posterior**, Verlängerung der A. basilaris.

A. carotis interna

Nach ihrem Durchmarsch durch den Sinus cavernosus und dem scharfen Knick im Carotis-Siphon (▶ Kap. 5.8.3) erreicht die A. carotis interna die basale Zisterne (»Cisterna carotica«) und gibt dort folgende Äste ab:
- **A. ophthalmica** zieht durch die Fisssura orbitalis superior in die Orbita.
- **A. choroidea anterior** verfolgt den Tractus opticus ein Stück und versorgt den Plexus choroideus der Seitenventrikel.
- **A. communicans posterior**: Ast, der die Kommunikation zum basalen Teil des Circulus arteriosus zur A. cerebri posterior herstellt.
- **A. cerebri media**, die natürliche Verlängerung der A. carotis interna, zieht in den Sulcus lateralis und teilt sich in Äste, die die **laterale Hemisphärenoberfläche** und die **Insel** versorgen. Aa. centrales anterolaterales bedienen Teile von Putamen, Pallidum, das Caput des Nc. caudatus und Teile der Capsula interna. Unter den »wichtigen« Zentren versorgt sie den primären motorischen Cortex, einschließlich des Broca-Sprechzentrums, und den primären und sekundären sensorischen Cortex.

> **KLINIK**
>
> Einer der striatalen Äste der A. cerebri media, die **A. lenticulostriata**, macht häufig Kummer wegen Hämorrhagien.

A. vertebralis

Die A. vertebralis gelangt über das Foramen magnum in die hintere Schädelgrube. In Höhe der Pyramiden gibt sie ab:
- **A. inferior posterior cerebelli** für die Unterseite des Kleinhirns,
- **A. spinalis anterior** (die sich in der Medianlinie mit dem entsprechenden Ast der anderen Seite vereinigt) für das Rückenmark,
- **Aa. spinales posteriores**, paarig für die Versorgung der dorsalen Seite des Rückenmarks.

A. basilaris

Am Brückenoberrand vereinigen sich die beiden einsamen Aa. vertebrales zur **A. basilaris**, die folgende Äste abgibt (◨ Abb. 9.25):

- **A. cerebelli inferior anterior** mit der A. labyrinthi,
- **Aa. pontis**: Brückendienste,
- **A. cerebelli superior** zieht zur Vierhügelplatte nach hinten und zu den oberen Kleinhirnabschnitten und
- **A. cerebri posterior**, Endast im Circulus arteriosus, verläuft im Kleinhirnzelt nach hinten, gibt vorher aber eine Anastomose zur A. cerebri media ab.

9.11.2 Innervation, Mikrozirkulation

Die Durchblutung des Gehirns wird im Wesentlichen autoregulatorisch (Bayliss-Effekt) gesteuert, die Konzentration der Atemgase (z. B. CO_2) spielt eine weit größere Rolle als die Innervation.

Noradrenerge Sympathikusfasern erreichen die Gehirnarterien aus postganglionären Ästen aus dem Ganglion cervicale superius (Plexus caroticus internus) und dem Ganglion stellatum (Plexus vertebralis). Cholinerge parasympathische Fasern stammen aus dem Ggl. pterygopalatinum und dem Ggl. oticum. Weiterhin gibt es ein dichtes peptiderges Innervationssystem. Die Neurotransmitter haben folgende Wirkungen:
- **Acetylcholin**: Vasodilatation,
- **Histamin**: Vasodilatation über H1- und H2-Rezeptoren und
- **VIP**: Relaxation der Gefäße.
- **Serotonin**: Vasokonstriktion.

> **KLINIK**
>
> Kopfschmerzen sind häufig bedingt durch Weitstellung (Dilatation) der Gefäße.
>
> Im **Migräneanfall** kommt es in der ersten Phase zur Vasokonstriktion, wahrscheinlich bedingt durch **Serotoninausschüttung**. Die folgende reaktive vasodilatatorische Phase ist durch eine Verstärkung der Durchblutung äußerst schmerzhaft.

Blut-Hirn-Schranke

Nicht alles, was gut ist, erreicht das Gehirn. Die Hirnkapillaren sind mit geschlossenem Endothel vor unbefugtem Betreten abgesichert. Ihre Tight junctions sind entscheidende Barriere für die Blut-Hirn-Schranke. Auf der anderen Seite modulieren die Astrozyten-Fortsätze die Stoffpassage.

Keine Blut-Hirn-Schranke existiert an den neuroendokrinen Organen (Hypophyse, Eminentia mediana, zirkumventrikuäre Organe).

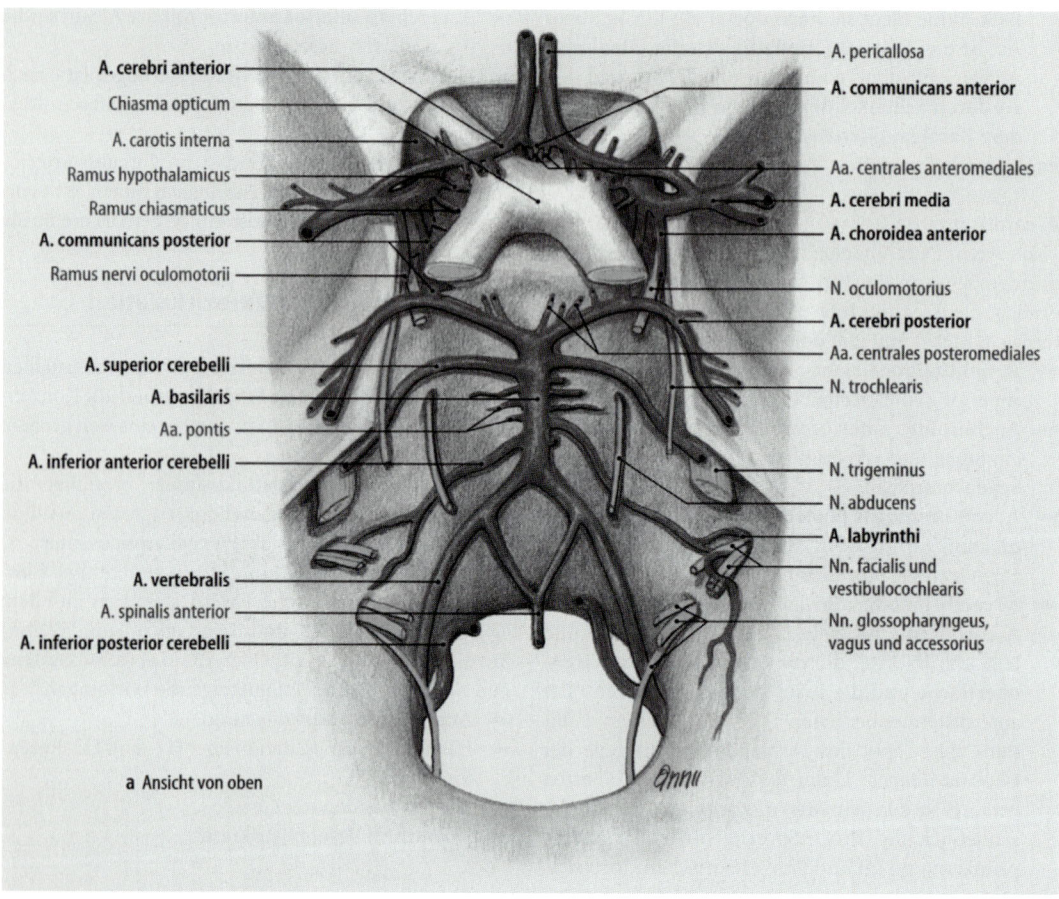

□ Abb. 9.25. Hirnarterien, mittlerer Bereich der inneren Schädelbasis mit Arterien der Hirnbasis und Hirnnerven. Ansicht von oben. (Tillmann 2005)

KLINIK

Die Blut-Hirn-Schranke erschwert den Durchtritt von **Pharmaka** (z. B. Penicillin). Aus diesem Grund wird auch bei der Parkinson-Krankheit anstelle des fehlenden, aber nicht zur Passage fähigen Dopamins der Vorläufer L-Dopa gegeben.

9.11.3 Venöse Abflusswege

Die venösen Abflüsse sind unabhängig von den arteriellen Versorgungswegen. Es gibt folgende wichtige Gehirnvenen:
- **Vv. superficiales cerebri** mit präfrontalen, frontalen, parietalen und occipitalen Ästen. Die Vv. superiores ziehen nach oben und münden in den Sinus sagittalis superior. Sie durchbrechen in Sinusnähe die Arachnoidea und gelangen in die Duraduplikatur der Sinus. Diese Venen heißen **Brückenvenen**. Vv. inferiores gelangen abwärts in den Sinus transversus. Die V. media superficialis zieht in einen der vorderen basalen Sinus.
- **Vv. profundae cerebri** leiten das Blut aus den inneren Gehirnbezirken und sammeln sich in der V. basalis, V. interna cerebri, die ihr Blut in die
- **V. magna cerebri** abgeben. Diese Vene ist kurz. Sie entsteht unter dem Splenium des Balkens aus den Vv. internae cerebri und mündet unpaar in den Anfang des Sinus rectus.

KLINIK

Unartige oder schreiende Kleinkinder bitte nicht schütteln! Ihre Brückenvenen könnten reißen, und dies äußert sich in subduralen Hämatomen.

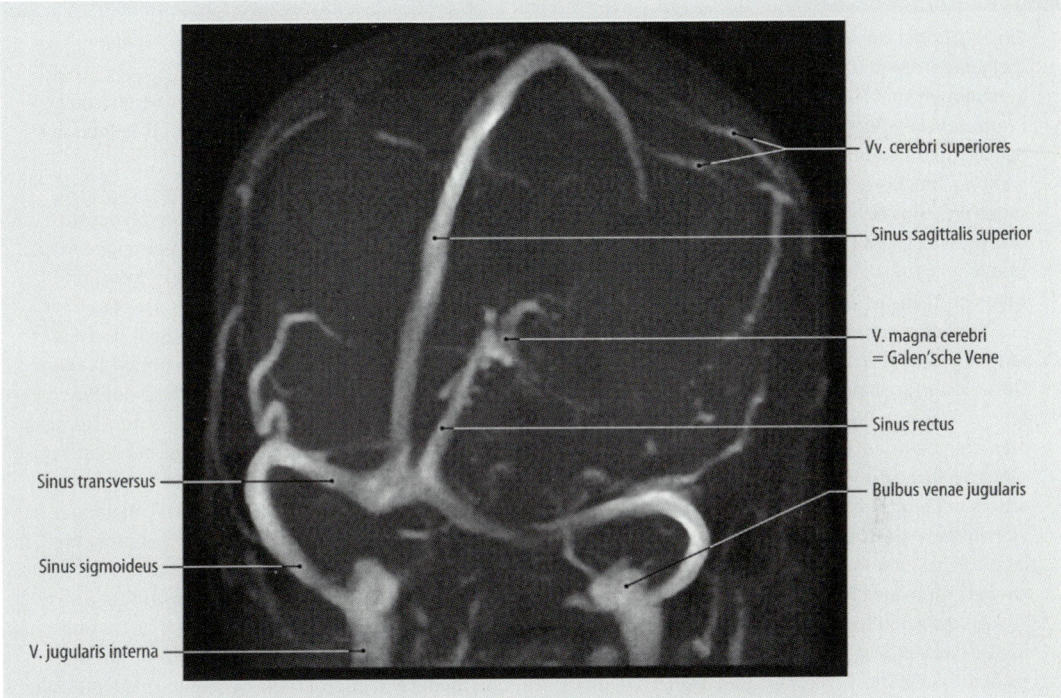

Abb. 9.26. MR-Angiographie der Sinus durae matris: Obere Gruppe. (Tillmann 2005)

Image labels: Vv. cerebri superiores; Sinus sagittalis superior; V. magna cerebri = Galen'sche Vene; Sinus rectus; Bulbus venae jugularis; Sinus transversus; Sinus sigmoideus; V. jugularis interna

Sinus durae matris und Abflusswege

Sinus durae matris sind Duplikaturen der Dura, keine Venen im engeren Sinne, denn sie haben kein Endothel und keine Media.

Obere Gruppe der Sinus durae matris

Die Sinus der oberen Gruppe vereinigen sich im Confluens sinuum:

- **Sinus sagittalis superior** erstreckt sich vom Foramen caecum am Ansatz der Falx cerebri nach hinten. Hauptresorptionsgebiet für den Liquor (Granulationes arachnoidales).
- **Sinus sagittalis inferior**, kleiner, liegt am freien Unterrand der Falx cerebri.
- **Sinus rectus** läuft am Tentorium nach hinten, nimmt die V. magna cerebri auf.
- **Sinus transversus** zieht vom Confluens sinuum nach lateral am seitlichen Tentoriumrand zur Basis des Felsenbeins. Die Sinus sigmoidei setzen die Sinus transversi fort und mündet im Foramen jugulare (Pars venosa) in die V. jugularis (◘ Abb. 9.26).
- **Sinus occipitalis** steigt vom Confluens sinuum nach unten in die Wurzel der Kleinhirnsichel ab. Oberhalb des Foramen magnum teilt er sich in 2 Sinus marginales, die in die V. jugularis münden.

Untere Gruppe der Sinus durae matris

Hierzu gehören folgende Sinus:

- **Sinus cavernosus** sammelt das Blut der unteren Gruppe, liegt beidseits lateral der Sella turcica. Trabekelreiches Maschenwerk, durch das die Hirnnerven III, IV, V_1, VI und die A. carotis interna irren. In ihn drainiert die V. ophthalmica ihr Blut und möglicherweise auch die V. angularis. Beide Sinus werden vom
- **Sinus intercavernosus anterior** und **posterior** sind miteinander verbunden.
- **Sinus sphenoparietalis**, läuft entlang der Ala minor des Os sphenoidale, mündet in den Sinus cavernosus.
- **Sinus petrosus superior** liegt auf der oberen Kante der Felsenbeinpyramide, überbrückt die Nn. V und VI und kommuniziert mit dem Sinus sigmoideus.
- **Sinus petrosus inferior** läuft entlang der Fissura petrooccipitalis, tritt durch die Schädelhöhle und erreicht von außen die V. jugularis.

9

Fallbeispiel

Ein 22-jähriger corporierter Jurastudent wird auf der Zielgeraden beim traditionellen Tübinger Stocher-kahnrennen vom Stecken des Hauptkonkurrenten (Vertreter einer feindlichen Verbindung) an der linken Schläfe getroffen und geht aufgrund der Schlag-wirkung über Bord. Er wird sofort von einem Kame-raden an Land gezogen, ist aber etwas benommen und muss sich in die Uferböschung legen. Eine kaum blutende Riss-Platzwunde ist etwa zwei Querfinger breit oberhalb des linken Jochbogens auszumachen.

Aus Sorge vor einer Schädelfraktur ruft der Kame-rad (Medizinstudent im 4. Semester) nach einem Arzt. Unterdessen stellt der Helfer seitengleiche Extremi-tätenreflexe fest. Die Pupillen sind gleich groß und reagieren beide auf Licht. Während des Wartens be-ginnt die Region um die Wunde anzuschwellen, aber ansonsten fühlt sich der Betroffene gut. Nach etwa 20 min sagt er, er fühle sich müde und wolle sich hin-legen. Seine linke Pupille ist jetzt mäßig erweitert und reagiert kaum auf Licht.

Als der Notarzt eintrifft, ist der Patient bewusst-los. Die linke Pupille ist weit geöffnet und reagiert nicht auf Licht. Die rechte ist mäßig dilatiert, zeigt aber eine normale Lichtreaktion. Der Patient wird so-fort ins Krankenhaus gebracht. Dort werden Röntgen-bilder vom Schädel und ein Computertomogramm (CT) gemacht, auf dem eine intrakranielle Blutung zu sehen ist. Der herbeigerufene Neurochirurg betrach-tet die Röntgenaufnahmen, auf denen eine Fraktur des Schläfenbeins hinter dem Pterion zu sehen ist, und surrt nach Interpretation des CT (epidurales Hämatom) mit sonorer Stimme zur Schwester. »Ope-ration. Sofort.«

Probleme:

1. Was ist das Pterion? In welchem Teil der Fossa temporalis liegt es? Warum ist das Pterion klinisch wichtig?

2. Wie lassen sich die pathologischen Pupillenreflexe erklären?

3. Welche Arterie wird wahrscheinlich verletzt sein?

4. Welche anderen Gefäße können auch verletzt sein?

Antworten:

1. Fläche zwischen Linea temporalis und Processus zygomaticus; das Pterion ist eine H-förmige Struk-tur unterhalb des M. temporalis, wo 4 Knochen aufeinander treffen: Os frontale, Os parietale, Os temporale, Os sphenoidale. Sie zeigt die Lage der A. meningea media an (Ramus frontalis). Das Zentrum des Pterion ist 4 cm oberhalb des Proc. zy-gomaticus und 3,5 cm posterior zur Sutura fronto-zygomatica. Es liegt im vorderen Teil der Fossa tem-poralis. Das Os temporale (Pars squamosa) ist dünn und fragil, seine Splitter können die A. meningea media und ihre Äste verletzen. Ein Hämatom brei-tet sich relativ langsam zwischen Dura und Schädel-knochen aus (epidural), weil die Dura meist durch Sharpey-Fasern an die Kalotte fixiert ist. Darüber hinaus kann ein Teil des Bluts über Vene aus dem Schädel abfließen. Das so genannte »freie Intervall« zwischen anfänglicher, kurzer Bewusstlosigkeit (Hirnerschütterung) und allmählicher Eintrübung und Koma ist durch die langsame Entstehung des Hämatoms zu erklären.

2. Der erhöhte intrakranielle Druck presst den supra-tentorischen Teil des Gehirns, normalerweise den Uncus, durch die Incisura tentorii, wobei der N. ocu-lomotorius (N. III) am scharfen vorderen Tentorium-rand eingeklemmt wird (erweiterte Pupille, feh-lende Lichtreflexe, da parasympathische Fasern mit dem Nerv mitlaufen). Der Tod tritt ein durch Kom-pression der Atem-/Kreislaufzentren in der Medulla oblongata, wenn nicht schnell entlastet wird.

3. A. meningea media, Ramus frontalis.

4. Begleitende Venen.

10

Augenmuskulatur

M. obliquus inf. M. rectus sup.

M. rectus lat. M. rectus med.

M. obliquus sup. M. rectus inf.

Tränenapparat

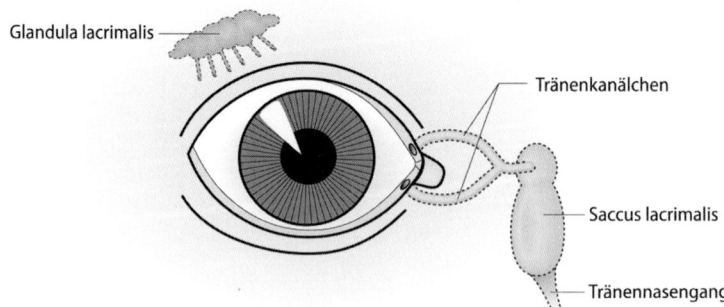

Glandula lacrimalis

Tränenkanälchen

Saccus lacrimalis

Tränennasengang

10 Sehorgan

Mind Map

Das Sehen hat im Laufe der Evolution ständig an Einfluss gewonnen, wenigstens vom Standpunkt eines darwinistisch geprägten Primaten aus gesehen (ein chemisch orientierter Regenwurm, entwicklungsgeschichtlich nicht minder erfolgreich, mag da anders denken). Die Anzahl der Gene für trichromatisches Sehen hat sich beim heutigen Menschen gegenüber dem Pool, den ein Alter-Welt-Affe zur Verfügung hat, etwa verdoppelt.

Grundlage des Sehens ist das Licht, das über einen geeigneten dioptrischen Apparat eingefangen und gebündelt wird. Die spektrale Zusammensetzung des Lichts analysieren 120 Mio spezialisierte Photorezeptoren in der Netzhaut, die über ein ausgeklügeltes Konvergenzsystem bereits in der Peripherie entscheiden, welche Informationen auf nur noch 1 Mio Fasern das Zwischenhirn erreichen dürfen. Im Zentralorgan der vereinigten Afferenzen, dem Thalamus, werden die Fasern des N. opticus auf weitere Neurone umgeschaltet, die in der Sehrinde ein orts- und farbkodiertes Bild entwerfen. Zahlreiche Kollateralen zu anderen Kerngebieten unterhalb der corticalen Ebene sorgen dafür, dass Informationen zur Orientierung im Raum, Nahrungs- und Partnerwahl, Tag-Nacht-Rhythmus u. ä. herangezogen und ausgenutzt werden können.

10.1 Entwicklung

Das Auge als Licht aufnehmendes Organ entsteht aus allen 3 Keimblättern:
- **Ektoderm**: Linsenbläschen, äußere Schicht des Augenbechers, Linse,
- **Neuroektoderm**: Innere Schicht des Augenbechers: Retina, Epithel des Ziliarkörpers und der Iris und
- **Kopfmesenchym**: Sclera, Conjunctiva, Cornea, Ziliarkörper, Iris, Choroidea (Ausnahme: Irismuskeln: Neuroektoderm; Epithelien: Ektoderm), Glaskörper.

Aus dem Diencephalon wölbt sich nach dem Schluss des Neuralrohrs das Augenbläschen aus, das sich wenig später zum Augenbecher einstülpt. Die äußere ektodermale Linsenplakode stülpt sich mit dem Augenbecher ein. Das äußere Blatt entwickelt sich zum Pigmentepithel, das innere Blatt wird zur Netzhaut (Retina).

Am Ende der 5. Woche entsteht im Mesenchym, das die Augenanlage umgibt, ein Spalt, die spätere vordere Augenkammer. Diese ist von Mesenchymzellen ausgekleidet.

Zunächst ist auch der Glaskörper mit mesenchymalem Bindegewebe gefüllt, in dem die Vasa hyaloidea liegen. Diese bilden sich später zurück, das Mesenchym wird zum Hyaluron-haltigen Glaskörper.

Die Augenanlage ist mit dem Augenbecherstiel mit dem Diencephalon verbunden. Von ventral wölbt sich die **Augenbecherspalte** mit dem wachsenden N. opticus in das Lumen des Stiels herein. Die A. hyaloidea reduziert sich in der Mitte des Sehnervens auf die A. centralis retinae. Die Hüllen des N. opticus sind Fortsetzungen der Aderhaut (Choroidea) und Sklera und entsprechen den Hirnhäuten (Arachnoidea und Dura mater).

> **KLINIK**
> Die Augenbecherspalte kann teilweise bestehen bleiben. Im Bereich der Iris heißt dieser unvollständige Verschluss Iriskolobom.

10.2 Orbita

Die Augenhöhle hat die Form einer Pyramide, deren Spitze medial hinten liegt. In der Orbita liegt der Augapfel.

10.2.1 Form, Lage

Die Orbita besteht aus 7 Knochen. Im Einzelnen werden die Wände wie folgt zusammengesetzt:
- **Dach**: Os frontale, Ala minor des Os sphenoidale,
- **Boden**: Maxilla, Os zygomaticum (lateral), Proc. orbitalis der Lamina perpendicularis ossis palatini,
- **Innenwand**: Lamina orbitalis ossis ethmoidalis, Os lacrimale, Proc. frontalis maxillae,
- **Seitenwand**: Os zygomaticum, Ala major ossis sphenoidalis.

Nachbarschaftsbeziehungen

Die mediale Wand grenzt an die Siebbeinzellen und ist papierdünn (Lamina papyracea). Bei Verletzungen der A. ethmoidalis anterior, die durch die Siebbeinzellen zieht, kann es zu Einblutungen auch in die Orbita kommen.

10.2.2 Peri- und retrobulbärer Bindegewebsraum

Periorbita

Die Periorbita ist das Periost, das die Orbita von innen auskleidet. Es ist an den hinteren Öffnungen (Fissura orbitalis superior) mit der Dura mater verbunden. Nach vorn strahlt sie in das Septum orbitale der Augenlider ein.

Retrobulbärer Raum

Dies ist der Raum hinter dem Augapfel (wörtlich eigentlich Augzwiebel). Sein Grundgehalt ist ein Fettkörper (Corpus adiposum orbitae), durch den die Seilschaften zur Versorgung und Bewegung des Auges ziehen. Besonders verstärkt ist er hinten als Gleitlager für die Augenbewegungen, einer Gelenkpfanne ähnlich. Gleitraum zwischen der Vagina bulbi (Tenon-Kapsel) und der Augzwiebel ist ein mit Lymphe gefüllter Raum (Spatium episclerale). Durch den retrobulbären Raum ziehen:
- N. opticus,
- A. ophthalmica, aus der A. carotis interna,
- N. oculomotorius, N. trochlearis, N. abducens,
- **N. ophthalmicus** (V_1) mit dem **N. frontalis** für die sensible Innervation der Stirn und des medialen Augenwinkels; **N. lacrimalis** für die parasympathische Innervation der Tränendrüse und sensible Innervation des lateralen Augenwinkels; **N. nasociliaris** für die sensible Innervation von Cornea, Iris, Ziliarkörper, Nasenspitze und Nasenschleimhaut.
- **Ganglion ciliare**, lateral des N. opticus hinter der Augzwiebel, parasympathisches Ganglion des Nc. oculomotorius accessorius (Edinger-Westphal)

für die inneren Augenmuskeln. Postganglionäre efferente Fasern: Nn. ciliares breves.
- V. ophthalmica superior und inferior.

10.3 Bulbus oculi (Augzwiebel)

10.3.1 Gestalt, Gliederung, Form

Der Bulbus oculi hat einen Durchmesser von etwa 2,4 cm. Der vordere Pol wird durch die Hornhaut (Cornea) gebildet, am hinteren Pol tritt der N. opticus aus.

Wandschichten

Die Wand besteht aus 3 Schichten:
- **Äußere Augenhaut** (Tunica fibrosa bulbi) mit Lederhaut (Sclera), die nach vorn in die Cornea übergeht.
- **Mittlere Augenhaut** (Tunica vasculosa bulbi, Uvea) mit Aderhaut (Choroidea mit Lamina vasculosa und Lamina choroidocapillaris), Ziliarkörper (Corpus ciliare) und Regenbogenhaut (Iris).
- **Innere Augenhaut** (Tunica interna bulbi) mit Netzhaut (Retina) und Pigmentepithel.

Aufbau

Der voluminöseste Anteil des Auges ist der **Glaskörper** (Corpus vitreum), dessen Hyaluron die Retina an Ort und Stelle hält (■ Abb. 10.1). Nach vorn wird der Glaskörper durch die **Linse** begrenzt, die mit **Zonulafasern** am **Ziliarmuskel** aufgehängt ist. Nach vorn wird die **Linse** durch die **Iris** bis auf eine beim Menschen rundliche Öffnung abgedeckt, die Pupille. Der Raum zwischen Linse und Irishinterfläche ist die **Augenhinterkammer**, der Raum zwischen Irisvorderfläche und Corneainnenfläche ist die **Augenvorderkammer**.

Das **Kammerwasser** wird vom Ziliarepithel produziert und gelangt durch die Pupille in die Vorderkammer, wo es in den Maschenwerken der Fontana-Räume des **Kammerwinkels** resorbiert wird. Der anschließende **Schlemm-Kanal** führt das Kammerwasser sodann in das Venennetz der Sklera.

> **KLINIK**
> Bei Kammer-Hochwasser gibt es ein **Glaukom** (»Grüner Star«): Mangelhafter Abfluss kann zu erhöhtem Kammerdruck führen. Symptome: Rotes Auge und Schmerzen.

Linse

Die Linse ist der Bauteil des dioptrischen Apparats, mit dem die Brechkraft reguliert werden kann (Akkomodation) (■ Abb. 10.1). Ein paar Daten:

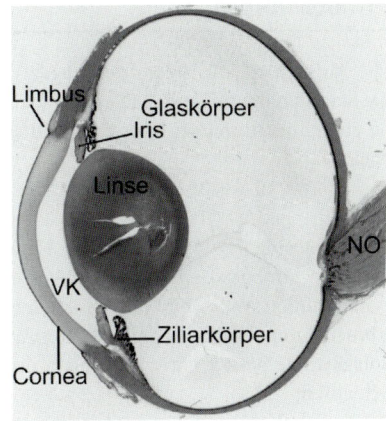

■ **Abb. 10.1.** Schnitt durch den Bulbus oculi (vom Schwein). NO: Nervus opticus, VK: Vorderkammer

- Sie entsteht aus dem Ektoderm des Augenbläschens.
- Sie ist ellipsoid geformt, hinten aber stärker gekrümmt als vorne. Ihr Durchmesser ist 9 mm. Die Vorderfläche besitzt noch ein einschichtiges prismatisches Linsenepithel, die Zellen der Hinterfläche bilden die Fasern der Linsensubstanz. Drinnen entstehen, ähnlich wie in einer Zwiebel, lamellenartige Linsenkernschalen.
- Die Linsenkapsel entspricht einer Basalmembran. An ihr ist sie durch Zonulafasern am Ziliarkörper aufgehängt.
- Im Laufe des Lebens nimmt ihr Gewicht um das Doppelte zu, während die Elastizität abnimmt.
- Sie ist gefäßlos und nervenlos, wird daher nur über Diffusion ernährt.

> **KLINIK**
> **Katarakt** (»grauer Star«): Bei zunehmenden Versorgungsengpässen der Linse im Alter kann es zu Linsentrübungen kommen. Symptome sind nebelartiges Verschwommensehen und Blendungen durch Streulicht. Therapie: Inzision der Linsenkapsel, Heraussaugen des Linsenkerns und Einbau einer neuen Linse.
>
> Früher waren Starstecher auf Jahrmärkten unterwegs. Einem von ihnen (John Taylor) misslang die Wiederherstellung des Sehvermögens von J.S. Bach, wahrscheinlich auch einiger anderer Kunden.

10.3.2 Tunica fibrosa

Die derbe Außenhaut, die Sklera des Auges, gewährleistet die Stabilität der Sehkugel. Die Sklera wird nach vorn von einem lichtdurchlässigen Abschnitt abgelöst, die Cornea.

Cornea

Die Cornea hat einen Durchmesser von 11 mm und wird durch den Limbus von der Sklera abgegrenzt. Sie ist etwas nach außen vorgewölbt und besitzt den stärksten lichtbrechenden Effekt des dioptrischen Apparates (43 Dioptrien). Sie besitzt von außen nach innen folgende Schichten:
- **Corneaepithel**: mehrschichtiges unverhorntes Plattenepithel. Nach lateral geht es in das Epithel der Bindehaut (Conjunctiva) über.
- **Bowman-Membran**: 30 µm dicke Basalmembran zur
- **Substantia propria**: dickste Schicht der Cornea aus parallel angeordneten Faserzügen aus kollagenem Bindegewebe. Leider haben die Bindegewebszellen hier einen Eigennamen: Keratozyten (bitte nicht verwechseln mit Keratinozyten der Epidermis!). Die Transparenz kommt durch die Parallelanordnung der Fasern und den gleichen Brechungsindex wie das Vorderkammerwasser zustande. Außerdem besitzt die Cornea normalerweise keine Blutgefäße. Sie ist auf Diffusion der Tränenflüssigkeit und des Kammerwodkas angewiesen.
- **Descemet**-Membran: schon wieder eine Basalmembran. Sie liegt an der Grenze zum
- **Inneren Cornea-Epithel** (manchmal auch »Endothel« genannt; dieser Begriff sollte aber nur der Innenauskleidung von Gefäßen vorbehalten bleiben): Einschichtiges Plattenepithel (Mesothel). Dieses sehr empfindliche Epithel sorgt durch kontinuierliches Pumpen für den richtigen Quellungsdruck der Substantia propria.

10.3.3 Tunica vasculosa

Aderhaut (Choroidea)

Die stark vaskularisierte Choroidea liegt zwischen der Sklera und der Pigmentepithelzellschicht der Retina, von der sie sich durch die **Bruch**-Membran abgrenzt. Aus ihr wird der äußere Teil der Retina mit Blut versorgt. Sie besteht aus der Lamina vasculosa mit Ästen aus den Aa. ciliares posteriores breves et longae und der Lamina choroidocapillaris.

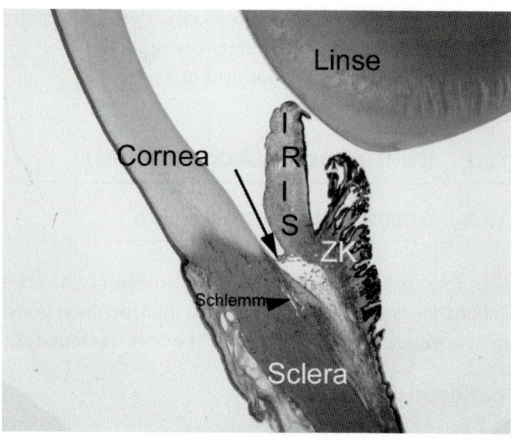

◻ **Abb. 10.2.** Vorderes Augensegment.Übergang von Sklera in die Cornea, Iris und Ziliarkörper (ZK). Die Zonulafasern sind nicht sichtbar. Das Kammerwasser läuft im Kammerwinkel (Pfeil) durch das Trabekelwerk in den Schlemm-Kanal ab

Ziliarkörper (Corpus ciliare, Strahlenkörper)

Der Ziliarkörper bildet die innere Grenze der Augenhinterkammer (◻ Abb. 10.2). Sein vorderer Anteil wirft hohe Falten auf (Corona ciliaris). Der hintere Anteil ist flach und geht an der Ora serrata in die Retina über. Hauptbestandteil des Corpus ciliare ist der parasympathisch innervierte M. ciliaris. Das Stroma ist mit einem zweischichtigen Epithel ausgekleidet: Die äußere, dem gut vaskularisierten Stroma aufliegende Schicht ist pigmentiert und basal eingefaltet, die innere, dem Augeninnenraum zugewandte Schicht ist unpigmentiert. An ihnen entspringen die Zonulafasern und ziehen zur Linse.

Aufgaben des Ziliarkörpers
- Das Ziliarepithel produziert das **Kammerwasser.**
- **Akkomodation**. Durch Aktivierung des M. ciliaris durch die parasympathischen postganglionären Nn. ciliares breves (aus dem Ggl. ciliare) wölbt sich der Ziliarkörper in Richtung Linse vor, sodass sich die Zonulafasern entspannen und sich die Linse infolge ihrer Eigenelastizität krümmt: **Nahakkomodation**. Bei der Fernakkomodation entspannt sich der Ziliarmuskel, sodass sich die Zonulafasern in die Länge ziehen und die Linse abgeflacht wird.

> **KLINIK**
> Bei der Alterssichtigkeit nimmt die Akkomodationsbreite der Linse ab.

Iris (Regenbogenhaut)

Die Iris dient als Blende. Bei Lichteinfall zieht sie sich reflektorisch rund um die Pupille zusammen (altmodische Fotokünstler erinnern sich vielleicht an nicht-digitale Fotoapparate, bei denen eine ähnliche Blende bedient werden musste). Beim Auge werden folgende Gewebebestandteile benötigt, die die **Adaptation** ermöglichen:

- **Bindegewebsgrundgerüst** für den Einbau der Sonderausstattung:
  - **Pigmentzellen** an der Hinterseite der Iris zur Absorption des Lichts, das nicht durch die Pupille fällt. Die Lage/Anzahl/Dichte dieser **Melanozyten** entscheidet über die Augenfarbe. Je dichter die Anordnung, desto brauner das Auge. Da Albinos kein Melanin in ihren Pigmentzellen haben, leiden sie unter viel Streulicht und tragen deswegen gerne Sonnenbrillen.
  - **Glatte Muskeln** zum Öffnen und Schließen der Iris. Zum Öffnen bietet sich der radiär verlaufende **M. dilatator pupillae** an. Er wird sympathisch innerviert. Der zirkulär verlaufende **M. sphincter pupillae** wird parasympathisch innerviert. Beide kommen aus dem Neuroektoderm. Zum Pupillenreflex ▶ Kap. 9.

10.3.4 Tunica interna (Innere Augenhaut)

Die innere Auskleidung des Auges übernimmt im Wesentlichen die Retina mitsamt der Pigmentepithelzellschicht. Nach vorn läuft die Retina in einen wenig lichtempfindlichen, gezackten Bezirk aus, die Ora serrata. Hinten ist sie nur durch den Austritt des Sehnerven unterbrochen (blinder Fleck, Discus nervi optici).

Schichtenbau der Retina, Zelltypen, Funktion und Verschaltung

Die Retina der Vertebraten hat einen reversen Aufbau, d. h. das Licht muss erst eine Reihe von Retinaschichten durchwandern, ehe es auf die Photorezeptoren trifft. Die Schichten im Einzelnen heißen (von außen nach innen) (◘ Abb. 10.3):

1. **Pigmentzellschicht** (Stratum pigmentosum): Prismatische, Melanin- pigmentierte Zellen. Sie absorbieren das Licht (Verhinderung von Streulicht und Reflexionen), und phagozytieren Membranbestandteile der Fotorezeptoren.
2. **Schicht der Fotorezeptoren** (Stratum neuroepitheliale): Schmale Außensegmente und breite Innensegmente der 110 Mio Stäbchen und 5 Mio Zapfen, die das Sehpigment enthalten. Die Außensegmentmembran enthält **Rhodopsin**; Lichtabsorption führt zu einer Hyperpolarisation des Membranpotenzials. Das Innensegment enthält den Syntheseapparat für den Sehfarbstoff, der kontinuierlich umgesetzt wird. Drei verschiedene Zapfen mit jeweils unterschiedlichen Rhodopsinen ermöglichen das Farbensehen.
3. **Äußere Gliagrenzmembran** (Stratum limitans externum): Schicht der horizontal verlaufenden Fortsätze der Müller-Zellen: Astroglia-ähnliche Stützzellen der Retina.
4. **Äußere Körnerschicht** (Stratum granulosum externum): Zellkerne der Stäbchen und Zapfen (1. Neuron der Sehbahn).
5. **Äußere plexiforme Schicht** (Stratum plexiforme externum): Synapsen zwischen Photorezeptorzellen und Bipolarzellen und Horizontalzellen, Ende des 1. Neurons der Sehbahn.
6. **Innere Körnerschicht** (Stratum granulosum internum): Zellkerne der **Bipolarzellen** (2. Neuron der Sehbahn). Diese können in **ON**(Depolarisation-) und **OFF**(Hyperpolarisation-)Bipolarzellen differenziert werden (Kontrastgebung). **Horizontalzellen** und **amakrine Zellen** dienen als inhibitorische (GABAerge) Assoziationsneurone. Auch die Perikaryen der Müller-Zellen liegen in dieser Schicht.
7. **Innere plexiforme Schicht** (Stratum plexiforme internum): Synapsen zwischen Bipolarzellen und Ganglienzellen (weitere Konvergenz).
8. **Opticus-Ganglienzellschicht:** Enthält die Perikaryen der Ganglienzellen (3. Neuron der Sehbahn). Diese codieren rezeptive Felder als Aktionspotenziale (GK Physiologie).
9. **Opticusfaserschicht** (Stratum neurofibrarum) enthält die Axone der etwa 1 Mio Opticus-Ganglienzellen, die über den N. opticus in den Thalamus projizieren.
10. **Innere Gliagrenzmembran** (Stratum limitans internum): Basalmembran der Müller-Zellen, Grenzschicht zum Glaskörper.

Die **Fovea centralis** ist ein Bezirk, in der das Licht direkt »ungestreut« auf die Zapfen trifft (180.000/mm^2). Es gibt keine Stäbchen. Zudem gibt es in diesem Bereich keine Konvergenzschaltungen (Bündelungen vieler Fotorezeptorfortsätze auf eine oder wenige Bipolarzellen und Ganglienzellen), sodass an dieser Stelle das schärfste Bild entsteht.

> **Merke**
>
> 1. Neuron der Sehbahn sind die Fotorezeptorzellen.
> 2. Neuron der Sehbahn sind die Bipolarzellen.
> 3. Neuron der Sehbahn sind die Opticus-Ganglienzellen.

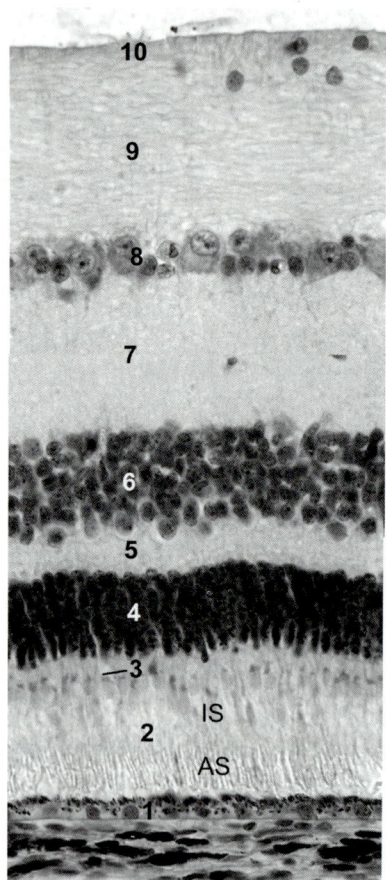

10

Abb. 10.3. Anschnitt der Retina bei hoher Vergrößerung. Die Ziffern entsprechen der Schichten-Nummerierung im Text

Gefäßversorgung

Die Blutversorgung der Retina erfolgt über Äste der **A. centralis retinae**, die gemeinsam mit dem N. opticus durch die Lamina cribrosa sclerae in den Bulbus eindringt. Sie teilt sich in die:
- Arteriolae temporales retinae superiores und inferiores und
- Arteriolae nasales retinae superiores und inferiores.

Die ersten beiden Schichten der Retina werden jedoch per diffusionem aus der Aderhaut versorgt. Die Fovea centralis ist gefäßfrei.

> **KLINIK**
>
> Bei **Diabetes mellitus** kann es im Rahmen der »diabetischen Retinopathie« zu einer vermehrten Aussprossung der Netzhautkapillaren (Cotton-wool spots) und zu Einblutungen kommen.

10.3.5 N. opticus

Der Sehnerv (N. opticus) startet im 3. Neuron der Retina und führt bis zum Corpus geniculatum laterale des Thalamus. Jedoch wird die Strecke bis zum Chiasma opticum als »N. opticus«, und die Strecke zwischen Chiasma opticum und Thalamus als »Tractus opticus« bezeichnet. Man unterscheidet folgende Abschnitte:
- **Pars ocularis**: intrabulbärer Abschnitt bis zur Lamina cribrosa sclerae,
- **Pars orbitalis**: Abschnitt in der Orbita, von Hirnhäuten umgeben,
- **Pars intracranialis**: Abschnitt proximal des Canalis n. optici.

Der N. opticus ist kein Hirnnerv, sondern eine Projektionsbahn. Er ist von Pia mater und Arachnoidea umgeben. Es kann sich sogar einen Subarachnoidalraum leisten.

10.3.6 Bewegungsapparat des Bulbus oculi

Das genervte Verdrehen der Augen beim Lesen dieses Texts gelingt durch die 6 äußeren Augenmuskeln. Sie entspringen am bindegewebigen Anulus tendineus communis und setzen in der Sklera an (■ Abb. 10.4):
- M. rectus lateralis: Abduktion,
- M. rectus superior: Elevation, Adduktion, Innenrotation,
- M. rectus inferior: Depression, Innenrotation, Adduktion,
- M. rectus medialis: Adduktion,
- M. obliquus superior: Depression, Abduktion, Innenrotation und
- M. obliquus inferior: Elevation, Abduktion, Außenrotation.

Die **Innervation** ist sehr einfach: Alle Muskeln werden vom N. III (oculomotorius) versorgt, außer: M. rectus lateralis (N. VI, abducens) und M. obliquus superior (N. IV, trochlearis).

> **KLINIK**
>
> Bei einer kompletten Okulomotoriusparese schielt das betroffene Auge schräg nach unten außen, bei einer Abducensparese kann es nicht abduziert werden, es kommt zum Konvergenzschielen.

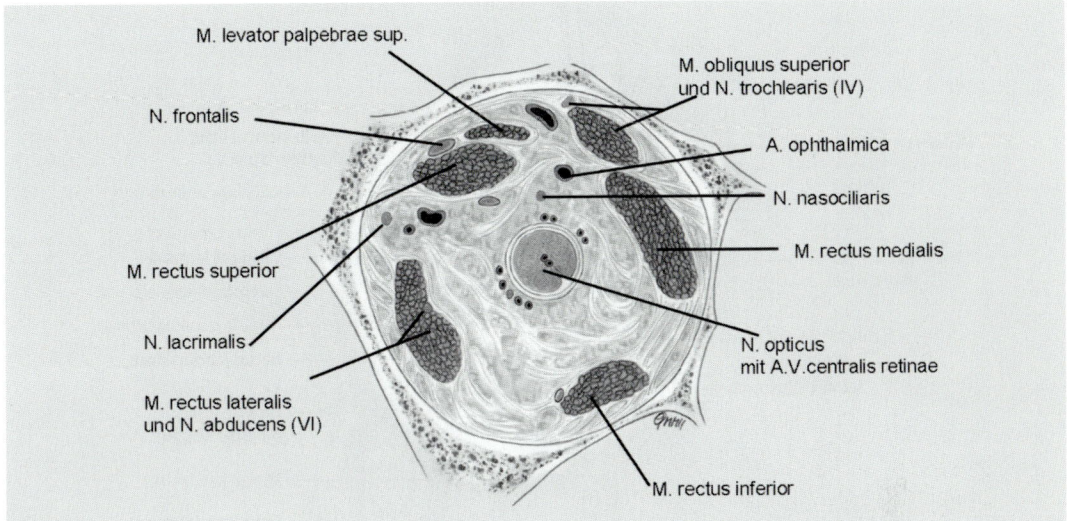

Abb. 10.4. Frontalabschnitt durch den retrobulbären Bereich der Orbita der rechten Seite, Ansicht der vorderen Schnittfläche. Alle nicht beschrifteten Nerven sind Äste des N. oculomotorius (N. III). (Tillmann 2005)

10.4 Zusätzliche Einrichtungen

10.4.1 Augenlid (Palpebra)

Die Augenlider tragen dazu bei, die Tränenflüssigkeit gleichmäßig über die Cornea zu wischen und das Organ vor mechanischen Kalamitäten zu schützen. Die Haut des Oberlids wird durch die Augenbraue (Supercilium) von der Stirnhaut abgegrenzt.

Tragendes Skelett des Augenlids ist eine bindegewebige Platte, der **Tarsus**.

> **KLINIK**
> Der Tarsus kann mit einem dünnen Stäbchen nach außen umgeschlagen werden. Diese als **Ektropionierung** bekannte Manipulation ist manchmal erforderlich, um Fremdkörper zu entfernen.

Weiterhin bietet das Augenlid an histologischen Details fast alles, was das Herz begehrt:
- **Quergestreifte Muskulatur**: Fasern des M. levator palpebrae (N. III); Auffächerung in Pars palpebralis des M. orbicularis oculi (N. VII).
- **Glatte Muskulatur**: M. tarsalis (sympathisch innerviert) zur Regulierung der Lidspalte.
- Die Äußere Haut besitzt dünnes, **verhorntes Plattenepithel**, die zur Lidkante in **unverhorntes Plattenepithel** übergeht. Am hinteren Lidrand ändert sich der Epithelüberzug in die hochprismatische

Form der Bindehautauskleidung. Der Lidrand imponiert durch Wimpern (Zilien).
- **Holokrine Talgdrüsen (Zeis),** die mit den Wimpern assoziiert sind. Entzündung: Gerstenkorn (Hordeolum).
- **Apokrine Drüsen (Moll),** mit einem Ausführungsgang in der Nähe des Lidrandes.
- **Holokrine Talgdrüsen (glandulae tarsales, Meibom),** entlang der Lidaußenseite; sie münden ebenfalls am Lidrand. Entzündung: Hagelkorn (Chalazion).

10.4.2 Bindehaut (Tunica conjunctiva)

Die Bindehaut bedeckt als **Tunica conjunctiva palpebrarum** die Innenseite der Augenlider. Sie schlägt im **Fornix conjunctivae** in die **Tunica conjunctiva bulbi** über und reicht bis zum Limbus corneae. Vom Bindehautsack aus wird Tränenflüssigkeit über die Hornhaut verteilt.

Das Epithel der Bindehaut ist hochprismatisch und geht am Limbus corneae in das mehrschichtige Plattenepithel der Cornea über. Das subepitheliale Bindegewebe ist reich kapillarisiert.

> **KLINIK**
> Bei Entzündungen bzw. Reizungen der Bindehaut füllen sich die Kapillaren (Injektion; rotes Auge).

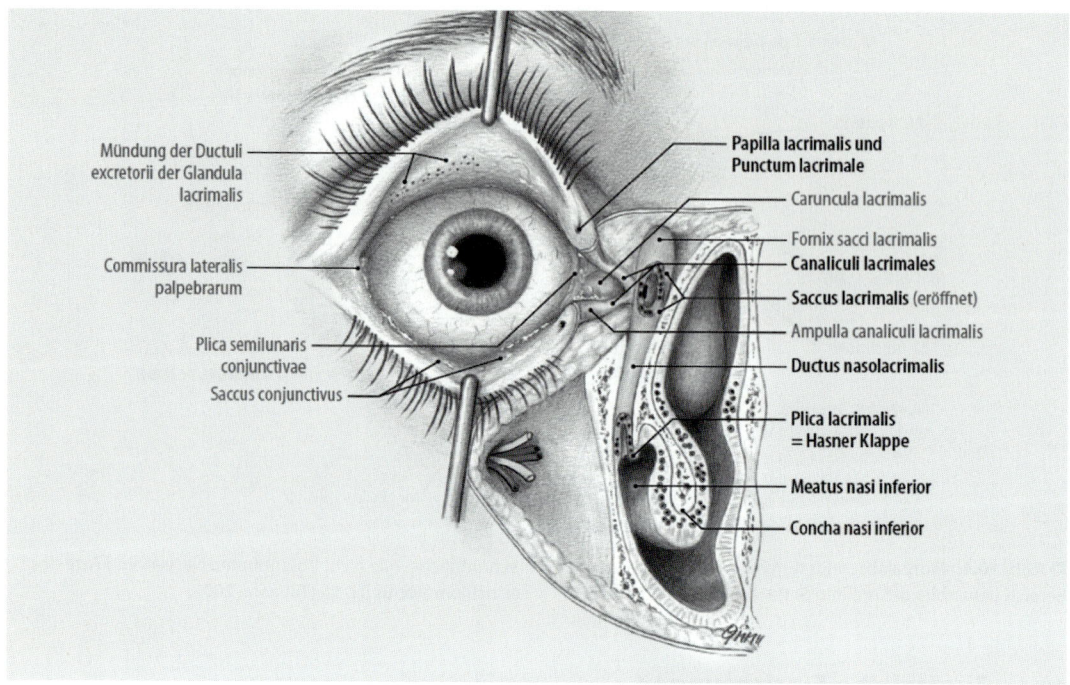

Mündung der Ductuli
excretorii der Glandula
lacrimalis

Commissura lateralis
palpebrarum

Plica semilunaris
conjunctivae

Saccus conjunctivus

Papilla lacrimalis und
Punctum lacrimale

Caruncula lacrimalis

Fornix sacci lacrimalis

Canaliculi lacrimales

Saccus lacrimalis (eröffnet)

Ampulla canaliculi lacrimalis

Ductus nasolacrimalis

**Plica lacrimalis
= Hasner Klappe**

Meatus nasi inferior

Concha nasi inferior

■ **Abb. 10.5.** Augenbindehaut und Tränenwege eines erstaunten rechten Auges, Ansicht von vorn. (Tillmann 2005)

Die Bindehaut wird vom N. supraorbitalis aus dem N. V$_1$ innerviert.

10.4.3 Tränendrüse, Tränenwege

Der Tränenapparat besteht aus Tränendrüse, Tränensäckchen und dem Tränen-Nasen-Gang.

Tränendrüse (Glandula lacrimalis)

Die Tränendrüse liegt im lateralen oberen Winkel der Orbita in der Fossa lacrimalis. Sie wird durch den M. levator palpebrae superior in 2 horizontale Abschnitte geteilt. Mehrere Ausführungsgänge münden in den Fornix conjunctivae. Akzessorische Tränendrüsen produzieren den Löwenanteil der Tränenflüssigkeit (außer beim Heulen).

Tränenflüssigkeit

Die Tränenflüssigkeit (pH 7,4) ist leicht hyperton und enthält viel Präalbumin, IgA und Lysozym (bakterizid). Sie bildet den mittleren Teil des Tränenfilms, an dem sich sonst noch die Becherzellen der Bindehaut und als äußere ölige Schicht die Meibom-Drüsen des Augenlids beteiligen.

Mikroskopische Anatomie

Die Tränendrüse ist eine tubuloacinöse Drüse. Sie ist rein serös. Differenzialdiagnose: Gl. parotidea, Pankreas. Natürlich hat sie keine Inseln (Pankreas), und so gut wie keine Fettzellen (Parotis). Ihr fehlen Sekretrohre und Schaltstücke. Herde lymphozytärer Infiltrate sind charakteristisch.

Innervation

Die Tränendrüse wird durch parasympathische (sekretorische) Äste des N. petrosus major (aus dem N. intermedius) innerviert. Die Umschaltung erfolgt im Ggl. pterygopalatinum auf postganglionäre Fasern, die mit dem N. zygomaticus aus V$_2$ anbandeln.

Ductus nasolacrimalis

Im spitzen medialen Augenwinkel liegt die Caruncula lacrimalis, die die Tränenflüssigkeit aus dem Tränensee aufnimmt. Über 2 kleine Tränenkanälchen wird die Flüssigkeit in den **Tränensack** und von dort aus in den etwa 2 cm langen **Tränennasengang (Ductus nasolacrimalis)** geleitet (■ Abb. 10.5). Dieser mündet unter der unteren Nasenmuschel in den **unteren Nasengang (Meatus nasi inferior)**.

Fallbeispiel

Ein 65-jähriger Mann liegt wegen einer anstehenden Koronar-Bypass-Operation bei atherosklerotischer Gefäßerkrankung in einer Uniklinik. Im Rahmen der Visite berichtet der Patient von einer deutlichen Sehverschlechterung des rechten Auges, die im Moment eingesetzt habe und ihn beängstige. Bevor der konsiliarisch hinzugezogene Arzt eintrifft, verschlechtert sich die Sehkraft noch einmal drastisch.

Der Ophthalmologe ermittelt per Spiegelung des Augenhintergrundes eine deutliche retinale Ischämie und einen charakteristischen »kirschroten Fleck der Makula«. Somit steht der Verdacht eines Verschlusses der Zentralarterie durch eine Embolie. Der Patient erhält sofort Pharmaka zur Gefäßdilatation (Calciumantagonisten) und man entscheidet sich gemeinsam für eine systemische Fibrinolyse (mit Streptokinase). Trotz der sofortigen Therapie bleibt bei dem Patienten ein Ausfall im rechten oberen Quadranten des Gesichtsfeldes des rechten Auges bestehen.

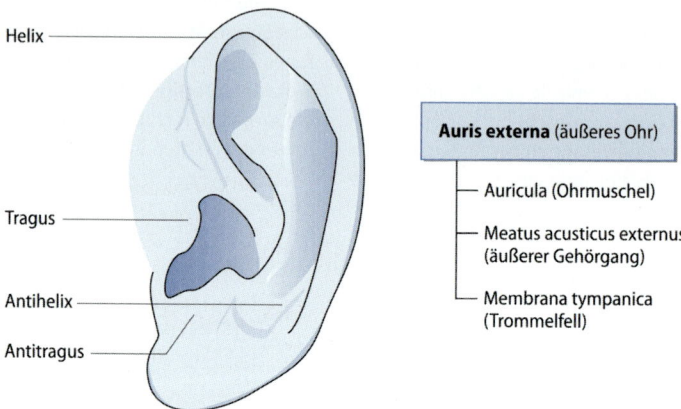

Helix

Tragus

Antihelix

Antitragus

Auris externa (äußeres Ohr)

— Auricula (Ohrmuschel)

— Meatus acusticus externus
  (äußerer Gehörgang)

— Membrana tympanica
  (Trommelfell)

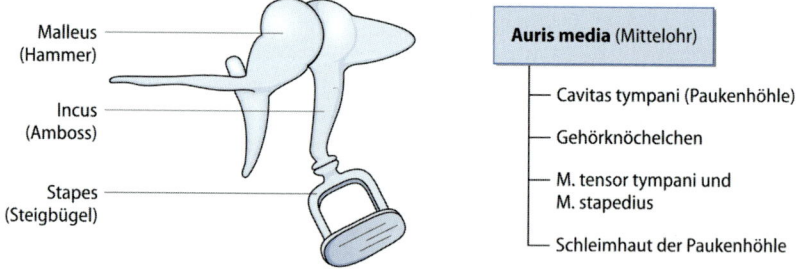

Malleus
(Hammer)

Incus
(Amboss)

Stapes
(Steigbügel)

Auris media (Mittelohr)

— Cavitas tympani (Paukenhöhle)

— Gehörknöchelchen

— M. tensor tympani und
  M. stapedius

— Schleimhaut der Paukenhöhle

Auris interna (Innenohr)

— Labyrinthus osseus
  (knöchernes Labyrinth)

— Labyrinthus membranaceus
  (membranöses Labyrinth)

Gehörorgan

— Cochlea

— Ductus cochlearis

— Corti-Organ

11 Hör- und Gleichgewichtsorgan

Mind Map

Im Unterschied zu den anderen sensorischen Systemen liegen die rezeptiven Abschnitte des akustischen und vestibulären Systems versteckt, nämlich im schwer zugänglichen Tresor des Felsenbeins. Während eine oberflächliche Lokalisation der Rezeptoren für den Gleichgewichtsapparat nicht notwendig ist, sieht es beim akustischen Apparat schon etwas anders aus. Schallwellen müssen 3 unterschiedliche Räume mit unterschiedlichen Schallleitungseigenschaften passieren: Luft im äußeren Gehörgang, eine knöcherne Etappe im Mittelohr und schließlich eine wässrige Phase im Innenohr. Erst dort, in der Schnecke, werden die Schwingungen tonotop registriert und über Fasern des Hörnervs dem ZNS zugänglich gemacht. Kreuzungen ab der oberen Olive sind Voraussetzung für das Richtungshören.

Das Gleichgewichtsorgan ist zweigeteilt: Die **Bogengänge** sind in den 3 Richtungen des Raums angeordnet und reagieren auf **Winkelbeschleunigung**. Sie sind die Grundlage für optokinetische Reflexe (z. B. Nystagmus) und Kopfbewegungen. Die Maculae des Utriculus und Sacculus reagieren auf **Linearbeschleunigung** und kontrollieren die Haltereflexe.

11.1 Entwicklung des Hör- und Gleichgewichtsorgans

Das Ohr besteht aus mehreren Abschnitten unterschiedlicher Herkunft:

- **Äußeres Ohr**: Ohrmuschel und äußerer Gehörgang (Meatus acusticus externus),
- **Mittelohr**: Paukenhöhle (Cavitas tympani), Gehörknöchelchen, Ohrtrompete (Tuba auditiva), pneumatisierte Mastoidzellen (Cellulae mastoideae),
- **Innenohr**: häutiges und knöchernes Labyrinth.

11.1.1 Äußeres Ohr

Der äußere Gehörgang entsteht aus der 1. Kiemenfurche, die sich zur Paukenhöhle vorrobbt. Die Grenze bildet das Trommelfell (Membrana tympani).

11.1.2 Mittelohr

Die Aussackung der 1. Schlundtasche wird zur primitiven Paukenhöhle (◘ Abb. 5.3). Diese wird durch die Tuba auditiva mit dem Epipharynx verbunden. Die epitheliale Auskleidung dieser beiden Räume ist entodermaler Herkunft.

Die Gehörknöchelchen entwickeln sich aus den Knorpeln der ersten beiden Schlundbögen (Kiemenbögen). Der Hammer (Malleus) und der Amboss (Incus) entstehen aus dem 1., der Steigbügel (Stapes) aus dem 2. Kiemenbogen.

11.1.3 Innenohr

Stammesgeschichtlich ist das Bogengangssystem (für den Gleichgewichtssinn) ein Relikt der dorsolateralen Plakoden des Seitenlinienorgans der Fische. Das cochleäre System (für den Hörsinn) leitet sich von der **Ohrplakode** ab.

In der 4. Woche bildet sich seitlich und unter Einfluss des Rautenhirns eine ektodermale Verdickung, die Ohrplakode, die sich als Ohrvesikel einstülpt. Man unterscheidet eine dorsale und eine ventrale Hälfte:

- Aus der dorsalen Hälfte (**Saccus vestibularis**) entsteht: **Utriculus**, **Bogengänge** (Ductus semicirculares) und **Ductus endolymphaticus**.
- Aus der ventralen Hälfte (**Saccus cochlearis**) entstehen: **Sacculus**, verbunden durch den zarten **Ductus reuniens** mit dem sich abgrenzenden **Ductus cochlearis**.

Nach Einwachsen von Fortsätzen des N. vestibulocochlearis differenzieren sich an bestimmten Stellen der häutigen Wandung des Labyrinths Sinnesepithelien.

Das Mesenchym um diese häutigen Anteile bildet ein Gewebe, in dem später mit Flüssigkeit gefüllte, perilymphatische Spalträume auftreten. Diese perilymphatischen Gewebe induzieren die Verknöcherung um sie herum, das spätere **knöcherne Labyrinth**.

Im 3. Schwangerschaftsmonat sind alle Anteile des vestibulocochleären Systems fertig ausgebildet und im 6. Monat betriebsbereit.

11.2 Äußeres Ohr

Das äußere Ohr dient bei Boxern als Beißziel und bei normalen Vertebraten als Schallaufnahmegerät (Ohrmuschel) und zur Weiterleitung des Schalls.

11.2.1 Ohrmuschel

Die Ohrmuschel enthält ein Skelett aus elastischem Knorpel, der, von Haut überzogen, im Gehörgangsknorpel mit Bändern befestigt ist. Sie dient der Schallaufnahme und der Thermoregulation (Elefant, s. u.). Einige Höcker und Vertiefungen der menschlichen Ohrmuschel sollen genannt sein:

- Helix: dorsale Randleiste der Ohrmuschel,
- Antihelix: innere Randleiste,
- Tragus: Knorpelvorsprung vor der Öffnung des Gehörgangs,
- Antitragus: gegenüberliegende Vorwölbung,
- Cavitas conchalis: tiefe Einbuchtung der Ohrmuschel, hier beginnt der äußere Gehörgang,
- Ohrläppchen: Hautläppchen am Ohr, bietet sich zur Blutentnahme an.

> **Merke**
>
> **Q: Großmutter, warum hast du so große Ohren?**
> **A: Damit ich die Temperatur besser regeln kann!**
> (nicht GK-pflichtig)
>
> Die Ohren sind (außer dem Rüssel und der Pleura) die Visitenkarte für die Elefanten. Afrikanische Elefanten (Loxodonta africana) besitzen große Ohren und eine für die klimatischen Verhältnisse des Kontinents angemessene Wärmeaustauschfläche (Durchblutung: 14l/min). Der Indische Elefant (Elephans maximus, der sich vom Mammut ableitet), besitzt sibirisch kleine Öhrchen, die selbstverständlich weniger Wärme abgeben.

11.2.2 Äußerer Gehörgang (Meatus acusticus externus)

Der äußere Gehörgang ist etwa 2,5 cm lang. Er beginnt am Trommelfell und endet am Porus acusticus externus, geschützt von der Ohrmuschel. Er grenzt nach oben an die mittlere Schädelgrube, seitlich ans Kiefergelenk, hinten an den Processus mastoideus und nach vorn an die Ohrspeicheldrüse. Der äußere Gehörgang besitzt einen äußeren, knorpeligen und einen inneren, knöchernen Anteil.

> **KLINIK**
>
> Bei der Inspektion des Gehörgangs mit dem Otoskop muss man die Ohrmuschel etwas nach hinten oben ziehen, um den knorpeligen Anteil des Gehörgangs etwas zu begradigen. Beim Säugling muss man etwas nach unten ziehen.

Im knorpeligen Anteil des Gehörgangs sprießen reichlich Haare, deren Talgdrüsen gemeinsam mit dem Sekret von apokrinen Drüsen den Ohrschmalz (Cerumen) produzieren.

Wie wir bereits wissen (► Kap. 5.5.6), erreicht ein sensibler Vagusast (R. auricularis n. vagi) den äußeren Gehörgang. Bei Manipulationen im Gehörgang können unerwünschte vegetative Reaktionen eintreten (Husten-, Brechreiz).

11.2.3 Trommelfell (Membrana tympanica)

Das Trommelfell trennt das äußere Ohr vom Mittelohr (◘ Abb. 11.1a, b). Es leitet die Schallwellen der Luft auf die Gehörknöchelchenkette weiter, was letzten Endes zu einer Schalldruckerhöhung am ovalen Fenster führt.

Das Trommelfell besitzt einen Durchmesser von 9 mm, hat eine Fläche von etwa 85 mm² und ist 0,1 mm dick. Die Membran besteht aus einer:

- Pars flaccida (Shrapnell-Membran), die nicht mitschwingt und einer
- Pars tensa, einem straff gespannten Teil, der etwas nach innen eingezogen ist.

Das Trommelfell ist schräg im ringförmigen Anulus fibrocartilagineus aufgehängt. Mit der Horizontalebene bildet es einen nach außen offenen Inklinationswinkel von 45°. Mit der Medianebene bildet es einen Deklinationswinkel von ebenfalls 45°. Der tiefste Punkt des Trommelfells ist der »Nabel« des Trommelfells (Umbo), hinter dem sich das Manubrium mallei verbirgt, das als Leiste (Stria mal-

learis) durchschimmert. Die Stria mallearis ist zugleich eine der Achsen, die für die Quadranteneinteilung der Pars tensa des Trommelfells wichtig ist (◘ Abb. 11.1b).

11.3 Mittelohr

Das Mittelohr besteht aus der Paukenhöhle (Cavitas tympani), den Gehörknöchelchen und den benachbarten pneumatisierten Räumen des Processus mastoideus (Cellulae mastoideae).

11.3.1 Paukenhöhle

Aufbau

Die Paukenhöhle besteht aus 3 Abschnitten:

- **Epitympanon**, oberhalb des Trommelfells. Hier befinden sich Hammerkopf und der Körper des Ambosses. Ein kleiner versteckter Nebenraum ist der **Recessus epitympanicus**. Das Dach der Paukenhöhle bildet hier das Tegmen tympani unter der mittleren Schädelgrube.
- **Mesotympanon,** hinter dem Trommelfell, das seine äußere Begrenzung darstellt. **Nach medial** wird es begrenzt durch das Innenohr mit dem ovalen Fenster. Hier klopft der Steigbügel an. Das runde Fenster liegt etwas tiefer und verschließt die Scala tympani des Innenohrs (s. u.). Zwischen beiden Fenstern wölbt sich ein Knochenvorsprung, das Promontorium, in die Paukenhöhle hinein. **Nach vorne** grenzt die Paukenhöhle an den Canalis caroticus. In der Nähe zieht auch die Tuba auditiva in den Epipharynx hinaus. Nach hinten kommuniziert sie mit den pneumatisierten Räumen (Antrum mastoideum und Cellulae mastoideae). Am Hinterrand zieht auch der knöcherne Kanal für den **N. facialis** und die Chorda tympani entlang.
- **Hypotympanon**, unterhalb des Trommelfells, tiefste Stelle der Paukenhöhle. Unten grenzt sie an den Bulbus venae jugularis superior.

N. facialis und Chorda tympani

Der N. facialis zieht in der Prominentia nervi facialis an der Hinterwand durch die Paukenhöhle. Die Chorda tympani ist ein Ast des N. intermedius, der die Paukenhöhle ebenfalls an deren Hinterwand erreicht. Sie zieht vor der Pars flaccida des Trommelfells vorbei und verlässt das Mittelohr durch die Glaser-Spalte (Fissura petrotympanica).

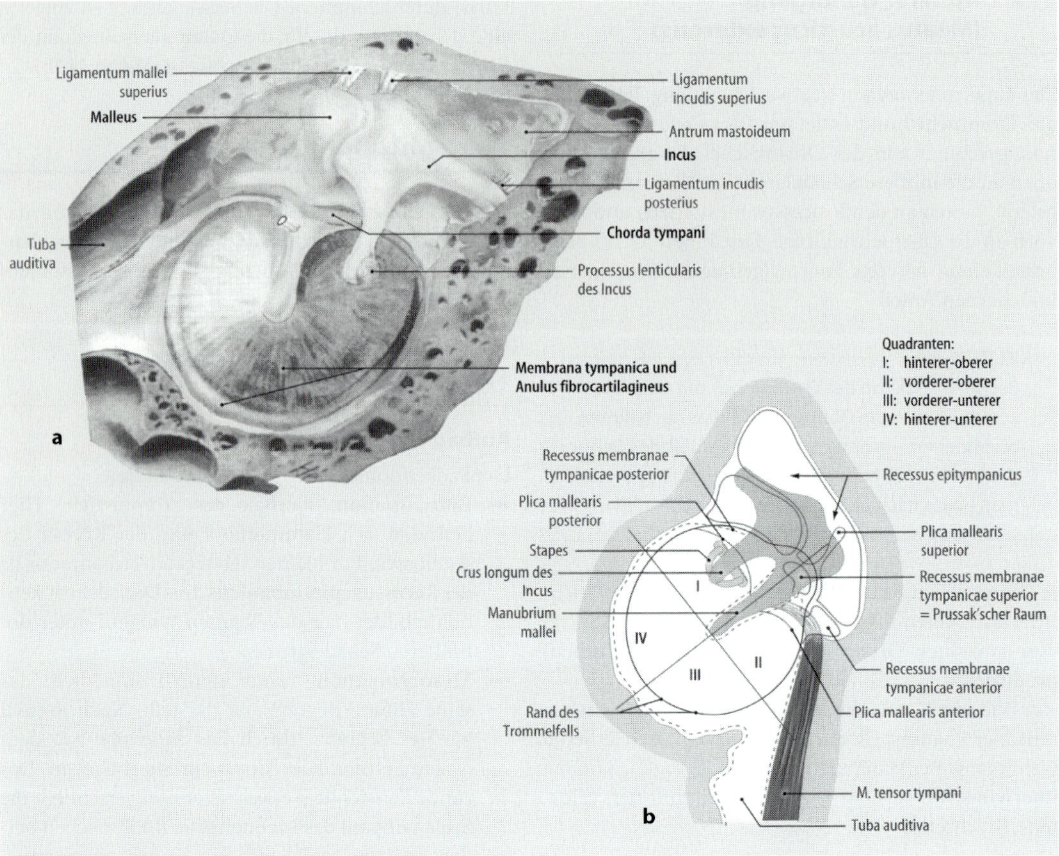

Ligamentum mallei
superius

Malleus

Tuba
auditiva

Ligamentum
incudis superius

Antrum mastoideum

Incus

Ligamentum incudis
posterius

Chorda tympani

Processus lenticularis
des Incus

**Membrana tympanica und
Anulus fibrocartilagineus**

a

Quadranten:
I: hinterer-oberer
II: vorderer-oberer
III: vorderer-unterer
IV: hinterer-unterer

Recessus membranae
tympanicae posterior

Plica mallearis
posterior

Stapes

Crus longum des
Incus

Manubrium
mallei

Rand des
Trommelfells

Recessus epitympanicus

Plica mallearis
superior

Recessus membranae
tympanicae superior
= Prussak'scher Raum

Recessus membranae
tympanicae anterior

Plica mallearis anterior

M. tensor tympani

Tuba auditiva

b

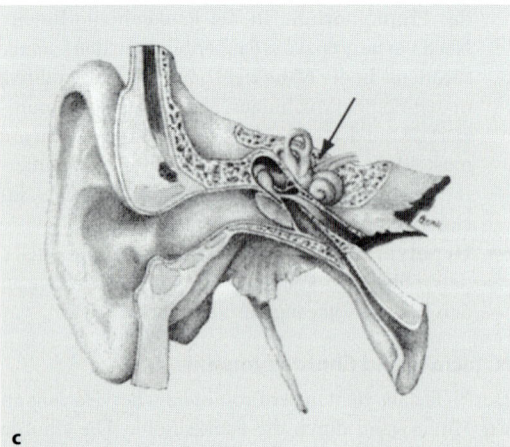

c

☐ **Abb. 11.1a–c. a** Paukenhöhle der rechten Seite: Trommelfell mit Hammer und Amboss in der Ansicht von hinten-oben
(**b**); Quadranteneinteilung des Trommelfells und Recessus der
Paukenhöhle in der Ansicht von außen-lateral: I hinterer oberer Quadrant; II vorderer oberer Quadrant; III vorderer unterer
Quadrant; IV hinterer unterer Quadrant. (Tillmann 2005)

Innervation

Motorische Nerven sind:
- N. stapedius, Ast des N. facialis für den M. stapedius,
- N. pterygoideus medialis: Ast des N. mandibularis (V_3), für den M. tensor tympani.

Plexus tympanicus:

Der Plexus tympanicus speist sich aus sensiblen, parasympathischen und sympathischen Fasern:
- N. tympanicus aus dem N. glossopharyngeus,
- sympathische Fasern aus dem Plexus caroticus internus.

11.3.2 Gehörknöchelchen

Die Gehörknöchelchen leiten den Schall aus dem Luftmedium (äußeres Ohr, Trommelfell) in ein wässriges Medium (ovales Fenster; Innenohr) weiter. Dabei wird der Schalldruck wesentlich verstärkt. Es gibt 3 Knöchelchen pro Ohr:
- **Hammer** (Malleus),
- **Amboss** (Incus) und
- **Steigbügel** (Stapes).

Hammer (Malleus)

Der Hammer besteht aus:
- Hammerstiel (Manubrium): mit der Innenseite des Trommelfells verwachsen. Hier setzt der M. tensor tympani an.
- Hammerkopf (Caput): Gelenktragender Anteil des Hammers.
- Hammerhals (Collum): Abschnitt zwischen Kopf und Stiel, und
- zwei Fortsätzen (Proc. lateralis und Proc. anterior).

Amboss

Auf den Amboss »schlägt« der Hammer, nämlich zunächst auf den
- Ambosskörper (Corpus), der gelenkig mit dem Hammer verbunden ist;
- dieser besitzt einen langen Fortsatz (Crus longum) mit einem Processus lenticularis, der mit dem Steigbügel artikuliert, und einen
- kurzen Fortsatz (Crus breve).

Steigbügel

Der Steigbügel setzt sich zusammen aus:
- Steigbügelkopf (Caput), an dem der M. stapedius inseriert,
- zwei Steigbügelschenkeln (Crus anterius und Crus posterius) mit einer feinen Membrana stapedialis dazwischen, und einer

- Steigbügelplatte (Basis), die an das ovale Fenster klopft.

Die Gelenke zwischen den Knöchelchen sind nicht echt. Es handelt sich um Syndesmosen.

> **KLINIK**
>
> Bei der relativ seltenen **Otosklerose** kommt es zu einer Fixierung der den Steigbügel umgebenden knöchernen Anteile, am häufigsten in der Nähe des ovalen Fensters. Dadurch können die Schallwellen nicht mehr reibungslos über die Kette der Gehörknöchelchen auf das Innenohr übertragen werden.

Gehörmuskeln

Die geefhörknöchelchen werden von folgenden Muskeln bewegt:
- **M. tensor tympani**, entspringt am Semicanalis M. tensoris tympani. Die Sehne biegt beim Austritt aus dem Kanal nahezu rechtwinklig um und setzt am Hammerkopf an. Wenn der Muskel am Hammer zieht, spannt sich das Trommelfell, damit drückt die gesamte Kette verstärkt an das ovale Fenster.
- Der **M. stapedius** (für Sammler: der kürzeste quergestreifte Muskel, 7 mm) entspringt in der Hinterwand der Paukenhöhle und zieht an den Steigbügelkopf. Bei Innervation (N. stapedius, Ast des N. facialis) winkelt sich die Steigbügelplatte vom ovalen Fenster ab, sodass Geräusche abgeschwächt werden (Schalldruckverminderung).

> **KLINIK**
>
> Ein Jeder kann sich jetzt vorstellen, was passiert, wenn der N. stapedius gelähmt ist (z. B. bei einer Facialisparese), sich also die Steigbügelplatte nicht abwinkeln kann. Das nennt man Hyperakusis.

11.3.3 Tuba auditiva

Die 3–4 cm lange Ohrtrompete (Tuba auditiva, Eustachii) verbindet das Mittelohr mit dem Epipharynx. Sie liegt mit dem M. tensor tympani in einer knöchernen Rinne, dem Canalis musculotubarius. Sie dient folgenden Zwecken:
- Druckausgleich zwischen der Paukenhöhle und der Außenwelt,
- Sekretabfluss.

Sie besteht aus einem knorpeligen und einem knöchernen Anteil, an deren Übergang die Röhre am engsten ist

(Isthmus tubae auditivae). Beim Schlucken öffnet sich die Ohrtrompete mit Hilfe des M. tensor und levator veli palatini und des M. salpingopharyngeus.

> **KLINIK**
>
> Leider kann der Ausgang der Tuba auditiva in den Rachen durch Hyperplasie der Tonsilla pharyngealis verlegt oder so weit eingeengt werden, dass es zu Störungen der Ventilation der Paukenhöhle kommt. Dies führt, ebenso wie bei banalen Entzündungen im Pharynx, zur Luftresorption in der Paukenhöhle. Dadurch wölbt sich das Trommelfell nach innen und verliert an Schwingungsfreude. Schwerhörigkeit treibt den Patienten zum Arzt.

11.4 Innenohr

Das Innenohr ist ein etwas kompliziert aufgebautes Gangsystem, in dem man sich leicht verlieren kann. Es heißt deshalb »Labyrinth« (◘ Abb. 11.2, ◘ Abb. 11.3).

Die Innenauskleidung des »häutigen« Labyrinths besteht teilweise aus Sinnesepithel, das Informationen über die Lage im Raum und den Lärmpegel der Nachbarn beim Fußball über den N. vestibularis bzw. N. cochlearis weiterleitet.

11.4.1 Labyrinth

Das **häutige (membranöse) Labyrinth** besteht aus Röhrchen, Säckchen, Kanälchen, Vesikelchen, und ist mit Endolymphe gefüllt. Diese wird in den blind endenden **Ductus endolymphaticus** abgeleitet. Die Resorption erfolgt in Lymphspalten der Dura (◘ Abb. 11.3).

Das häutige Labyrinth liegt eingebettet im **knöchernen Labyrinth**, dies sind entsprechende Hohlräume im Felsenbein (◘ Abb. 11.2). Der Spalt zwischen häutigem und knöchernem Labyrinth ist von Perilymphe gefüllt. Er kommuniziert über den **Ductus perilymphaticus** mit dem Subarachnoidalraum. Die Zusammensetzung der Perilymphe ähnelt deshalb dem Liquor cerebrospinalis.

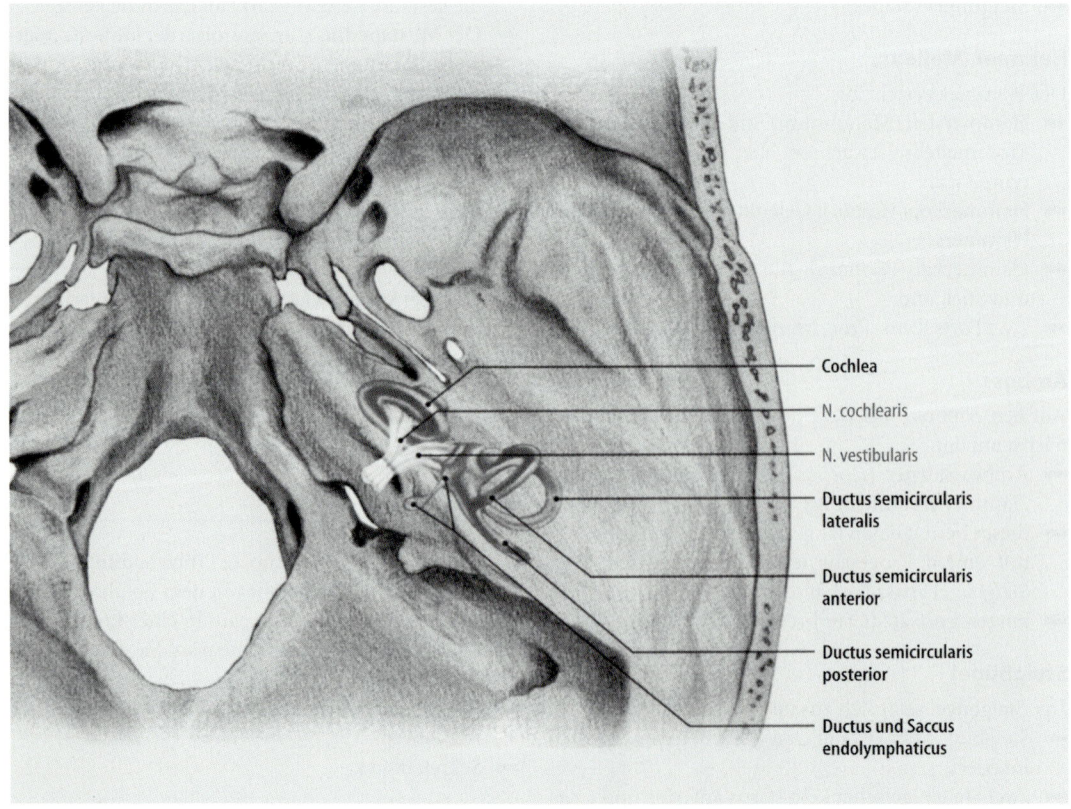

Cochlea
N. cochlearis
N. vestibularis
Ductus semicircularis lateralis
Ductus semicircularis anterior
Ductus semicircularis posterior
Ductus und Saccus endolymphaticus

◘ **Abb. 11.2.** Lage des rechten Labyrinthorgans im Felsenbein, Teilansicht der inneren Schädelbasis von oben. (Mod. nach Tillmann 2005)

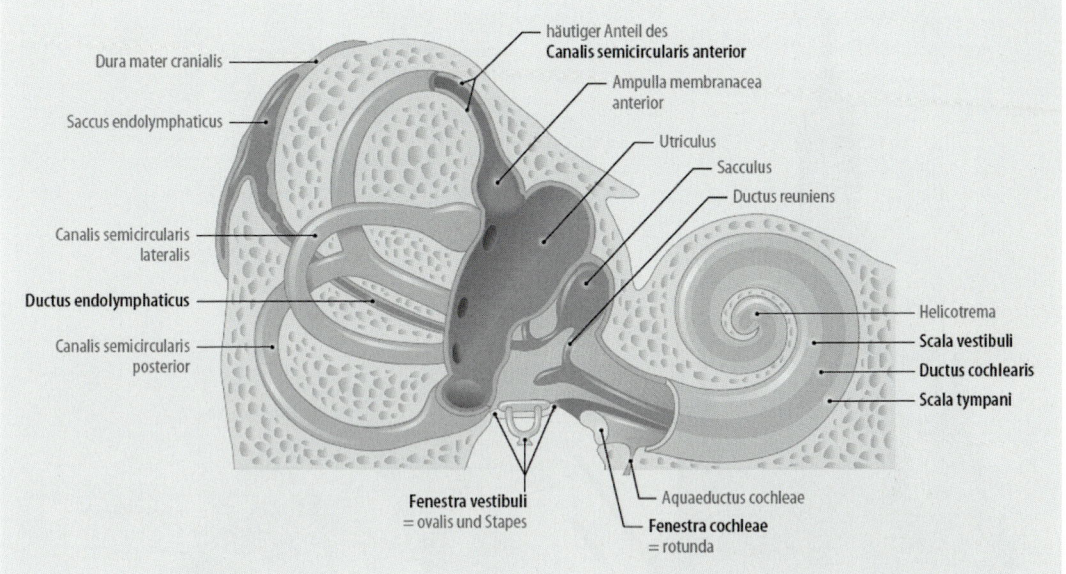

Abb. 11.3. Schematische Darstellung des knöchernen und häutigen Labyrinths. (Tillmann 2005)

Gliederung des knöchernen und membranösen Labyrinths

Das Knöcherne Labyrinth besteht aus den knöchernen Manschetten für Vorhof (Vestibulum) und Schnecke (Cochlea).

Vorhof (Vestibulum)

Der Vorhof ist der Vorraum zum Bogengangssystem einerseits und zur Schnecke andererseits. Er enthält als besondere Note den Sacculus und Utriculus des häutigen Labyrinths (s. u.).

Schnecke (Cochlea)

Die Schnecke besitzt Gänge, die sich 2,5-mal um eine zentrale Achse (Mediolus) winden. Im Längsschnitt kann man sie sich wie ein Parkhaus vorstellen, dessen Ein- und Ausfahrten voneinander getrennt sind (alternativ kommt auch eine Kathedrale in Frage, **Abb. 11.4**). Der Schall fährt mit dem **ovalen Fenster** in die

- **Scala vestibuli** hinein (**Abb. 11.5**). Wer bis zur Kuppel (**Cupola**) keinen Parkplatz gefunden hat, gelangt über die parallel dazu liegende
- **Scala tympani** über das Verbindungsstück (Helicotrema) wieder zurück, diesmal ans **runde Fenster**. Zwischen den beiden Gängen liegt außen der
- **Ductus cochlearis**, getrennt von der Scala vestibuli durch die Reissner-Membran. Außen befindet sich die Stria vascularis, die die kaliumreiche Endolymphe produziert. Auf der Basilarmembran liegt nach

medial, zum Teil gestützt durch die Lamina spiralis ossea, das schallperzipierende **Corti-Organ.**

Kernstück des **Corti-Organs** sind 2 Populationen sekundärer Sinneszellen in mehreren Reihen: **Äußere Haarzellen** (3 Reihen), mehrheitlich efferent innerviert, und **Innere Haarzellen** (eine Reihe), afferent innerviert.

Zwischen beiden liegt ein Tunnel (innerer Tunnel, Corti-Tunnel) und mehrere Typen von assoziierten Stützzellen (Phalangenzellen, Pfeilerzellen, Hensen-Zellen, Claudius-Zellen). Alle Zellen sind bipolar und strecken sich von der Basilarmembran in den Raum des Ductus cochlearis. Die Zellen bilden apical eine gemeinsame mechanisch widerstandsfähige zelluläre Ebene (**Membrana reticularis**), die von der **Membrana tectoria** überdacht wird (**Abb. 11.6**).

Die Haarzellen besitzen **Stereozilien**, deren Höhe von innen nach außen zunimmt. Eine Auslenkung der Sterozilien (transversale Scherkräfte) nach lateral wirkt als Reiz; die Gegenbewegung hemmt. Die Amplitudenhöhe hängt von der Ausdehnung der Basilarmembran und der Reissner-Membran (hervorgerufen durch die **Wanderwelle** in der Scala vestibuli) ab. Sie ist basal am kleinsten und an der Spitze am größten. Hohe Töne werden an der Basis, und tiefe an der Spitze wahrgenommen (Tonotopie). Die Biegung der Stereozilien kommt durch eine Verschiebung der Membrana tectoria gegenüber den Stereozilien zustande.

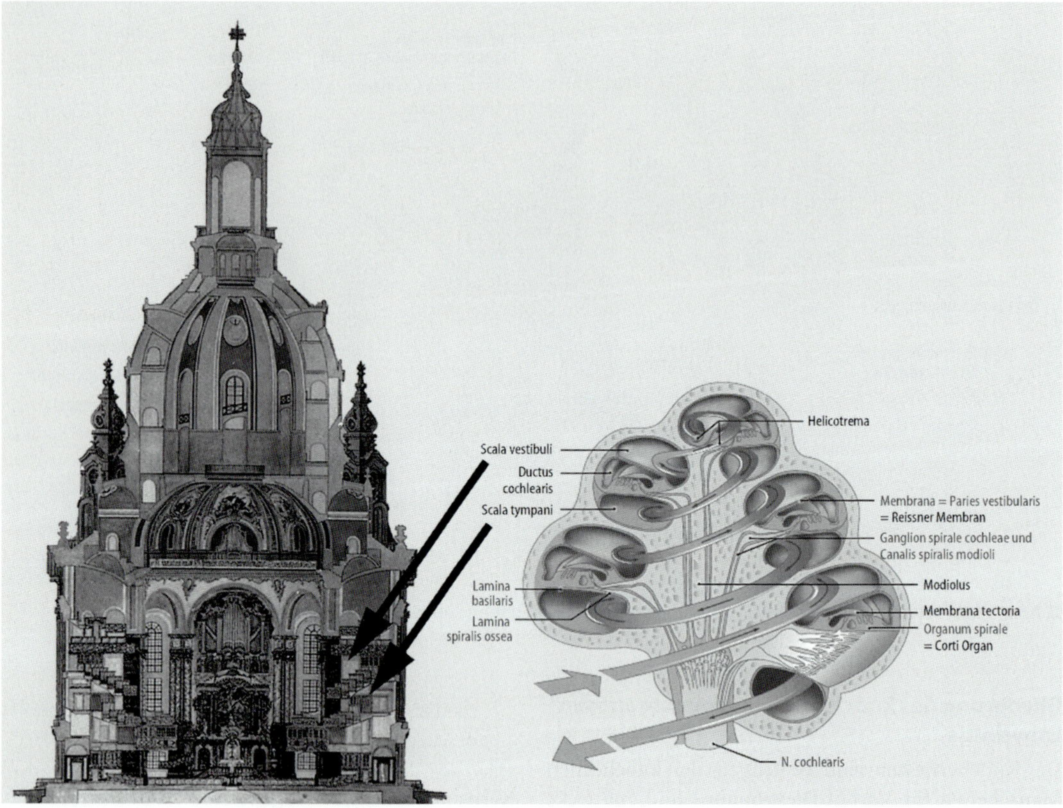

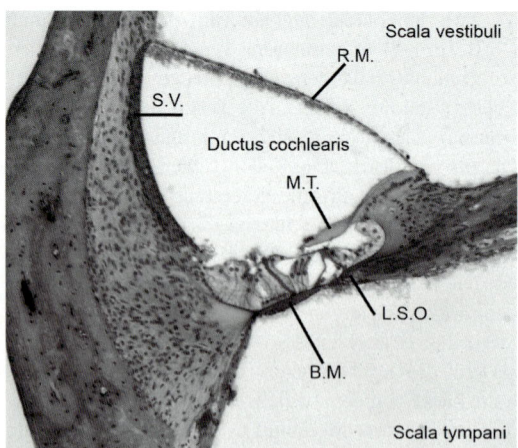

Scala vestibuli
Ductus cochlearis
Scala tympani
Lamina basilaris
Lamina spiralis ossea

Helicotrema
Membrana = Paries vestibularis = Reissner Membran
Ganglion spirale cochleae und Canalis spiralis modioli
Modiolus
Membrana tectoria
Organum spirale = Corti Organ
N. cochlearis

11

◘ **Abb. 11.4.** Vergleichende Darstellung der Gangsysteme in der Cochlea. Links der Grundriss der Dresdner Frauenkirche, rechts derjenige der Schnecke. (Mod. nach Tillmann 2005)

Scala vestibuli
R.M.
S.V.
Ductus cochlearis
M.T.
L.S.O.
B.M.
Scala tympani

◘ **Abb. 11.5.** Scala vestibuli, Scala tympani und Ductus cochlearis. S.V. Stria vascularis, R.M. Reissner-Membran, M.T. membrana tectoria; L.S.O. Lamina spiralis ossea; B.M. Basilarmembran (▸ farbige Abb. S. 343)

KLINIK

Tinnitus. Beim Tinnitus (Ohrgeräusche, Pfeifen, Klingeln etc.) handelt es sich um Symptome, die auf Schäden der Haarzellen (u. a. Abriss der Stereozilien) zurückzuführen sind. Häufigste Ursache sind Knalltraumata (Explosionen, Diskolärm, Silvester).

Neuronale Verbindungen in der Cochlea sind:
- **Ganglion spirale cochleae**: Es ist das 1. Neuron der Hörbahn und liegt langgestreckt im Canalis spiralis des Modiolus. Hier versammeln sich die Perikarya der Sinneszellen. Diese Ganglienzellen sind **bipolar**. 95% der Fasern enden an den Inneren Haarzellen.
- Die **efferenten** Fasern kommen aus der oberen Olive (Rasmussen-Bündel) und inhibieren die äußeren Haarzellen, zum Teil auch die Afferenzen der inneren Haarzellen.

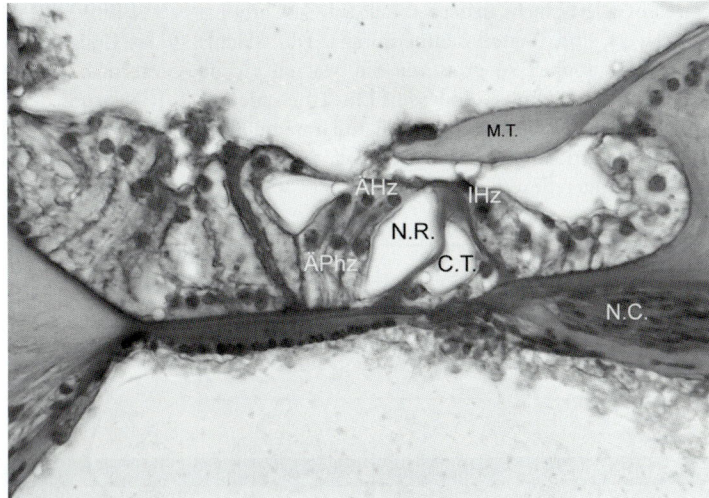

□ Abb. 11.6. Ausschnitt aus
□ Abb. 11.5. M.T.: Membrana tectoria;
Ähz: äußere Haarzellen auf äußeren
Phalangenzellen (ÄPhz), IHz: innere
Haarzellen; N.R.: Nuel-Raum,
C.T.: Corti-Tunnel (innerer Tunnel);
N.C.: Fasern des N. cochlearis
(▶ farbige Abb. S. 343)

Bogengangskanäle (Canales semicirculares ossei). In den knöchernen Führungskanälen befinden sich die 3 Bogengänge (Ductus semicirculares):

- **Canalis semicircularis anterior**: quer zur Felsenbeinachse, mit dem Ductus semicircularis anterior.
- **Canalis semicircularis posterior**: parallel zur Felsenbeinachse, mit dem Ductus semicircularis posterior und
- **Canalis semicircularis lateralis**: horizontal zur Felsenbeinachse, mit dem Ductus semicircularis lateralis.

Die Kanäle münden über 5 Öffnungen in den Vorhof. Vor diesem bilden sie je eine Auftreibung (Ampulla), in der die Crista ampullaris eingebaut ist.

Innerer Gehörgang (Meatus acusticus internus)

Der innere Gehörgang verbindet das knöcherne Labyrinth mit der hinteren Schädelgrube. Seine Öffnung ist der Porus acusticus internus an der Hinterseite der Felsenbeinpyramide. Folgende Bewohner sind hier zu Hause:

- N. facialis,
- N. intermedius mit dem Ganglion geniculi,
- N. vestibulocochlearis mit dem Ganglion vestibulare,
- A. labyrinthi (aus der A. cerebelli inferior anterior) und
- die Vv. labyrinthi.

┌─ **KLINIK** ──────────────────────────
Hörsturz. Eine Mangelernährung der Haarzellen durch Blutversorgungsstörungen (über Äste der A. labyrinthi) kann eine plötzliche Schallempfindungsstörung bis zur Gehörlosigkeit (meist einseitig) zur Folge haben. Der **Hörsturz** ist die häufigste Erkrankung des Innenohrs.
└───────────────────────────────────────

11.4.2 Gleichgewichtsorgan

Die für die Registrierung der Ortslage zuständigen Rezeptorstrukturen des Gleichgewichtsorgans sind in den Bogengangskanälen untergebracht (s. o.). Jeder der Bogengänge besitzt eine **Crista ampullaris**. Utriculus und **Sacculus** besitzen je eine **Macula statica**.

Crista ampullaris

Jede Leiste besteht aus ca. 7000 Sinneszellen zweier unterschiedlicher Typen, die afferente Fortsätze (Typ I) und sowohl afferente, als auch efferente Synapsen (Typ II) besitzen. Ihre apikale Oberfläche ist in zahlreiche Mikrovilli (Stereozilien) und ein randständiges Kinozilium differenziert. Ähnlich wie im Corti-Organ tauchen diese Zellfortsätze in eine gallertige Masse ein, die bis zum Dach der Ampulle reicht und dort fixiert ist (**□** Abb. 11.6). Ihre Auslenkung ist sehr sensibel. **Adäquater Reiz ist eine Drehbeschleunigung**. Sie ist Grundlage für optokinetische Reflexe (z. B. Nystagmus) und Kopfbewegungen.

Macula statica

Die Sinneszellen der Maculae staticae sind im Prinzip gleich aufgebaut wie die der Crista ampullaris. Sie besitzen eine Gallertschicht, in der Kristalle aus Ca-Carbonat eingelagert sind (Statolithenmembran). Die Macula utriculi ist doppelt so groß wie die Macula sacculi (2,5 mm^2). Auslösender Reiz ist eine **Linearbeschleunigung**, vertikal für die Macula sacculi und horizontal für die Macula utriculi. Er ist die Grundlage für die Kontrolle der Haltereflexe.

> ┌─ **KLINIK** ─────────────────
>
> Beim **Morbus Menière** liegt eine Überproduktion von Endolymphe vor, die nicht resorbiert werden oder abfließen kann (Hydrops). Folge sind Drehschwindelanfälle, oft auch Hörverminderung.

Ganglion vestibulare

Das Ganglion vestibulare liegt im Meatus acusticus internus. Hier liegen die bipolaren Perikaryen des 1. Neurons der Gleichgewichtsbahn (N. vestibularis). Der N. vestibularis vereinigt sich mit dem N. cochlearis zum N. vestibulocochlearis (N. VIII).

Fallbeispiel

Eine 46-jährige Anästhesistin befällt morgens plötzlich ein anfallsweise auftretender massiver Drehschwindel mit Übelkeit und Erbrechen. Nachdem dieser Zustand einige Stunden anhält, entschließt sie sich, die nächste HNO- Klinik aufzusuchen. Während der Anamnese berichtet sie dem zuständigen Ambulanzarzt, solche Probleme noch nie gehabt zu haben und derzeit an keinerlei weiteren Erkrankungen zu leiden (außer chronischem Kaffee- und Nikotinkonsum).

Die neurologische Untersuchung zeigt keinerlei Auffälligkeiten, lediglich das angefertigte Audiogramm ergibt eine geringgradige einseitige Hörminderung. Um einen raumfordernden Prozess auszu-

schließen, wird ein CT des Felsenbeins angefertigt, was ohne pathologischen Befund bleibt.

Nach Auswertung aller Ergebnisse wird die Diagnose einer **Menière-Krankheit** gestellt. Hierbei kommt es zu einer Überproduktion von Endolymphe, die die Räume des Ductus cochlearis, Utriculus und Sacculus ausdehnt, und nicht resorbiert werden oder abfließen kann (endolymphatischer Hydrops).

Für die akute Therapie erhält die Patientin Antimimetika und Sedativa und als Prophylaxe den Ratschlag, ihren Nikotin- und Kaffeekonsum zu reduzieren. Für eine weitere Woche ereilen die Patientin immer wieder Schwindelanfälle, die dann aber zunehmend schwächer werden.

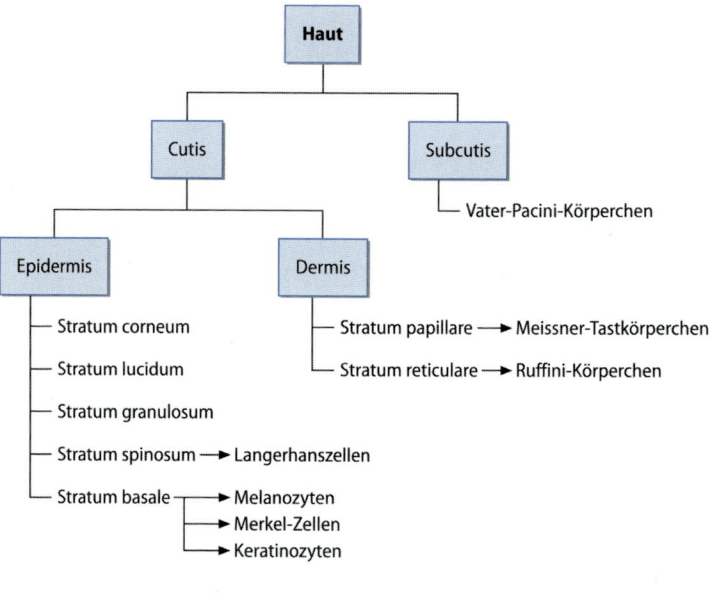

12 Haut und Haar

Mind Map

Die Haut (**Cutis**) ist das Organ, das den gesamten Körper einhüllt und nicht allein dem kritischen Blick eines Menschenkenners standhalten muss. Es dient als mechanischer Schutz, Thermoregulator und Sinnesorgan. Gleichzeitig reflektiert es den Zustand der inneren Befindlichkeit und kann sehr oft als diagnostische Hilfe bei Funktionsstörungen dienen.

Die Haut (Cutis) besteht aus der Oberhaut (**Epidermis**) und der bindegewebigen **Dermis**. Darunter aalt sich die fettreiche Unterhaut (**Subcutis**). Alle diese Schichten werden offiziell als Hautdecke (Integumentum commune) bezeichnet.

Anhangsgebilde der Haut sind die sich aus ihr entwickelnden Haare, Drüsen und Nägel.

12.1 Haut und Unterhaut

Die Haut ist mit etwa 1,5–2 m² das größte und schwerste Organ des Menschen. Gleichwohl ist sie an verschiedenen Körperteilen unterschiedlich strukturiert. Der größte Teil besteht aus **Felderhaut** (rhombische Felderung), Handflächen und Fußsohlen erfreuen sich der **Leistenhaut** (wie jeder Hobby-Kommissar weiß, ist der Fingerabdruck ein individuelles, genetisch determiniertes Muster). Leistenhaut ist unbehaart, Felderhaut kann ein dickes Fell besitzen. Ihre Dicke variiert sehr: Besonders dick ist sie im Nackenbereich, besonders dünn in der Genitalgegend. Durchblutung und Pigmentierung geben der Haut ihre Farbe.

Die Schichten der Hautdecke sind (■ Abb. 12.1):
- **Cutis**, die aus **Epidermis** und **Dermis** besteht, und
- **Subcutis**, der Unterhaut. Sie dient als Verschiebeschicht und Druckpolster.

12.1.1 Epidermis

Die Oberhaut besteht aus mehrschichtigem verhornten Plattenepithel. Die überwiegende Zellpopulation (90%) sind die Keratinozyten. Vereinzelt kommen Pigmentzellen, Langerhans-Zellen und Merkel-Zellen vor. Die Epidermis besteht aus folgenden Schichten:

Stratum basale

In der Basalzellschicht liegen prismatische bis hochprismatische Basalzellen (■ Abb. 12.2). Sie haften mit Hemidesmosomen auf der Basalmembran, die sie von der Dermis trennt. Sie sorgen für den Zellnachwuchs.

Stratum spinosum

Die Stachelzellschicht bezieht ihren Namen noch aus Zeiten schlechter Fixierungen, die diese Zellen besonders schrumpfen ließ (Artefakt). Sie halten nur an ihren Desmosomen aneinander. Stratum spinosum und Stratum basale tragen auch die Bezeichnung Stratum germinativum. Typisch sind die stabilisierenden Tonofilamente (Intermediärfilamente aus Cytokeratin), die Scherkräfte abfangen.

Stratum granulosum

Die Körnerzellschicht besteht aus 2–3 Lagen granulierter flacher Zellen. Sie enthalten Keratohyalingranula, die für die Verhornung gebraucht werden. Tight jucntions tragen zur Epidermis-Barriere bei.

■ Abb. 12.1. Querschnitt durch die Haut und Unterhaut. (Schiebler 2005)

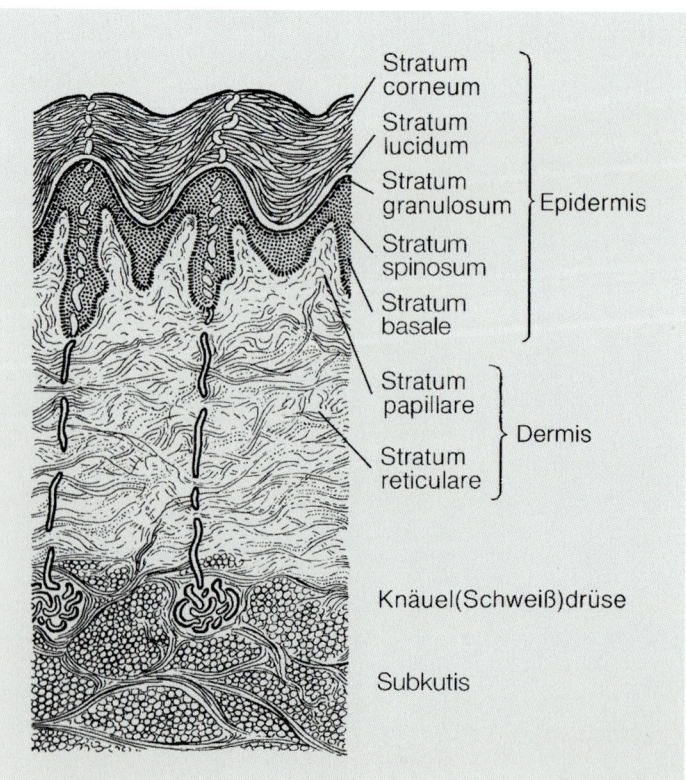

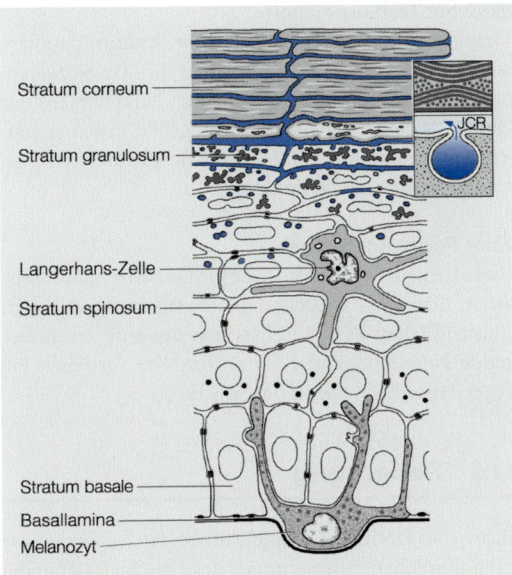

Stratum corneum

Stratum granulosum

ICR

Langerhans-Zelle

Stratum spinosum

Stratum basale

Basallamina

Melanozyt

□ Abb. 12.2. Epidermis. Schichtenfolge. Inset: Abgabe von Barrierelipiden aus Keratinozyten des Stratum granulosum in den Interzellularraum (ICR). (Schiebler 2005)

Stratum lucidum

Diese Schicht ist nur in dicker Epidermis sichtbar und erscheint lichtmikroskopisch hell (eosinophil).

Stratum corneum

Die Hornschicht besteht aus kernlosen, blassen Zellen, die ihrem Ende außerhalb eines lebendigen Zellverbandes entgegensehen. Sie sind mächtig, weil ihre Dicke teils erheblich ist (bis zu 50 Zelllagen). Sie halten durch extrazelluläre Lipide zusammen, die auch für die wasserabweisende Eigenschaft der Epidermis (Versiegelung) verantwortlich sind. Der Schmutzrand in der Badewanne ist mehrheitlich zellulären Ursprungs, weniger exogener Dreck.

Andere Zellen der Epidermis

Eine wichtige Minderheit der Epidermis bilden die Langerhans-Zellen, Merkel-Zellen und Melanozyten.

Langerhans-Zellen

Die Langerhans-Zellen sind Migranten aus dem fernen Knochenmark. Sie sind Antigen-präsentierende Zellen, die sich in regelmäßigem Abstand vorwiegend im Stratum spinosum herumtreiben und Antigen binden. Mit diesen wandern sie dann zum nächst gelegenen Lymphknoten und präsentieren dieses Antigen als interdigitierende dendritische Zellen anderen immunkompetenten Zellen.

Merkel-Zellen

Merkelzellen sind ebenfalls Ausländer, vermutlich aus der Neuralleiste. Sie liegen im Stratum basale und kümmern sich um Mechanorezeption (s. u.).

Melanozyten

Melanozyten sind Fremdlinge aus der Neuralleiste. Sie liegen direkt über der Basalmembran und fingern mit ihren Ausläufern ins Stratum spinosum hinein. Ihre Spezialität ist die Synthese von braunem Pigment, Melanin, das aus Tyrosin hergestellt und in Melanosomen zusammengefasst wird. Die reifen Melanosomen verteilen sich auf die Keratinozyten, die mit den Melanozyten in Kontakt stehen.

Die Anzahl der Melanozyten variiert in den Hautregionen, aber nicht in den Rassen. Rassenbedingte Unterschiede der Pigmentierung gehen auf unterschiedliche Syntheseaktivitäten des Melanins zurück.

> ── **KLINIK** ──────────────
>
> Das **maligne Melanom** ist ein äußerst aggressiver Tumor der Melanozyten.

12.1.2 Dermis

Die Dermis (Lederhaut; manchmal noch »Corium« genannt) besitzt ein bindegewebiges Grundgerüst und enthält Blutgefäße, Mechano- und Chemorezeptoren und Nerven. Sie gliedert sich in:

- Stratum papillare und
- Stratum reticulare.

Stratum papillare

Die Papillarschicht verzapft die Lederhaut mit der Epidermis und sorgt für Oberflächenvergrößerung zur Ernährung der Epidermis, ein bisschen auch für mechanische Stabilität. Es kommen vor:

- Kollagen-Typ III (Reticulinfasern),
- elastische Fasern,
- freie Nervenendigungen, die bis in die Epidermis hineinragen und
- Meissner-Tastkörperchen (s. u.).

Stratum reticulare

Diese Schicht grenzt an die Subcutis, besteht aus derberem Bindegewebe und macht das »Leder« der Lederhaut aus. Hier findet man:

- **Kollagen-Typ I** (hohe Reißfestigkeit), Dehnbarkeit durch unterschiedlich verlaufende Bindegewebszüge. Sie determinieren die **Spaltlinien der**

Haut, die **ungeschickte Chirurgen** nicht zur Kenntnis nehmen, wenn sie ihre Schnitte quer dazu setzen.

- **Elastische Fasern**: Hauptverantwortliche für die Elastizität der Haut.

12.1.3 Subcutis

Die Unterhaut besteht aus großen Fettpolstern, die durch straffes kollagenes Bindegewebe kompartimentiert sind. Sie gewährleistet die Verschieblichkeit der Haut über darunter liegenden Strukturen. Weiterhin ist es Fettspeicher und Druckpolster (z. B. Fußsohle). Proteoglycane und Hyaluronan sorgen aufgrund ihrer Wasserbindungskapazität für den charakteristischen Turgor der Haut.

> **KLINIK**
>
> An Stellen mit wenig Unterhautfettgewebe (z. B. Augenlid, Scrotum) werden Ödeme leicht sichtbar.

Blutversorgung

Es gibt 2 Gefäßgeflechte: **Plexus superficialis** zwischen Stratum reticulare und papillare und **Plexus profundus** (zwischen Dermis und Subcutis). Zwischen beiden Geflechten gibt es Längsverbindungen, die bei Bedarf (Thermoregulation) geöffnet oder geschlossen werden. In einigen Hautgebieten gibt es eigene **arteriovenöse Anastomosen** (z. B. Finger, Ohren).

12.1.4 Sinnesfunktion der Haut

Die Haut ist flächenmäßig das größte Sinnesorgan. Das Organ reagiert hauptsächlich auf Druck, Berührung und Vibration.

Freie Nervenendigungen

Dies sind die Endigungen der afferenten Nerven, die ohne perineurale Hülle im Bindegewebe oder in der Epidermis liegen. Freie Nervenendigungen sind der häufigste Typ der somatoviszeralen Sensibilität.

Merkel-Zellen

Merkel-Zellen liegen im Stratum basale der Leistenhaut und in der äußeren Wurzelscheide von Haarfollikeln. Sie zählen zu den neuroendokrinen Zellen. Ihre Sputnik-artigen Fortsätze werden bei Druckveränderungen ausgelenkt und übertragen den Reiz synaptisch auf Nervenendigungen.

Meissner-Tastkörperchen

Meissner-Taskörperchen liegen im Stratum papillare der Dermis, besonders zahlreich in den Fingerbeeren, besonders selten in der Rückenhaut. Sie sehen aus wie Omas Sofaspirale. Glia-ähnliche Zellen liegen stapelweise übereinander und geben Berührungsreize an basal liegende Axone weiter.

Vater-Pacini-Körperchen

Diese Lamellenkörper sind die größten Mechanorezeptoren. Ihre wie Zwiebelschalen zusammengestapelten Glia-ähnlichen Zellen hüllen sich um eine zentralliegende Nervenfaser, die Vibrationsreize fortleitet. Sie liegen typischerweise in der Subcutis.

12.2 Behaarung

Haare sind Derivate der Epidermis, die in Ausführungsgang-ähnlichen Einsenkungen der Oberhaut tief in die Subcutis hineinreichen können. **Lanugo-Haar** ist das fetal gebildete Flaumhaar und Wollhaar. Später wird es meist durch das Terminalhhar ersetzt. **Terminalhaare** sind kräftiger und dicker, außerdem pigmentiert und geschlechtsspezifisch verteilt. Es kommt überall am

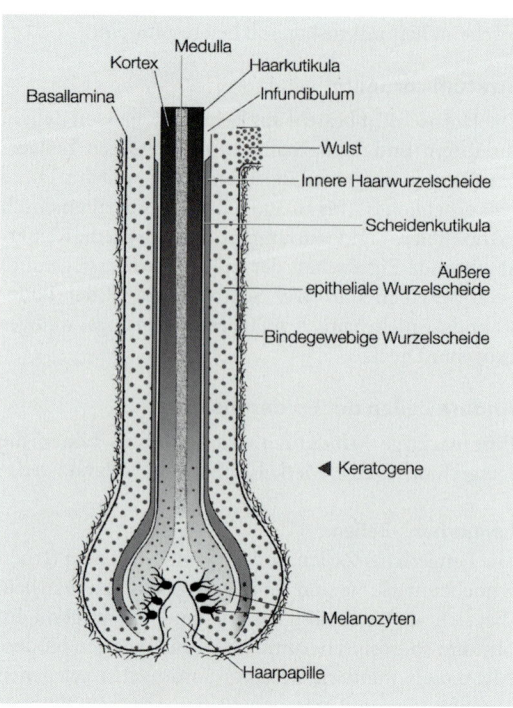

Abb. 12.3. Darstellung eines Haars im Wurzelbereich. (Schiebler 2005)

Körper vor, mit Ausnahme der Hand- und Fußflächen und Bereichen des äußeren Genitale. Sie stecken schräg zur Hautoberfläche in der Wurzelscheide des Haarfollikels.

Haarschaft

Der Haarschaft ist der verhornte Tel des Haars. Die Haarzellen der Rinde sind in dicht gepackte Hornplatten dachziegelartig angeordnet. Er steckt im **Follikel**, einer Ausstülpung der Epidermis mit charakteristischem Wandbau (▫ Abb. 12.3):

- **Innere Wurzelscheide** besteht aus Cuticula, Huxley-Schicht und Henle-Schicht.
- **Äußere Wurzelscheide** besteht aus mehreren Schichten unverhornter Epithelzellen. Im Wulst der äußeren Wurzelscheide befinden sich die Stammzellen zur Regeneration der Matrixzellen.
- **Bindegewebige Wurzelscheide**, getrennt von der äußeren Wurzelscheide durch eine Basalmembran (Glashaut).
- **M. arrector pilorum**, glatter Muskel unterhalb der Talgdrüse. Er liegt an der »Leeseite« des Haarfollikels, kann das Haar also hochstellen und bei Kälte durch Reibung Wärme erzeugen. Er ist sympathisch innerviert (Gänsehaut).

Haarwurzel

Die Zellen der Haarwurzel entsprechen denen des Schafts, sind aber noch unverhornt.

Haarbulbus

Die Haarzwiebel ist der verdickte epitheliale Bereich des Haars am Boden des Follikels. In ihm liegen Matrixzellen, die sich teilen, aufsteigen und das Haar wachsen lassen. Zwischen den Matrixzellen liegen Melanozyten, deren Dichte die Haarfarbe bestimmt.

Haarpapille

Die Papille ist ein Fortsatz der Dermis mit Kapillaren gleich unterhalb des Bulbus.

12.3 Nägel

Auch Nägel sind Derivate der Epidermis. Sie bestehen aus dicht gepackten Hornschuppen. Ihre Anteile sind:
- Nagelplatte, die seitlich in den Nagelfalz eingelassen sind und von einer Hautfalte überragt werden,
- Nagelwurzel, die unter der Hautfalte versteckt ist und
- Nagelbett, die unter der Nagelplatte liegt.

12.4 Hautdrüsen

Es gibt ekkrine und sog. apokrine Schweißdrüsen und Talgdrüsen in der Haut. Während die Talgdrüsen in den Haarfollikeln münden, verlaufen die Ausführungsgänge der Schweißdrüsen unabhängig zur Hautoberfläche.

Schweißdrüsen

Ekkrine Schweißdrüsen liegen meist an der Dermis-Subcutis-Grenze in Paketen verpackt. Die Ausführungsgänge sind stark geknäuelt. Ihre Aufgabe ist ganz der Thermoregulation gewidmet. Sie kommen fast überall an der Haut vor. Die basale Schweißabgabe eines bestuhlten Beamten liegt bei etwa 200 ml/Tag (Angstschweiß nicht mitgerechnet). Der Terminator kann bis zu 10 l am Tag sezernieren.

Apokrine Schweißdrüsen (sog. Duftdrüsen) besitzen weitlumigere Endstücke. Die unterschiedlich hohen Epithelzellen (Hinweis auf apokrine Sekretion) sind nur bei geschlechtsfähigen Individuen ausgebildet. Sie liegen beim Menschen in der Axilla, Perianalregion, neben den Brustwarzen. Die sexualprägende Wirkung ihrer Sekrete (oftmals mit dem Begriff »Pheromone« skizziert) ist experimentell beschrieben worden, aber die Wirkung einzelner isolierter Substanzen ist beim Menschen umstritten (z. B. Androstenon-Derivate).

Talgdrüsen

Talgdrüsen sind holokrin. Sie sind fast immer mit Haaren assoziiert (Ausnahmen: Lippen, äußere Genitalien, Brustwarzen). Talg ist ein aus abgestorbenen Epithelzellen der Drüse bestehendes öliges Sekret.

12.5 Mamma

▶ Kap. 6.2.7.

Fallbeispiel

Ein 71-jähriger Patient kommt zu seinem Hausarzt und klagt über starke Rückenschmerzen. Außerdem macht er einen depressiv verstimmten Eindruck und beginnt während der Anamnese zu weinen. Er berichtet, dass sein Bruder vor 10 Tagen gestorben sei und er seit 2 Tagen stärkste, oberflächliche Schmerzen am Rücken habe. Er hätte auch im Spiegel einige Bläschen an der Stelle des Schmerzes gesehen.

Bei der körperlichen Untersuchung fallen dem Arzt radikulär angeordnete, Windpocken-ähnliche Bläschen im Bereich des Dermatoms T3 auf. Aufgrund dieser Konstellation besteht der Verdacht einer Varizella-Zoster-Virus-Infektion (VZV, Gürtelrose).

Bei dieser Erkrankung handelt es sich um Reaktivierung der VZV-Viren nach Primärinfektion. Nach Verheilen dieser »Windpocken« persistieren die Viren in den Spinalganglien und können bei Immunsuppression oder Stress bzw. Trauma zu einer sehr schmerzhaften Re-Infektion im Bereich dieser Spinalganglien führen.

Der Patient erhält orale Virostatika (z. B. Aciclovir) und ein Schmerzmittel (z. B. Paracetamol). Des Weiteren führt der Arzt ein längeres Gespräch bezüglich des Traumas des Patienten und vereinbart eine Wiedervorstellung in 2 Tagen.

12

Farbige Abbildungen

Tab. 2.10. Blutbildung: Pluripotente Stammzellen und ihre Endprodukte

CFU-GEMM						B-Stammzelle	T-Stammzelle
CFU-E	CFU-Mega	CFU-G	CFU-M	CFU-Eo	CFU-Baso	Prä-B-Zelle	Prothymozyt
Proerythroblast	Megakaryozyt	Myeloblast	Monoblast	Eosinophiler Myelozyt	Basophiler Myelozyt	B-Lymphoblast	T-Lymphoblast
Retikulozyt		Neutrophiler Granulozyt		Eosinophiler Granulozyt	Basophiler Granulozyt	B-Lymphozyt	T-Lymphozyt
Erythrozyt Anzahl: 4–6 Mio/µl Ø: 7,4 µm Lebensdauer: 120 d	Thrombozyt Anzahl: 300.000/µl Ø: 2 µm Lebensdauer: 10 d	Anzahl: 3000/µl Ø: 10–12 µm Lebensdauer: <1 d $T_{1/2}$: 6–7 h	Monozyt Anzahl: 300/µl Ø: 12–20 µm Lebensdauer: 1–3 d $T_{1/2}$: 15–20 h	Anzahl: 150/µl Ø: 12 µm Lebensdauer: 10–14 d $T_{1/2}$: 8 h	Anzahl: <50/µl Ø: 10 µm Lebensdauer: 1–2 Jahre $T_{1/2}$: 5–6 h	Anzahl: 1000–4000/µl Ø: 8–10 µm Lebensdauer: wenige Tage bis lebenslang	
http://pol.med.tu-dresden.de/hemosurf/BM/Watch/IndexD.htm			Makrophage		Mastzelle	Plasmazelle	

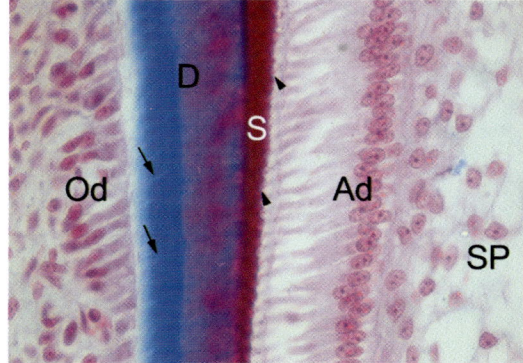

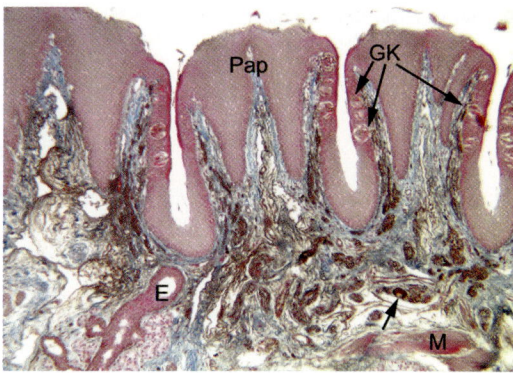

Abb. 5.7. Dentin- und Schmelzbildung beim Feten (Azan-Färbung): Odontoblasten (Od) bilden Dentin (D) (blau-blau/rot); Adamantoblasten (Ad) bilden Schmelz (S). Die Fortsätze der Odontoblasten sind als Tomes-Fasern zu erahnen (Pfeile), die Fortsätze der Adamantoblasten sind als Tomes-Fortsätze sichtbar (Pfeilköpfe). SP: Schmelzpulpa

Abb. 5.9. Papilla foliata (Kaninchen), Azan und Immunhistochem. Reaktion für Neuronen-spezifische Enolase (NSE). Im Epithel der Papillen (Pap) liegen Geschmacksknospen (GK), deren afferente Fasern (braun) mit dem N. IX zum Hirnstamm geleitet werden. Der untere Pfeil zeigt auf ein parasympath. Ganglion des N. IX für die postganglionären Fasern für die Ebner-Drüsen (E, mit Ausführungsgang), M: quergestreifte Muskelzelle der Zungenbinnenmuskulatur

Abb. 5.10. Innervation der Mundhöhle. Rot: Motorische Nerven des Schlunds und der Zunge: N. glossopharyngeus (IX) und N. hypoglossus (X). Der motorische Anteil des N. VII ist unvollständig. iG: Ganglion inferius. Blau: Sensible Äste aus N. IX und N. X und dem N. trigeminus (N. V; V_1 und V_2 sind unvollständig; LN: N. lingualis), Gelb: Geschmacksafferenzen der Chorda tympani (CT) N. petrosus major (am Gaumen), sowie aus N. IX und N. X. Grün: parasympathische Ganglien, sG: Ggl. submandibulare, pG: Ggl. pterygopalatinum

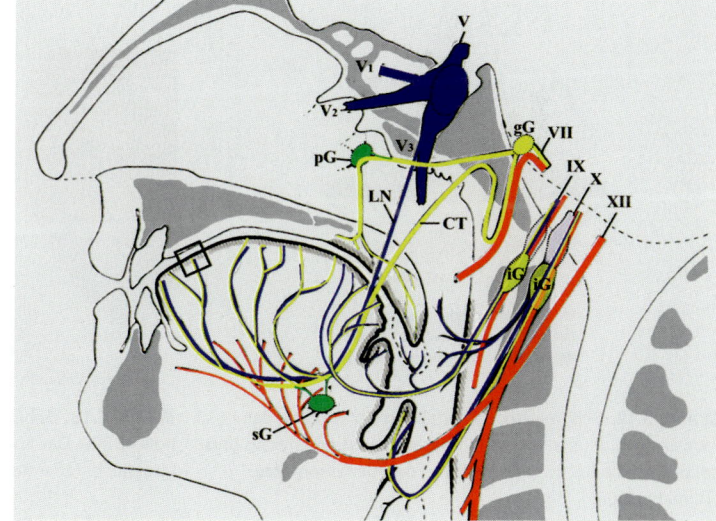

🔲 **Abb. 5.11.** Gl. submandibularis: gemischte seromuköse Drüse, Azanfärbung

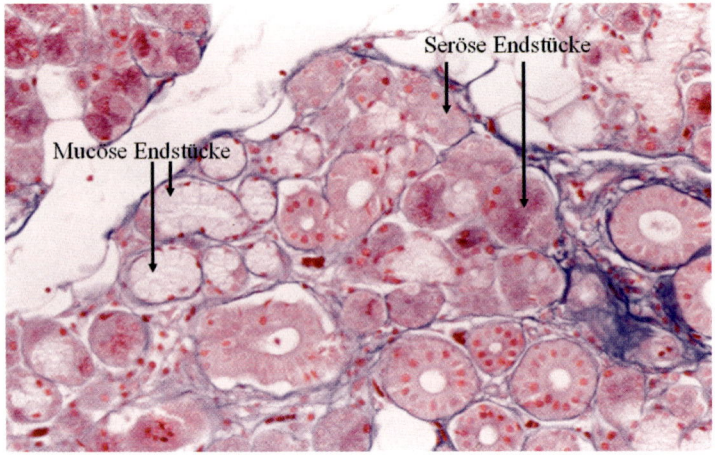

🔲 **Abb. 5.12.** Schematische Darstellung der Wirkung der Mm. arytenoideus transversus, cricoarytenoideus lateralis und cricoarytenoideus posterior auf die Form der Stimmritze. (Tillmann 2005)

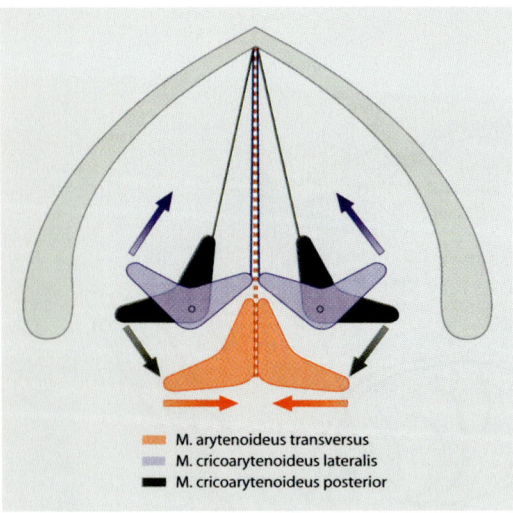

🔲 **Abb. 5.13.** Schilddrüsenfollikel, teilweise mit erhaltenem Kolloid (Ko). Das Epithel in diesem Falle ist isoprismatisch bis abgeflacht (eher Ruhephase). Azanfärbung

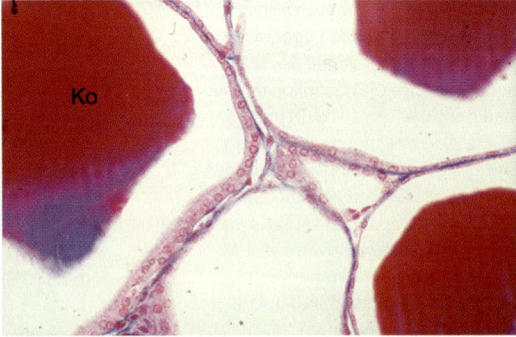

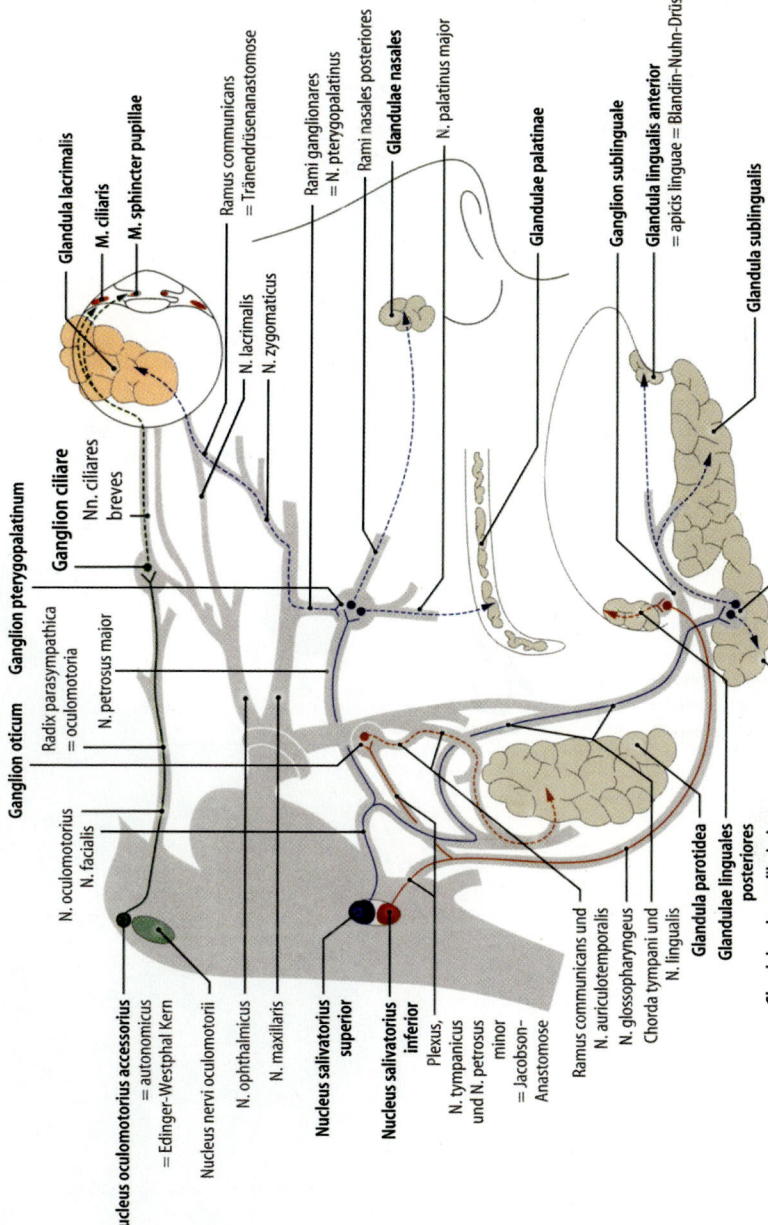

Abb. 5.15. Basis und 5.15 ergänzend
Versorgungsgebiet des Parasympathicus im Kopf-/Halsbereich. (Nach Tillmann 2005)

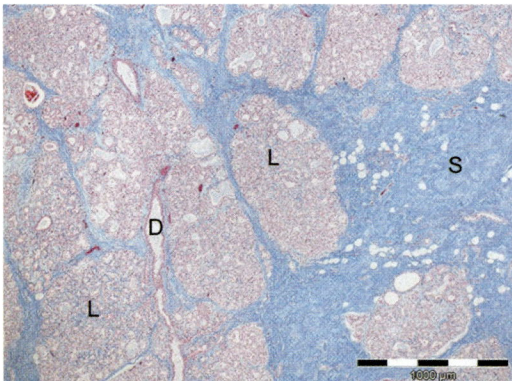

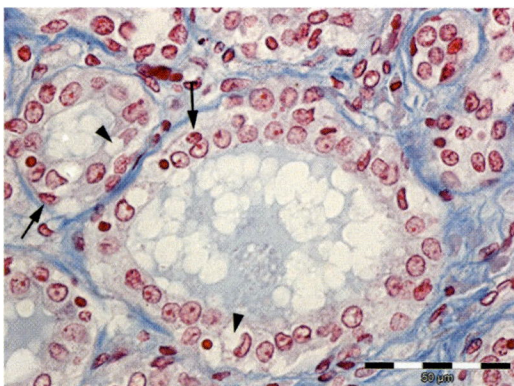

◘ **Abb. 6.8a.** Laktation. Laktierende Mamma, Azan-Färbung (**a**). Oben: beachte den geringen Anteil des Stroma (S) und die vielen Drüsenläppchen. D: Ausführungsgang. Unten: Ausschnitt bei hoher Vergrößerung. Alveolen mit blasigen Sekretvakuolen (Pfeilköpfe), die apokrin abgeschnürt werden. Pfeile: Kerne der Myoepithelzellen, innerhalb der Basalmembran des Epithels

◘ **Abb. 7.8.** EM-Abbildung der Bestandteile der Blut-Luft-Schranke. Roter Pfeil: Typ-I-Pneumozyt, Blauer Pfeil: Endothelzelle. Länge des Doppelpfeils: ca. 200 nm; der Pinguin weist auf den myelinartigen Surfactant hin. EM-Abb. von Prof. Fehrenbach, Marburg

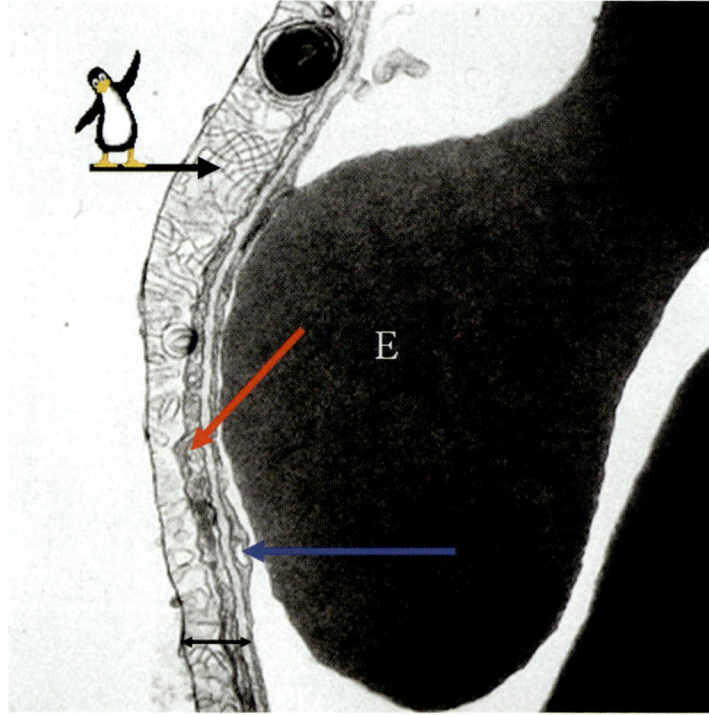

▣ Abb. 7.11. Herzmuskel, P: blasse Purkinje-Fasern in der subendokardialen Schicht, M: Arbeitsmyokard

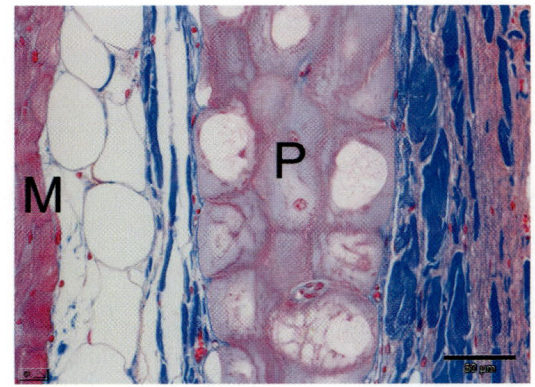

▣ Abb. 7.12. Herzkranzarterien. Ansicht von vorn (Mod. nach Tillmann 2005)

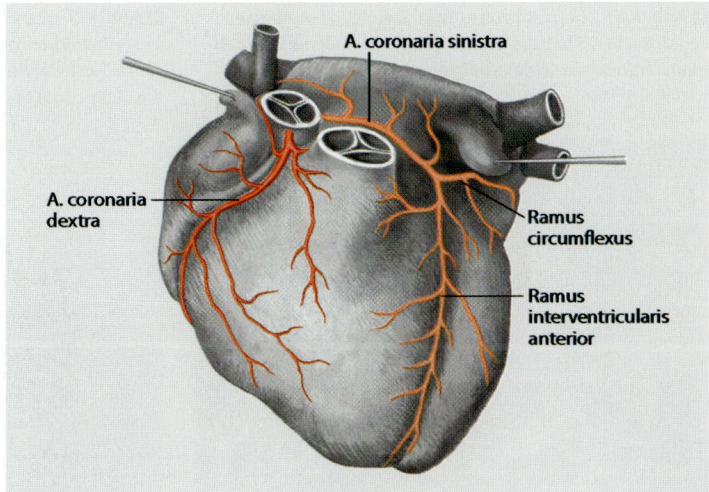

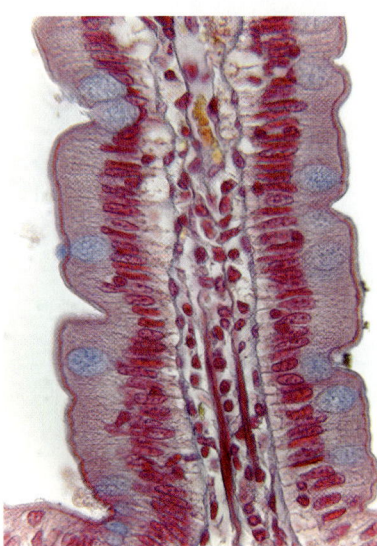

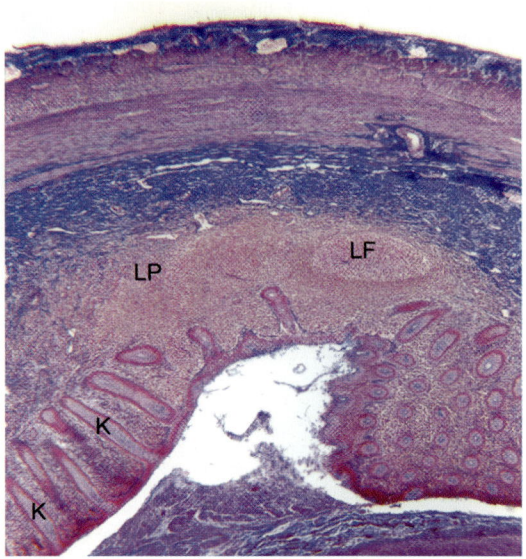

Abb. 8.5. Dünndarmzotte, Azan. Zwischen Enterozyten liegen Becherzellen, die gerade kotzen. Der Bürstensaum ist deutlich zu sehen. In der Lamina propria liegen Kapillaren und Blutgefäße

Abb. 8.7. Wand der Appendix, Azan. Einige Krypten (K) sind erhalten, sonst ist die Lamina propria (LP) von Lymphozyten durchwandert (LF: Lymphfollikel) und unscharf gegen die Submucosa abgegrenzt

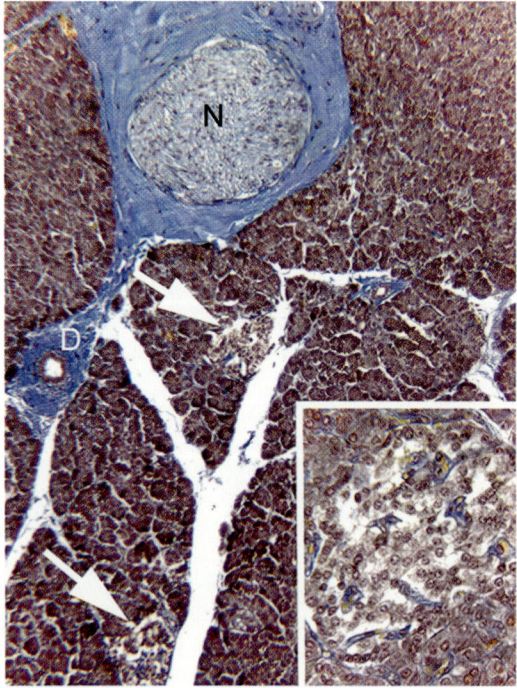

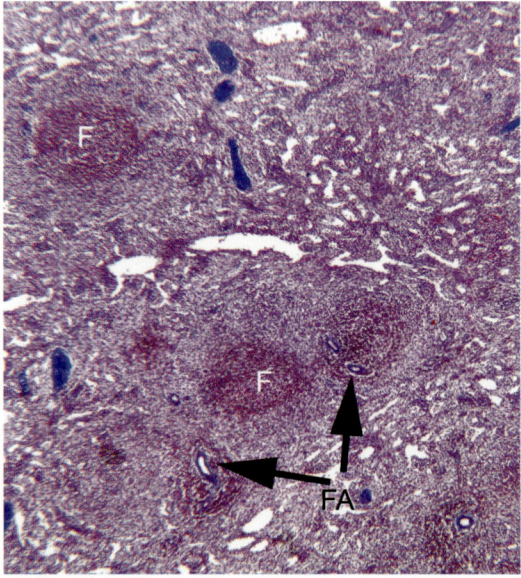

Abb. 8.13. Pankreas, HOPA-Färbung, Zwischen den exokrinen Läppchen mit zum Teil Schrumpfräumen liegen interlobuläre Ausführungsgänge (D). Pfeile markieren zwei Inseln (endokriner Teil). Ausschnitt unten rechts: Insel mit zahlreichen Kapillaren und helleren Zellen

Abb. 8.14. Milz, Azan. F: Milzfollikel, Pfeile weisen auf Follikel(= Zentral)arterien (FA). Die weißen Spalten sind Milzsinus, die blauen Areale sind Anschnitte kleiner Trabekel

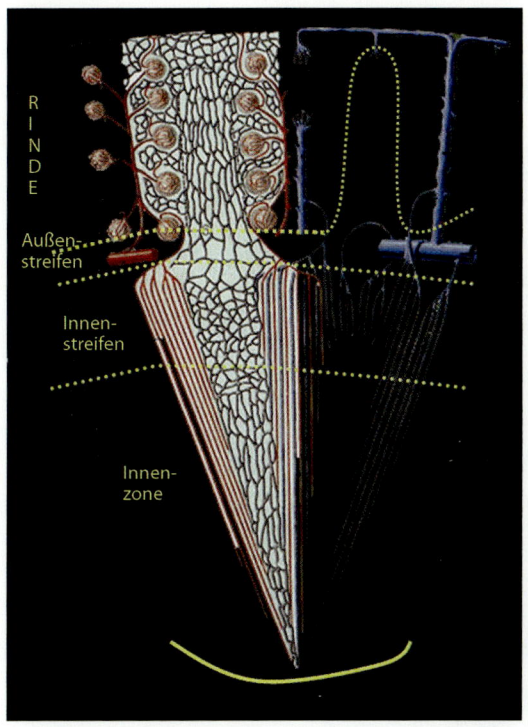

Abb. 8.15. Die **Aa. arcuatae** teilen sich an der Mark-Rinden-Grenze in besser durchblutete kortikale Gefäße und langsamer durchblutete medulläre Äste (vasa recta) auf

RINDE

Außen-
streifen

Innen-
streifen

Innen-
zone

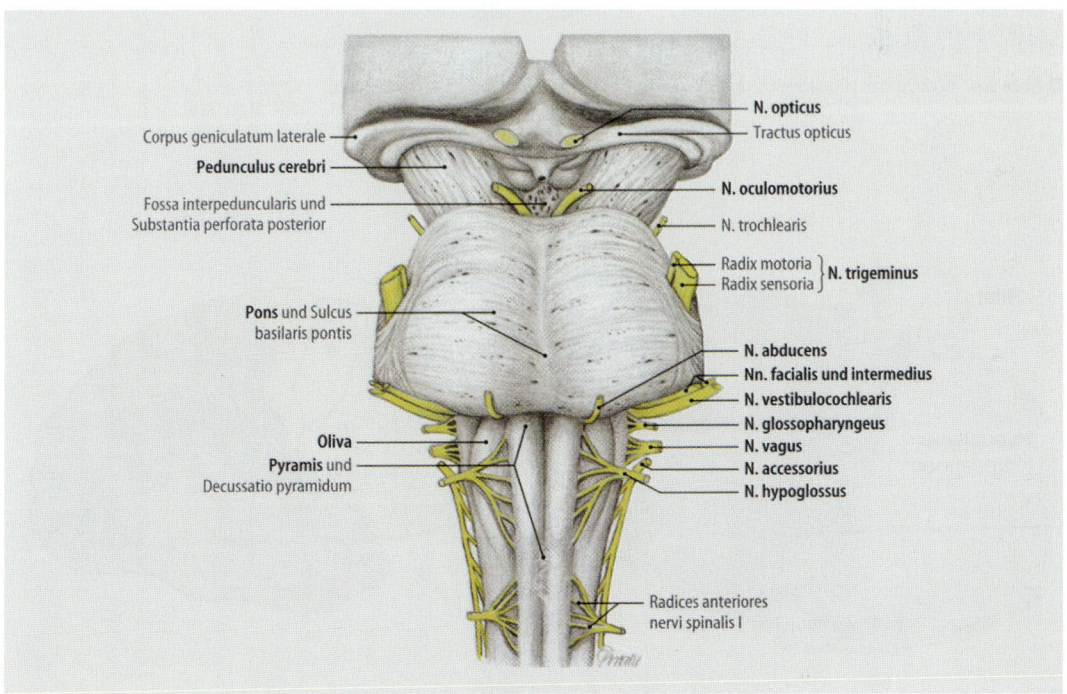

Corpus geniculatum laterale

Pedunculus cerebri

Fossa interpeduncularis und
Substantia perforata posterior

Pons und Sulcus
basilaris pontis

Oliva

Pyramis und
Decussatio pyramidum

N. opticus

Tractus opticus

N. oculomotorius

N. trochlearis

Radix motoria
Radix sensoria } **N. trigeminus**

N. abducens
Nn. facialis und intermedius
N. vestibulocochlearis
N. glossopharyngeus
N. vagus
N. accessorius
N. hypoglossus

Radices anteriores
nervi spinalis I

Abb. 9.3. Ansicht des Hirnstamms und des Zwischenhirns von ventral. (Tillmann 2005)

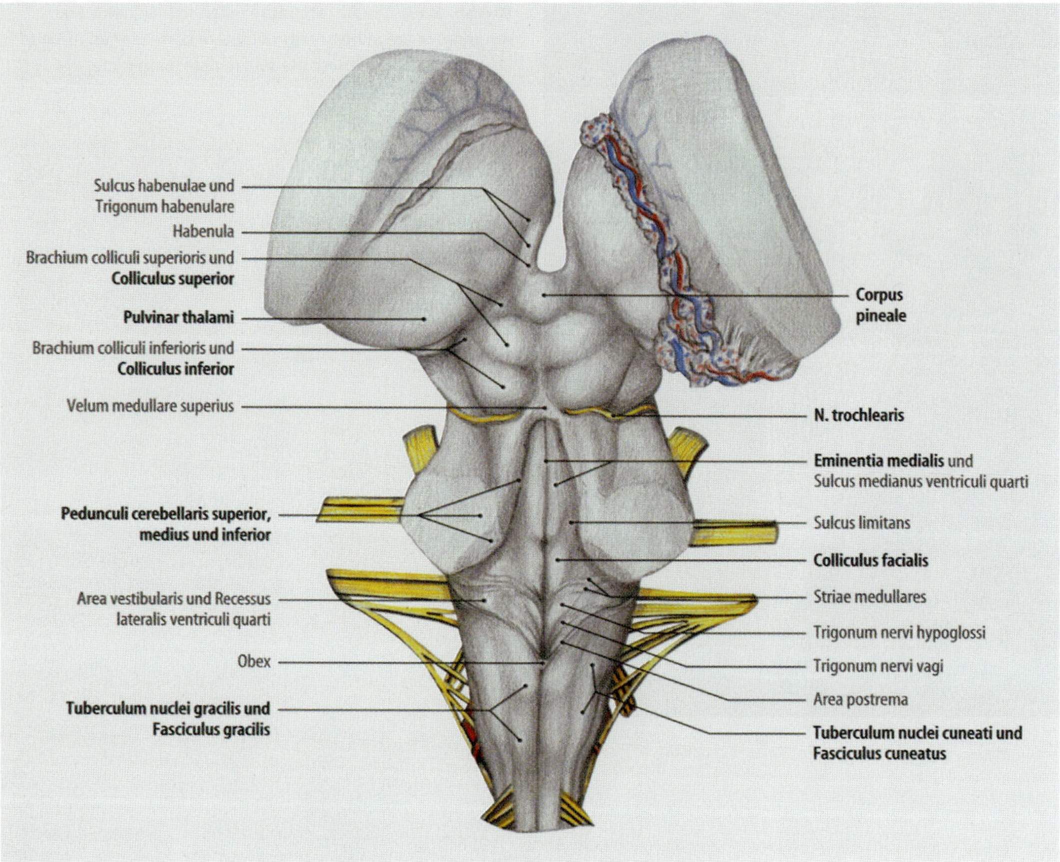

Sulcus habenulae und
Trigonum habenulare
Habenula
Brachium colliculi superioris und
Colliculus superior
Pulvinar thalami
Brachium colliculi inferioris und
Colliculus inferior
Velum medullare superius
Pedunculi cerebellaris superior,
medius und inferior
Area vestibularis und Recessus
lateralis ventriculi quarti
Obex
Tuberculum nuclei gracilis und
Fasciculus gracilis
Corpus
pineale
N. trochlearis
Eminentia medialis und
Sulcus medianus ventriculi quarti
Sulcus limitans
Colliculus facialis
Striae medullares
Trigonum nervi hypoglossi
Trigonum nervi vagi
Area postrema
Tuberculum nuclei cuneati und
Fasciculus cuneatus

Abb. 9.4. Ansicht des Hirnstamms und des Zwischenhirns von dorsal. (Tillmann 2005)

Stiel
Hypophysen-
hinterlappen
Hypophysenvorderlappen

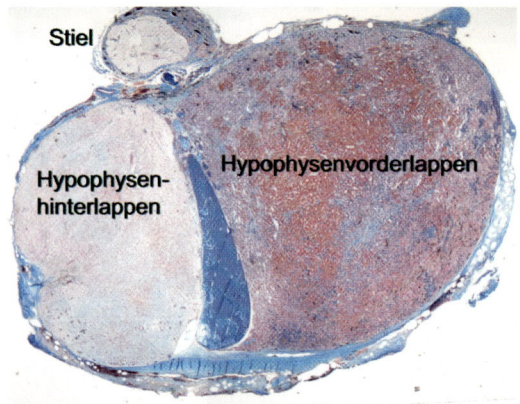

Abb. 9.11. Histologischer Anschnitt der Hypophyse. Azan-Färbung

6
4
3
1
2
5
7
8
9
10
46
45
44
43
41
40
39
19
18
17
19
47
11
52
22
42
21
38
37
20

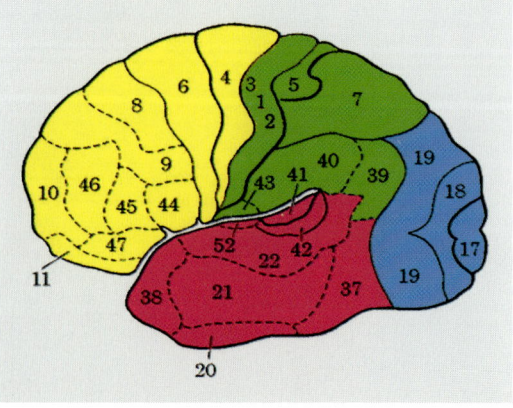

Abb. 9.15. Einteilung der Großhirnrinde nach Brodmann-Arealen (Tab. 9.3)

□ Abb. 9.19. Thalamus-Schleife
(Erklärung im Text)

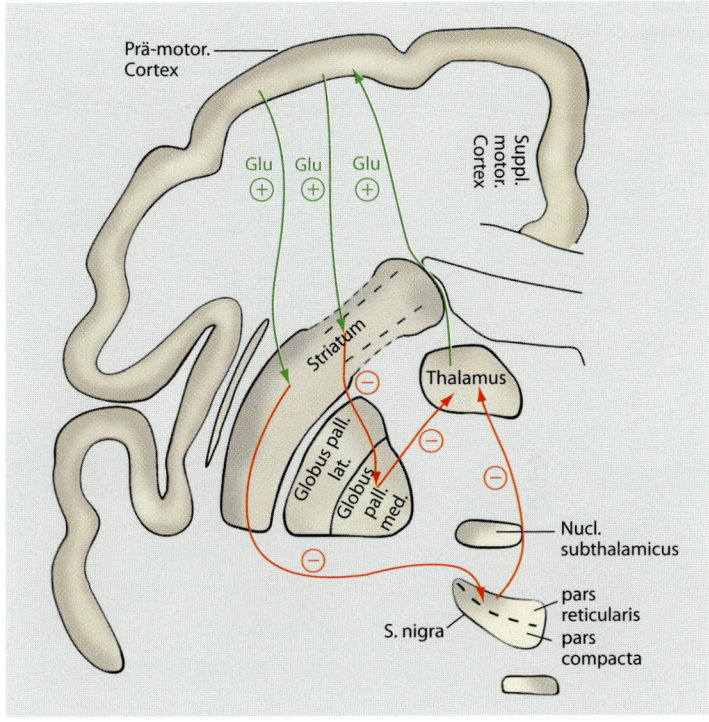

□ Abb. 9.20. Nigra-Schleife (Erklärung im Text)

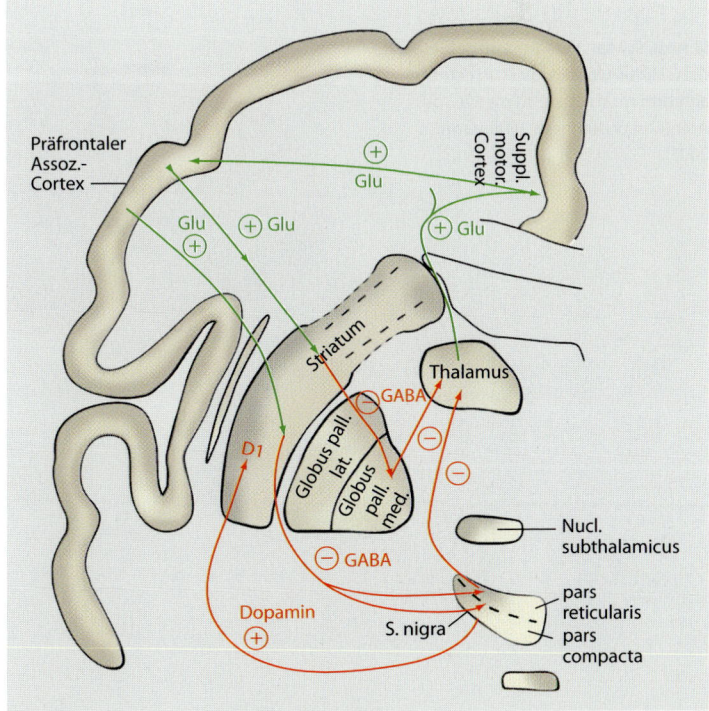

◩ **Abb. 9.21.** Subthalamische Schleife (Erklärung im Text)

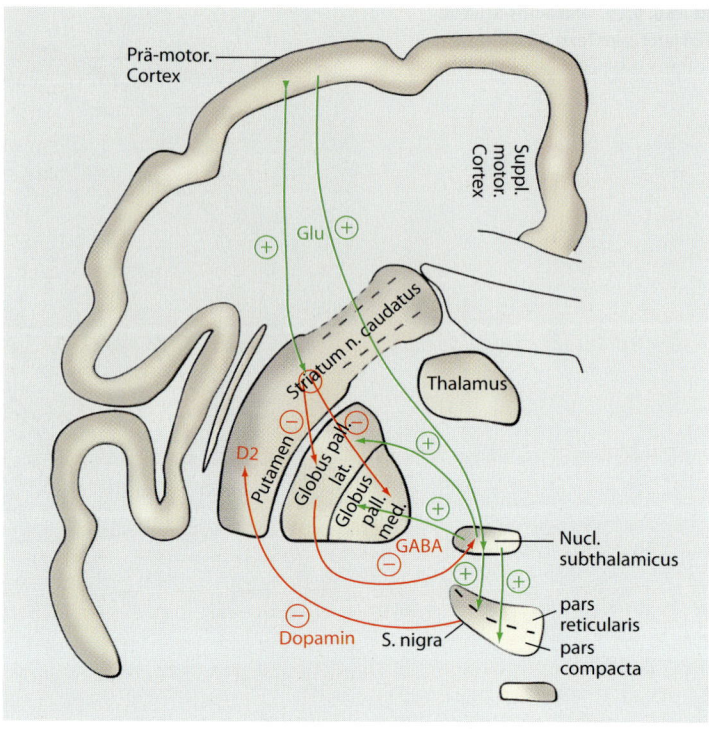

◩ **Abb. 9.24a.** Versorgungsgebiete
der 3 Hirnarterien; violett: A. cerebri
anterior; rosa: A. cerebri media, rot:
A. cerebri posterior (**a**). (Tillmann
2005)

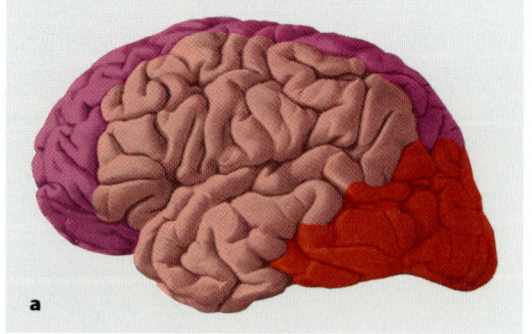

Abb. 11.5. Scala vestibuli, Scala tympani und Ductus cochlearis. S.V. Stria vascularis, R.M. Reissner-Membran, M.T. membrana tectoria; L.S.O. Lamina spiralis ossea; B.M. Basilarmembran

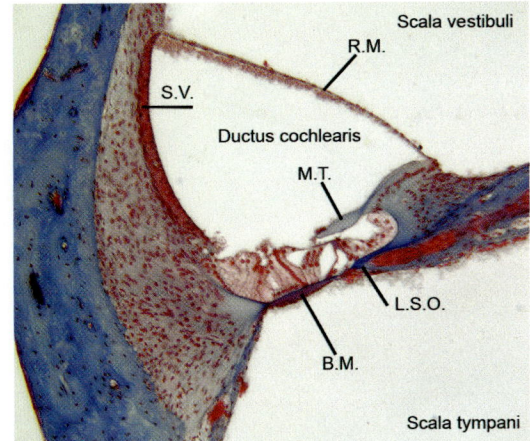

Abb. 11.6. Ausschnitt aus Abb. 11.5. M.T.: Membrana tectoria; Ähz: äußere Haarzellen auf äußeren Phalangenzellen (ÄPhz), IHz: innere Haarzellen; N.R.: Nuel-Raum, C.T.: Corti-Tunnel (innerer Tunnel); N.C.: Fasern des N. cochlearis

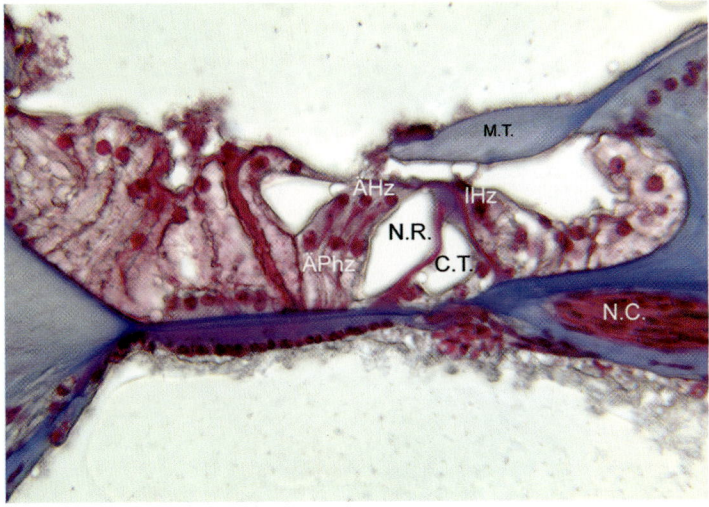

Sachverzeichnis

G

Q

R

Damit Medizinstudenten eine sichere Zukunft haben

Die Produkte der Deutschen Ärzteversicherung fürs Studium und einen sicheren Start ins Berufsleben

Bereits während Ihres Studiums müssen die Weichen für Ihre Zukunft richtig gestellt werden. Unsere Produktlösungen sind speziell auf Ihre Belange als künftige(r) Ärztin/Arzt ausgerichtet. Diese Themen sind jetzt besonders wichtig:

■ Berufshaftpflicht
■ Unfallversicherung
■ Berufsunfähigkeit
■ Versicherungsschutz im Ausland

Zudem bieten wir Services und Orientierungshilfen zu den Themen Weiterbildung und Arbeiten im Ausland. Surfen Sie doch einfach mal auf unsere Internetseite und informieren Sie sich jetzt!

Unter www.aerzteversicherung.de finden Sie alles, was Sie für Ihren Erfolg brauchen!

Deutsche Ärzteversicherung
51771 Köln
Telefon: 02 21/1 48-2 27 00
Telefax: 02 21/1 48-2 14 42
service@aerzteversicherung.de
www.aerzteversicherung.de

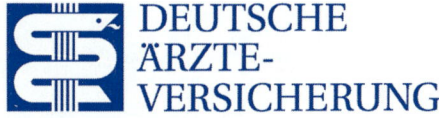

DEUTSCHE ÄRZTEVERSICHERUNG

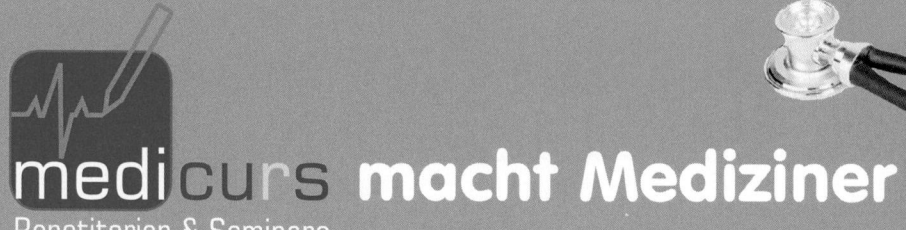

medicurs macht Mediziner
Repetitorien & Seminare

In unseren Repetitorien bereiten wir Sie professionell und effizient auf alle Staatsexamina im Medizinstudium vor.

medicurs bietet Ihnen folgende Kurse an:

- 1. Staatsexamen (ehemals Physikum)
- 2. Staatsexamen („Hammerexamen")

Bei uns werden Sie von renommierten Medizinern betreut.

Infomaterialien erhalten Sie unter:

www.medicurs.de
Telefon 0228 - 850 70 50
Fax 0228 - 850 70 51
info@medicurs.de

Gestaltung www.rechmann.net 2006

Das erste Staatsexamen –
mit **Buch & Website** locker ins **Ziel!**

Ein Buch kaufen – Code eingeben – Fragen beantworten – **Prüfung bestehen**

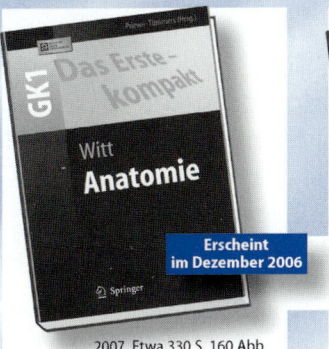

Erscheint im Dezember 2006

2007. Etwa 330 S. 160 Abb.
Brosch. **€ 16,95**; sFr 29,00
ISBN 3-540-36367-X

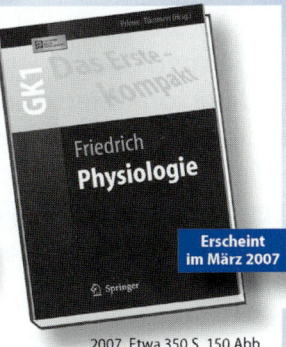

Erscheint im März 2007

2007. Etwa 350 S. 150 Abb.
Brosch. **€ 16,95**; sFr 29,00
ISBN 3-540-36479-X

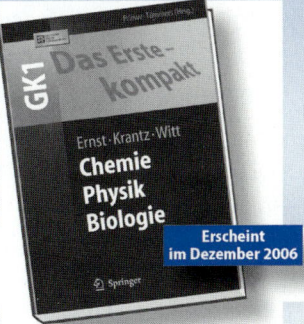

Erscheint im Dezember 2006

2007. Etwa 310 S. 75 Abb.
Brosch. **€ 16,95**; sFr 29,00
ISBN 3-540-36485-4

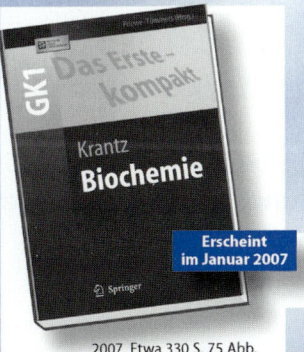

Erscheint im Januar 2007

2007. Etwa 330 S. 75 Abb.
Brosch. **€ 16,95**; sFr 29,00
ISBN 3-540-36470-6

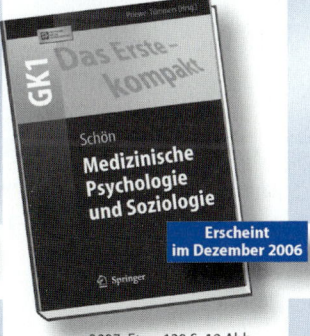

Erscheint im Dezember 2006

2007. Etwa 130 S. 18 Abb.
Brosch. **€ 14,95**; sFr 25,50
ISBN 3-540-36361-0

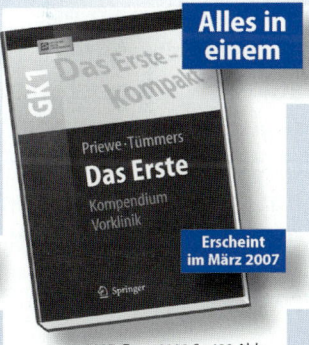

Alles in einem

Erscheint im März 2007

2007. Etwa 1100 S., 400 Abb.
Brosch. **€ 59,95**; sFr 99,00
ISBN 3-540-32877-7

- Prüfungsrelevantes kurz und knapp
- Fallbeispiele und Prüfungsfallstricke
- Mit Abbildungen, Lerntabellen und Mind Maps

- Auf der Website www.lehrbuch-medizin.de trainieren Sie ab Januar mit Original-Prüfungsfragen

060161x

Die €-Preise für Bücher sind gültig in Deutschland und enthalten 7% MwSt.
Preisänderungen und Irrtümer vorbehalten.

Demnächst in Ihrer Buchhandlung.

springer.de

Springer

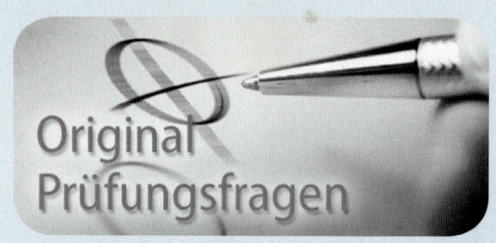

www.lehrbuch-medizin.de

Mit Buch und Website zum Erfolg

- Original-Prüfungsfragen von 2002 bis heute
- mit ausführlichen Antwortkommentaren
- personalisierter Zugang und personalisierte Erfolgsstatistiken
- gezielte Vorbereitung und organisierte Planung der nächsten Lerninhalte
- Forum zum Austausch mit Leidensgenossen
- Prüfungssimulation – kreuzen bis zum »Nichts geht mehr«
- Fragenauswahl möglich – heute nur Biochemie? Morgen dann alles zur Niere?

Alles was Sie brauchen sind PIN, PC und WWW!

Und so funktioniert es:
1. PC mit Online-Anschluss und Buch mit PIN
2. auf www.lehrbuch-medizin.de gehen – auf 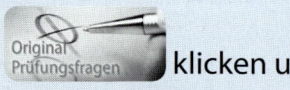 klicken und registrieren
3. siebenstellige PIN hier rechts im Buchdeckel freirubbeln
4. mit der PIN den persönlichen Zugang zu den Prüfungsfragen freischalten
5. die PIN verfällt, sobald die Neuauflage des Buches erschienen ist

Wichtige Hinweise

- Sobald die PIN freigerubbelt ist, kann das Buch nicht mehr zurückgegeben werden.
- Der Zugang zu den Original-Prüfungsfragen mit Antwortkommentaren ist nur dem Käufer eines Buches mit PIN gestattet und ausschließlich für den eigenen, privaten Gebrauch bestimmt.
- Der Zugang darf nicht weitergegeben, verkauft oder gemeinsam genutzt werden

Alle Informationen und Nutzungsbedingungen finden Sie auf www.lehrbuch-medizin.de.

Bildnachweis © BFW Werbeagentur GmbH, Neustadt